Kohlhammer

Neurologische Fallbesprechungen
Der Patient im Fokus

Eine Übersicht aller lieferbaren und im Buchhandel angekündigten Bände der Reihe finden Sie unter:

 https://shop.kohlhammer.de/neuro-fall-reihe

Die Herausgeber

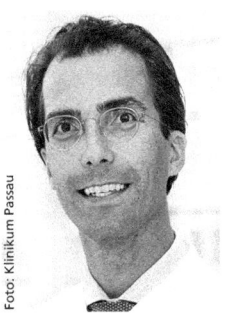

Prof. Dr. med. Tobias Freilinger ist Facharzt für Neurologie und beschäftigt sich seit mehr als 20 Jahren mit dem Thema Kopfschmerzen. Wissenschaftlich hat er wichtige Beiträge zu einem besseren Verständnis der genetischen Basis der häufigen Migräne-Formen wie auch der seltenen hemiplegischen Migräne geleistet. Seine berufliche Laufbahn umfasst langjährige klinische und wissenschaftliche Tätigkeit an der LMU München (Neurologische Klinik, AG Neurogenetik, Institut für Schlaganfall- und Demenzforschung) sowie am Zentrum für Neurologie am Universitätsklinikum Tübingen. Am Hertie-Institut für Klinische Hirnforschung hat er die Forschungsgruppe Migräne und primäre Kopfschmerzerkrankungen geleitet. Seit 2018 ist er Chefarzt der Klinik für Neurologie am Klinikum Passau.

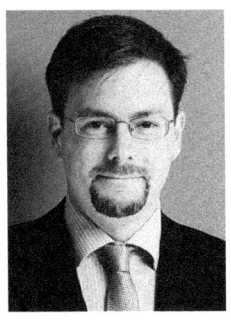

Prof. Dr. med. Jan Hoffmann ist Facharzt für Neurologie und hat sich seit über 20 Jahren als Clinician Scientist auf die Diagnose und Behandlung sowie die translationale Erforschung von Kopf- und Gesichtsschmerzerkrankungen spezialisiert. Im Bereich der Grundlagenforschung liegt sein Schwerpunkt in den molekularen und neurophysiologischen Mechanismen trigeminaler Aktivierung. Von 2018 bis 2024 leitete er die Forschungsgruppe für translationale Kopfschmerzforschung am King's College in London und war neben seiner oberärztlichen Tätigkeit in der Kopfschmerzambulanz am Aufbau der IIH- und SIH-Sprechstunde in der Klinik für Neurologie sowie der Gesichtsschmerzambulanz der Zahnklinik am King's College Hospital in London beteiligt. Seine berufliche Laufbahn umfasst mehrjährige Tätigkeiten an der Charité in Berlin, der University of California in San Francisco (USA) und dem Universitätsklinikum Hamburg-Eppendorf. Seit 2024 ist er Senior Director für Migräne und Schmerzen im Bereich Forschung und Entwicklung bei H. Lundbeck in Kopenhagen, Dänemark.

Tobias Freilinger
Jan Hoffmann
(Hrsg.)

Kopfschmerzen

Interdisziplinäre Fallbeispiele
aus der Klinik

Verlag W. Kohlhammer

Dieses Werk einschließlich aller seiner Teile ist urheberrechtlich geschützt. Jede Verwendung außerhalb der engen Grenzen des Urheberrechts ist ohne Zustimmung des Verlags unzulässig und strafbar. Das gilt insbesondere für Vervielfältigungen, Übersetzungen, Mikroverfilmungen und für die Einspeicherung und Verarbeitung in elektronischen Systemen.

Pharmakologische Daten, d. h. u. a. Angaben von Medikamenten, ihren Dosierungen und Applikationen, verändern sich fortlaufend durch klinische Erfahrung, pharmakologische Forschung und Änderung von Produktionsverfahren. Verlag und Autoren haben große Sorgfalt darauf gelegt, dass alle in diesem Buch gemachten Angaben dem derzeitigen Wissensstand entsprechen. Da jedoch die Medizin als Wissenschaft ständig im Fluss ist, da menschliche Irrtümer und Druckfehler nie völlig auszuschließen sind, können Verlag und Autoren hierfür jedoch keine Gewähr und Haftung übernehmen. Jeder Benutzer ist daher dringend angehalten, die gemachten Angaben, insbesondere in Hinsicht auf Arzneimittelnamen, enthaltene Wirkstoffe, spezifische Anwendungsbereiche und Dosierungen anhand des Medikamentenbeipackzettels und der entsprechenden Fachinformationen zu überprüfen und in eigener Verantwortung im Bereich der Patientenversorgung zu handeln. Aufgrund der Auswahl häufig angewendeter Arzneimittel besteht kein Anspruch auf Vollständigkeit.

Die Wiedergabe von Warenbezeichnungen, Handelsnamen und sonstigen Kennzeichen in diesem Buch berechtigt nicht zu der Annahme, dass diese von jedermann frei benutzt werden dürfen. Vielmehr kann es sich auch dann um eingetragene Warenzeichen oder sonstige geschützte Kennzeichen handeln, wenn sie nicht eigens als solche gekennzeichnet sind.

Es konnten nicht alle Rechtsinhaber von Abbildungen ermittelt werden. Sollte dem Verlag gegenüber der Nachweis der Rechtsinhaberschaft geführt werden, wird das branchenübliche Honorar nachträglich gezahlt.

Dieses Werk enthält Hinweise/Links zu externen Websites Dritter, auf deren Inhalt der Verlag keinen Einfluss hat und die der Haftung der jeweiligen Seitenanbieter oder -betreiber unterliegen. Zum Zeitpunkt der Verlinkung wurden die externen Websites auf mögliche Rechtsverstöße überprüft und dabei keine Rechtsverletzung festgestellt. Ohne konkrete Hinweise auf eine solche Rechtsverletzung ist eine permanente inhaltliche Kontrolle der verlinkten Seiten nicht zumutbar. Sollten jedoch Rechtsverletzungen bekannt werden, werden die betroffenen externen Links soweit möglich unverzüglich entfernt.

1. Auflage 2025

Alle Rechte vorbehalten
© W. Kohlhammer GmbH, Stuttgart
Gesamtherstellung: W. Kohlhammer GmbH, Heßbrühlstr. 69, 70565 Stuttgart
produktsicherheit@kohlhammer.de

Print:
ISBN 978-3-17-033455-7

E-Book-Formate:
pdf: ISBN 978-3-17-033456-4
epub: ISBN 978-3-17-033457-1

Inhalt

Vorwort 7

1 **Therapie der akuten Migräneattacke** 9
  Hans Christoph Diener

2 **Medikamentöse Prophylaxe der Migräne** 22
  Charly Gaul

3 **Migräneaura und
  Spreading-Depolarization-Kontinuum** 38
  Jens P. Dreier

4 **Vestibuläre Migräne** 52
  Andreas Zwergal

5 **Kopfschmerz vom Spannungstyp** 62
  Andreas Straube

6 **Trigemino-autonome Kopfschmerzen (TACs)** 78
  Calvin Chan und Peter J. Goadsby

7 **Primärer Sexualkopfschmerz und andere seltene
  Kopfschmerzen** 101
  Stefan Evers

8 **Differenzialdiagnostische Zuordnung von Gesichtsschmerzen: Zahnschmerzen, nicht-odontogene
  orofaziale Schmerzen oder Kopfschmerzen?** 115
  Tara Renton

9 **Neuropathische Schmerzen im Trigeminalsystem** 143
  Tara Renton und Frédéric Van de Cruyssen

10 **Kopf- und Gesichtsschmerz aus Sicht der
   Zahnmedizin** 164
   Fabian Hüttig

11	Sekundäre Kopfschmerzen .... *Christoph J. Schankin*	183
12	Kopfschmerzen bei idiopathischer intrakranieller Hypertension .... *Jan Hoffmann*	197
13	Mitochondriale Erkrankungen und Kopfschmerzen .. *Lucia Hämmerl und Torsten Kraya*	210
14	Kopfschmerzen und Genetik .... *Victoria Ruschil und Tobias Freilinger*	226
15	Neuromodulation bei primären Kopfschmerzen ...... *Florian Rimmele und Tim P. Jürgens*	255
16	Multimodale Therapie primärer Kopfschmerzen ...... *Ruth Ruscheweyh, Benjamin Schäfer und Theresa Klonowski*	281
17	Psychotherapeutische Kopfschmerzbehandlung .... *Anna-Lena Guth und Thomas Dresler*	294

Verzeichnis der Autorinnen und Autoren **308**

Sachwortverzeichnis **313**

Vorwort

Kopf- und Gesichtsschmerzen zählen zu den häufigsten Leitsymptomen in der Medizin und spielen nicht nur in der Neurologie, sondern auch in vielen anderen medizinischen Fächern und Professionen eine wichtige Rolle. Sowohl mit Blick auf die korrekte diagnostische Einordnung wie auch für eine zielgerichtete Therapie ist oft ein interdisziplinärer bzw. interprofessioneller Ansatz angezeigt. Aus dieser fachübergreifenden Perspektive heraus soll daher das vorliegende Werk allen, die in ihrem klinischen Alltag Patientinnen und Patienten mit Kopf- und Gesichtsschmerzen betreuen, einen umfassenden Überblick über die moderne Kopfschmerzmedizin liefern. Ganz wichtig war uns dabei der Praxisbezug. Daher bildet in allen Kapiteln, in denen ein umschriebenes Krankheitsbild im Mittelpunkt steht, ein repräsentatives klinisches Fallbeispiel den Ausgangspunkt der Darstellung und soll den Einstieg in die Thematik erleichtern.

In vielen Bereichen der Kopfschmerzmedizin ist es in den letzten Jahren und Jahrzehnten durch intensive Forschung zu einem starken Wissenszuwachs gekommen – sowohl was unser pathophysiologisches Verständnis betrifft, aber auch mit Blick auf therapeutische Möglichkeiten. Vor dem Hintergrund dieser steten Fortschritte freut es uns besonders, für die einzelnen Kapitel dieses Herausgeberwerks national und international renommierte Expertinnen und Experten gewonnen zu haben, die wissenschaftlich fundiert den aktuellen Stand des Wissens kompetent und verständlich aufbereitet haben.

Der Aufbau des Buchs orientiert sich zunächst an der Kopfschmerzklassifikation (International Classification of Headache Disorders – ICHD-3) der internationalen Kopfschmerzgesellschaft (International Headache Society – IHS) und konzentriert sich im ersten Teil (▶ Kap. 1 bis ▶ Kap. 7) auf die *primären Kopfschmerzerkrankungen*. Besonders breiten Raum nimmt hier naturgemäß die Migräne als *die* klassische primäre Kopfschmerzerkrankung ein. Ihr sind mehrere Kapitel gewidmet, wobei neben der Akuttherapie und Prophylaxe auch andere Aspekte wie die Pathophysiologie der Aura oder die vestibuläre Migräne beleuchtet werden. Nach Kapiteln zum Spannungskopfschmerz und den trigemino-autonomen Kopfschmerzen wird dieser erste Teil abgerundet von einer Darstellung verschiedener seltenerer primärer Kopfschmerzerkrankungen wie etwa dem primären Sexualkopfschmerz.

Gleich mehrere Kapitel (▶ Kap. 8 bis ▶ Kap. 10) widmen sich dann dem Thema *Gesichtsschmerzen* – einem komplexen Feld, in dem im Vergleich zu den klassischen Kopfschmerzerkrankungen immer noch ein gewisser diagnostischer und oft auch therapeutischer »Nachholbedarf« besteht, auch wenn die IHS mittlerweile – analog zur Kopfschmerzklassifikation – auch eine Gesichtsschmerzklassifikation (International Classification of Orofacial Pain – ICOP) veröffentlicht hat, die in enger Zusammenarbeit mit der internationalen Schmerzgesellschaft (International Association for the Study of Pain – IASP) entwickelt wurde.

Mehrere Kapitel (▶ Kap. 11 und ▶ Kap. 12) behandeln dann das Thema der *sekundären, d. h. symptomatischen Kopfschmerzen*, wobei nach einem allgemeinen Überblick zum differenzialdiagnostischen Vorgehen ein vertiefendes Kapitel auch gezielt die diagnostisch und auch therapeutisch besonders relevante idiopathische intrakranielle Hypertension in den Blick nimmt.

Zwei Querschnittskapitel (▶ Kap. 13 und ▶ Kap. 14) widmen sich nicht speziellen Krankheitsentitäten, sondern übergeordneten Themen, nämlich der *Rolle der Genetik* bei Kopfschmerzerkrankungen – einem Feld also, wo besonders im Bereich der Migräne in den letzten 20 Jahren große Fortschritte erzielt wurden – sowie einem verwandten Themenkomplex, nämlich dem Zusammenhang zwischen *mitochondrialen Krankheiten und Kopfschmerzen*.

Am Ende des Werks richten schließlich mehrere Kapitel den Fokus auf das ganz wichtige Thema *nicht-medikamentöser Therapieansätze* bei Kopfschmerzen. Hier werden neben neuromodulativen Techniken auch das Konzept der multimodalen Therapie wie auch psychotherapeutische Ansätze beleuchtet.

Wir hoffen, dass es uns gemeinsam mit den beteiligten Expertinnen und Experten gelungen ist, das Thema Kopfschmerzmedizin wissenschaftlich fundiert, interdisziplinär, praxisrelevant und aus verschiedenen Blickwinkeln so darzustellen, dass Sie für Ihren beruflichen Alltag sowohl Hintergrundwissen wie auch praktische Impulse mitnehmen können.

Passau und Kopenhagen, im Frühjahr 2025
Tobias Freilinger und Jan Hoffmann

1 Therapie der akuten Migräneattacke

Hans Christoph Diener

> **Fallbeispiel**
>
> Die 30-jährige Patientin sucht wegen ihrer Migräne die Praxis einer Neurologin auf. Sie berichtet, dass sie seit der Pubertät unter Migräneattacken leidet. Diese gehen üblicherweise mit halbseitigen pulsierenden und pochenden Kopfschmerzen einher, die sich bei körperlicher Betätigung verstärken. Während der Attacken bestehen Übelkeit, Licht-, Lärm- und Geruchsüberempfindlichkeit. In seltenen Fällen kommt es zu Beginn der Attacke auch zum Erbrechen. Die Attacken dauern zwischen einem Tag und in seltenen Fällen drei Tage an.
>
> Die Patientin berichtet, dass sie von Beruf Busfahrerin im öffentlichen Nahverkehr ist. Sie ist verheiratet und hat zwei Kinder. Die Familienanamnese ist bzgl. einer Migräne positiv, die Mutter und die Großmutter litten ebenfalls unter Migräne. Die Patientin hat seit der Pubertät die Migräneattacken meist erfolgreich mit Acetylsalicylsäure oder Ibuprofen behandelt, in letzter Zeit sind diese Analgetika aber nicht mehr ausreichend wirksam. Sie wünscht daher eine Beratung bzgl. einer wirksameren medikamentösen Therapie der akuten Migräneattacken.
>
> Die Neurologin empfiehlt zur Behandlung der Migräneattacken ein Triptan, in diesem Fall 100 mg Sumatriptan. Die Einnahme sollte möglichst früh zu Beginn einer Attacke erfolgen und nicht erst, wenn die Kopfschmerzen ihren Höhepunkt erreicht haben. Sollte es bei einer längerdauernden Migräneattacke zum Wiederauftreten der Migränesymptomatik nach 12 bis 24 Stunden kommen, kann eine weitere Dosis von Sumatriptan eingenommen werden.
>
> Die Patientin kommt nach sechs Monaten erneut in die neurologische Praxis. Sie berichtet, dass sie bei den meisten Attacken mit 100 mg Sumatriptan gut zurechtkommt. Gelegentlich treten aber schwere Attacken auf, während Sie beim Busfahren ist. In diesem Fall ist ein Wirkungseintritt nach 45 bis 60 Minuten, wie bei oralem Sumatriptan üblich, nicht ausreichend. Die Neurologin empfiehlt ihr für diese Attacken die subkutane Gabe von 6 mg Sumatriptan mit dem Autoinjektor.
>
> Die Patientin kommt nach weiteren drei Monaten erneut in die Praxis. Sie hat zwei schwere Attacken erfolgreich mit Sumatriptan subkutan behandelt. Die Migränesymptomatik war innerhalb von 10 Minuten deutlich rückläufig. Sie hat jetzt im Internet über ein neues Medikament namens Lasmiditan erfahren und möchte gerne mehr darüber

> wissen. Die Neurologin erklärt ihr, dass es sich hier um einen neuen Therapieansatz handelt. Lasmiditan kommt aber für sie in ihrem Beruf als Busfahrerin nicht in Betracht, da man 8 Stunden nach der Einnahme von Lasmiditan kein Kraftfahrzeug führen darf.

1.1 Diagnostik

IHS Die Diagnose der Migräne stützt sich auf die Anamneseerhebung und den unauffälligen neurologischen und internistischen Befund (IHS – Headache Classification Committee of the International Headache Society 2018).

Bildgebung Hilfreich ist, wenn in der Familie bereits eine Migräne bekannt ist. Eine zerebrale Bildgebung ist nur dann notwendig, wenn die klinischen Symptome sehr ungewöhnlich sind oder wenn sich der Charakter der Kopfschmerzen während der Migräneattacken im Lauf der Zeit verändert hat. Eine Bildgebung ist auch dann erforderlich, wenn eine Begleiterkrankung vorliegt mit der Möglichkeit eines sekundären Kopfschmerzes wie beispielsweise einer Suppression des Immunsystems oder einer malignen Erkrankung in der Vorgeschichte.

Differenzialdiagnose Manchmal ist es schwierig einen Kopfschmerz vom Spannungstyp von einer Migräne zu unterscheiden. Das am besten differenzierende Symptom ist die Tatsache, dass bei der Migräne die Kopfschmerzen bei körperlicher Belastung zunehmen.

1.2 Therapie

1.2.1 Gespräch mit den Patienten

Patientenaufklärung Patienten müssen zunächst darüber aufgeklärt werden, dass die Migräne eine zwar sehr unangenehme und belastende Erkrankung ist, in den meisten Fällen aber keine Gefahr ernsthafter Folgen besteht. Patienten sollten zumindest in groben Zügen die Pathophysiologie der Migräne verstanden haben. Es ist wichtig, auf den Einfluss der Lebensführung auf die Häufigkeit und Schwere von Migräneattacken aufmerksam zu machen. Patienten müssen darüber hinaus wissen, dass eine ganze Reihe von Komorbiditäten wie beispielsweise Depressionen und Angsterkrankungen oder chronische Rückenschmerzen die Migräne verschlechtern können. In den meisten Fällen ist keine apparative Diagnostik notwendig. Dies müssen Patienten verstehen können. Dann erfolgt eine Aufklärung über die Möglichkeiten einer medikamentösen Therapie der akuten Migräneattacke. Die

Auswahl des Medikaments richtet sich nach der Intensität der Migränesymptome, den Begleitsymptomen (z. B. frühes Erbrechen) sowie der Dauer der Migräneattacken. Bei häufigen Migräneattacken oder einer zunehmenden Attackenfrequenz müssen die Patienten darüber aufgeklärt werden, dass hier die Indikation für eine nichtmedikamentöse und medikamentöse Migränetherapie besteht.

1.2.2 Auswahl des ersten Medikaments

Leichte oder mittelschwere Migräneattacken werden mit Analgetika, Acetylsalicylsäure oder nichtsteroidalen Antirheumatika behandelt. Bei mittelschweren und schweren Attacken und wenn Analgetika nicht wirksam sind, kommen Triptane zum Einsatz. Wenn Triptane nicht ausreichend wirksam sind, können sie mit lysinierten löslichen nichtsteroidalen Antirheumatika kombiniert werden.

- Die folgenden Medikamente sind bei der Behandlung akuter Migräneattacken wirksam: Acetylsalicylsäure, Naproxen, Diclofenac, Ibuprofen, Paracetamol und Metamizol.
- Paracetamol hat die geringste Wirksamkeit.
- Schnell lösliche Formen von Analgetika wie lysinierte Präparate werden rascher resorbiert.
- Die Kombination von Acetylsalicylsäure, Paracetamol und Koffein ist etwas wirksamer als die Einzelsubstanzen oder die Zweierkombination (Diener et al. 2005).
- Die intravenöse Gabe von Paracetamol in der Notaufnahme ist nicht besser wirksam als die Gabe von Placebo (Leinisch et al. 2005).
- Die intravenöse Gabe von 1.000 mg Acetylsalicylsäure ist gut wirksam und in ihrer Wirksamkeit vergleichbar mit subkutanem Sumatriptan (Diener 1999). Allerdings bestehen Einschränkungen in der Verfügbarkeit von intravenöser Acetylsalicylsäure (Bayer 2023).

Analgetika oder nichtsteroidale Antirheumatika

▶ Tab. 1.1 zeigt die Analgetika und nichtsteroidale Antirheumatika zur Therapie akuter Migräneattacken.

Substanzen	Dosis	Nebenwirkungen	Kontraindikationen
Acetylsalicylsäure (ASS)	1.000 mg	Magenschmerzen, Übelkeit, Gerinnungsstörungen, Tinnitus, Analgetika-Asthma, Hautallergie	Magen-Darm-Ulzera, hämorrhagische Diathese, Schwangerschaft Monat 6–9, Asthma, Kinder mit Fieber
ASS-Lysinat (Aspirin i. v.)	1.000 mg i. v.		

Tab. 1.1: Analgetika zur Therapie akuter Migräneattacken (nach Diener 2023, S. 24)

1 Therapie der akuten Migräneattacke

Tab. 1.1: Analgetika zur Therapie akuter Migräneattacken (nach Diener 2023, S. 24) – Fortsetzung

Substanzen	Dosis	Nebenwirkungen	Kontraindikationen
Ibuprofen	400–600 mg	wie ASS, Ödeme	wie ASS (Blutungsneigung geringer), Niereninsuffizienz, Lupus erythematodes
Naproxen	500–1.000 mg	wie Ibuprofen	wie Ibuprofen, Porphyrie
Diclofenac-K	50–10 mg	wie Ibuprofen	wie Ibuprofen, Jugendliche unter 15 Jahren
Metamizol	1.000 mg	allergische Reaktion, Blutbildveränderungen, Nierenfunktionsstörungen	Erkrankungen des hämatopoetischen Systems
Paracetamol	1.000 mg	Leberschäden, allergische Reaktionen	Leberschäden, Niereninsuffizienz, Schwangerschaft
ASS + Paracetamol + Koffein	2 × 250 + 200 + 50 mg	siehe ASS und Paracetamol	siehe ASS und Paracetamol

Triptane
- Triptane sind spezifische Migränemittel, die beim Spannungskopfschmerz nicht wirksam sind.
- Am besten wirksam sind Eletriptan, Rizatriptan und Sumatriptan (Karlsson et al. 2024).
- Triptane stehen in oraler Form als Tablette, Schmelztablette, als Nasenspray (Zolmitriptan, Sumatriptan) oder zu subkutanen Injektion zur Verfügung (Sumatriptan).
- Für den Endpunkt »Schmerzfrei nach 2 Stunden« waren Triptane in randomisierten Studien besser wirksam als Analgetika oder nichtsteroidale Antirheumatika.
- Wenn ein Triptan nicht wirksam ist, kann ein anderes Triptan versucht werden.
- Wenn die Wirksamkeit initial nicht ausreichend ist, kann ein Triptane mit einem rasch resorbierbaren lysinierten nichtsteroidalen Antirheumatikum kombiniert werden.
- Kommt es 6 bis 12 Stunden nach Einnahme eines Triptans zum Wiederauftreten der Migränesymptomatik, kann eine zweite Gabe eines Triptans erfolgen (Becker 2015).
- Ist ein Triptan bei der Ersteinnahme nicht wirksam, hat es keinen Sinn, in derselben Migräneattacke nochmals ein Triptan einzusetzen.

1.2 Therapie

- Bei Patienten mit frühem Erbrechen während der Migräneattacke kann das Triptan als Nasenspray (Zolmitriptan, Sumatriptan) oder zur subkutanen Injektion (Sumatriptan) verabreicht werden.
- Werden Triptane zu früh eingenommen, beispielsweise während der Aura, sind sie nicht wirksam (Olesen et al. 2004).
- Wird die Einnahme des Triptans verzögert, bis die Kopfschmerzen ihren Höhepunkt erreicht haben, ist die Wirksamkeit deutlich reduziert.

▶ Tab. 1.2 zeigt die Triptane zur Therapie akuter Migräneattacken. In direkten Vergleichsstudien und Metaanalysen sind die wirksamsten Triptane Eletriptan, Rizatriptan und Sumatriptan (Cameron et al. 2015; Thorlund et al. 2014; Karlsson et al. 2024). Frovatriptan und Naratriptan haben eine längere Wirkdauer, eine etwas geringere Wirkung und weniger unerwünschte Arzneimittelwirkungen. Dies muss aber für den individuellen Patienten nicht unbedingt zutreffen.

Tab. 1.2: Triptane zur Therapie akuter Migräneattacken (nach Diener 2023, S. 25)

Arzneimittel	Dosis	Nebenwirkungen	Kontraindikationen
Sumatriptan	50–100 mg p.o. 10–20 mg Nasenspray	Engegefühl im Bereich der Brust und des Halses, Parästhesien der Extremitäten, Kältegefühl	Hypertonie, koronare Herzerkrankung, Angina pectoris, Myokardinfarkt in der Vorgeschichte, M. Raynaud, arterielle Verschlusskrankheit der Beine, TIA oder Schlaganfall, Schwangerschaft, Stillzeit, Kinder (< 12 Jahre), schwere Leber- oder Niereninsuffizienz, multiple vaskuläre Risikofaktoren, gleichzeitige Behandlung mit Ergotamin, innerhalb von 2 Wochen nach Absetzen eines MAO-Hemmers
	3 oder 6 mg s.c. (Autoinjektor)	Lokalreaktion an der Injektionsstelle	
Zolmitriptan	2,5–5 mg p.o. 2,5–5 mg Schmelztablette 5 mg Nasenspray	wie Sumatriptan	wie Sumatriptan
Naratriptan	2,5 mg p.o.	etwas geringer als Sumatriptan	wie Sumatriptan
Rizatriptan	10 mg p.o. oder als Schmelztablette	wie Sumatriptan	wie Sumatriptan, Dosis 5 mg bei Einnahme von Propranolol
Almotriptan	12,5 mg p.o.	etwas geringer als Sumatriptan	wie Sumatriptan

Tab. 1.2: Triptane zur Therapie akuter Migräneattacken (nach Diener 2023, S. 25) – Fortsetzung

Arzneimittel	Dosis	Nebenwirkungen	Kontraindikationen
Eletriptan	20 oder 40 mg p.o.	wie Sumatriptan	wie Sumatriptan
Frovatriptan	2,5 mg p.o.	etwas geringer als Sumatriptan	wie Sumatriptan

Naratriptan, Almotriptan, Sumatriptan und Rizatriptan sind auch ohne Rezept für die Selbstmedikation erhältlich.

Sicherheit

Triptane wurden zu einer Zeit entwickelt, als vermutet wurde, dass der primäre Wirkmechanismus bei der Migräne eine Vasokonstriktion von dilatierten Gefäßen der Dura ist (Humphrey und Feniuk 1991). Später hat sich dann gezeigt, dass der größte Anteil der Wirkung über 5-HT_{1D}-Rezeptoren und damit einer Hemmung der Transmission von Schmerzsignalen im Nervus trigeminus, dem Trigeminuskern und im Thalamus erfolgt (Humphrey und Goadsby 1994). Unter der Annahme einer Vasokonstriktion wurden Kontraindikationen in die Zulassung der Triptane aufgenommen wie eine schlecht eingestellte Hypertonie, eine koronare Herzerkrankung, TIA und Schlaganfall sowie gehäufte vaskuläre Risikofaktoren. In den letzten zehn Jahren hat sich aber gezeigt, dass Triptane extrem sicher sind und dass die Häufigkeit akuter vaskulärer Ereignisse nach Einnahme von Triptanen nicht erhöht ist (Diener 2020). Triptane haben beispielsweise auch keinen Einfluss auf den Blutdruck.

Übelkeit und Erbrechen

Bei Migräneattacken kommt es neben Kopfschmerzen auch zu Symptomen wie Übelkeit und Erbrechen. Werden diese Symptome durch die Gabe eines Migränemittels nicht gelindert, kommen Antiemetika zum Einsatz (▶ Tab. 1.3). Belegt ist die Wirksamkeit von Metoclopramid und Domperidon. Metoclopramid ist kontraindiziert bei Kindern unter 14 Jahren wegen der Gefahr von Frühdyskinesien. Domperidon ist kontraindiziert bei Kindern unter 10 Jahren.

Tab. 1.3: Antiemetika in der Migränetherapie (nach Diener 2023, S. 25)

Substanzen	Dosis	Nebenwirkungen	Kontraindikationen
Metoclopramid	10–20 mg p.o. 20 mg rektal 10 mg i.m., i.v., s.c.	frühdyskinetisches Syndrom, Unruhezustände	Kinder unter 14 Jahren, Hyperkinesen, Epilepsie, Schwangerschaft, Prolaktinom
Domperidon	20–30 mg p.o.	seltener als bei Metoclopramid	Kinder unter 10 Jahren, sonst s. Metoclopramid, aber geringer ausgeprägt und seltener

1.2 Therapie

Abb. 1.1: Therapie akuter Migräneattacken (nach Diener et al. 2022, S. 16)

Medikamentöse Therapie von Migräneattacken		
Therapie bei Übelkeit und/oder Erbrechen	**Schmerzmittel p.o.**	
	Therapie mit Analgetika/NSAR - ASS 1.000 mg oder ASS 900 mg + MCP 10 mg - Ibuprofen 200 mg/400 mg/600 mg - Diclofenac-Kalium 50 mg/100 mg - Naproxen 500 mg - Phenazon 500–1.000 mg - Kombinationsanalgetika: 2 Tabletten ASS 250 mg/265 mg + Paracetamol 200 mg/265 mg + Koffein 50 mg/65 mg	**bei KI gegen NSAR** Paracetamol 1.000 mg oder Metamizol 1.000 mg oder Phenazon 500–1.000 mg
	(mittel-)schwere Migräneattacken und bei (bekanntem) fehlendem Ansprechen auf Schmerzmittel	
Metoclopramid 10 mg p.o./Supp. oder Domperidon 10 mg p.o.	**Triptan-Therapie** schneller Wirkeintritt: - Sumatriptan 3 mg/6 mg s.c. - Eletriptan 20 mg/40 mg/80 mg p.o. - Rizatriptan 5 mg/10 mg p.o. - Zolmitriptan 5 mg nasal mittelschneller Wirkeintritt und länger anhaltende Wirkung: - Sumatriptan 50 mg/100 mg p.o. - Zolmitriptan 2,5 mg/5 mg p.o. - Almotriptan 12,5 mg p.o. langsamer Wirkeintritt mit lang anhaltender Wirkdauer: - Naratriptan 2,5 mg p.o. - Frovatriptan 2,5 mg p.o.	**falls Monotherapie mit Triptan unzureichend** Triptan + NSAR **bei Wiederkehrkopfschmerz** erneute Einnahme eines Triptans frühestens nach 2 h oder initiale Kombinationstherapie Triptan + langwirksames NSAR
	bei KI gegen Triptane oder Unwirksamkeit von Analgetika/NSARs/Triptanen Rimegepant 75 mg p.o. oder Lasmiditan 50 mg/100 mg /200 mg p.o. Präparate zugelassen, Herbst 2024 noch nicht verfügbar	
Notfall-Akutmedikation bei Migräneattacken		
Metoclopramid 10 mg i.v.	Lysin-Acetylsalicylat 1.000 mg i.v.	Sumatriptan 6 mg s.c. oder ggf. 3 mg s.c.	Prednison beim Status migraenosus

Abkürzungen: p.o. = per os; Supp. = Suppositorium; i.v. = intravenös; NSAR = nichtsteroidale Antirheumatika, ASS = Acetylsalicylsäure; KI = Kontraindikationen; s.c. = subkutan

1.2.3 Auswahl bei Therapieversagen

Ist ein Analgetikum oder nichtsteroidales Antirheumatikum nicht wirksam, sollte zunächst versucht werden, eine lysinierte lösliche Form gegebenenfalls in Kombination mit einem Antiemetikum einzusetzen. Wenn dies nicht zum Erfolg führt, kommen Triptane zum Einsatz. Wenn ein

Triptan nicht wirksam oder nicht ausreichend wirksam ist, kann versucht werden, ein anderes Triptan einzusetzen. Wenn orale Triptane generell nicht ausreichend wirksam sind, sollte die Therapie mit subkutanem Sumatriptan erfolgen.

1.2.4 Besondere Patientengruppen

Kinder und Jugendliche
Bei Kindern und Jugendlichen werden einfache Analgetika adaptiert an das Körpergewicht eingesetzt. Für Ibuprofen, Paracetamol oder Acetylsalicylsäure werden 10 bis 15 mg/kg benutzt. Triptane sind bei Kindern nicht wirksam. Ab dem 10. Lebensjahr sind bei Jugendlichen Sumatriptan 10 mg und Zolmitriptan 5 mg als Nasenspray zugelassen. Außerhalb der Zulassung können durchaus auch andere orale Triptane versucht werden.

Ältere Menschen
Bei älteren Menschen sollten, wenn relevante Gefäßerkrankungen vorliegen, Triptane nach Möglichkeit vermieden werden.

Schwangerschaft und Stillzeit
Während der Schwangerschaft können Migräneattacken im 1. und 2. Trimenon mit Acetylsalicylsäure oder Ibuprofen behandelt werden. Beide Medikamente müssen im 3. Trimenon vermieden werden. Triptane wie Sumatriptan und Rizatriptan können während der Schwangerschaft eingesetzt werden. Es gibt keine Hinweise aus großen Registern, dass Sumatriptan oder Rizatriptan das Risiko für Mutter oder Kind erhöhen oder dass Triptane teratogen sind (Ephross und Sinclair 2014; Saldanha et al. 2021). Bei Frauen, die stillen, können Acetylsalicylsäure, Diclofenac oder Eletriptan eingesetzt werden (Hutchinson et al. 2013).

1.2.5 Neue Migränemittel

Lasmiditan
Lasmiditan ist eine neu entwickelte Substanz zur Behandlung akuter Migräneattacken, die am Serotonin-5-HT$_{1F}$-Rezeptor angreift. Dieser Rezeptor vermittelt keine Vasokonstriktion, weshalb in die Phase-3-Studien Patienten mit kardiovaskulären Erkrankungen und Risikofaktoren eingeschlossen wurden. Lasmiditan ist bei der Behandlung akuter Migräneattacken wirksam (Goadsby et al. 2019; Kuca et al. 2018; Maiti et al. 2021). Vergleichsstudien zu den Triptanen liegen bisher nicht vor. Problematisch sind die häufigen unerwünschten Arzneimittelwirkungen in Form von Schwindel, Parästhesien, Übelkeit, Müdigkeit und Lethargie, weshalb nach der Einnahme von Lasmiditan für 8 Stunden kein Kraftfahrzeug gefahren werden darf.

Gepante
Gepante sind kleine Moleküle, die antagonistisch am CGRP-Rezeptor wirken. Ubrogepant und Rimegepant sind in randomisierten, placebokontrollierten Studien bei der Behandlung von Migräneattacken wirksam (Lipton et al. 2019; Voss et al. 2016). Die Wirksamkeit ist allerdings deutlich schlechter als die der Triptane (Karlsson et al. 2024). Gepante haben keine vasokonstriktiven Eigenschaften und können daher bei Patienten mit Kontraindikation für Triptane eingesetzt werden. Die Verträglichkeit ist

sehr gut. Gepante sind derzeit (Anfang 2025) in Deutschland nicht verfügbar.

Tab. 1.4: Ditane und Gepante zur Therapie akuter Migräneattacken (nach Diener 2023, S. 25)

Substanzen	Dosis	Nebenwirkungen	Kontraindikationen
Lasmiditan	50, 100, 200 mg	Schwindel, Parästhesien, Übelkeit, Müdigkeit und Lethargie	Führen eines Kraftfahrzeuges oder Arbeit an einer Maschine 8 Stunden nach Einnahme
Ubrogepant	50 mg, 100 mg	Übelkeit, Somnolenz	Einnahme von CYP3 A4-Hemmern
Rimegepant	75 mg	allergische Reaktionen, Übelkeit	Starke und moderate CYP3 A4-Inhibitoren, CYP3 A-Induktoren, Hemmer von P-gp oder BCRP (breast cancer resistance protein)

1.2.6 Nicht empfohlene Therapien

Mutterkornalkaloide sollten nicht mehr zur Therapie akuter Migräneattacken eingesetzt werden. Sie sind weniger wirksam als Triptane, könnten zu Übelkeit und Erbrechen führen und gehen bei häufigerer Einnahme mit einem erhöhten Risiko für schwerwiegende vaskuläre Ereignisse (Martin und Goldstein 2005) oder Organschäden im Rahmen eines Ergotismus einher. Opioide sind nur wenig wirksam und haben ein hohes Potenzial für Übergebrauch und Abhängigkeit. Neuroleptika sollten ebenfalls nicht zur Behandlung akuter Migräneattacken eingesetzt werden.

Mutterkornalkaloide

Opioide

1.2.7 Patientenmanagement

Patienten benötigen bei der Verschreibung von Migränemitteln eine ausführliche Beratung bzgl. optimaler Einnahme oder Benutzung und der Möglichkeit unerwünschter Arzneimittelwirkungen. Hier hat es sich bewährt, Patienten nach der Verschreibung im Wartezimmer eine laminierte Version des Beipackzettels auszuhändigen. Wenn nach der Lektüre des Beipackzettels Fragen bestehen, können diese gestellt werden, solange der Patient sich noch in der Praxis oder Ambulanz befindet.

Bei der Verschreibung von Triptanen sollte insbesondere darauf hingewiesen werden, dass diese manchmal zu einem Engegefühl im Bereich der Brust führen und dass dieses Symptom harmlos ist und nichts mit den Koronararterien zu tun hat.

Patienten müssen die Möglichkeit haben, bei unzureichender Wirkung ihres Migränemittels den verschreibenden Arzt zu konsultieren, um zu klären, wie möglicherweise die Einnahme optimiert werden kann und welche anderen Therapieoptionen bestehen. Mit diesen Maßnahmen kann die Compliance mit der Akuttherapie deutlich verbessert werden.

Compliance

1.3 Hintergrundinformationen

Ausführliche Details zu den randomisierten Studien zum Einsatz von Medikamenten zur Behandlung von akuten Migräneattacken finden sich in den Leitlinien der Deutschen Gesellschaft für Neurologie und der Deutschen Migräne und Kopfschmerzgesellschaft aus dem Jahr 2022 (Diener et al. 2022). In den ersten Jahren der klinischen Studien zu den Triptanen wurde die Besserung der Kopfschmerzen von schwer oder mittelschwer zu leicht oder keinem Kopfschmerz verwendet. Der Grund war, dass sich so eindrucksvolle Erfolgsquoten zeigen ließen, welche den ursprünglich hohen Preis der Triptane rechtfertigen sollte. Auf Druck der Internationalen Kopfschmerzgesellschaft wurde dann der viel robustere Endpunkt »schmerzfrei nach 2 Stunden« in den folgenden Studien verwendet. Dieser Endpunkt hat auch einen deutlich geringeren Placeboeffekt (Tfelt-Hansen und Diener 2020).

Die Wirkung aller Triptane wurde in großen placebokontrollierten Studien belegt (Ferrari et al. 2001). Dies gilt auch für die Anwendung von Sumatriptan und Zolmitriptan als Nasenspray. Triptane mit längerer Halbwertszeit wie Naratriptan und Frovatriptan haben etwas geringere Raten an wiederkehrenden Kopfschmerzen. Allerdings ist auch ihre Wirksamkeit geringer.

Der rascheste Wirkungseintritt wird bei der subkutanen Gabe von Sumatriptan beobachtet. Bei den oralen Triptanen sind Rizatriptan und Eletriptan am schnellsten wirksam. Für den Endpunkt »Reduktion der Kopfschmerzen nach 2 Stunden« ist orale Acetylsalicylsäure genauso wirksam wie Sumatriptan (Lampl et al. 2007). Für den Endpunkt »Schmerzfrei nach 2 Stunden« sind Triptane besser wirksam als Acetylsalicylsäure und nichtsteroidale Antirheumatika. Die intravenöse Gabe von Acetylsalicylsäure ist genau so wirksam wie die orale Gabe von 100 mg Sumatriptan (Diener 1999).

Die Kombination von Sumatriptan und Naproxen ist besser wirksam als die Einzelsubstanzen (Brandes et al. 2007; Wilcha et al. 2024). Das gilt aber wahrscheinlich für alle Triptane und nichtsteroidalen Antirheumatika. Lebensbedrohliche Nebenwirkungen werden bei der Applikation von Triptanen in einer Häufigkeit von unter 1 : einer Million beobachtet (Thorlund et al. 2017). Theoretisch könnten Serotonin-Wiederaufnahmehemmer in Kombination mit einem Triptan ein Serotonin-Syndrom auslösen. Dies hat sich allerdings in großen Registerstudien nicht bewahrheitet (Orlova et al. 2018; Sclar et al. 2012).

1.4 Zusammenfassung

- Die Migräne ist die häufigste neurologische Erkrankung.
- Die Diagnose der Migräne erfolgt rein klinisch, stützt sich auf eine sorgfältig erhobene Anamnese und einen unauffälligen neurologischen und internistischen Befund.
- Leichte bis mittelschwere Migräneattacken werden mit einfachen Analgetika oder nichtsteroidalen Antirheumatika behandelt.
- Mittelschwere bis schwere Migräneattacken sowie Attacken, die nicht auf Analgetika ansprechen, werden mit Triptanen behandelt.
- Bei Übelkeit oder Erbrechen kommen Antiemetika wie Metoclopramid und Domperidon zum Einsatz.
- Triptane sind signifikant wirksamer als Analgetika.
- Schwere therapierefraktäre Migräneattacken können mit 1.000 mg Acetylsalicylsäure i.v. oder 3 mg oder 6 mg Sumatriptan subkutan behandelt werden.
- Wenn die Migränesymptomatik nach Einnahme eines Schmerz- oder Migränemittels erneut auftritt, kann eine weitere Dosis gegeben werden.
- Bei langanhaltenden Migräneattacken kann das Schmerz- oder Migränemittel mit einem retardierten nichtsteroidalen Antirheumatikum kombiniert werden.
- Bei einer Migräne mit Aura sollten Triptane nicht eingenommen werden, solange die Aura-Symptome anhalten.
- Bei Kindern und Jugendlichen erfolgt die Therapie der Migräneattacke mit Paracetamol oder Ibuprofen.

Literatur

Bayer Vital GmbH (2023) Information zur eingeschränkten Lieferfähigkeit von Aspirin i.v. 500 mg, Pulver und Lösungsmittel zur Herstellung einer Injektions- oder Infusionslösung. 23. Mai 2023. (https://www.bfarm.de/SharedDocs/Arznei mittelzulassung/Lieferengpaesse/DE/2023/info_aspirin_20230602.pdf?__blob=pu blicationFile, Zugriff am 13.12.2024).
Becker WJ (2015) Acute Migraine Treatment in Adults. Headache 55: 778–793.
Brandes JL, Kudrow D, Stark SR, et al. (2007) Sumatriptan-naproxen for acute treatment of migraine: a randomized trial. JAMA 297: 1443–1454.
Cameron C, Kelly S, Hsieh SC, et al. (2015) Triptans in the Acute Treatment of Migraine: A Systematic Review and Network Meta-Analysis. Headache 55(4): 221–235.
Diener HC (2020) The Risks or Lack Thereof of Migraine Treatments in Vascular Disease. Headache 60: 649–653.
Diener HC (2023) Migräne. In: Diener HC, Gerloff C, Dieterich M, Endres M (Hrsg.) Therapie und Verlauf neurologischer Erkrankungen. 8. Auflage. Stuttgart, Kohlhammer. S. 21–39.

Diener HC, for the ASASUMAMIG Study Group (1999) Efficacy and safety of intravenous acetylsalicylic acid lysinate compared to subcutaneous sumatriptan and parenteral placebo in the acute treatment of migraine. A double-blind, double-dummy, randomized, multicenter, parallel group study. Cephalalgia 19: 581–588.

Diener H-C, Förderreuther S, Kropp P et al. (2022) Therapie der Migräneattacke und Prophylaxe der Migräne. S1-Leitlinie. Deutsche Gesellschaft für Neurologie (Hrsg.) Leitlinien für Diagnostik und Therapie in der Neurologie. (https://dgn.org/leitlinie/therapie-der-migraneattacke-und-prophylaxe-der-migrane-2022, Zugriff am 13.12.2024).

Diener HC, Pfaffenrath V, Pageler L, et al. (2005) The fixed combination of acetylsalicylic acid, paracetamol and caffeine is more effective than single substances and dual combination for the treatment of headache: a multicentre, randomized, double-blind, single-dose, placebo-controlled parallel group study. Cephalalgia 25: 776–787.

Ephross SA, Sinclair SM (2014) Final results from the 16-year sumatriptan, naratriptan, and treximet pregnancy registry. Headache 54: 1158–1172.

Ferrari MD, Roon KI, Lipton RB, Goadsby PJ (2001) Oral triptans (serotonin 5-HT(1B/1D) agonists) in acute migraine treatment: a meta-analysis of 53 trials. Lancet 358: 1668–1675.

Goadsby PJ, Wietecha LA, Dennehy EB, et al. (2019) Phase 3 randomized, placebo-controlled, double-blind study of lasmiditan for acute treatment of migraine. Brain 142: 1894–1904.

Humphrey PPA, Feniuk W (1991) Mode of action of the anti-migraine drug sumatriptan. Trends Pharmacol Sci 12: 444–445.

Humphrey PPA, Goadsby PJ (1994) The mode of action of sumatriptan is vascular? A debate. Cephalalgia 14: 401–410.

Hutchinson S, Marmura MJ, Calhoun A, et al. (2013) Use of common migraine treatments in breast-feeding women: a summary of recommendations. Headache 53: 614–627.

IHS – Headache Classification Committee of the International Headache Society (2018) The International Classification of Headache Disorders ICHD-3. 3rd edition. Cephalalgia 38: 1–211.

Karlsson WK, Ostinelli EG, Zhuang ZA, et al. (2024) Comparative effects of drug interventions for the acute management of migraine episodes in adults: systematic review and network meta-analysis. BMJ 386: e080107.

Kuca B, Silberstein SD, Wietecha L, et al. (2018) Lasmiditan is an effective acute treatment for migraine: A phase 3 randomized study. Neurology 91: e2222–e2232.

Lampl C, Voelker M, Diener HC (2007) Efficacy and safety of 1,000 mg effervescent aspirin: individual patient data meta-analysis of three trials in migraine headache and migraine accompanying symptoms. J Neurol 254: 705–712.

Leinisch E, Evers S, Kaempfe N, et al. (2005) Evaluation of the efficacy of intravenous acetaminophen in the treatment of acute migraine attacks: a double-blind, placebo-controlled parallel group multicenter study. Pain 117: 396–400.

Lipton RB, Croop R, Stock EG, et al. (2019) Rimegepant, an Oral Calcitonin Gene-Related Peptide Receptor Antagonist, for Migraine. The New England journal of medicine 381: 142–149.

Maiti R, Mishra A, Puliappadamb HM, et al. (2021) Efficacy and Safety of Lasmiditan for Acute Treatment of Migraine in Adults: A Meta-Analysis. J Clin Pharmacol 61(12): 1534–44.

Martin VT, Goldstein JA (2005) Evaluating the safety and tolerability profile of acute treatments for migraine. Am J Med 118(1): 36S–44S.

Olesen J, Diener HC, Schoenen J, Hettiarachchi J (2004) No effect of eletriptan administration during the aura phase of migraine. Eur J Neurol 11: 671–677.

Orlova Y, Rizzoli P, Loder E (2018) Association of Coprescription of Triptan Antimigraine Drugs and Selective Serotonin Reuptake Inhibitor or Selective Norepinephrine Reuptake Inhibitor Antidepressants With Serotonin Syndrome. JAMA Neurol 75(5): 566–572.

Saldanha IJ, Cao W, Bhuma MR, et al. (2021) Management of primary headaches during pregnancy, postpartum, and breastfeeding: A systematic review. Headache 61(1): 11–43.

Sclar DA, Robison LM, Castillo LV, et al. (2012) Concomitant use of triptan, and SSRI or SNRI after the US Food and Drug Administration alert on serotonin syndrome. Headache 52: 198–203.

Tfelt-Hansen P, Diener HC (2020) Pain freedom after 2 hours should be the primary outcome in controlled trials treating migraine attacks. Cephalalgia 40(12): 1331–1335.

Thorlund K, Mills EJ, Wu P, et al. (2014) Comparative efficacy of triptans for the abortive treatment of migraine: A multiple treatment comparison meta-analysis. Cephalalgia 34: 258–267.

Thorlund K, Toor K, Wu P, et al. (2017) Comparative tolerability of treatments for acute migraine: A network meta-analysis. Cephalalgia 37: 965–978.

Voss T, Lipton RB, Dodick DW, et al. (2016) A phase IIb randomized, double-blind, placebo-controlled trial of ubrogepant for the acute treatment of migraine. Cephalalgia 36: 887–898.

Wilcha RJ, Afridi SK, Barbanti P, et al. (2024) Sumatriptan-naproxen sodium in migraine: A review. Eur J Neurol 31 Suppl 2 :e16434.

2 Medikamentöse Prophylaxe der Migräne

Charly Gaul

> **Fallbeispiel**
>
> **Kopfschmerzanamnese**
> Eine 40-jährige Patientin stellt sich in der Kopfschmerzsprechstunde vor. Sie berichtet, dass Kopfschmerzen ab etwa ihrem 20. Lebensjahr aufgetreten seien. Anfangs seien diese unproblematisch gewesen, meist beidseitig ausgeprägt, und konnten mit einem freiverkäuflichen Kombinationsanalgetikum, von dem sie ein bis zwei Tabletten auf einmal eingenommen habe, gut behandelt werden. Die Kopfschmerzen seien mittlerweile überwiegend halbseitig, begleitend bestehe Übelkeit; wenn die Kopfschmerzen stark ausgeprägt seien, komme es auch zum Erbrechen. Unangenehm sei eine ausgeprägte Geruchsempfindlichkeit, zusätzlich komme es zu Licht- und Lärmempfindlichkeit. Sie habe das Bedürfnis, sich zurückzuziehen. Wenn sie die Treppe hinauflaufe, nähmen die Kopfschmerzen deutlich zu. Als die Kopfschmerzen noch nicht so häufig waren, konnte sie auslösende Situationen wie die Menstruationsblutung, emotionalen und beruflichen Stress sowie Wetterwechsel abgrenzen. Zwischenzeitlich sei die Häufigkeit der Kopfschmerzen auf bis zu 26 Tage im Monat angestiegen. Sie nehme nun nicht mehr das Kombinationspräparat, sondern Rizatriptan 10 mg Schmelztabletten ein. Weil diese zwar schnell wirkten, jedoch häufig zu Wiederkehrkopfschmerzen führten, habe sie zusätzlich die Einnahme von Naproxen 500 mg in Kombination mit Rizatriptan verordnet bekommen. Damit komme sie besser zurecht, nehme aber momentan an sicherlich 20 Tagen im Monat auch die Akutmedikation ein. Eine kernspintomografische Untersuchung des Schädels sei vor Jahren durchgeführt worden, diese habe einen unauffälligen Befund ergeben. Vorgestellt habe sie sich beim Hausarzt, beim niedergelassenen Schmerztherapeuten sowie bei einem Neurologen, der ein EEG angefertigt habe, welches ebenfalls unauffällig gewesen sei.
>
> **Bisherige Therapie**
> Die Patientin habe zur vorbeugenden Behandlung Akupunktur beim Hausarzt erhalten, Physiotherapie verordnet bekommen und manuelle Therapie in Anspruch genommen.
>
> Zur medikamentösen Vorbeugung habe sie mit der Einnahme von Propranolol begonnen, dies habe sie dreimal am Tag mit 20 mg eingenommen. Nachdem sie zweimal am Vormittag kollabiert sei, habe sie die Einnahme beendet. Eine Wirkung durch die Kopfschmerzprophylaxe habe sie nicht erkennen können. Im Anschluss habe sie Amitriptylin

eingenommen, über eine Dosis von 25 mg am Abend sei sie nicht hinausgekommen, da sie sonst am Morgen zu müde gewesen sei. Zweimal habe sie sich in der Notaufnahme vorstellen müssen, sie habe dort eine Infusion mit Dexketoprofen sowie Kortison erhalten, danach sei es zu einigen Tagen Kopfschmerzfreiheit gekommen, dann hätten die Kopfschmerzen wie zuvor eingesetzt.

Im Anschluss sei eine Behandlung mit Flunarizin 10 mg am Abend erfolgt. Das Präparat habe die Kopfschmerzhäufigkeit mindestens halbiert, sie sei damit sehr zufrieden gewesen, im Laufe von 6 Monaten habe sie aber letztlich 10 kg zugenommen, sodass die Behandlung mit Flunarizin beenden werden musste.

Wegen der Gewichtszunahme sei ihr dann eine Behandlung mit Topiramat empfohlen worden, dies nehme sie in einer Dosierung von 2 × 50 mg ein. Seitdem seien die Kopfschmerzen etwas rückläufig, unter 15 Kopfschmerztage im Monat komme sie damit jedoch nicht. Allerdings habe sie jedoch zunehmend Probleme am Arbeitsplatz bekommen und ihre Kollegen und ihr Vorgesetzter hätten den Verdacht geäußert, dass sie mittlerweile vergesslich geworden sei.

Untersuchungsbefund Beim Erstkontakt in der Kopfschmerzsprechstunde wurde eine klinisch-neurologische Untersuchung durchgeführt, welche einen unauffälligen Befund zeigte. Muskuloskelettal fand sich eine erhöhte Muskelanspannung der Schulternackenmuskulatur mit einer deutlichen Druckempfindlichkeit bei Palpation. Außerdem hypertrophe, druckempfindliche Kaumuskeln, eine Deviation bei Mundöffnung sowie eine Girlandenzunge. Der Blutdruck wurde mit 156/92 mmHg gemessen.

Psychometrische Diagnostik Die Beeinträchtigung durch Kopfschmerzen wurde mit dem Selbstbeurteilungsinstrument Headache Impact Test-6 (HIT-6) erfasst, wobei die Patientin einen Score von 74 Punkten erreichte. Der Maximalscore in diesem Instrument beträgt 78 Punkte. 74 Punkte entsprechen einer starken Beeinträchtigung durch Kopfschmerzen im Alltag mit schwerwiegenden Auswirkungen auf das Privat-, Sozial- und Berufsleben.

Die psychische Beeinträchtigung wurde mit den Depressions-Angst-Stress-Skalen (DASS), einem validierten Selbstbeurteilungsbogen zum Screening nach Symptomen von Angst, Depression und Stress, erhoben. Im Subscore Angst wurden 12 Punkte, im Subscore Stress 18 Punkte und im Subscore Depression ebenfalls 18 Punkte erreicht. Dies entspricht insgesamt in allen drei Bereichen einer erheblichen Beeinträchtigung mit Hinweisen auf eine klinisch relevante Angsterkrankung sowie einer Depression.

Aktuelle Medikation Die aktuelle Dauermedikation bestand aus hausärztlich verordneten Vitamin D und durch den Hausarzt begonnenen Therapie mit Citalopram 10 mg am Morgen. Eine Wirkung dieser antidepressiven Therapie auf den Kopfschmerz oder ihr Wohlbefinden insgesamt konnte die Patientin nach bislang 8-wöchiger Einnahme nicht feststellen.

Diagnosen *Kopfschmerzdiagnosen:* Es wurde die Diagnose einer chronischen Migräne ohne Aura gestellt. Von einer chronischen Migräne wird gesprochen, wenn an 15 oder mehr Tagen im Monat Kopfschmerzen bestehen, die überwiegend (mindestens 8 Tage) die Diagnosekriterien einer Migräne erfüllen. Da die Patientin an deutlich mehr als 10 Tagen im Monat ein Triptan und ein Analgetikum einnimmt, wird außerdem die Diagnose eines Kopfschmerzes durch Medikamentenübergebrauch gestellt.

Somatische und psychische Komorbidität: Zusätzlich wurde die Diagnose einer rezidivierenden depressiven Störung, aktuell in mittelgradiger Ausprägung, gestellt. Bei der ausführlichen Anamnese berichtete die Patientin über eine erste depressive Episode im jungen Erwachsenenalter. Da es bereits zu erheblichen Fehlzeiten am Arbeitsplatz kam, psychische Komorbidität besteht, die Diagnose eines Kopfschmerzes durch Analgetika- und Triptanübergebrauch zusätzlich gestellt wurde und die chronische Kopfschmerzerkrankung Auswirkungen auf das Berufs-, Sozial- und Privatleben zeigt, wurde zusätzlich die Diagnose der chronischen Schmerzstörung mit somatischen und psychischen Faktoren gestellt. Die erhöhte muskuläre Anspannung mit Hypertrophie der Kaumuskulatur, Abrasion der Frontzähne sowie eine Girlandenzunge führten zur Diagnose einer Myoarthropathie des Kausystems (temporomandibuläre Dysfunktion). Der Patientin wurden selbstständige Blutdruckmessungen empfohlen, da möglicherweise eine arterielle Hypertonie vorliegt.

Therapieempfehlungen und Prophylaxe

Im Erstkontakt erfolgte eine ausführliche Beratung über das Krankheitsbild, die Notwendigkeit einer Medikamentenpause bei Übergebrauch von Analgetika und Triptanen und den Beginn einer suffizienten Kopfschmerzprophylaxe. Die Patientin erhielt einen Kopfschmerzratgeber, um sich über das Erkrankungsbild und therapeutische Strategien zu informieren. Es erfolgte die Empfehlung, Citalopram auf 20 mg am Morgen zu erhöhen. Zur weiteren Kopfschmerzprophylaxe wurde eine Behandlung mit Botulinumtoxin vorgeschlagen. Nach der Aufklärung willigte die Patientin in die Durchführung der ersten Botulinumtoxin-Behandlung ein und es erfolgte die Injektion von 195 Einheiten Botulinumtoxin in die perikranielle Muskulatur nach den Vorgaben der Fachinformation, die Injektion erfolgt dabei an den Injektionspunkten der PREEMPT-Studien. Die Patientin wurde als nicht arbeitsfähig beurteilt, ihr wurde Arbeitsunfähigkeit attestiert und sie wurde gebeten, eine Medikamentenpause im häuslichen Umfeld durchzuführen.

Erkrankungsverlauf und weitere Behandlung

Zwei Wochen später erfolgte telefonischer Kontakt mit der Patientin, sie berichtete, keine Nebenwirkungen der Botulinumtoxin-Injektion zu verspüren, nach der Vorstellung in der Kopfschmerzsprechstunde sei sie erleichtert gewesen und habe zunächst fünf Tage keine Kopfschmerzattacken erlitten. Dann hätten die Migräneattacken jedoch wieder so stark begonnen, wie sie diese kenne. Es sei ihr nicht möglich gewesen, eine Medikamentenpause durchzuhalten, sodass sie nach zwei Tagen mit Migräne wieder begonnen habe, zur Akutbehandlung Rizatriptan und Naproxen einzunehmen.

Ein Wiedervorstellungstermin war nach drei Monaten vereinbart worden, um die Botulinumtoxin-Behandlung zu wiederholen. Nach drei Monaten zeigte sich im Kopfschmerzkalender ein Rückgang der Kopfschmerztage auf 16 Tage im Monat, an denen jedoch weiterhin Rizatriptan und Naproxen eingenommen wurde. Bei guter Verträglichkeit wurde die Botulinumtoxin-Behandlung nochmals wiederholt. Psychisch war die Patientin weiter unverändert deutlich beeinträchtigt. Sie berichtete, dass sie sich im Kopfschmerzratgeber gut informiert habe, jedoch keine Kraft und keine Zeit habe, die Empfehlungen zur nichtmedikamentösen Prophylaxe mit Ausdauersport und Entspannungsverfahren umzusetzen. Wenn sie versuche, Sport zu machen, komme es sofort zu Kopfschmerzattacken, welche noch stärker ausgeprägt seien als diejenigen, die sie kenne. Aus diesem Grund traue sie sich nicht zu, die Vorschläge umzusetzen. Der Besuch eines Kurses zum Erlernen von autogenem Training sei zwar möglich, sie könne sich jedoch nicht vorstellen, nach der Arbeit noch weitere Termine wahrzunehmen. Mit der Patientin wurde vereinbart, dass sie zur stationären Behandlung in einer Schmerzklinik angemeldet wird, zeitgleich wurde Topiramat in seiner Dosierung halbiert, da klinisch der Eindruck bestand, dass sowohl die Konzentrationsstörung als auch der Stimmungsabfall durch die Einnahme von Topiramat erklärt werden könnten.

Nach einer zweiwöchigen stationären interdisziplinären multimodalen Schmerztherapie stellte sich die Patientin erneut in der ambulanten Kopfschmerzsprechstunde vor. Sie berichtete, dass sie unterschiedliche Entspannungsverfahren kennengelernt habe, nun täglich am Morgen Qi-Gong-Übungen absolviere und mindestens jeden zweiten Tag nach der Arbeit für 20 Minuten die progressive Muskelrelaxation nach Jacobson ausübe. Profitiert habe sie während des stationären Aufenthalts von psychotherapeutischen Einzelgesprächen, sie habe sich daher bereits auf eine Warteliste zur ambulanten Psychotherapie eintragen lassen. Ihr sei klar geworden, dass sie mit ihren Kopfschmerzen und den Belastungen des Alltags ungünstig umgehe. Sie fühle sich nach dem stationären Aufenthalt erheblich besser, die Medikamentenpause habe sie erfolgreich absolviert, nehme nun nicht mehr als an 10 Tagen im Monat Akuttherapie ein – leider seien ihre Kopfschmerzen zwar weniger intensiv in der Häufigkeit, jedoch im Wesentlichen unvermindert. In der Klinik hatte sie auch eine Behandlung mit Naratriptan wegen der längeren Halbwertszeit versucht. Die Wirkung der Kombination von Rizatriptan und Naproxen schätzte sie selbst jedoch als deutlich besser ein. Die Patientin fragte nach den Möglichkeiten einer Therapie mit Antikörpern, da sie in der Klinik davon gehört habe, dass mit einem solchen Behandlungsversuch möglicherweise eine weitere Verbesserung zu erreichen sei. Bei Durchsicht der Kopfschmerzkalender und dem ausführlichen Gespräch mit der Patientin konnte festgestellt werden, dass Botulinumtoxin zu einer Reduktion von 5 bis 7 Kopfschmerztagen im Monat und zu einer Reduktion der Kopfschmerzintensität geführt hatte, eine Halbierung der Kopfschmerz Frequenz jedoch nicht erreicht wurde.

Nach ausführlicher Aufklärung wurde eine Behandlung mit dem monoklonalen Antikörper Galcanezumab (Emgality®) in einer Dosierung von 2 × 120 mg im ersten Behandlungsmonat begonnen. Die erste Injektion wurde durch die medizinische Fachangestellte in der Kopfschmerzsprechstunde vorgenommen, die zweite Injektion führte die Patientin wenige Minuten später selbst durch. Sie berichtete einen leichten Injektionsschmerz, der nach einigen Minuten abklang, und fühlte sich ausreichend angeleitet, um die Folgeinjektionen monatlich selbstständig zu Hause vorzunehmen. Eine Wiedervorstellung war nach dem dritten Behandlungsmonat vereinbart worden.

Bei erneuter Vorstellung in der Kopfschmerzsprechstunde berichtete die Patientin von einer deutlichen Verbesserung der Kopfschmerzhäufigkeit, es bestanden nun 8 Kopfschmerztage im Monat, an 6 Tagen davon war die Einnahme von Rizatriptan und Naproxen notwendig.

2.1 Indikation zur Migräneprophylaxe

Indikation bei beeinträchtigter Lebensqualität und zunehmender Häufigkeit

Eine vorbeugende, prophylaktische Behandlung der Migräne ist dann notwendig, wenn die Lebensqualität beeinträchtigt ist und es zunehmend zu häufigeren Attacken kommt. Die Indikationsstellung zur nichtmedikamentösen Prophylaxe unterscheidet sich nicht von den Indikationskriterien der medikamentösen Migräneprophylaxe. Eine nichtmedikamentöse Migräneprophylaxe sollte als Basismaßnahmen allen Patienten angeboten und empfohlen werden. Die Verfahren der nichtmedikamentösen Prophylaxe sind in einer eigenen DMKG-Leitlinie umfassend dargestellt.

> **Die Leitlinie »Therapie der Migräneattacke und Prophylaxe der Migräne« (Diener et al. 2022) führt folgende Indikationen auf:**
>
> - drei oder mehr Migräneattacken pro Monat, die die Lebensqualität beeinträchtigen
> - Migräneattacken, die regelmäßig länger als 72 Stunden anhalten
> - Attacken, die auf eine Therapie gemäß den Empfehlungen zur Akutbehandlung nicht ausreichend ansprechen
> - Patienten, die Nebenwirkungen der Akuttherapie nicht tolerieren können
> - bei Zunahme der Attackenfrequenz mit Einnahme von Akutmedikation
> - bei Migräneattacken mit beeinträchtigenden und/oder langanhaltenden Migräneauren
> - nach einem migränösen Hirninfarkt

2.2 Beurteilung der Wirksamkeit

Das Führen eines Kopfschmerztagebuches wird empfohlen, um die Wirksamkeit einer Migräneprophylaxe beurteilen zu können. Prinzipiell ist in Anlehnung an viele klinische Studien eine Reduktion der Anfallshäufigkeit (Kopfschmerztage/Kopfschmerzattacken) um 50 % oder mehr das Ziel der migräneprophylaktischen Behandlung. Für eine chronische Migräne wird im klinischen Kontext eine Reduktion um mindestens 30 % häufig als wirksam angesehen. Weitere Parameter, die zur Beurteilung herangezogen werden können, sind Verbesserungen in den Fragebögen-Ergebnissen zur Lebensqualität und zur Beeinträchtigung. Auch der Rückgang des Verbrauchs an Akutmedikation bei Betroffenen mit einem Kopfschmerz durch Medikamentenübergebrauch, der Rückgang der Fehltage am Arbeitsplatz oder eine klinisch relevante Verbesserung der psychischen Komorbidität sind sekundäre Parameter, die eine Verbesserung belegen können. Sinnvoll ist die Festlegung individueller Therapieziele gemeinsam mit dem Patienten, die dann im Verlauf einer Therapie auch überprüft und angepasst werden können (Diener et al. 2022; Tasorelli et al. 2018; Diener et al. 2020).

Behandlungsziel

2.3 Auswahl des Migräneprophylaktikums

Die Auswahl der Migräneprophylaxe richtet sich nach der Gesamtsymptomatik des Patienten. Es ist daher notwendig, auch einen psychopathologischen Befund zu erheben. Der Einsatz von Screenings anhand von Fragebögen für Angsterkrankungen und Depression ist zu empfehlen, da diese Komorbiditäten ebenfalls die Auswahl der Medikation beeinflussen. Die Blutdruckmessung sollte zur neurologischen Untersuchung gehören, da auch die Hypertonie bei der Auswahl der Migräneprophylaxe berücksichtigt werden muss. Eine ausführliche Sozialanamnese z. B. über die Berufstätigkeit ist wichtig, um Faktoren wie Fahrtauglichkeit, Tauglichkeit zum Führen einer Dienstwaffe, Tauglichkeit für Wechselschichtdienst oder Nachtdienst ebenfalls berücksichtigen zu können. Weiterhin berücksichtigt werden müssen Erkrankungen wie Diabetes mellitus, da bei diesem eine Gewichtszunahme unerwünscht ist, diese jedoch potenzielle Nebenwirkung vieler Migräneprophylaktika ist.

Komorbiditäten

Sozialanamnese

Nebenwirkungen

Die Migräne-Leitlinie unterscheidet die Kopfschmerzprophylaxen aufgrund der Evidenz, wie sie sich aus randomisierten klinischen Studien ergibt. Darüber hinaus müssen weitere Faktoren berücksichtigt werden. Die Patientenpräferenz liegt häufig auf guter Verträglichkeit und dem Wunsch nach natürlichen Therapien. Geäußert werden häufig Sorgen um Nebenwirkungen wie Gewichtszunahme und Müdigkeit sowie Abhängigkeit bei längerfristiger Einnahme.

Therapieziel
Aufgrund der Kopfschmerzhäufigkeit kann man pragmatisch Patienten, denen eine Prophylaxe *angeboten* werden kann, von denen unterscheiden, denen eine Prophylaxe *empfohlen* werden sollte.

Im Verlauf einer Migränebehandlung sollte mit dem Patienten auch für die Prophylaxe ein Therapieziel formuliert werden, dessen erreichen (qualitativ und quantitativ) regelmäßig überprüft werden muss, wobei sich das Therapieziel im Behandlungsverlauf ändern kann. Soweit andere Berufsgruppen in die Behandlung involviert sind, ist eine Berücksichtigung aller (unterschiedlichen) Positionen in der Therapieplanung und Erfolgskontrolle sehr hilfreich.

> **Merke**
>
> Die Wahl des Prophylaktikums sollte ganz wesentlich vorliegende Komorbiditäten sowie mögliche Nebenwirkungen berücksichtigen.

2.4 Dosierung von Migräneprophylaktika

Langsame Aufdosierung
Zur Dosierung von Migräneprophylaktika kann man sich an den in der Leitlinie angegebenen Dosierungen orientieren. Diese sind jedoch in aller Regel die Dosierungen, die in klinischen Studien verwendet wurden, und liegen im Vergleich zur klinischen Praxis im oberen Dosisbereich. Häufig ist die Verträglichkeit niedrigerer Dosierungen besser, wobei jedoch konsequent die Wirksamkeit evaluiert werden sollte. Die Einnahme einer unwirksamen, dafür aber verträglichen Dosis ist genauso wenig hilfreich wie die Einnahme einer hohen Dosierung, die aufgrund von Nebenwirkungen frühzeitig abgebrochen wird. Wichtig ist, dass eine langsame Aufdosierung der Migräneprophylaktika erfolgt. Dies verbessert auch die Therapietreue (Adhärenz und Compliance) der Patienten, sodass diese nach ärztlicher Empfehlung den Zeitpunkt der nächsten Dosiserhöhung mitbestimmen können.

2.5 Behandlungsdauer

Bei den etablierten Migräneprophylaktika kann die Wirksamkeit vor Ablauf von drei Monaten häufig nicht abgeschätzt werden, wobei der Zeitpunkt des Wirkeintritts sehr variabel ist und durchaus auch rasch erfolgen kann. Wird eine Migräneprophylaxe eingenommen und zeigt diese eine

Wirksamkeit, sollte eine Behandlungsdauer von 6 bis 12 Monaten angestrebt werden. Dann muss die Indikation für die fortgesetzte Einnahme gemeinsam mit dem Patienten besprochen werden. Besteht aufgrund der noch verbliebenen Häufigkeit der Migräneattacken eine Indikation zur weiteren Behandlung, sollte diese auch erfolgen, wobei ggf. eine nochmalige Dosiserhöhung erfolgen kann. Ist die Migränehäufigkeit so weit abgesunken, dass eine Akuttherapie der verbliebenen Attacken ausreicht, ist es sinnvoll, die Medikation schrittweise zu reduzieren und den Verlauf zu beobachten. Sollte die Frequenz wieder zunehmen, kann erneut mit der Migräneprophylaxe begonnen werden. Es gibt keine Evidenz dafür, dass eine einmal abgesetzte Prophylaxe bei erneutem Einsatz nicht mehr wirksam ist. Eine zwingende Notwendigkeit zu einem Auslassversuch besteht nicht, bei einem Teil der Betroffenen ist eine längerfristige Behandlung notwendig.

Dosisreduktion

> **Merke**
>
> Bei den meisten Migräneprophylaktika kann der Behandlungserfolg erst nach drei Monaten abschließend bewertet werden. In der Regel sollte zunächst eine Behandlungsdauer von 6 bis 12 Monaten angestrebt werden.

2.6 Kombination von Migräneprophylaktika

Über die Kombination von Migräneprophylaktika liegen kaum klinische Studien vor, letztlich sind solche Indikationen individuell zu stellen und ergeben sich aus psychischen und somatischen Komorbiditäten. Generelle Empfehlungen können deshalb nicht abgegeben werden, es bestehen aber durchaus klinische Erfahrungen z. B. zum Einsatz von Topiramat gemeinsam mit Amitriptylin oder neuerdings mit der Kombination von Botulinumtoxin und einem monoklonalen Antikörper.

Arzneimittel	Dosis	Unerwünschte Arzneimittelwirkungen	Kontraindikationen
Metoprolol	50–200 mg	Müdigkeit, arterielle Hypotonie, Schlafstörungen, Schwindel, Hypoglykämie, Bronchospasmus, Bradykardie, Magen-Darm-Beschwerden, Impotenz	AV-Block, Bradykardie, Herzinsuffizienz, Sick-Sinus-Syndrom

Tab. 2.1: Übersicht über zugelassene orale Migräneprophylaktika und OnabotulinumtoxinA

Tab. 2.1:
Übersicht über zugelassene orale Migräneprophylaktika und OnabotulinumtoxinA – Fortsetzung

Arzneimittel	Dosis	Unerwünschte Arzneimittelwirkungen	Kontraindikationen
Propranolol	40–240 mg	S. o. wie Metoprolol; wenn Propranolol zur Migräneprophylaxe eingesetzt wird, sollte Rizatriptan zur Akuttherapie nur in einer Dosierung von 5 mg eingesetzt werden	Asthma bronchiale, Psoriasis, Diabetes mellitus, orthostatische Dysregulation, Depression
Flunarizin	5–10 mg (Dosisreduktion auf Einnahme an jedem 2. Tag im Verlauf)	Müdigkeit, Gewichtszunahme, gastrointestinale Beschwerden, Depression, Hyperkinesen, Tremor, Parkinsonoid, Galaktorrhoe	Fokale Dystonie, Schwangerschaft, Stillzeit, Depression, M. Parkinson in der Familie
Topiramat*	25–100 mg	Müdigkeit, Konzentrationsstörungen, Gewichtsabnahme, akrale Parästhesien, Geschmacksveränderungen, Psychosen, Engwinkelglaukom, akute Myopie	Niereninsuffizienz, Nephrolithiasis, Engwinkelglaukom
Amitriptylin	50–150 mg	Mundtrockenheit, Müdigkeit, Schwindel, Schwitzen, Blasenstörungen, innere Unruhe, Impotenz	Engwinkelglaukom, Prostataadenom mit Restharn
OnabotulinumtoxinA bei chronischer Migräne	155 IE	Schwäche der Nackenmuskulatur	Muskelkrankheiten, Myasthenia gravis

* Spezielle Vorsichtsmaßnahmen bei Frauen im gebärfähigen Alter notwendig.

2.7 Migräneprophylaktika im Überblick

Betablocker

Zur Migräneprophylaxe sind die Betablocker Propranolol und Metoprolol zugelassen.

Propranolol   Der Betablocker Propranolol muss dreimal täglich eingenommen werden, was seine Akzeptanz und die Therapietreue verschlechtert. Die vorgeschlagene Zieldosis beträgt 3 × 40 mg, ein individuelles Austitrieren unter Berücksichtigung von Wirksamkeit und Verträglichkeit ist sinnvoll.

Metoprolol kann ein- oder zweimal täglich als Metoprololsuccinat verordnet werden. Bei Metoprolol kann ebenfalls in Schritten von 23,75 bzw. 25 mg aufdosiert werden. Unter der Einnahme von Metoprolol sollten EKG und Pulskontrollen erfolgen. Die Zieldosis in der Leitlinie liegt bei 100–200 mg, im Alltag ist bei vielen Patienten eine Dosierung zwischen 50 und 100 mg bereits ausreichend wirksam und verträglich.

Auch zu anderen Betablockern (z. B. Bisoprolol) liegen Daten zum Einsatz als Migräneprophylaktikum vor, eine Zulassung in dieser Indikation besteht jedoch nicht, sodass formal nur ein Einsatz bei Vorliegen einer anderen Behandlungsindikation (z. B. arterielle Hypertonie) möglich ist.

Weitere Antihypertensiva

Auch ACE-Hemmer wie Lisinopril wurden in klinischen Studien auf ihre migräneprophylaktische Wirksamkeit hin untersucht Eine Zulassung für diese Indikation besteht jedoch nicht. Die Verordnung kann also nur bei einer anderen zugelassenen Indikation wie einer arteriellen Hypertonie erfolgen.

Gleiches gilt für die Sartane Telmisartan und Candesartan. Obwohl zwei randomisierte kontrollierte klinische Studien zu Candesartan (Dosierung 16 mg/die) in der Indikation der Migräneprophylaxe durchgeführt wurden, die eine positive Wirkung belegen, wurde der Off-Label-Gebrauch vom Gemeinsamen Bundesausschuss (G-BA) aufgrund einer noch unzureichenden Datenlage abgelehnt.

Antikonvulsiva

Topiramat kann zur Prophylaxe der episodischen und der chronischen Migräne eingesetzt werden. Topiramat kann auch bei Patienten mit zusätzlichem Analgetika- und oder Triptanübergebrauch eine gute Wirksamkeit zeigen. Topiramat wird mit einer Dosierung von 25 mg begonnen. Ob diese am Morgen oder am Abend eingenommen wird, hat keinen Einfluss auf die Wirkung. Erhöht werden kann dann in 25-mg-Schritten. Die am häufigsten eingesetzte Dosis liegt bei 75 mg, wobei häufig auch 50 mg bereits gut wirksam sein können. Bei guter Verträglichkeit und nicht ausreichender Wirksamkeit kann schrittweise auch auf Dosierungen von 100 bis 200 mg erhöht werden, wobei es jedoch mit der Erhöhung der Dosis häufig zu mehr Nebenwirkungen kommt. Typische Nebenwirkungen sind in der Aufdosierungsphase akrale Parästhesien, Geschmacksveränderungen (z. B. metallischer Geschmack von Leitungswasser) und im weiteren Verlauf Konzentrationsstörungen und Wortfindungsstörungen. Eine depressive Symptomatik kann deutlich verstärkt oder auch gelegentlich ausgelöst werden, auch Angstsymptome können zunehmen, sodass es erforderlich ist, Patienten über diese Nebenwirkungen aufzuklären bzw. eine Wiedervorstellung zur Kontrolle des psychopathologischen Befundes einzuplanen. Topiramat ist zur Migräneprophylaxe in der Schwangerschaft und bei

Frauen im gebärfähigen Alter kontraindiziert, wenn keine hochwirksame Empfängnisverhütung sichergestellt ist. Erforderlich ist eine explizite Aufklärung über die Risiken und die Durchführung eines Schwangerschaftstests vor der Verordnung. Die Aufklärung sollte schriftlich dokumentiert sein und muss jährlich wiederholt werden. Ursache für diese intensive Überwachung und Aufklärungspflicht sind neuere Daten, die neben dem bereits bekannten Risiko für kindliche Fehlbildungen bei einer Einnahme von Topiramat in der Schwangerschaft auch ein zwei- bis dreifach erhöhtes Risiko für neuropsychiatrische Erkrankungen des Kindes (ADHS, Autismus-Spektrum-Störungen) belegen.

Valproat — Valproat hat trotz Wirksamkeitsnachweis in klinischen Studien keine Zulassung zur Behandlung der Migräne. Über viele Jahre war die Behandlung aufgrund eines »Off-Label-Beschlusses« des G-BA dennoch möglich. In den letzten Jahren wurde jedoch aufgrund des wachsenden Angebots anderer Pharmaka zur Migräneprophylaxe unter der Berücksichtigung der teratogenen Risiken bei Auftreten einer Schwangerschaft unter der Einnahme von Valproat die Verordnungsfähigkeit immer weiter eingeschränkt und letztlich de facto versagt, da ein Einsatz nur möglich ist, wenn zuvor alle anderen zugelassenen Prophylaxen eingesetzt wurden (inklusive der monoklonalen Antikörper). Allerdings hat kein pharmazeutischer Unternehmer mehr dem Einsatz zugestimmt.

Lamotrigin — Lamotrigin hat nach einigen kleineren Untersuchungen kaum eine Wirkung in der Prophylaxe von Migräneattacken, kann aber gezielt Migräneauren reduzieren. Eine Zulassung in dieser Indikation besteht nicht. Es kann jedoch Off-Label eingesetzt werden, wenn ausgeprägte Auren oder auch häufige isolierte Auren bestehen. Auch scheint Lamotrigin eine gewisse Wirksamkeit bei hemiplegischen Migräneattacken zu haben. Beachtet werden muss, dass eine langsame Aufdosierung (z. B. Dosiserhöhung um 25 mg alle zwei Wochen) sinnvoll ist, um das Auftreten eines akuten Arzneimittelexanthems zu vermeiden. Eine in Studien untersuchte Zieldosis gibt es nicht, klinisch sind 2×50 mg bis 2×100 mg etabliert.

Trizyklische Antidepressiva

Amitriptylin — Amitriptylin wird wegen der schlafanstoßenden Wirkung am Abend eingenommen. Patienten, die gegenüber der Einnahme Vorbehalte haben oder empfindlich sind, können auch mit der Einnahme von Amitriptylinlösung (ein Tropfen enthält 2 mg) am Abend beginnen und dann nach Verträglichkeit steigern. Kommt es zu ausgeprägter Müdigkeit, Tachykardien, beeinträchtigender Mundtrockenheit oder deutlicher Gewichtszunahme, wird die Einnahme von Amitriptylin häufig beendet. Beim Einsatz von Amitriptylin sollte vor Behandlungsbeginn und auch während der Behandlung ein EKG abgeleitet werden. Die Zieldosis beim Aufdosieren ist individuell aufgrund der sehr variablen Verträglichkeit festzulegen, häufig werden 50 bis 100 mg angestrebt. Niedrigere Dosierungen können individuell auch bereits eine gute Wirkung zeigen.

Verbreitet ist auch der Einsatz anderer Trizyklika wie Doxepin oder Trimipramin, eine Zulassung zur Migräneprophylaxe besteht jedoch nicht. Die Wirksamkeit und Verträglichkeit sind im klinischen Alltag vergleichbar wie die von Amitriptylin.

Opipramol ist in der Migräneprophylaxe weit verbreitet, auch für dieses Trizyklikum besteht keine Zulassung zur Migräneprophylaxe, gleichwohl Daten aus einer klinischen Studie vorliegen. Es unterscheidet sich von den anderen Trizyklika durch einen anspannungslösenden und beruhigenden Effekt, der vor der antidepressiven Wirkung eintritt und eine im Vergleich zu den anderen Substanzen deutlich besseren Verträglichkeit. Auch hier liegen die Zieldosierungen variabel zwischen 50 und 200 mg.

Flunarizin

Flunarizin ist durch eine sehr lange Halbwertszeit gekennzeichnet. Die Einnahme erfolgt abends, da Flunarizin Müdigkeit auslösen kann. Es ist möglich mit 5 oder mit 10 mg zu behandeln. Es zeigt sich häufig ein rascher Wirkeintritt. Aufgrund der langen Halbwertszeit kann dann auf eine Behandlung an jedem zweiten Tag umgestellt werden. Das in der Literatur und der Fachinformation genannte Parkinsonoid als mögliche Nebenwirkung von Flunarizin wird nur selten beobachtet. Eine erhebliche Gewichtszunahme und eine Depression durch Flunarizineinnahme sind möglich und können dazu zwingen, die Behandlung trotz guter Wirksamkeit zu beenden.

OnabotulinumtoxinA

OnabotulinumtoxinA ist seit 2011 zur prophylaktischen Behandlung der chronischen Migräne zugelassen. In den Zulassungsstudien befanden sich auch mehr als 50% der Teilnehmer mit einem zusätzlichen Kopfschmerz durch Medikamentenübergebrauch, sodass auch für diese Konstellation ein Wirksamkeitsnachweis besteht. Beachtet werden muss, dass von den Botulinumtoxin-Präparaten lediglich Botox® zur Behandlung der chronischen Migräne zugelassen ist.

Es können 155 Einheiten OnabotulinumtoxinA injiziert werden, wobei auch eine Behandlung mit 195 Einheiten möglich ist. Dabei können die zusätzlichen Injektionspunkte nach ärztlichem Ermessen lokalisiert werden. Bei erfahrenen Behandlern treten in der Behandlung der chronischen Migräne mit OnabotulinumtoxinA nur selten Nebenwirkungen auf. Typisch sind kosmetische Nebenwirkungen bei asymmetrischer Injektion im Gesichtsbereich, das vorübergehende Auftreten einer Ptosis oder muskelkaterartige Schmerzen der Schulter-Nacken-Muskulatur. Die Myasthenia gravis stellt eine Kontraindikation zur Anwendung von OnabotulinumtoxinA dar. Mittlerweile konnte gezeigt werden, dass eine längere Behandlung mit einer Zunahme der Wirksamkeit einhergehen kann und dass die 195-U-Dosis gegenüber der 155-U-Dosis wirksamer sein kann. Die Empfehlungen zur Behandlung mit OnabotulinumtoxinA sind in einer Expertenempfehlung der DMKG niedergelegt (Ruscheweyh et al. 2018).

Monoklonale Antikörper gegen CGRP oder den CGRP-Rezeptor

Durch die Markteinführung monoklonaler Antikörper gegen CGRP oder den CGRP-Rezeptor hat sich die Situation nochmals verändert. In den Vorgaben des gemeinsamen Bundesausschusses zur Kostenübernahme einer Behandlung mit einem monoklonalen Antikörper werden als Vorbehandlung explizit die Präparate gefordert, bei denen eine Zulassung zur Behandlung in der Migräneprophylaxe besteht (Diener et al. 2019). Dies hat zur Folge, dass unter den Betablockern nur Propranolol und Metoprolol zur Migräneprophylaxe eingesetzt werden können. Andere Betablocker wie Bisoprolol wurden ebenfalls in randomisierten klinischen Studien untersucht, sind jedoch nicht zur migräneprophylaktischen Behandlung zugelassen. Unter den trizyklischen Antidepressiva ist Amitriptylin explizit genannt, im Alltag ebenfalls eingesetzte Substanzen wie Doxepin, Trimipramin und Opipramol werden jedoch nicht als Vorbehandlung im Sinne der Vorgaben des gemeinsamen Bundesausschusses (G-BA) anerkannt. Zugelassen wurden die monoklonalen Antikörper gegen CGRP (Fremanezumab, Galcanezumab und Eptinezumab) sowie der monoklonale Antikörper gegen den CGRP-Rezeptor (Erenumab) für Migränepatienten, die an mindestens vier Migräneattacken im Monat leiden. Für Deutschland legt der G-BA fest, ob ein Zusatznutzen gegenüber bereits zugelassenen Arzneimitteln besteht, und am Ende dieses Bewertungsverfahrens ergeben sich für jede Substanz Vorgaben für die Erstattungsfähigkeit im Rahmen der gesetzlichen Krankenversicherung. Diese beziehen sich darauf, ob Vortherapien mit anderen bereits zugelassen Migräneprophylaxen erfolgt sein müssen, diese unwirksam, unverträglich oder kontraindiziert waren und ob im Anschluss eine Kostenübernahme für das spezifische Präparat möglich ist. Der verordnende Arzt in Deutschland muss immer die aktuellen Vorgaben prüfen, die bei Vorlagen neuer Daten vom G-BA angepasst werden. Diese Vorgaben gelten nicht für Versicherte der privaten Krankenversicherung.

Die Wirksamkeit der monoklonalen Antikörper gegen CGRP – bzw. gegen den CGRP-Rezeptor – ist sowohl für die episodische Migräne als auch für die chronische Migräne nachgewiesen. Ebenso besteht eine Wirksamkeit bei Vorliegen eines Kopfschmerzes durch Medikamentenübergebrauch. Mit allen vier Antikörpern wurden Studien durchgeführt, die belegen, dass auch beim vorherigen Therapieversagen der Standardprophylaxen noch ein therapeutischer Effekt erreicht werden kann – darauf beruhen letztlich die Vorgaben des G-BA zur notwendigen Vorbehandlung vor Einsatz der Antikörper. Die Vorgaben für Erenumab wurden reduziert, da im direkten Vergleich von Topiramat zu Erenumab gezeigt werden konnte, dass Erenumab eine deutlich bessere Verträglichkeit (gemessen an der Abbruchrate der Behandlung) und Wirksamkeit (gemessen am Erreichen der Reduktion der Migränehäufigkeit um > 50 %) als Topiramat zeigt (Reuter et al. 2022). Auch das Nebenwirkungsprofil der Antikörper unterscheidet sich nicht wesentlich. Letztlich gibt es keine Prädiktoren, die ein Ansprechen auf die monoklonalen Antikörper als Substanzgruppe oder in spezifischen Antikörper ermöglichen. Die Injektion von Galcanezumab erfolgt bei Behandlungsbeginn mit 2 × 120 mg s.c., in den Folgemonaten mit 120 mg. Die Behandlung mit Fremanezumab ist sowohl mit 225 mg monatlich als auch mit 3 × 225 mg im Abstand von drei Monaten möglich. In klinischen Studien zeigen sich hier keine signifikanten Unterschiede für diese beiden Applikationsschemata.

Erenumab ist in der Dosierung 70 mg und 140 mg verfügbar. Auch hier zeigen die klinischen Studien keinen signifikanten Unterschied in der Wirksamkeit.

Eptinezumab ist ein monoklonaler Antikörper, der sich gegen CGRP richtet. Die Gabe erfolgt intravenös in einer Dosierung von 100 oder 300 mg im Abstand von drei Monaten, die empfohlene Dosierung beträgt 100 mg. Durch die intravenöse Gabe scheint ein besonders rascher Wirkeintritt zu bestehen. Prinzipielle Unterschiede in Wirksamkeit und Verträglichkeit zu den anderen monoklonalen Antikörpern bestehen nicht.

Mögliche Nebenwirkungen der monoklonalen Antikörper gegen CGRP oder den CGRP-Rezeptor sind Schmerzen bei der Injektion, Rötung und Hautausschlag im Bereich der Injektion, selten generalisierte Hautausschläge bis hin zur anaphylaktischen Reaktion und Obstipation, die zumindest für Erenumab dosisabhängig (bei 140 mg Dosierung ausgeprägter als bei 70 mg) zu sein scheint. Selten wird auch Haarausfall unter der Therapie berichtet.

Die Leitlinien empfehlen zunächst aufgrund der begrenzten Therapieerfahrungen und der mit der Therapie verbundenen Kosten einen Auslassversuch nach einer Behandlungsdauer von einem Jahr. Mittlerweile liegen auch Daten und klinische Erfahrungen zur längeren Anwendung vor. Neue Aspekte zur Sicherheit der Anwendung ergeben sich daraus nicht, sodass dies liberaler gehandhabt werden kann. Bei schwer Betroffenen (chronische Migräne, psychische Komorbidität, zurückliegender Medikamentenübergebrauch) kann auch über zwei Jahre bis zur Behandlungspause behandelt werden. Die Behandlungspause dient dabei dem Nachweis der weiteren Notwendigkeit der Therapie. Sie muss nicht zwangsläufig drei Monate andauern, wenn es zu einem deutlichen Wiederanstieg der Migränetage in der Pause kommt. Der Zeitpunkt des Auslassversuchs sollte die Lebenssituation der Betroffenen berücksichtigen. Eine zwingende Notwendigkeit zu einem Auslassversuch besteht aus klinischer Sicht nicht.

Zeigt ein monoklonaler Antikörper gegen CGRP bzw. den CGRP-Rezeptor keine ausreichende Wirkung (Reduktion der Migränetage um 50 % oder mehr bei episodischer Migräne oder Reduktion um 30 % oder mehr bei chronischer Migräne), ist es sinnvoll, den Antikörper zu wechseln, da ein Ansprechen auf einen anderen Antikörper durchaus möglich ist (Overeem et al. 2022, 2023).

2.8 Zusammenfassung

- Eine Migräneprophylaxe hat das Ziel, die Anzahl der Migränetage pro Monat zu reduzieren und damit die individuelle Lebensqualität zu verbessern.
- Bevor eine Kopfschmerzprophylaxe begonnen wird, muss eine umfassende Kopfschmerzanamnese erfolgen. Die Prophylaxe wird entsprechend der gestellten Diagnose ausgewählt.
- Bei der Auswahl der Prophylaxe müssen die psychische Komorbidität (z. B. Depressivität) und die Lebensumstände berücksichtigt werden (z. B. Schichtarbeit). Zur Messung der Beeinträchtigung und der psychischen Komorbidität können Fragebogeninstrumente sowohl bei der initialen Ersteinschätzung als auch zur Beurteilung im Verlauf hilfreich sein.
- Zur Prophylaxe können die Betablocker Propranolol und Metoprolol sowie Topiramat, Flunarizin und Amitriptylin eingesetzt werden. Bei chronischer Migräne ist eine Prophylaxe mit Injektionen von OnabotulinumtoxinA möglich. Die monoklonalen Antikörper gegen CGRP (Galcanezumab, Fremanzumab) sind nach Versagen oder bei Kontraindikationen der oralen Prophylaxen indiziert. Erenumab, welches den CGRP-Rezeptor blockiert, ist auch ohne Vortherapien bereits einsetzbar. Eptinezumab kann ohne Vortherapien eingesetzt werden, unterliegt jedoch auch nicht einer bundesweiten Praxisbesonderheit. Für die Wirksamkeit weiterer Prophylaxen gibt es zwar Belege aus klinischen Studien, jedoch keine Zulassung, sodass es sich um Off-Label-Behandlungen handelt.
- Ein Kopfschmerz durch Medikamentenübergebrauch stellt eine Indikation zur Migräneprophylaxe dar. Wirksam sind hierbei Topiramat, OnabotulinumtoxinA und monoklonale Antikörper gegen CGRP oder den CGRP-Rezeptor.
- Tritt unter einer Prophylaxe keine Reduktion der Kopfschmerzfrequenz und Beendigung des Übergebrauchs ein, ist eine Medikamentenpause notwendig.
- Die Adhärenz zur Therapie ist bei Migräneprophylaxen häufig niedrig, eine ausführliche Patientenedukation zur Indikation und eine gemeinsame Festlegung eines im Verlauf auch überprüfbaren Therapieziels verbessern die Therapietreue.
- Ein Kopfschmerzkalender dient der Verlaufsdokumentation und der Überprüfung des Therapieerfolges.

- Eine medikamentöse Migräneprophylaxe sollte immer mit nichtmedikamentösen Verfahren (Lebensstilmodifikation, Entspannungsverfahren, Ausdauersport) kombiniert werden, da die Kombination mit einer besseren Wirksamkeit einhergeht.

Literatur

Diener H-C, Förderreuther S, Kropp P et al. (2022) Therapie der Migräneattacke und Prophylaxe der Migräne. S1-Leitlinie. Deutsche Gesellschaft für Neurologie (Hrsg.) Leitlinien für Diagnostik und Therapie in der Neurologie. www.dgn.org/leitlinien (abgerufen am 13.12.2024).

Diener H-C, May A et al. (2019) Prophylaxe der Migräne mit monoklonalen Antikörpern gegen CGRP oder den CGRP-Rezeptor. Ergänzung der S1-Leitlinie »Therapie der Migräneattacke und Prophylaxe der Migräne«. Deutsche Gesellschaft für Neurologie (Hrsg.) Leitlinien für Diagnostik und Therapie in der Neurologie. www.dgn.org/leitlinien (abgerufen am 03.10.2022).

Diener HC, Tassorelli C, Dodick DW et al. (2020) International Headache Society Clinical Trials Committee. Guidelines of the International Headache Society for controlled trials of preventive treatment of migraine attacks in episodic migraine in adults. Cephalalgia 40: 1026–1044.

Overeem LH, Peikert A, Hofacker MD, et al. (2022) Effect of antibody switch in non-responders to a CGRP receptor antibody treatment in migraine: A multi-center retrospective cohort study. Cephalalgia 42(4–5): 291–301. doi: 10.1177/03331024211048765.

Overeem LH, Lange KS, Fitzek MP, et al. (2023) Effect of switching to erenumab in non-responders to a CGRP ligand antibody treatment in migraine: A real-world cohort study. Front Neurol 14: 1154420. doi: 10.3389/fneur.2023.1154420.

Reuter U, Ehrlich M, Gendolla A et al. (2022) Erenumab versus topiramate for the prevention of migraine – a randomised, double-blind, active-controlled phase 4 trial. Cephalalgia 42: 108–118.

Ruscheweyh R, Förderreuther S, Gaul C et al. (2018) Therapie der chronischen Migräne mit Botulinumneurotoxin A. Expertenempfehlung der Deutschen Migräne- und Kopfschmerzgesellschaft. Nervenarzt 89: 1355–1364.

Tassorelli C, Diener HC, Dodick DW et al. (2018) International Headache Society Clinical Trials Standing Committee. Guidelines of the International Headache Society for controlled trials of preventive treatment of chronic migraine in adults. Cephalalgia 38: 815–832.

3 Migräneaura und Spreading-Depolarization-Kontinuum

Jens P. Dreier

Fallbeispiel

Ein 54-jähriger Patient berichtet über wiederkehrende Ereignisse, die als plötzlich auftretendes unscharfes Sehen im Zentrum des Gesichtsfelds beginnen würden. Im weiteren Verlauf wandere die Unschärfe allmählich als flackerndes Zickzackmuster in Form eines Halbkreises in die Peripherie entweder des linken oder rechten Gesichtsfelds (▶ Abb. 3.1). Während dieser sich zentrifugal ausbreite, werde der Lichtsaum, der im Zentrum schmal gewesen sei, zunehmend breiter. Je weiter er sich vom Zentrum des Gesichtsfelds entferne, desto höher sei die Ausbreitungsgeschwindigkeit. Zuweilen könne der Lichtsaum auch als Punkt oder Strich in der Peripherie eines Gesichtsfelds beginnen, um dann zum Zentrum zu wandern. Da sich der Lichtsaum außerhalb des zentralen Sehens befände, könne man ihn nicht fixieren. Er lasse sich nicht unterdrücken, wenn der Patient sich ein oder beide Augen zuhalte. Das Ereignis sei typischerweise nicht mit Übelkeit assoziiert. Befinde man sich gerade in einem Gespräch, könne man die Situation überspielen. Der Patient erlebe das Ereignis dennoch als aversiv. Die Konzentration sei beeinträchtigt. Nach ungefähr zwanzig Minuten habe der flackernde Halbkreis üblicherweise die Außengrenzen des betroffenen Gesichtsfelds erreicht und verschwinde wieder. Bis das normale Sehen vollständig wiederhergestellt ist, könne es noch etwas dauern.

Selten könne sich das Ereignis am gleichen Tag noch einmal wiederholen, wobei das Zweitereignis auch im kontralateralen Gesichtsfeld stattfinden könne. In der Regel träten die Ereignisse tagsüber auf, könnten sich aber auch in der Aufwachphase aus dem Schlaf heraus entwickeln. Es könne sein, dass monatelang kein Ereignis auftrete, und dann komme es entweder zu einem isolierten Ereignis oder sogar zu einer vorübergehenden Häufung. Über Auslöser könne der Patient nur spekulieren. Es gäbe jedoch oft einen schwer beschreibbaren Bewusstseinszustand, bei dessen Auftreten er wisse, dass ein Ereignis bevorstehe. Auch habe er den Eindruck, dass das Phänomen durch Zeitdruck, wenig Schlaf, Kaffee und Arbeiten am Bildschirm befördert werde. Danach könne es mit einer Latenz von ca. zehn Minuten zu leichten Kopfschmerzen kommen. Seltener sei schon vorher ein Kopfschmerz vorhanden. Meist blieben Kopfschmerzen jedoch aus. Eine medikamentöse

Kopfschmerztherapie sei nie erforderlich gewesen. Der Patient erinnert sich, dass das erste Ereignis mit Mitte Zwanzig aufgetreten sei.

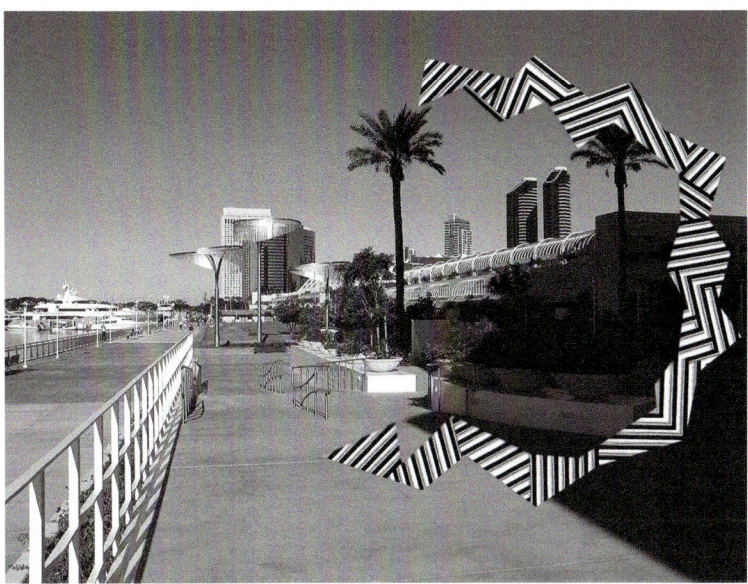

Abb. 3.1:
Typisches Fortifikationsspektrum einer visuellen Migräneaura

Der Patient berichtet zusätzlich über andere Formen verwandter visueller Erscheinungen, die jedoch viel seltener seien. So kenne er auch eine plötzlich auftretende, satt rosarotfarbene Fläche, die sich schneller ausbreite als der flackernde Halbkreis und über die Grenzen nur eines Gesichtsfelds hinausgehe. Diese Erscheinung würde ebenfalls nicht verschwinden, wenn er sich ein oder beide Augen zuhalte. Bei geschlossenen Augen sehe er nur die Fläche; bei geöffneten Augen würde die Fläche das gesehene Bild rosarot einfärben. Abhängig davon, welches Auge er zuhalte, könne er entweder nur die farbige Fläche und darum herum ein normales Bild sehen oder ein vollständiges Bild, welches im betroffenen Bereich rosarot eingefärbt sei. Die Erscheinung bilde sich innerhalb von wenigen Minuten wieder zurück. Bevor die Fläche verschwinde, würde sie zunächst eine homogene mittelgraue Farbe annehmen, in der sich allmählich wieder das normale Bild entwickle. Einmalig habe er auch eine satt leuchtend weiße statt einer rosarotfarbenen Fläche gesehen. Diese habe nach seiner Erinnerung das gesamte linke und rechte obere Gesichtsfeld ausgefüllt. Das Ereignis habe sich recht dramatisch angefühlt. Auch hier sei es jedoch nicht zur vollständigen Erblindung im betroffenen Bereich gekommen, was aus seiner Sicht dafürspreche, dass ein Auge noch normal sehen konnte. Nach wenigen Minuten hätte sich auch dieses Ereignis wieder vollständig zurückgebildet.

Weiterhin kenne der Patient seltene plötzliche Episoden heftigen Schwankschwindels, wie auf einem Schiff im Orkan, die weniger als drei

> Minuten andauerten. Er müsse sich dann irgendwo festhalten, um nicht zu fallen. Es komme dabei nicht zu ausgeprägter Übelkeit. Derartige Schwindelepisoden seien schon mindestens fünfmal aufgetreten. Andere gesundheitliche Störungen seien dem Patienten nicht bekannt.

3.1 Diagnostik

In der Regel erfordert die Migräneaura keine spezifische Diagnostik. Entscheidend für die korrekte diagnostische Einordnung ist die Anamnese. Charakteristisch für eine Migräne mit Aura sind wiederkehrende, über Minuten anhaltende Attacken mit einseitigen, komplett reversiblen neurologischen Ausfällen, die sich typischerweise allmählich entwickeln und ausbreiten. Die neurologischen Ausfälle werden üblicherweise sechs großen anatomischen Systemen des zentralen Nervensystems zugeordnet: 1. visueller Kortex, 2. somatosensorischer Kortex, 3. Sprachzentrum, 4. motorischer Kortex, 5. Hirnstamm und 6. Retina. Entsprechend können während einer Migräneaura Funktionsausfälle in unterschiedlichen Modalitäten auftreten. Z. B. kann der Patient eine Sensibilitätsstörung am rechten Arm und ein Flimmerskotom im rechten Gesichtsfeld haben. Charakteristisch ist dabei, dass die unterschiedlichen Modalitäten nacheinander betroffen sind. D. h. der Patient hat z. B. erst das Flimmerskotom und dann die Sensibilitätsstörung. Auch innerhalb einer Modalität sind die Symptome nicht plötzlich vollständig da, sondern breiten sich aus. Z. B. wäre es typisch, wenn die Sensibilitätsstörung an der rechten Hand beginnen und von dort den Arm hinaufwandern würde. Qualitativ unterscheidet man zwischen Positiv- und Negativsymptomen. Positivsymptome charakterisieren die Wellenfront und Negativsymptome folgen im Wellental nach. Positivsymptome sind z. B. ein Flimmern im Gesichtsfeld oder ein Kribbeln am Arm, Negativsymptome entsprechend ein Skotom oder ein Verlust der Berührungssensibilität.

Neurologische Ausfälle

Die diagnostischen Kriterien der International Headache Society (IHS) fordern für die Diagnose einer Migräne mit Aura das Vorliegen folgender Kriterien.

IHS-Kriterien

> **Diagnosekriterien der IHS für eine Migräne mit Aura (Olesen 2018)**
>
> Der Patient hatte mindestens zwei Attacken und die Migränauren erfüllen mindestens drei der folgenden sechs Merkmale:
>
> 1. wenigstens ein Aurasymptom entwickelt sich allmählich über mehr als 5 Minuten hinweg

> 2. zwei oder mehr Aurasymptome treten nacheinander auf
> 3. jedes Aurasymptom hält 5 bis 60 Minuten an
> 4. mindestens ein Aurasymptom ist einseitig
> 5. mindestens ein Aurasymptom ist positiv
> 6. die Aura wird von Kopfschmerz begleitet oder dieser folgt ihr innerhalb von 60 Minuten nach

Ereignen sich während einer Aura zum Beispiel Symptome in drei unterschiedlichen Modalitäten, darf die gesamte Dauer der Aura $3 \times 60 = 180$ Minuten betragen, um noch als typisch zu gelten. Motorische Symptome dürfen sogar bis zu 72 Stunden anhalten. Eine Aphasie wird als einseitiges Symptom betrachtet, während dies für eine Dysarthrie nicht gilt.

Die häufigste Form ist die visuelle Aura, deren pathophysiologisches Korrelat sich im visuellen Kortex ereignet (Hadjikhani et al. 2001). Sie wird bei mehr als 90 % der Patienten beobachtet. Wie im Fallbericht und ▶ Abb. 3.1 dargestellt, ist das sich langsam ausbreitende Fortifikationsspektrum ihre häufigste Manifestation. Die somatosensorische ist die zweithäufigste Form der Migräneaura. Seltener sind Sprachstörungen, motorische Störungen und Hirnstammsymptome. Als besonders selten gilt die retinale Migräne, die sich in Form positiver und negativer monokulärer Störungen manifestiert. Der Patient im Fallbericht hat zusätzlich zu den visuellen auch retinale Auren. Die korrekte Beschreibung verlangt vom Patienten viel Konzentration, so dass homonyme visuelle Auren nicht selten mit monokulären, retinalen Auren verwechselt werden. Oft wird die Dauer der Aura vom Patienten zunächst eher unterschätzt oder es wird eine motorische Schwäche berichtet, obwohl tatsächlich ein sensibles Defizit bestand oder umgekehrt. Der Gebrauch eines Aurakalenders kann für die korrekte diagnostische Einordnung hilfreich sein. Nicht selten geht die Migräneaura mit einem Kopfschmerz einher, der die Kriterien für einen Migränekopfschmerz nicht erfüllt. Auch ist es nicht selten, dass eine Migräneaura ganz ohne Kopfschmerz auftritt.

Formen von Auren

> **Merke**
>
> Man spricht von einer typischen Migräne mit Aura, wenn die Aura homonyme visuelle Symptome und/oder Sensibilitätsstörungen und/oder Sprach- bzw. Sprechstörungen aufweist, Positiv- und Negativsymptome beinhaltet und keine Modalität länger als eine Stunde gestört ist. Motorische, Hirnstamm- oder retinale Symptome gehören nicht zur typischen Migräne mit Aura.
>
> Die deutlich seltenere retinale Aura unterscheidet sich klinisch von der typischen Aura durch das monokulare Auftreten, was neuroanatomisch den retinalen Ursprung widerspiegelt.

Von einer Migräne mit Hirnstammaura spricht man, wenn mindestens zwei der folgenden Hirnstammsymptome auftreten und vollständig reversibel sind: 1. Dysarthrie, 2. Schwindel, 3. Tinnitus, 4. Hörminderung ohne gleichzeitiges Vorliegen eines »Völlegefühls« im Ohr, 5. Doppelbilder, 6. Ataxie ohne gleichzeitiges sensibles Defizit und 7. Bewusstseinsminderung um mindestens zwei Punkte auf der Glasgow Coma Skala (GCS). Motorische Symptome gehören nicht dazu. Demgegenüber spricht man von einer hemiplegischen Migräne, wenn die Aura eine halbseitige motorische Schwäche einschließt. In der Regel sind die motorischen Ausfälle innerhalb von 72 Stunden vollständig reversibel, selten können sie jedoch auch über Wochen persistieren. Weist mindestens ein Verwandter ersten oder zweiten Grades ebenfalls Migräneauren mit einer motorischen Schwäche auf, dann wird die Diagnose einer familiären hemiplegischen Migräne (FHM) gestellt. Mittels genetischer Testung lässt sich diese eventuell noch weiter eingrenzen (▶ Kap. 14). Bei der FHM Typ 1 liegen Mutationen im *CACNA1A*-Gen auf Chromosom 19 (kodiert die alpha-1 A-Untereinheit des spannungsabhängigen $Ca_v2.1$ P/Q-Typ-Kalziumkanals), bei FHM Typ 2 im *ATP1A2*-Gen auf Chromosom 1 (kodiert die alpha-2-Isoform der Natrium-Kalium-ATPase) und bei FHM Typ 3 im *SCN1A*-Gen auf Chromosom 2 (kodiert die alpha-Untereinheit des Typ 1 spannungsabhängigen $Na_v1.1$-Natriumkanals) vor. Bei der FHM treten außer den charakteristischen motorischen Ausfällen oft auch Hirnstammauren auf. Auch Kopfschmerzen sind oft vorhanden. Während der Attacken kann es zu einer lymphozytären Pleozytose im Liquor kommen. Als potenzielle Auslöser wurden sowohl milde Kopftraumata als auch zerebrale Angiografien beschrieben. In seltenen Fällen können während einer FHM-Attacke Fieber, fokal neurologische Ausfälle und Bewusstseinsstörungen bis hin zum Koma auftreten. Dieses Syndrom kann in der Magnetresonanztomografie mit einem charakteristischen vasogenen Ödem der Hirnrinde einer Hemisphäre vergesellschaftet sein (▶ Abb. 3.2) (Dreier et al. 2005).

Genetische Testung

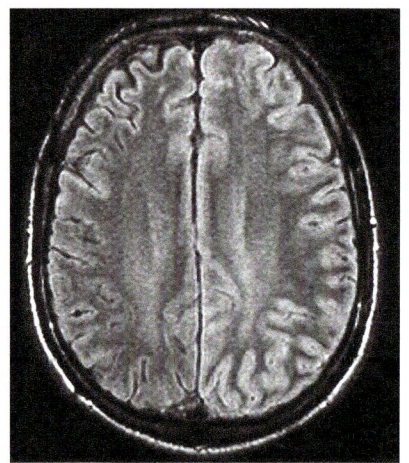

Abb. 3.2: Ausgrägtes kortikales vasogenes Ödem der linken Hemisphäre im Kernspintomogramm (FLAIR-Sequenz) neun Tage nach einer Attacke mit Fieber, fokal neurologischen Ausfällen und Koma bei einem Patienten mit familiärer hemiplegischer Migräne Typ 2 (publizierter Fall: Dreier et al. 2005)

Differenzialdiagnosen

Im Unterschied zur Migräneaura manifestieren sich eine transitorisch-ischämische Attacke (TIA) oder ein Schlaganfall üblicherweise mit einem plötzlichen Defizit, das in unterschiedlichen Modalitäten wie Motorik, Sensibilität und Sprache gleichzeitig auftritt (Dreier and Reiffurth 2015). Bei TIA und Schlaganfall dominieren außerdem Negativsymptome. Es kommt zu einem Skotom, nicht jedoch zu einem Flimmern, zu einem Sensibilitätsausfall, nicht jedoch zu einem Kribbeln. Des Weiteren sind Kopfschmerzen meist nicht vorhanden. Allerdings existieren einige zerebrovaskuläre Erkrankungen wie z. B. zerebrale Sinus- und/oder Venenthrombose, Halsgefäßdissektion, reversibles zerebrales Vasokonstriktionssyndrom (RCVS), Vaskulitiden, spontane intrazerebrale und Subarachnoidalblutung, die typischerweise mit Kopfschmerzen einhergehen. Auch bei anderen Schlaganfallentitäten sind Kopfschmerzen keineswegs eine Rarität. Bei zerebraler Ischämie treten Kopfschmerzen eher bei Frauen als bei Männern auf und eher, wenn die hintere Zirkulation betroffen ist. Die Kopfschmerzen setzen dann anders als bei der Migräne mit Aura typischerweise gleichzeitig mit dem neurologischen Defizit ein. Patienten mit TIA oder Schlaganfall weisen auch häufiger als Patienten mit Migräne vaskuläre Risikofaktoren auf, wie z. B. Hypertonus, Rauchen, Diabetes mellitus, Hypercholesterinämie, Vorhofflimmern etc.

Epileptische Aura

Eine weitere Differenzialdiagnose einer (z. B. visuellen) Migräneaura ist eine (z. B. visuelle) Aura bei Vorliegen einer Epilepsie. Diese ist meist von kürzerer Dauer als die Migräneaura. Die Frequenz der Ereignisse ist eher höher. Es kommt nicht zum charakteristischen Fortifikationsspektrum. Typisch sind stärker differenzierte Formen, sogenannte Phosphene, wie flackernde Lichter, Kreise, viereckige Figuren, die mit konstanter oder zunehmender Größe horizontal durch ein Gesichtsfeld wandern. Die Objekte bewegen sich eher schneller als die sich geruhsam ausbreitende Migräneaura. Nicht selten sind die Erscheinungen farbig. Flackernde, typischerweise prismenartig aufgefächerte Farben treten allerdings auch im Saum der visuellen Migräneaura auf. Auch bei der epileptischen Aura kann das Sehen eingeschränkt sein, wie durch einen Schleier oder Vorhang. Die epileptische Aura kann auch komplexere Halluzinationen von Gesichtern oder Szenen und illusionäre Verkennungen von Objekten beinhalten, z. B. eine Formänderung (Metamorphopsie), Verkleinerung (Mikropsie), Vergrößerung (Makropsie), ein Nachbild (Palinopsie) oder ein Gefühl, sich von außen zu sehen (Autoskopie). Epileptische Auren sind in der Regel beim gleichen Patienten stereotyp. Ein postiktaler Kopfschmerz ist nach epileptischen Anfällen keine Rarität. Er kann sogar typischerweise einen migränekopfschmerzartigen Charakter haben. Der Verdacht eines epileptischen Anfalls wird zusätzlich klinisch unterstützt, wenn sich weitere Symptome hinzugesellen, wie z. B. tonische Augenbewegungen mit Kopfdrehung, Nystagmus, repetitiver Lidschluss, Lidflattern oder Bewusstseinsstörungen.

Eine Bildgebung ist bei Vorliegen einer Migräneaura nur dann erforderlich, wenn ungewöhnliche Umstände vorliegen. Hatte der Patient ein derartiges Ereignis noch nie? Ist der Ablauf untypisch? Gibt es außergewöhnliche Begleitsymptome? Insbesondere jedes eindeutig zu lange bestehende Negativsymptom, jede Bewusstseinsstörung, eine ungewöhnliche Häufung von Migräneauren oder ein ungewöhnlicher Kopfschmerz sollten zur Vorsicht gemahnen. Im Zweifelsfall sollte zeitnah ein Kernspintomogramm des Kopfes inklusive Diffusionsbildgebung und MR-Angiografie durchgeführt werden, um z. B. einen Schlaganfall, eine zerebrale Amyloidangiopathie oder eine Sinus- und/oder andere Hirnvenenthrombose auszuschließen.

3.2 Therapie

In der Regel bedarf die Migräneaura weder einer Akut- noch einer prophylaktischen Therapie. Alle modifizierbaren vaskulären Risikofaktoren sollten jedoch minimiert werden, da die Migräne mit Aura mit einem etwa zweifach erhöhten Schlaganfallrisiko vergesellschaftet ist (Kurth et al. 2012) (▶ Kap. 14). Liegt bei einem Patienten eine Indikation zur Migränekopfschmerzprophylaxe (▶ Kap. 2) vor, kann dies die Wahl der Prophylaxe beeinflussen. So wird der Kalziumkanalantagonist Flunarizin in den europäischen Leitlinien zur Migränetherapie als Prophylaktikum der ersten Wahl mit Niveau-A-Evidenz angegeben (Diener et al. 2022). Klinische Erfahrungen sprechen dafür, dass Flunarizin eine gute prophylaktische Wirksamkeit bei Migräne mit Aura hat (Karsan et al. 2018). Depression in der Vorgeschichte gilt als Kontraindikation. Topiramat bietet bei Migräne mit Aura eher keinen besonderen Vorteil, reduziert die Attacken bei Migräne mit Aura aber ebenso wie bei Migräne ohne Aura (Reuter et al. 2010). Das Anfallssuppressivum Lamotrigin wirkt laut AAN/AHS-Leitlinien nicht gegen den Migränekopfschmerz (Loder et al. 2012). Kleine Fallserien/offene Studien legen jedoch nahe, dass Lamotrigin die Frequenz von Migräneauren senkt (Lampl 2005; Pascual et al. 2004; D'Andrea et al. 1999; Lampl et al. 1998; Pelzer et al. 2014). Ist also nicht der Kopfschmerz, sondern die gehäufte Migräneaura das Problem, kann der Einsatz von Lamotrigin erwogen werden. Zwingend sind symptomatische Migräneauren dann vorher bildgebend auszuschließen. Bei familiärer hemiplegischer Migräne kann neben Lamotrigin eventuell in Kombination mit Valproinsäure auch Acetazolamid als Prophylaxe versucht werden. Eine neu aufgetretene, komplizierte Migräneaura bei älteren Patienten insbesondere bei gleichzeitig vorliegenden vaskulären Risikofaktoren sollte wie eine TIA abgeklärt werden. Insbesondere ist nach zervikozephalen Gefäßstenosen zu fahnden (Klingebiel et al. 2008). Die Indikation zur Schlaganfallprophylaxe, z. B. mit einem Thrombozytenaggregationshemmer, ist in diesen Fällen eher großzügig zu stellen.

3.3 Hintergrundinformationen zu Pathophysiologie und Differenzialdiagnostik

Mit Hilfe moderner neurointensivmedizinischer Monitoringverfahren konnte das Enigma der teilweise neuronalen und teilweise vaskulären klinischen Erscheinungen im Kontext der Migräneaura in den letzten Jahren weitgehend aufgeklärt werden (Dreier und Reiffurth 2015). Dies sei kurz erläutert, um die daraus resultierenden klinischen Konsequenzen aufzuzeigen.

Ein Aktionspotenzial dauert etwa 1 ms und entsteht dadurch, dass sich spannungsabhängige Natriumkanäle öffnen, die exakt so viele Natriumionen in das Neuron einströmen lassen, dass es zur Entladung der Zellmembran kommt. Daraufhin schließen sich die Natriumkanäle, es öffnen sich Kaliumkanäle, es strömen Kaliumionen aus, wodurch die Membran wieder aufgeladen wird. Die treibenden Kräfte für diese Ionenbewegungen entstehen einerseits durch den elektrischen Gradienten und andererseits durch die steilen Konzentrationsgradienten der Natrium- und Kaliumionen zwischen Zellinnen- und -außenraum. Im Prinzip funktioniert ein Neuron somit wie eine Batterie. Entscheidend ist, dass zwar ein paar Natrium- und Kaliumionen während eines Aktionspotenzials über die Membran fließen und sich das Membranpotenzial ändert, die Konzentrationsgradienten von Natrium und Kalium verändern sich dabei jedoch nicht. In ähnlicher Weise lässt sich auch eine Taschenlampe an- und wieder ausknipsen, ohne dass gleich die ganze Batterie zusammenbricht.

Neuronenfunktion

In den Ionenkonzentrationsgradienten, die durch die fortwährende Arbeit der ATP-abhängigen Natrium-Kalium-Pumpe aufrechterhalten werden, ist eine enorme Energie gespeichert, die, wie oben erläutert, die neuronale Signalverarbeitung speist. Die Pumpe verbraucht 50 % der Gesamtenergie des Gehirns, welches 2 % des Körpers wiegt, aber 20 % seiner gesamten Ruheenergie verbraucht. D.h., 10 % des körperlichen Ruheenergieverbrauchs gehen auf das Konto der zerebralen Natrium-Kalium-Pumpe, um die Natrium- und Kaliumgradienten aufrechtzuerhalten. Während sich diese im gesunden Gehirn niemals ändern, nehmen sie z.B. während eines epileptischen Anfalls messbar ab. Am Ort eines elektrografischen Anfalls im Gehirn werden ungefähr 12 % der Energie freigesetzt, die in den Ionengradienten enthalten ist. Während einer Migräneaura brechen die Ionengradienten jedoch fast vollständig zusammen und es werden ungefähr 90 % der in den Gradienten enthaltenen Energie freigesetzt (Dreier et al. 2013). In der Folge schwellen die neuronalen Zellkörper an und die Dendriten entwickeln perlschnurartige Auftreibungen und Einschnürungen. In ansonsten metabolisch ungestörtem Gewebe persistiert dieser Zustand am gleichen Ort aber nur für weniger als eine Minute, da die Natrium-Kalium-Pumpe massiv aktiviert wird und unter hohem ATP-Verbrauch wieder normale Verhältnisse herstellt. Unterstützt werden Neurone und Astrozyten dabei von der Mikrozirkulation, die mit Gefäßerweiterung und Zunahme des regionalen zerebralen Blutflusses reagiert, um Sauerstoff und Glukose herbeizuschaffen. War die Pumpe erfolgreich und die Ionen befinden sich wieder da, wo sie hingehören, kommt es im Anschluss für etwa zwei Stunden zu einer milden Blutflussverminderung, einer Oligämie. Dieser ganze biophysikalisch-biochemische Prozess wird als wandernde Depolarisation (englisch: *spreading depolarization*) bezeichnet, weil er sich mit etwa 3 mm/min in der Hirnrinde ausbreitet. In der Wellenfront findet sich oft sogenannte epileptoide Aktivität, die das Korrelat der Positivsymptome der Migräneaura ist, und im Wellental eine sich ausbreitende Depression neuronaler Spontanaktivität (englisch: *spreading depression*). Diese ist das Korrelat der Negativsymptome. Die Spreading Depression der Spontanaktivität entsteht, da die Neurone nicht mehr feuern können, wenn die Batterie infolge der Spreading Depolarization entladen ist.

Spreading Depolarization

Spreading Depression

Das Problem ist nun, dass der grundsätzlich gleiche biochemisch-biophysikalische Prozess in der Hirnrinde auch ausgelöst wird, wenn z. B. ein Embolus die Arteria cerebri media verschließt. Der Blutflussabfall im Ischämiekern braucht ungefähr 1–5 Minuten, um die Spreading Depolarization auszulösen, die dann durch das Gewebe wandert. Bevor sie auftritt, schalten die Neurone jedoch erstmal ihre Spontanaktivität aus, indem sie in einen hyperpolarisierten, stark gehemmten Zustand eintreten. Diese simultan im gesamten kritisch minderperfundierten Areal einsetzende Depression der Spontanaktivität heißt englisch *non-spreading depression* (Dreier 2011). Sie ist der Grund, warum sich TIA oder Schlaganfall üblicherweise mit einem plötzlichen Defizit manifestieren, das in unterschiedlichen Modalitäten wie Motorik, Sensibilität und Sprache gleichzeitig auftritt (Dreier und Reiffurth 2015). Die Spreading Depolarization folgt der Non-Spreading Depression dann lokal mit einer Latenz zwischen 10 Sekunden und 5 Minuten nach. Beim Menschen ist diese Abfolge für den Herzkreislaufstillstand eindeutig elektrografisch nachgewiesen (▶ Abb. 3.3) (Dreier et al. 2018). In der sich explosionsartig aufbauenden Wellenfront der Spreading Depolarization kommt es nicht nur zu massivem Natrium-, Kalzium-, Chlorid- und Wassereinstrom in die Neurone, sondern auch zur nachfolgenden Freisetzung von Neurotransmittern wie Glutamat oder GABA. Die Bedeutung eines einzelnen Transmitters, wie z. B. Glutamat, ist im komplexen Konzert der Spreading Depolarization jedoch sicherlich überbewertet. Kommt es innerhalb von etwa 5 Minuten bei Herzkreislaufstillstand bzw. 15 Minuten im Ischämiekern nach Verschluss der Arteria cerebri media zur Reperfusion, ist die Natrium-Kalium-Pumpe in der Lage, die Ionengradienten wiederherzustellen und es kommt nicht zum Zelltod, sondern zur vollständigen Erholung (Luckl et al. 2018). Persistiert die Depolarisation jedoch länger, beginnen die Neurone zu sterben. Während die Spreading Depolarization aus dem Ischämiekern in die Penumbra und schließlich in das umgebende normale Gewebe einwandert, verändern sich ihre Eigenschaften kontinuierlich und dramatisch. Dies gilt nicht nur für die Depolarisationsdauer, sondern vor allem auch für die pharmakologischen Eigenschaften der Welle, was Neuroprotektion leider sehr kompli-

Non-Spreading Depression

ziert macht. Je besser die Durchblutung des Gewebes ist, desto geringer ist auch die lokale Ausprägung der Non-Spreading Depression der Spontanaktivität, auf die die Welle während ihrer Wanderung trifft. Da in den besser durchbluteten Arealen also Spontanaktivität vorhanden ist, kann die Spreading Depolarization dort auch eine Spreading Depression der Spontanaktivität hervorrufen. Wenn eine Ischämie z.B. in einem nicht eloquenten Hirnareal auftritt und die Spreading Depolarization in ein nichtischämisches, eloquentes Hirnareal einwandert, hat der Patient möglicherweise klinisch nur eine Migräneaura, im Kernspintomogramm aber einen Schlaganfall. Dass Migräneauren bei ischämischen und hämorrhagischen Schlaganfällen auftreten, ist also keineswegs überraschend (Dreier und Reiffurth 2015). Überraschend ist vielmehr, dass dieses Szenario von Patienten recht selten berichtet wird (Klingebiel et al. 2008). Elektrografisch nachgewiesen ist die Spreading-Depolarization-induzierte Spreading Depression bisher für zwei aphasisch-motorische Migräneauren nach Subarachnoidalblutung (▶ Abb. 3.4) (Major et al. 2020).

Spreading Depolarization ist einer der wichtigsten pathophysiologischen Prozesse der Neurologie mit Implikationen, die von der einfachen Migräneaura über die familiäre hemiplegische Migräne, den Schlaganfall, das Schädel-Hirn-Trauma, Hypoxie, Hypoglykämie und Hirntodentwicklung bis hin zum Herzkreislaufstillstand reichen. Zusätzlich gibt es interessante Berührungspunkte mit epileptischen Anfällen, die sich in subduralen Ableitungen mühelos von Spreading Depolarizations abgrenzen lassen (Dreier et al. 2012). Bei Intensivpatienten sind die elektrografischen Muster mit Clustern rekurrenter Spreading Depolarizations, Spreading Depolarization-induzierten Ischämien infolge gestörter neurovaskulärer Kopplung, negativen ultralangsamen Potenzialen und Induktionen zytotoxischer und vasogener Ödeme erheblich komplizierter als dies hier in der Kürze dargestellt werden kann (Luckl et al. 2018).

> **Merke**
>
> Wichtig für den Praktiker ist, dass Spreading Depolarization meist harmlos ist, wenn sie ihren wellenartigen Charakter klinisch preisgibt, nämlich in Form der Migräneaura. Da, wo dieser Charakter durch andere Prozesse überdeckt wird, führt sie jedoch oft zum Zelltod.

Abb. 3.3: Non-Spreading Depression der Spontanaktivität gefolgt von terminaler Spreading Depolarization während des Sterbeprozesses im Rahmen eines Herzkreislaufstillstands im Verlauf nach Subarachnoidalblutung (publizierter Fall: Dreier et al. 2018)

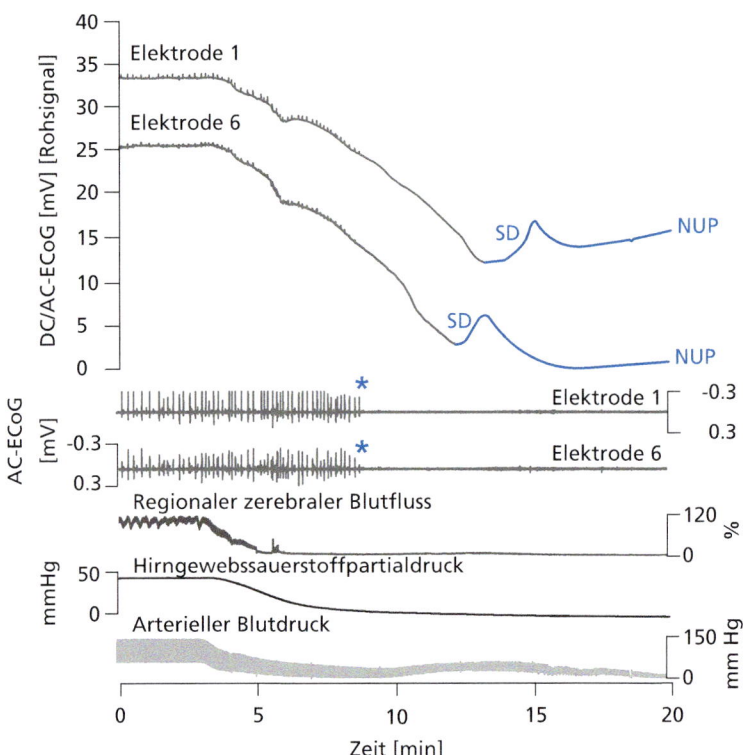

Bildbeschreibung: Die beiden oberen Ableitungen zeigen das langsame Gleichstrompotenzial (englisch: *direct current (DC) potential*) in Elektrode 1 und 6 des subduralen Elektrodenstreifens. Die beiden Ableitungen darunter zeigen ein gefiltertes Signal. Die langsamen Potenzialschwankungen der beiden oberen Ableitungen wurden dabei mit Hilfe eines Bandpassfilters (0,5–45 Hz) entfernt. Übrig bleibt in Spur 3 und 4 dann die sogenannte neuronale Spontanaktivität, die sich aus postsynaptischen Potenzialen speist. In der 5. Spur ist der regionale kortikale Blutfluss gezeigt (subdurale Laser-Doppler-Optode). Die 6. Spur gibt den Sauerstoffpartialdruck der Hirnrinde wieder (intraparenchymaler Sensor) und die 7. Spur den arteriellen Druck (A.-radialis-Katheter). Infolge des Blutdruckabfalls sinken regionaler zerebraler Blutfluss und Sauerstoffpartialdruck im Gehirn. Die Neurone schalten daraufhin ihre Spontanaktivität aus. Dies passiert simultan im gesamten perfusionsgeminderten Gewebe und heißt daher Non-Spreading Depression der Spontanaktivität (*). Zwischen den beiden Elektroden liegen 5 cm. Erst 3,5 Minuten später zeigt sich die terminale Spreading Depolarization (SD) in Elektrode 6 und mehr als 5 Minuten später in Elektrode 1.

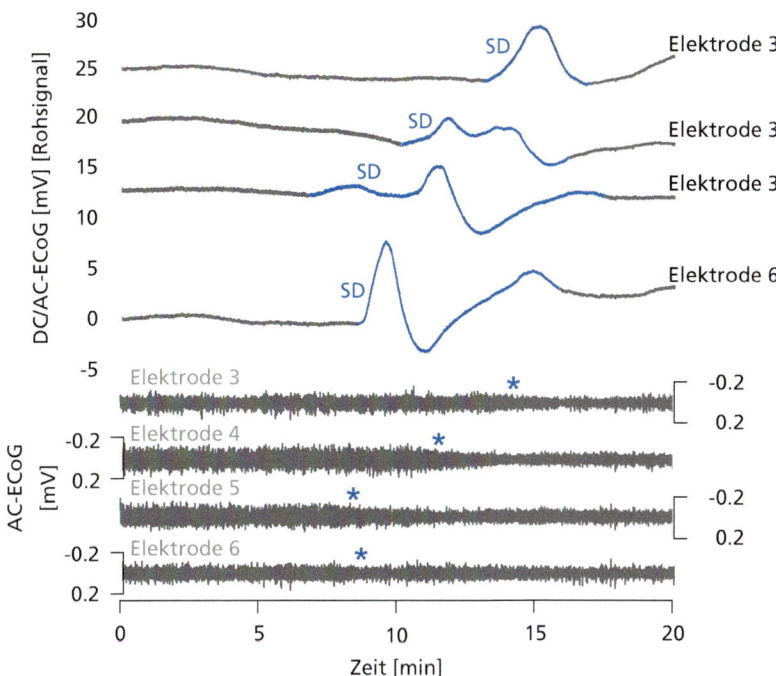

Abb. 3.4:
Spreading Depolarization-induzierte Spreading Depression der Spontanaktivität während einer aphasisch-motorischen Migräneaura am Tag 11 nach Subarachnoidalblutung (publizierter Fall: Major et al. 2020)

Bildbeschreibung: Im Fallbericht wurde eine Abbildung der elektrografischen Veränderungen während der ersten Aura gezeigt. Dies sind die elektrografischen Veränderungen während der zweiten Aura. Die vier oberen Ableitungen zeigen das langsame Gleichstrompotenzial und die vier unteren das Bandpass-gefilterte Signal der neuronalen Spontanaktivität. Die Spreading Depolarization (SD) wandert in den vier oberen Ableitungen von Elektrode 6 nach 3 und wird in den vier unteren Ableitungen von einer Spreading Depression der Spontanaktivität begleitet.

3.4 Zusammenfassung

- Ischämie ist nur einer von unzähligen experimentellen Stimuli, die Spreading Depolarization triggern. Bei kurzer Einwirkungszeit sind diese Trigger oft nicht letal. Bei längerer Einwirkung führen fast alle zum Zelltod (Dreier and Reiffurth 2015).
- Der oder die Mechanismen, die Spreading Depolarization bei der typischen Migräne mit Aura auslösen, sind bisher nicht aufgeklärt.

- Die klinische Erfahrung lehrt jedoch, dass die Migräne mit Aura mit oder ohne Kopfschmerzen fast immer eine harmlose Gesundheitsstörung ist. Es sollten daher zwar die vaskulären Risikofaktoren minimiert werden, Patienten sollten aber auch über die weitgehende Harmlosigkeit der Erscheinungen aufgeklärt werden. Hatte jemand bisher jedoch nie Auren und plötzlich treten gleich mehrere auf oder es liegen ausgeprägte vaskuläre Risikofaktoren vor oder die anamnestischen Angaben sind irgendwie verdächtig, sollte man nicht lange zögern und die erforderliche bildgebende Diagnostik durchführen.

Literatur

D'Andrea G, Granella F, Cadaldini M, Manzoni GC (1999) Effectiveness of lamotrigine in the prophylaxis of migraine with aura: an open pilot study. Cephalalgia 19(1): 64–66.

Diener H-C, Förderreuther S, Kropp P et al. (2022) Therapie der Migräneattacke und Prophylaxe der Migräne. S1-Leitlinie. Deutsche Gesellschaft für Neurologie (Hrsg.) Leitlinien für Diagnostik und Therapie in der Neurologie. www.dgn.org/leitlinien (abgerufen am 13.12.2024).

Dreier JP (2011) The role of spreading depression, spreading depolarization and spreading ischemia in neurological disease. Nat Med 17: 439–447. doi:10.1038/nm.2333

Dreier JP et al. (2005) Opening of the blood-brain barrier preceding cortical edema in a severe attack of FHM type II. Neurology 64: 2145–2147. doi:10.1212/01.WNL.0000176298.63840.99

Dreier JP et al. (2012) Spreading convulsions, spreading depolarization and epileptogenesis in human cerebral cortex. Brain 135: 259–275. doi:10.1093/brain/awr303

Dreier JP et al. (2018) Terminal spreading depolarization and electrical silence in death of human cerebral cortex. Ann Neurol 83: 295–310. doi:10.1002/ana.25147

Dreier JP, Isele T, Reiffurth C, et al. (2013) Is spreading depolarization characterized by an abrupt, massive release of gibbs free energy from the human brain cortex? Neuroscientist 19: 25–42. doi:10.1177/1073858412453340

Dreier JP, Reiffurth C (2015) The Stroke-Migraine Depolarization Continuum. Neuron 86: 902–922. doi:10.1016/j.neuron.2015.04.004

Hadjikhani N et al. (2001) Mechanisms of migraine aura revealed by functional MRI in human visual cortex. Proc Natl Acad Sci USA 98: 4687–4692. doi:10.1073/pnas.071582498

Karsan N, Palethorpe D, Rattanawong W, et al. (2018) Flunarizine in migraine-related headache prevention: results from 200 patients treated in the UK. Eur J Neurol 25: 811–817. doi:10.1111/ene.13621

Klingebiel R, Friedman A, Shelef I, Dreier JP (2008) Clearance of a status aurae migraenalis in response to thrombendarterectomy in a patient with high grade internal carotid artery stenosis. J Neurol Neurosurg Psychiatry 79: 89–90. doi:10.1136/jnnp.2007.119230

Kurth T, Chabriat H, Bousser MG (2012) Migraine and stroke: a complex association with clinical implications. Lancet Neurol 11: 92–100. doi:10.1016/S1474-4422(11)70266-6

Lampl C (2005) Lamotrigine reduces migraine aura and migraine attacks in patients with migraine with aura. Journal of Neurology, Neurosurgery & Psychiatry 76(12): 1730–1732.

Lampl C, Buzath A, Klinger D, Neumann K (1998) Lamotrigine in the prophylactic treatment of migraine aura–a pilot study. Cephalalgia 19(1): 58–63.

Loder E, Burch R, Rizzoli P (2012) The 2012 AHS/AAN guidelines for prevention of episodic migraine: a summary and comparison with other recent clinical practice guidelines. Headache 52: 930–945. doi:10.1111/j.1526-4610.2012.02185.x

Luckl J et al. (2018) The negative ultraslow potential, electrophysiological correlate of infarction in the human cortex. Brain 141: 1734–1752. doi:10.1093/brain/awy102

Major S et al. (2020) Direct electrophysiological evidence that spreading depolarization-induced spreading depression is the pathophysiological correlate of the migraine aura and a review of the spreading depolarization continuum of acute neuronal mass injury. Geroscience 42: 57–80. doi:10.1007/s11357-019-00142-7

Olesen J (2018) International Classification of Headache Disorders. Lancet Neurol 17: 396–397. doi:10.1016/S1474-4422(18)30085-1

Pascual J, Caminero AB, Mateos V, et al. (2004) Preventing disturbing migraine aura with lamotrigine: an open study. Headache. Wiley Online Library 44(10): 1024–1028.

Pelzer N, Stam AH, Carpay JA, et al. (2014) Familial hemiplegic migraine treated by sodium valproate and lamotrigine. Cephalalgia 34(9): 708–711.

Reuter U et al. (2010) Migraines with and without aura and their response to preventive therapy with topiramate. Cephalalgia 30: 543–551. doi:10.1111/j.1468-2982.2009.01999.x

4 Vestibuläre Migräne

Andreas Zwergal

Fallbeispiel

Eine 55-jährige Patientin stellte sich in einer spezialisierten Schwindelambulanz mit seit zwei Jahren regelmäßig wiederkehrenden Drehschwindelattacken vor. Diese dauerten eine Stunde bis maximal zwei Tage und traten im Schnitt dreimal pro Monat auf. Im Rahmen der Schwindelattacken berichtete die Patientin meist, aber nicht immer okzipital betonte, pochend-drückende Kopfschmerzen von mittlerer bis starker Intensität. Weitere Begleitsymptome wie eine Hörminderung oder ein Tinnitus traten nicht auf. Die Patientin bemerkte in den Schwindelattacken ein Ruhebedürfnis und eine ausgeprägte Bewegungsintoleranz. Im jungen Erwachsenenalter hatte die Patientin regelmäßig unter Migräne-typischen Kopfschmerzen mit halbseitiger Betonung und gelegentlichen visuellen Auren gelitten. An weiteren Vorerkrankungen besteht nur eine leichte arterielle Hypertonie.

Die ambulante Abklärung beim Facharzt für Hals-Nasen-Ohren-Heilkunde hatte keinen richtungsweisenden Befund erbracht, insbesondere keinen Hinweis auf ein peripher-vestibuläres Defizit in der kalorischen Funktionstestung und im Kopfimpulstest. Die Hörfunktion wurde als altersentsprechend regelrecht und seitengleich beschrieben. Eine Menière-Erkrankung war daher als unwahrscheinlich erachtet worden. Die kranielle Magnetresonanztomografie hatte keinen Hinweis auf einen Prozess im Kleinhirnbrückenwinkel, im Hirnstamm oder Kleinhirn ergeben. Es bestanden nur einzelne, unspezifische mikroangiopathische Marklagerläsionen.

Bei einer ausführlichen neuro-otologischen und neuro-ophthalmologischen Untersuchung der Patientin in der Spezialambulanz fiel eine leichte zentrale Okulomotorikstörung mit allseitig sakkadierter Blickfolge und einem Blickrichtungsnystagmus auf. Ansonsten waren alle peripher- und zentral-vestibulären Funktionstests erneut unauffällig. Aufgrund der typischen Symptomkonstellation und nach Ausschluss von Differenzialdiagnosen wurde eine vestibuläre Migräne diagnostiziert.

Bei hoher Attackenfrequenz wurde neben Basismaßnahmen wie regelmäßiger körperlicher Bewegung, geregeltem Tag-Nacht-Rhythmus und dem Erlernen von Entspannungsverfahren eine medikamentöse Prophylaxe mit Metoprolol 95 mg/Tag verordnet. Die Patientin stellte sich nach sechs Monaten wieder vor. Sie berichtete von einer deutlichen Reduktion der Attackenfrequenz auf eine Attacke pro zwei Monate. Dies führte zu einer verbesserten Reintegration in den Beruf. Die Patientin konnte sich gut mit der symptomatischen Behandlung der gelegentlichen Attacken arrangieren und war mit der Behandlung sehr zufrieden.

4.1 Diagnostik

Die vestibuläre Migräne ist das häufigste episodische Schwindelsyndrom überhaupt. Frauen sind häufiger betroffen. Die Altersverteilung zeigt ein Maximum in der 4./5. Lebensdekade. Auch Kinder können betroffen sein. Hier wird die vestibuläre Migräne dann als benigner paroxysmaler Schwindel des Kindesalters bezeichnet.

Die diagnostischen Kriterien für eine vestibuläre Migräne sind durch die Internationale Klassifikation vestibulärer Erkrankungen (ICVD) (Lempert et al. 2022) eindeutig definiert.

> **Diagnosekriterien der ICVD für eine vestibuläre Migräne**
>
> Für eine **sichere vestibuläre Migräne** müssen folgende Kriterien erfullt sein:
>
> A. Mindestens 5 Episoden mit vestibulären Symptomen mittlerer oder starker Intensität und einer Dauer von 5 Minuten bis 72 Stunden
> B. Aktive oder frühere Migräne mit oder ohne Aura nach den Kriterien der internationalen Kopfschmerzklassifikation (ICHD)
> C. Eines oder mehrere Migränesymptome während mindestens 50% der vestibulären Episoden:
>   - Kopfschmerzen mit mindestens 2 der folgenden Merkmale (einseitige Lokalisation, pulsierender Charakter, mittlere oder starke Schmerzintensität, Verstärkung durch körperliche Routineaktivitäten)
>   - Photophobie und Phonophobie
>   - Visuelle Aura
> D. Nicht auf eine andere vestibuläre Diagnose oder ICHD-Diagnose zurückzuführen
>
> Bei der **wahrscheinlichen vestibulären Migräne** müssen Kriterien A + (B oder C) + D erfüllt sein.

Das diagnostische Vorgehen bei episodischen Schwindelsyndromen beruht auf einer strukturierten Anamnese und klinischen neuro-otologischen und -ophthalmologischen Untersuchung.

Klinische Basisdiagnostik bei episodischen Schwindelsyndromen

Anamnese:

- Schwindelqualität (episodischer oder persistierender Schwindel)
- Dauer der Schwindelattacken (Minuten, Stunden, Tage, Minimal-/Maximaldauer)
- Begleitsymptome (Kopfschmerzen, Hörstörung, Tinnitus, Völlegefühl im Ohr, Licht-/Lärmempfindlichkeit, Übelkeit, Erbrechen, fokal-neurologische Symptome, Doppelbilder, visuelle Sensationen)
- Triggerfaktoren (körperliche Anstrengung, Stress, Schlafmangel, Aufenthalt in Höhe, Pressen)
- Kopfschmerzvorgeschichte (Eigenanamnese von Migräne-typischen Kopfschmerzen, halbseitig, pochend, mittlere bis starke Intensität, Licht-/Lärmempfindlichkeit, Rückzugsbedürfnis, begleitende Aura; Familienanamnese für Migräne oder Schwindelerkrankungen)

Körperliche Untersuchung:

- Klinisch neuro-otologische Untersuchung (Spontan-/Fixations-/Lagerungsnystagmus, Kopfschüttelnystagmus, Kopfimpulstest, Fixationssuppression des vestibulo-okulären Reflexes, alternierender Abdecktest, Romberg-Stehversuch)
- Klinisch neuro-ophthalmologische Untersuchung (horizontale und vertikale Blickfolge, Blickhaltefunktion, Sakkaden, Konvergenz)
- Allgemeine neurologische Untersuchung (v. a. Hirnnerven, Koordination, Sensibilität, Motorik)

Die diagnostischen Kriterien für die vestibuläre Migräne basieren nach der Internationalen Klassifikation vestibulärer Erkrankungen (ICVD) rein auf anamnestischen Kriterien (Lempert et al. 2022). In der aktuellen IHS-Klassifikation (ICHD-III) (IHS 2018) finden sich die gleichlautenden Kriterien für die vestibuläre Migräne im Appendix (Abschnitt A.1.6.6).

Bei der Interpretation der Befunde der neuro-otologischen und -ophthalmologischen Untersuchung muss zwischen dem Attacken-freien Intervall und der Attacke unterschieden werden. Im symptomfreien Intervall finden sich bei bis zu zwei Drittel der Patienten mit vestibulärer Migräne leichte zentrale Okulomotorikstörungen (Dieterich und Brandt 1999). Am häufigsten werden eine allseits leicht sakkadierte Blickfolge und ein Blickrichtungsnystagmus beobachtet. Seltener treten ein zentraler Lage-/Lagerungsnystagmus und sehr selten ein latenter Fixationsnystagmus auf. Diese zentralen Okulomotorikstörungen nehmen im langfristigen Verlauf leicht zu (Radtke et al. 2012). Während einer vestibulären Migräneattacke finden sich hingegen bei mehr als 70 % der Patienten ausgeprägte vestibuläre, okulomotorische und posturale Zeichen (von Brevern et al. 2005).

Am häufigsten tritt ein zentraler Lage-/Lagerungsnystagmus (meist als Downbeat-Nystagmus oder torsioneller Nystagmus) und/oder ein zentraler Fixationsnystagmus auf. Fast alle Patienten zeigen im Romberg-Stehversuch eine ausgeprägte Standunsicherheit.

> **Merke**
>
> Die Mehrzahl der Patienten mit einer vestibulären Migräne zeigen während der Attacken Hinweise auf eine zentrale Okulomotorikstörung.

Apparative Zusatzuntersuchungen bei V. a. vestibuläre Migräne dienen der Ausschluss- und Differenzialdiagnostik. Hier macht insbesondere eine vestibuläre Funktionsdiagnostik (kalorische Testung, videobasierter Kopfimpulstest) und eine Reintonaudiometrie Sinn. Bei episodischen Schwindelsyndromen sollte zusätzlich einmalig eine kranielle Kernspintomografie durchführt werden, um strukturelle Auffälligkeiten entlang des 8. Hirnnerven, am Kleinhirnbrückenwinkel sowie im Hirnstamm und Kleinhirn auszuschließen.

Die wichtigste Differenzialdiagnose der vestibulären Migräne ist aufgrund der Attackendauer und -präsentation ein Morbus Menière. Ein sicherer Morbus Menière ist nach ICVD definiert durch das Auftreten von zwei oder mehr Schwindelattacken von 20 Minuten bis 12 Stunden Dauer, eine nachgewiesene Hörminderung (< 2.000 Hz, mindestens −30 dB) assoziiert mit einer Schwindelattacke (innerhalb von 24 Stunden) und einen fluktuierenden Tinnitus oder Ohrdruck im betroffenen Ohr (Lopez-Escamez et al. 2015). Allerdings kommt bei Patienten mit einem Morbus Menière im Vergleich zu gesunden Kontrollen eine Migräne doppelt so häufig vor. Patienten mit einer vestibulären Migräne klagen darüber hinaus in bis zu 38 % der Fälle über milde audiologische Symptome, wie einen Tinnitus, eine Hörstörung oder ein Völlegefühl im Ohr (Neff et al. 2012). Mischsyndrome mit diagnostischen Kriterien für einen Morbus Menière und eine vestibuäre Migräne (nach ICVD) kommen bei ca. 10 % der Patienten vor. Hier wird eine gemeinsame Pathophysiologie vermutet (siehe unten in ▶ Kap. 4.3).

Differenzialdiagnosen

Bei der klinischen Erstmanifestation einer vestibulären Migräne kann aufgrund der zentralen fokal-neurologischen klinischen Zeichen (z. B. zentraler Lage-/Lagerungsnystagmus) und der gelegentlich begleitenden okzipitalen Kopfschmerzen die Abgrenzung zu einer Ischämie der hinteren Strombahn (z. B. einem PICA-Infarkt) schwierig sein. Im Zweifel ist hier eine Akutbildgebung (mit CT/CT-Angiografie und/oder mit MRT mit Diffusions-gewichteten Sequenzen) differenzialdiagnostisch angebracht. Einen klinischen Hinweis kann auch die Bestimmung der subjektiv visuellen Vertikalen bringen, die bei der akuten vestibulären Migräne meist normal (0 ± 2,5°) ausfällt, während sie bei Ischämien der hinteren Strombahn häufig pathologisch abweicht (> 2,5°) (Chang et al. 2019).

Eine seltene Differenzialdiagnose für eine vestibuläre Migräne kann eine episodische Ataxie Typ 2 sein, der in den meisten Fällen eine Mutation im *CACNA1A*-Gen zugrunde liegt (siehe auch ▶ Kap. 14). Betroffene Patienten klagen ebenfalls über wiederkehrende Attacken von Schwindel und Gangunsicherheit, die gelegentlich von Kopfschmerzen begleitet sein können. Diese Attacken werden häufig durch körperliche Anstrengung oder Alkohol ausgelöst. Der Erkrankungsbeginn liegt meist in der 1./2. Lebensdekade. Die Familienanamnese für episodische Schwindelsyndrome ist häufig positiv. Das wesentliche klinische Differenzierungskriterium sind die im Vergleich zur vestibulären Migräne auch im Attacken-freien Intervall deutlicher ausgeprägten zerebellären Okulomotorikstörungen (meist mit grob sakkadierter Blickfolge, Blickrichtungsnystagmus, persistierendem Downbeat-Nystagmus) (Strupp et al. 2007).

Die vestibuläre Migräne ist des Weiteren abzugrenzen von der sog. Migräne mit Hirnstamm-Aura (ehemals: sog. basiläre Migräne) (▶ Kap. 3), bei der mindestens zwei Hirnstammsymptome (z. B. Schwindel) im Rahmen der Aura-Phase einer Migräne auftreten.

4.2 Therapie

Therapie akuter Attacken

Bislang fehlen dezidierte prospektive kontrollierte Therapiestudien für die vestibuläre Migräne. Die Behandlung orientiert sich daher stark an der Vorgehensweise bei der klassischen Migräne. In der Attacke einer vestibulären Migräne wird symptomorientiert mit Analgetika oder Antiemetika behandelt. Zur Anwendung von Triptanen bei der vestibulären Migräne gibt es wenig Evidenz. In einer kleinen prospektiven Studie reduzierte Zolmitriptan 5 mg die Symptome einer vestibulären Migräne in etwa einem Drittel der Patienten (Neuhauser et al. 2003).

Medikamentöse Prophylaxe

Die Indikation für eine medikamentöse Prophylaxe der vestibulären Migräne wird bei einer Attackenhäufung (≥ 3 Attacken pro Monat für mindestens 3 Monate), prolongierten Attacken oder Attacken mit starker funktioneller Behinderung gestellt. Hier finden in der klinischen Praxis insbesondere Betablocker, Anfallssuppressiva, Antidepressiva und Magnesium/Rivoflavin Anwendung. In retrospektiven Analysen aus Kohortenstudien zeigten sich positive therapeutische Effekte von Betablockern (Metoprolol, Propranolol), Anfallssuppressiva (Topiramat, Valproinsäure, Lamotrigin), Antidepressiva (Amitriptylin) und Flunarizin auf die Frequenz, Intensität und Dauer von Attacken einer vestibulären Migräne (Bikhazi et al. 1997; Bisdorff et al. 2004; Maione et al. 2006; Baier et al. 2009). In der Placebo-kontrollierten INVESTMENT-Studie zeigten sich statistisch signifikante Effekte des Calcintonin Gene-Related Peptide (CGRP)-Antikörpers Galcanezumab auf die Symptomschwere und die

Anzahl der Tage mit Schwindelbeschwerden nach vier Monaten Therapie (Sharon et al. 2024).

Begleitend zur medikamentösen Prophylaxe sollte eine Basistherapie mit regelmäßiger körperlicher Bewegung, geordnetem Schlaf-Wach-Rhythmus und dem Erlernen von Entspannungsverfahren durchführt werden. Ein vestibuläres Rehabilitationstraining kann ebenfalls einen positiven Effekt auf das subjektive Gleichgewichtsempfinden und die Attackenfrequenz haben (Vitkovic et al. 2013).

Begleitende Basistherapie

Die Prognose ist bei einer suffizienten multimodalen Behandlung gut. Bei einer schlechten Symptomkontrolle drohen hingegen chronische Verläufe einer vestibulären Migräne mit häufigem Auftreten sekundärer funktioneller Schwindelsymptome und psychiatrischer Komorbiditäten (Angst, Depression) (Eckhardt-Henn et al. 2008), die einer erweiterten interdisziplinären und multimodalen Therapieplanung bedürfen.

Prognose und multimodale Therapie bei chronischem Verlauf

> **Merke**
>
> Prospektive kontrollierte Studien speziell zur Therapie der vestibulären Migräne fehlen weitgehend. Die Behandlung akuter Attacken wie auch die Prophylaxe orientieren sich an der Therapie der (nicht-vestibulären) Migräne.

4.3 Hintergrundinformationen zur Pathophysiologie

Die Pathophysiologie der vestibulären Migräne ist noch unvollständig verstanden. Bisher gibt es auf Basis anatomischer und neurochemischer Überlegungen zwei führende Erklärungsmodelle für das synchrone Auftreten von Schwindel und Kopfschmerzen im Rahmen der vestibulären Migräne, wobei die Schwindel-Symptomatik in beiden Fällen nicht als Ausdruck einer Migräne-Aura interpretiert wird:

Die ›zentrale Hypothese‹ geht davon aus, dass es bei der vestibulären Migräne zu einer parallelen Aktivierung vestibulärer und nozizeptiver Netzwerke im Gehirn kommt (Balaban et al. 2011; Furman et al. 2013). Anatomisch ist eine Konvergenz vestibulärer und nozizeptiver Afferenzen in Hirnstammstrukturen wie dem Ncl. parabrachialis, Ncl. raphe und Ncl. coeruleus bekannt, die in die Modulation der Schmerzverarbeitung eingebunden sind. Weiterhin bestehen reziproke Verbindungen zwischen dem Ncl. trigeminus und Ncl. vestibularis. Durch eine trigeminale Reizung kann bei Patienten mit einer Migräne im Gegensatz zu gesunden Personen ein Nystagmus ausgelöst werden (Marano et al. 2005). Eine vestibuläre

Zentrale Hypothese

Stimulation (z. B. während kalorischer Testung) kann umgekehrt bei Patienten mit einer vestibulären Migräne häufiger eine Kopfschmerzattacke auslösen. Aufgrund dieser Befunde wird von einer verstärkten reziproken Signaltransduktion auf Hirnstammniveau zwischen dem trigeminalen und vestibulären System bei Patienten mit vestibulärer Migräne ausgegangen. Die häufige klinische Beobachtung eines zentralen Lage-/Lagerungsnystagmus während einer Attacke deutet funktionell und topografisch auf eine Störung vestibulozerebellärer und vestibulärer Hirnstammnetzwerke bei der akuten vestibulären Migräne hin. Basierend auf funktionellen Bildgebungsstudien gibt es darüber hinaus Evidenz für die Überaktivierung thalamo-kortikaler Netzwerke, die sowohl in die Verarbeitung vestibulärer Reize als auch der Schmerzwahrnehmung eingebunden sind. In der funktionellen Magnetresonanztomografie konnte während einer kalorischen vestibulären Reizung bei Patienten mit vestibulärer Migräne im interiktalen Intervall eine vermehrte thalamische Aktivierung im Vergleich zu Kontrollen und zu Patienten mit einer klassischen Migräne nachgewiesen werden, die auch mit der Attackenfrequenz korrelierte (Russo et al. 2014). Einzelfallberichte beschreiben auch während einer Attacke einer vestibulären Migräne eine bilaterale Aktivierung des ventro-anterioren Thalamus (Dieterich et al. 2016). Kortikale Netzwerke wie die posteriore und anteriore Insel, der orbitofrontale Kortex und der Gyrus cinguli sind sowohl in die Schmerzperzeption als auch in die Verarbeitung vestibulärer Signale eingebunden und könnten ein weiteres gemeinsames anatomisches Korrelat bei der vestibulären Migräne darstellen. In der voxel-basierten Magnetresonanz-Morphometrie konnten bei Patienten mit vestibulärer Migräne Veränderungen im Volumen der grauen Substanz, u. a. im Gyrus temporalis superior und medius, in der Insel und in parieto-okzipitalen Kortexregionen nachgewiesen werden.

Periphere Hypothese

Die ›periphere Hypothese‹ vermutet eine Beteiligung der Innenohrstrukturen in der Pathophysiologie der vestibulären Migräne. Eine trigeminoautonome Aktivierung kann zu einer veränderten Vasoregulation im Innenohr führen (Vass et al. 1998). In einem pharmakologischen Tiermodell der Migräne konnte eine Proteinextravasation im Innenohr nachgewiesen werden (Koo und Balaban 2006). Ein weiterer Baustein für eine mögliche Innenohrbeteiligung bei vestibulärer Migräne ergibt sich aus der dichten Expression von CGRP-Rezeptoren im sensorischen Epithel und an der Gefäßstrombahn im Innenohr (Hozawa et al. 1993; Kong et al. 2002). Es gibt Evidenz für eine regulatorische Rolle von CGRP für die Innenohrdurchblutung sowie für die Modulation der vestibulären und cochlearen Signaltransduktion (Quirk et al. 1994; Maison et al. 2003; Luebke et al. 2014). Diese Befunde konvergieren mit der klinischen Beobachtung von milden auditiven und peripher vestibulären Zeichen und der bildgebenden Detektion eines Endolymphhydrops bei einer Subgruppe von Patienten mit einer vestibulären Migräne (Gürkov et al. 2014; Kirsch et al. 2024). Eine Innenohrbeteiligung im Rahmen der vestibulären Migräne könnte auch eine mögliche Erklärung für Überlappungssyndrome mit einem Morbus Menière sein.

4.4 Zusammenfassung

- Die vestibuläre Migräne ist das häufigste episodisches Schwindelsyndrom mit einer Lebenszeitprävalenz von ca. 1% und einem typischen zweigipfligen Manifestationsalter bei Kindern und Jugendlichen sowie bei Betroffenen im mittleren Erwachsenenalter.
- Die vestibuläre Migräne ist rein klinisch definiert durch die Attackendauer, das charakteristische parallele Auftreten von Schwindel mit Migräne-typischen Kopfschmerzen und die positive Migränevorgeschichte.
- Im Attacken-freien Intervall finden sich meist nur milde zentrale Okulomotorikstörungen, in der Attacke periphere und zentrale Nystagmusformen (am häufigsten ein zentraler Lage-/Lagerungsnystagmus).
- Die wichtigste Differenzialdiagnose ist der Morbus Menière. Überlappungssyndrome sind beschrieben.
- Die Behandlung der vestibulären Migräne orientiert sich sowohl in der Attackentherapie als auch bei der Prävention an den Richtlinien der klassischen Migräne.
- In den Attacken kann eine symptomorientierte medikamentöse Behandlung mit Analgetika oder Antiemetika gegeben werden. Bei einer Attackenhäufung (≥ 3 Attacken pro Monat) oder prolongierten Attacken sollte eine medikamentöse Prophylaxe (z.B. mit Betablockern, Anfallssuppressiva, Antidepressiva, Magnesium) verordnet werden und an Vorerkrankungen, Patientenalter und -geschlecht angepasst werden.
- Die Prognose ist bei einer suffizienten multimodalen Behandlung gut. Bei einer schlechten Symptomkontrolle droht das Auftreten sekundärer psychosomatischer Krankheitsbilder im Sinne eines funktionellen Schwindels oder psychiatrischer Komorbidität (am häufigsten Angsterkrankungen und Depression).
- Pathophysiologisch wird eine Aktivierung gemeinsamer vestibulärer und nozizeptiver Netzwerke im Gehirn sowie vor allem bei Auftreten audiologischer Symptome auch eine Innenohrbeteiligung im Rahmen der vestibulären Migräne vermutet.

Literatur

Baier B, Winkenwerder E, Dieterich M (2009) »Vestibular migraine«: effects of prophylactic therapy with various drugs. A retrospective study. J Neurol 256: 436–442.

Balaban CD, Jacob RG, Furman JM (2011) Neurologic bases for comorbidity of balance disorders, anxiety disorders and migraine: neurotherapeutic implications. Expert Rev Neurother 11: 379–394

Bikhazi P, Jackson C, Ruckenstein MJ (1997) Efficacy of antimigrainous therapy in the treatment of migraine-associated dizziness. Am J Otol 18: 350–354.

Bisdorff AR (2004) Treatment of migraine related vertigo with lamotrigine, an observational study. Bull Soc Sci Med Grand Duche Luxemb 2: 103–108.

Chang TP, Winnick AA, Hsu YC, et al. (2019) The bucket test differentiates patients with MRI confirmed brainstem/cerebellar lesions from patients having migraine and dizziness alone. BMC Neurol 19(1): 219.

Dieterich M, Brandt T (1999) Episodic vertigo related to migraine. J Neurol 246: 883–892.

Dieterich M, Obermann M, Celebisoy N (2016) Vestibular migraine: the most frequent entity of episodic vertigo. J Neurol 263(1): S82–S89.

Eckhardt-Henn A, Best C, Bense S, et al. (2008) Psychiatric comorbidity in different organic vertigo syndromes. J Neurol 255: 420–428.

Furman JM, Marcus DA, Balaban CD (2013) Vestibular migraine: clinical aspects and pathophysiology. Lancet Neurol 12: 706–715.

Gürkov R, Kantner C, Strupp M, et al. (2014) Endolymphatic hydrops in patients with vestibular migraine and auditory symptoms. Eur Arch Otorhinolaryngol 271(10): 2661–2667.

Hozawa K, Takasaka T (1993) Sympathetic and CGRP-positive nerve supply to the endolymphatic sac of guinea pig. Acta Oto-Laryngologica 113(506): 14–17.

HIS – Headache Classification Committee of the International Headache Society (2018) The International Classification of Headache Disorders, 3rd edition. Cephalalgia 38(1): 1–211.

Kirsch V, Boegle R, Gerb J, et al. (2024) Imaging endolymphatic space of the inner ear in vestibular migraine. J Neurol Neurosurg Psychiatry. doi: 10.1136/jnnp-2024-334419.

Kong WJ, Scholtz AW, Kammen-Jolly K, et al. (2002) Ultrastructural evaluation of calcitonin gene-related peptide immunoreactivity in the human cochlea and vestibular endorgans. Eur J Neurosci 15(3): 487–497.

Koo JW, Balaban CD (2006) Serotonin-induced plasma extravasation in the murine inner ear: possible mechanism of migraineassociated inner ear dysfunction. Cephalalgia 26: 1310–1319

Lempert T, Olesen J, Furman J, et al. (2022) Vestibular migraine: Diagnostic criteria (Update). J Vestib Res 32(1): 1–6.

Lopez-Escamez JA, Carey J, Chung WH, et al.; Classification Committee of the Barany Society; Japan Society for Equilibrium Research; European Academy of Otology and Neurotology (EAONO); Equilibrium Committee of the American Academy of Otolaryngology-Head and Neck Surgery (AAO-HNS); Korean Balance Society (2015) Diagnostic criteria for Menière's disease. J Vestib Res 25(1): 1–7.

Luebke AE, Holt JC, Jordan PM, et al. (2014) Loss of α-calcitonin gene-related peptide (αCGRP) reduces the efficacy of the vestibulo-ocular reflex (VOR). J Neurosci 34(31): 10453–10458.

Radtke A, von Brevern M, Neuhauser H, et al. (2012) Vestibular migraine: long-term follow-up of clinical symptoms and vestibulo-cochlear findings. Neurology 79: 1607–1614.

Maione A (2006) Migraine-related vertigo: diagnostic criteria and prophylactic treatment. Laryngoscope 116: 1782–1786.

Maison SF, Emeson RB, Adams JC, et al. (2003) Loss of αCGRP reduces sound-evoked activity in the cochlear nerve. J Neurophysiol 90(5): 2941–2949.

Marano E, Marcelli V, Di Stasio E, et al. (2005) Trigeminal stimulation elicits a peripheral vestibular imbalance in migraine patients. Headache 45: 325–331.

Neff BA, Staab JP, Eggers SD, et al. (2012) Auditory and vestibular symptoms and chronic subjective dizziness in patients with Menière's disease, vestibular migraine, and Menière's disease with concomitant vestibular migraine. Otol Neurotol 33: 1235–1244.

Neuhauser H, Radtke A, von Brevern M, Lempert T (2003) Zolmitriptan for treatment of migrainous vertigo: a pilot randomized placebo-controlled trial. Neurology 60: 882–883.

Quirk WS, Seidman MD, Laurikainen EA, et al. (1994) Influence of calcitonin-gene related peptide on cochlear blood flow and electrophysiology. Am J Otol 15(1): 56–60.

Russo A, Marcelli V, Esposito F, et al. (2014) Abnormal thalamic function in patients with vestibular migraine. Neurology 82: 2120–2126.

Sharon JD, Krauter R, Chae R, et al. (2024) A placebo controlled, randomized clinical trial of galcanezumab for vestibular migraine: The INVESTMENT study. Headache. 64: 1264–1272.

Strupp M, Zwergal A, Brandt T (2007) Episodic ataxia type 2. Neurotherapeutics. 4(2): 267–273.

Vass Z, Shore SE, Nuttall AL, Miller JM (1998) Direct evidence of trigeminal innervation of the cochlear blood vessels. Neuroscience 84: 559–567.

Vitkovic J, Winoto A, Rance G, et al. (2013) Vestibular rehabilitation outcomes in patients with and without vestibular migraine. J Neurol 260: 3039–3048.

von Brevern M, Zeise D, Neuhauser H, et al. (2005) Acute migrainous vertigo: clinical and oculographic findings. Brain 128: 365–374.

5 Kopfschmerz vom Spannungstyp

Andreas Straube

> **Fallbeispiel**
>
> Eine 52-jährige geschiedene, in Teilzeit an einer Gesamtschule arbeitende Lehrerin berichtet, dass es etwa 10 Jahre vor der Vorstellung in einer persönlichen Stress-Situation zu einem Beschwerdebild mit Erschöpfung, Konzentrationsstörungen und passagerer Atemnot gekommen sei. Parallel dazu traten episodisch für Stunden bis wenige Tage anhaltende, drückende, holozephale Kopfschmerzen auf. Die Kopfschmerzen waren maximal von mittlerer Intensität, so dass eine Akutmedikation nicht regelmäßig notwendig wurde. Begleitsymptome bestanden nicht. Im weiteren Verlauf persistierten diese Kopfschmerzen und traten etwa 3–7 Mal im Monat auf. In der Jugend wird von keinem Kopfschmerz berichtet, zu dieser Zeit bestand ein ausgeprägtes Raynaud-Phänomen. Eine im Vorfeld durchgeführte Bildgebung (MRT-Kopf) war unauffällig, wie ebenso die klinisch neurologische Untersuchung. Es fanden sich vermehrte Aufbissspuren im Bereich der Wangenschleimhaut sowie Zeichen des Zungepressens; ein Muskelhartspann paravertebral bestand nicht. Insgesamt war die Patientin verunsichert und besorgt, an einer chronischen Entzündung zu leiden. Wegen leichter Einschlafstörungen nahm die Patientin an der Mehrzahl der Tage 1 mg Lorazepam zur Nacht ein.
>
> Bei Fehlen von Begleitsymptomen wurde bei den nur leichten bis moderaten Kopfschmerzen die Diagnose eines episodischen Kopfschmerzes vom Spannungstyp gestellt. Aktuell bestanden keine Anzeichen für eine zusätzliche zu diagnostizierende Angsterkrankung.
>
> Therapeutisch wurde bei den bestehenden Schlafstörungen schrittweise Lorazepam durch 20 mg Amitriptylin zur Nacht ersetzt und als Bedarfsmedikation Opipramol 100 mg verschrieben. Der Schwerpunkt der Therapie wurde auf die Vermittlung nicht-medikamentöser Maßnahmen gelegt. Bei Hinweisen für einen hohen Aktivierungsgrad des sympathischen Nervensystems wurde neben regelmäßigem Ausdauersport (3–4 Mal pro Woche für 30–60 min) versucht, die Körperwahrnehmung zu verbessern.
>
> Im längerfristigen Verlauf schilderte die Patientin bei einer erneuten Vorstellung, dass die Kopfschmerzfrequenz rückläufig sei, dass aber bei einzelnen Attacken doch eine gewisse Photo- und Phonophobie beste-

hen würde und sie auch dazu neigen würde, sich dann in ein ruhiges Zimmer zurückzuziehen.

Diese kurze und nicht untypische Anamnese zeigt die Problematik des Kopfschmerzes vom Spannungstyp auf, die hauptsächlich in der Abgrenzung gegenüber der Migräne ohne Aura bzw. bei chronischem Auftreten an mehr als 15 Tagen im Monat gegenüber der chronischen Migräne besteht. Ein weiteres Problem besteht darin, dass sich die klinische Symptomatik des Kopfschmerzes im Verlauf ändern kann und es nicht geklärt ist, wie man dieses in der Diagnosefindung wertet. So finden sich Patienten, die in der Jugend an Kopfschmerzattacken mit Übelkeit und Erbrechen gelitten haben, die dann später von holozephalen, dumpfen Kopfschmerzen ohne vegetative Begleitsymptome berichten. Nach dem Verständnis der IHS-Klassifikation (IHS 2018) bedeutet dies, dass die oben beschriebene Patientin zwei Diagnosen hat:

1. episodischer Kopfschmerz vom Spannungstyp
2. episodische Migräne ohne Aura

Im Folgenden soll nun auf die Klinik, Epidemiologie, mögliche Pathophysiologie sowie Therapie des Kopfschmerzes vom Spannungstyp und zuletzt auf die Diskussion bezüglich der Abgrenzung der Kopfschmerzen von anderen primären Kopfschmerzen eingegangen werden.

5.1 Klinik und Diagnostik

Klinisch zeichnet sich der Kopfschmerz vom Spannungstyp durch einen typischerweise beidseitig auftretenden Kopfschmerz aus, der als Einengung (»wie ein zu enges Band«) oder Druck wahrgenommen wird. Seine Intensität wird als leicht bis mittelstark beschrieben, entsprechend einem Wert von 5/10 auf der Numerischen Analog-Skala (NAS). Der Kopfschmerz nimmt bei körperlicher Routineaktivität nicht zu. Übelkeit und Erbrechen fehlen, und eine Photo- und Phonophobie wird in der Regel nie spontan geschildert und ist allenfalls leicht ausgebildet. Bei einem Teil der Patienten findet sich auch eine vermehrte Druckschmerzhaftigkeit der Kaumuskulatur und der paravertebralen Muskulatur mit zum Teil Ausbildung von Triggerpunkten, bei deren Palpation dann ein ausstrahlender Schmerz provoziert werde kann. Die Dauer der einzelnen Kopfschmerzepisoden ist sehr variabel und reicht von 30 min bis zu mehreren Tagen. Zeichen der parasympathischen Aktivierung, wie sie für die trigemino-autonomen Kopfschmerzen und weniger auch die Migräne typisch sind, fehlen vollständig. Die Klinik zeigt wenig Änderung über die Lebensspanne (Straube und Andreou 2019). Bei Kindern sind die Attacken tendenziell kürzer. Die

Symptome

IHS-Klassifikation

IHS-Klassifikation unterscheidet nun je nach Häufigkeit der Kopfschmerzepisoden: 1. den selten auftretenden episodischen Kopfschmerz vom Spannungstyp ohne bzw. mit perikranieller Schmerzempfindlichkeit, 2. den häufig auftretenden episodischen Kopfschmerz vom Spannungstyp ohne bzw. mit perikranieller Schmerzempfindlichkeit sowie 3. den chronischen Kopfschmerz vom Spannungstyp ohne bzw. mit perikranieller Schmerzempfindlichkeit.

> **Diagnosekriterien nach ICHD-3 (IHS 2018) für den Kopfschmerz vom Spannungstyp**
>
> **Selten auftretender episodischer Kopfschmerz vom Spannungstyp**
> Selten auftretender episodischer Kopfschmerz, der typischerweise beidseitig als Einengung oder Druck wahrgenommen wird, in seiner Intensität als leicht bis mittelstark eingeschätzt wird und zwischen Minuten und Tagen anhalten kann. Der Kopfschmerz nimmt bei körperlicher Routineaktivität nicht zu und ist nicht begleitet von Übelkeit, Licht- oder Geräuschempfindlichkeit können jedoch vorhanden sein.
>
> *Diagnostische Kriterien:*
>
> A. Mindestens 10 Kopfschmerzattacken, die im Durchschnitt weniger als einmal im Monat auftreten (< 12 Kopfschmerztage pro Jahr) und die Kriterien B bis D erfüllen
> B. Die Kopfschmerzdauer liegt zwischen 30 Minuten und 7 Tagen
> C. Der Kopfschmerz weist mindestens zwei der folgenden Charakteristika auf:
>   1. Beidseitige Lokalisation
>   2. Schmerzcharakter drückend oder beengend, nicht pulsierend
>   3. Leichte bis mittlere Schmerzintensität
>   4. Keine Verstärkung durch körperliche Routineaktivität wie Gehen oder Treppensteigen
> D. Beide der folgenden Punkte sind erfüllt:
>   5. Fehlen von Übelkeit oder Erbrechen
>   6. Es darf entweder eine Photophobie oder eine Phonophobie, nicht jedoch beides vorhanden sein
> E. Nicht besser erklärt durch eine andere ICHD-3-Diagnose
>
> **Häufig auftretender episodischer Kopfschmerz vom Spannungstyp**

5.1 Klinik und Diagnostik

Diagnostische Kriterien:

A. Wenigstens 10 Kopfschmerzepisoden, die die Kriterien B bis D erfüllen und durchschnittlich an 1 bis 14 Tagen/Monat für > 3 Monate (≥ 12 und < 180 Tage/Jahr) auftreten

Weitere Kriterien wie beim selten auftretenden Kopfschmerz vom Spannungstyp.

Chronischer Kopfschmerz vom Spannungstyp
Erkrankung, die sich aus einem episodischen Kopfschmerz vom Spannungstyp entwickelt und mit täglichen oder sehr häufigen Kopfschmerzepisoden einhergeht oder kontinuierlich vorhanden ist.

Diagnostische Kriterien:

A. Ein Kopfschmerz, der die Kriterien B bis D erfüllt, tritt an durchschnittlich ≥ 15 Tagen/Monaten über > 3 Monate (≥ 180 Tage/Jahr) auf

Weitere Kriterien wie beim selten auftretenden Kopfschmerz vom Spannungstyp.

Wichtig dabei ist, dass der Kopfschmerz sich nicht im zeitlichen Zusammenhang mit einer anderen Erkrankung manifestiert, von der bekannt ist, dass sie Kopfschmerzen hervorrufen kann (z. B. fieberhafte Infekte, Schädelhirntrauma usw.), da dann der Kopfschmerz als ein sekundärer Kopfschmerz (▶ Kap. 11) zu kodieren ist. Daher gehören zur Erstdiagnosestellung neben der erweiterten Anamnese auch eine klinische Untersuchung und gegebenenfalls weiterführende Diagnostik (s. u.). Tendenziell findet man bei Patienten mit einem Spannungskopfschmerz und unauffälligem klinischen Status in der Bildgebung häufiger einen auffälligen Befund (2,4 %) als bei Patienten mit einer Migräne oder bei Gesunden (0,4 %) (AAN 1994). Zu beachten ist aber, dass ein normaler klinischer Status und eine normale Bildgebung eine sekundäre Ursache nicht mit letzter Sicherheit ausschließen, da z. B. die idiopathische intrakranielle Hypertension (▶ Kap. 12) im MRT keine offensichtlichen Veränderungen hervorrufen muss. Die Konsequenz ist, dass man durch eine genaue Anamneseerhebung Verdachtsmomente für die eine oder andere Differenzialdiagnose erheben bzw. ausschließen kann. Eine morgendliche Betonung der Kopfschmerzen kann für einen Schlafapnoe-bedingten Kopfschmerz sprechen und man würde die Anamnese dann entsprechend ausweiten (Tagesmüdigkeit, Schnarchen etc.); ein Tinnitus oder Doppelbilder weisen eher in die Richtung einer intrakraniellen Druckerhöhung; Schmerzen nach Nahrungsaufnahme lassen an eine oro-mandibuläre Dysfunktion (▶ Kap. 10) denken.

Abgrenzung von sekundären Kopfschmerzen

Differenzialdiagnosen Differenzialdiagnosen des Kopfschmerzes vom Spannungstyp nach ICHD-3 (Auswahl):

- 1.1 Migräne ohne Aura mit leichter Symptomatik
- 1.3 Chronische Migräne
- 4.10 Neu aufgetretener täglicher anhaltender Kopfschmerz (New daily persistent headache) mit Charakteristika eines Spannungskopfschmerzes
- 5.2 Post-traumatische Kopfschmerzen
- 6.4.1 Kopfschmerz zurückzuführen auf eine Riesenzellarteriitis (RZA)
- 7.1.1 Idiopathische intrakranielle Hypertension (früher: Pseudotumor cerebri)
- 8.2 Medikamenten-(Analgetika-)Übergebrauchs-Kopfschmerz (meist bei primärer Migräne)
- 10.1.4 Morgendliche Kopfschmerzen bei Schlafapnoe-Syndrom
- 11. 2 Kopfschmerzen zurückzuführen auf Erkrankungen des Halses
- 11.5 Kopfschmerzen zurückzuführen auf Erkrankungen der Nase oder der Nasennebenhöhlen
- 11.7 Myarthropathie der Kaumuskulatur, kraniomandibuläre Dysfunktion (CMD)
- 12.1 Kopfschmerz zurückzuführen auf eine Somatisierungsstörung

5.2 Therapie

Auch beim Kopfschmerz vom Spannungstyp unterscheidet man in die akute Therapie des Kopfschmerzes und im Falle eines häufigen bis chronischen Spannungskopfschmerzes die Prophylaxe.

5.2.1 Akuttherapie

Analgetika Da die Schmerzintensität milde bis maximal moderat ist und störende Begleitsymptome wie Photo-/Phono- und Osmophobie weitgehend fehlen, wird von vielen Patienten in der Akutsituation kein Analgetikum eingenommen. Grundsätzlich liegen kontrollierte Studien zur Wirksamkeit von 500–1.000 mg Acetylsalicylsäure, 500–1.000 mg Paracetamol, 200–400 mg Ibuprofen, 500–1.000 mg Naproxen und 500–1.000 mg Metamizol sowie der Wirkstoffkombination 250 mg Acetylsalicylsäure, 250 mg Paracetamol und 65 mg Koffein vor (Haag et al. 2011; Neeb et al. 2023). Dabei ist der Wirkeintritt der Kombination ca. 15 min schneller als der der Einzelkomponenten und Koffein allein besser als Placebo (Diener et al. 2005). Daneben zeigte eine monozentrische, kontrollierte Studie, dass auch Pfefferminzöl lokal (Schläfen/Nacken, Stirn) gegenüber Paracetamol vergleichbare Wirksamkeit hat (Goebel et al. 1996).

Wegen der Gefahr, einen Medikamentenübergebrauchs-Kopfschmerz zu entwickeln, sollten Akutmedikamente höchstens an 9–10 Tagen pro Monat genommen werden, wobei dies erfahrungsgemäß bei Patienten mit einem Spannungskopfschmerz nur selten zu beobachten ist (viermal häufiger bei Migräne).

> **Merke**
>
> Aufgrund der milden bis maximal moderaten Schmerzintensität ist oft keine Akuttherapie erforderlich.

5.2.2 Prophylaxe

Eine Prophylaxe wird nur bei dem häufig auftretenden episodischen bzw. chronischen Spannungskopfschmerz zu diskutieren sein. Im Vordergrund stehen auch beim Kopfschmerz vom Spannungstyp an erster Stelle die nicht-medikamentösen Maßnahmen sowie eine Aufklärung über die Erkrankung (»kein Tumor, gutartig, behandelbar«) und die Prognose (»Besserung ist jederzeit möglich«). Neben der Psychoedukation (Kropp et al. 2016; Neeb et al. 2023) hat sich bewährt, dass der Patient angehalten wird, seinen Tagesablauf regelmäßig zu gestalten und auf das Einhalten selbst gewählter Ruhepausen zu achten. Eine ängstliche Erwartungshaltung ist zu vermeiden bzw. abzubauen. Auch sollte im Aufklärungsgespräch die Erwartungshaltung des Patienten geklärt werden und ein realistischer Ausblick (Erwartung) auf die Therapieziele gegeben werden. Das Führen eines Kopfschmerzkalenders/elektronischen Diarys ist zu Beginn zur Evaluierung der Kopfschmerzbelastung sinnvoll. Im Verlauf sollte eine Fixierung auf den Kalender vermieden werden, da die erlebte Beeinträchtigung nicht nur von der Anzahl der Kopfschmerztage abhängt.

Nicht-medikamentöse Prophylaxe

Ein wesentlicher Baustein der nicht-medikamentösen Therapie ist der regelmäßig durchzuführende Sport (vorzugsweise leichter aerober Ausdauersport), wobei die Datenlage auf Grund von fehlenden Studien nur schwach ist. Als zeitliche Vorgabe wird drei- bis viermal pro Woche 30–45 Minuten genannt mit einer Intensität von *180 – Lebensalter in Jahren = Puls/Minute* oder eine Belastung so intensiv, dass daneben noch geredet werden kann. Sinnvolle Sportarten sind Jogging, Nordic Walking, Schwimmen und Radfahren. Wenn diese Sportarten nicht angenehm sind, können auch Mannschaftssportarten durchgeführt werden. Empfohlen werden weiter Entspannungsübungen (z. B. progressive Muskelentspannung nach Jacobson, autogenes Training, Yoga oder andere Techniken). Sowohl Sport als auch die Entspannungsverfahren sind auf die Verbesserung des Körpergefühls und Reduktion des Sympathikotonus ausgerichtet (Kropp et al. 2016). Weiter können Verhaltenstherapie und Stressbewältigungstraining eingesetzt werden (Kropp et al. 2016), welches auch online angeboten wird (Übersicht in: Yu und Han 2015). Biofeedback wird auch in

Metaanalysen als wirksam angesehen (muskulär, Hautwiderstand) (Andrasik 2010; Yu und Han 2015). Die Effektgröße wird dabei als mittel bis hoch angegeben.

Neben diesen Maßnahmen kommt auch physikalische Therapie zur Anwendung in Form eines Trainings der HWS- und Schultermuskulatur, Dehn-/Entspannungsübungen, Massage (Torelli et al. 2004) sowie manueller Therapie (Castien et al. 2011).

Akupunktur erfreut sich großer Beliebtheit und Akzeptanz. In einer größeren in Deutschland durchgeführten randomisierten Studie mit drei Armen (klassisch chinesische Akupunktur, minimale Akupunktur, keine Akupunktur) zeigte sich ein signifikanter Effekt in beiden Akupunkturgruppen gegenüber der Gruppe ohne Therapie. Die Form der Akupunktur (klassisch versus nicht-Akupunkturpunkte) spielte keine Rolle (Melchart et al. 2005). In einer Metaanalyse findet sich in der Cochrane Datenbank eine positive Bewertung und es wird ausreichende wissenschaftliche Evidenz für die Wirksamkeit der Akupunktur bei häufigen bzw. chronischen Kopfschmerzen vom Spannungstyp gesehen (Linde et al. 2009; Übersicht in: Neeb et al. 2023).

Integrierte interdisziplinäre Behandlungsprogramme, die Pharmakotherapie und auch nicht-medikamentöse Verfahren kombinieren (z.B. Verhaltenstherapie), sind insgesamt wirksamer als die Einzelverfahren (Holoroyd et al. 2001).

> **Merke**
>
> In der Prophylaxe stehen nicht-medikamentöse Maßnahmen meist im Vordergrund.

Medikamentöse Prophylaxe

In den letzten Jahren sind keine wesentlichen neuen medikamentösen Therapien hinzugekommen. Spezifisch für die Behandlung des Kopfschmerzes vom Spannungstyp zugelassene Medikamente gibt es nicht.

Trizyklische Antidepressiva

Allgemein das am häufigsten eingesetzte Medikament ist das trizyklische Antidepressivum Amitriptylin bzw. Amitriptylinoxid (Dosierung: 25–150 mg bzw. 30–180 mg tgl.). Ähnlich von der Wirkung, aber deutlich seltener eingesetzt, ist Doxepin (Dosierung: 20–100 mg tgl.) (Jackson et al. 2010; Übersicht in: Neeb et al. 2023). Die häufigsten Nebenwirkungen sind Mundtrockenheit, Müdigkeit und Gewichtszunahme. Wegen der auch Natrium-Kanäle blockierenden Wirkung muss gerade bei älteren Patienten auf kardiale Nebenwirkungen geachtet werden. Alle Präparate sollten langsam eingeschlichen werden (z.B. Amitriptylin 10 mg und Steigerung um 10 mg jede Woche bis auf 50–75 mg; gegebenenfalls sollten Tropfen verschrieben werden, da diese dem Patienten das Gefühl einer besonders individuell angepassten Dosierung geben). Jackson et al. (2017) fanden in metaanalytischen Studien eine signifikante Überlegenheit von trizyklischen Antidepressiva verglichen mit SSRIs, Buspiron und tetrazyklischen Antidepressiva.

Mittel der 2. Wahl sind: Mirtazapin (15–30 mg tgl.) (Bendtsen und Jensen 2004) und Venlafaxin (150–225 mg tgl.) (Zissis et al. 2007).

> **Merke**
>
> Das am häufigsten eingesetzte Medikament in der Prophylaxe des Spannungskopfschmerzes ist Amitritptylin bzw. Amitriptylinoxid.

5.3 Hintergrundinformationen zur Pathophysiologie und Differenzialdiagnostik

Nach den vorliegenden epidemiologischen Erhebungen ist der Kopfschmerz vom Spannungstyp der häufigste Kopfschmerz überhaupt. Die Ein-Jahres-Prävalenz wird mit 62,6% angegeben (Stovner und Andree 2010). Für Deutschland liegen Zahlen aus zwei epidemiologischen Studien (6- bzw.- 12-Monats-Prävalenz) zwischen 12,5–19,9% für Erwachsene und für Jugendliche bei zwischen 15,7% und 48,7% (Straube und Ruscheweyh 2019). Unklar ist, warum die Werte teilweise erheblich schwanken. Eine Ursache dafür könnte aber sein, dass die meisten epidemiologischen Studien auf Auswertungen von Fragebögen beruhen und hiermit keine ausreichende Trennschärfe gegenüber einer symptomarmen Migräne zu erzielen ist. Im Verlauf über die Lebenszeit findet sich gerade für die Migräne ein Verlust an autonomen Zeichen (Straube und Andreou 2019). Insgesamt zeigen die Prävalenzdaten eine Abnahme sowohl für die Migräne als auch den Spannungskopfschmerz mit zunehmendem Lebensalter (Müller et al. 2019).

Prävalenz

> **Merke**
>
> Der Kopfschmerz vom Spannungstyp ist nach epidemiologischen Studien der häufigste Kopfschmerz überhaupt.

5.3.1 Pathophysiologische Modelle

Pathophysiologische Modelle, insbesondere allgemein eingesetzte tierexperimentelle fehlen. In Anlehnung des von Bendtsen (2000) veröffentlichten Modells (▶ Abb. 5.1) wird als wesentlicher Faktor ein initial vermehrter Einstrom von peripheren nozizeptiven Fasern aus dem perikraniellen Gewebe gesehen. Dieses kann durch eine Überaktivierung der oberen Halsmuskulatur oder der Kaumuskulatur kommen, die unbewusst vermehrt aktiviert wird (nicht wahrgenommene Stressoren). Erfolgt dies wiederholt, kann es zu einer bleibenden Sensitivierung von sekundären und tertiären nozizeptiven Neuronen im Hirnstamm kommen, so dass dann auch schon unterschwellige Reize zu einer Aktivierung führen können. Es kommt also zu einer Verschiebung der Schmerzschwellen (Castien et al. 2018).

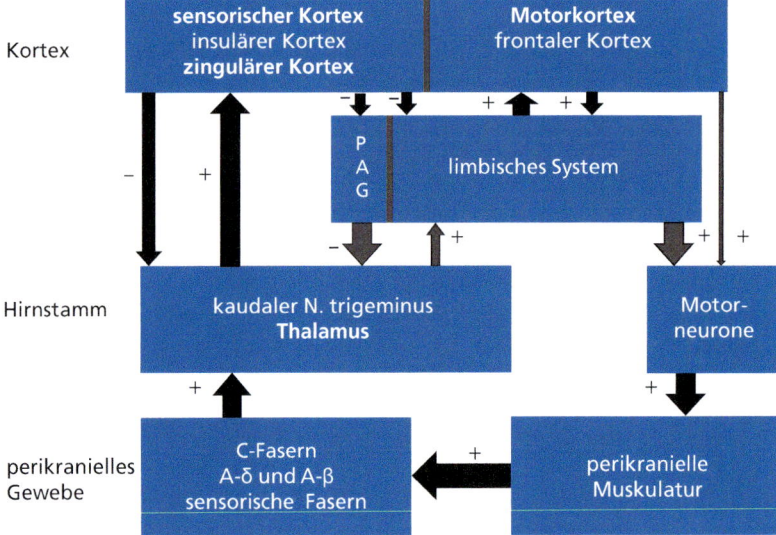

Abb. 5.1: Erweitertes Modell der Pathophysiologie des Spannungskopfschmerzes (modifiziert nach Bendtsen 2000, S. 499)

Bildbeschreibung: Primär wird von einer Überaktivierung der peripheren perikraniellen nozizeptiven Fasern durch eine vermehrte Aktivierung der muskulären nozizeptiven Fasern ausgegangen, die dann zu einer Fazilitation der Nozizeption auf Hirnstammebene (bedingt durch eine gestörte deszendierende Inhibition) führt. Unbewusste Vorgänge (»Stressoren«) können durch Aktivierung des limbischen Systems beitragen.
+ = funktionell aktivierend; – = funktionell hemmend

Unklar bleibt aber bei diesem Modell, warum z.B. Attacken eines Spannungskopfschmerzes, ähnlich wie die einer Migräne, eine relative Häufung zum Zeitpunkt der Menstruation haben (Karlı et al. 2012). Wenn man systematisch nach Überschneidungen zwischen Migräne und Kopfschmerz vom Spannungstyp sucht, findet man mehr Gemeinsamkeiten als Unterschiede.

> **Merke**
>
> Pathophysiologisch wird von einem vermehrten Einstrom von peripheren nozizeptiven Fasern aus dem perikraniellen Gewebe ausgegangen, mit der Folge einer Sensitivierung sekundärer und tertiärer Neurone im Hirnstamm.

5.3.2 Abgrenzung zur Migräne

Auch beim Spannungskopfschmerz gibt es ein Überwiegen des weiblichen Geschlechtes, wobei dieses weniger deutlich ist als bei der Migräne. In einer Studie des Eurolight-Projekts fand sich bei großer Streuung in allen Studien ein Überwiegen der Frauen, wobei die absoluten Unterschiede der Prävalenz zwischen 2 % und 23 % betrugen (Stovner und Andree 2010).

Weibliches Geschlecht

Daneben ist bekannt, dass gerade bei Kindern, aber auch bei Patienten im Senium die Kopfschmerzen häufig klinisch wie ein Spannungskopfschmerz imponieren, im Verlauf oder in der Vorgeschichte aber als Migräne zu klassifizieren sind/waren (Straube und Andreaeu 2019). Auch zeigte sich in der sogenannten Spectrum-Studie, dass auch die initial durch einen Neurologen erhobene Diagnose im Verlauf und durch Analyse der Kopfschmerztagebücher bei der überwiegenden Mehrzahl der Patienten, bei denen zuerst ein Kopfschmerz vom Spannungstyp diskutiert wurde, dann doch in die Diagnose einer Migräne geändert werden musste (Lipton et al. 2002).

Längsschnitt-Verlauf

Des Weiteren wurde bei einer longitudinalen Studie über 30 Jahre gefunden, dass sich die initiale Kopfschmerzdiagnose über den Verlauf änderte (bei ca. 30–40 % der Patienten) (Merikangas et al. 2011). Als Prädiktoren für das Vorliegen einer Migräne fand sich die initiale Angabe von Osmophobie, Übelkeit und pulsierendem Schmerz (Min et al. 2013). Eine Änderung der klinischen Symptome kann nicht nur im Langzeitverlauf beobachtet werden, sondern wird von Betroffenen auch häufig innerhalb einer Attacke erlebt: Zu Beginn der Attacke wird ein Spannungskopfschmerz beschrieben, der sich im Verlauf dann verstärkt und zu einem Migränekopfschmerz wird (Cady 2007). Gerade diese diagnostische Unschärfe ist möglicherweise auch für die sehr variablen Prävalenzzahlen in den epidemiologischen Studien verantwortlich. Genauso ist es möglich, dass Patienten eine typische Migräne-Aura haben, der nachfolgende Kopfschmerz aber den Kriterien eines Spannungskopfschmerzes nach ICHD-3 entspricht (IHS 2018). Generell wird der Kopfschmerz vom Spannungstyp mit einer vermehrten Anspannung der mimischen bzw. perikraniellen Muskulatur in Verbindung gebracht. Wenn man aber die Patienten nach unspezifischen Muskel- und Nackenschmerzen fragt, finden diese sich häufiger bei Patienten mit einer Migräne und in signifikant geringerem Maße bei Kontrollen (Landgraf et al. 2016). Ähnliche Befunde wurden auch für muskuläre Triggerpunkte beschrieben, so dass sich hier eher ein gra-

Muskuläre Symptome und Befunde

dueller denn ein prinzipieller Unterschied zwischen Spannungskopfschmerzen und Migräne finden lässt (Do et al. 2018). Auch die Muskeldruckschmerzschwellen sind sowohl bei Patienten mit einem chronischen Spannungskopfschmerz als auch bei Patienten mit einer Migräne erniedrigt.

Einfluss von Schwangerschaft und Menstruation

Der Einfluss einer Schwangerschaft auf den Spannungskopfschmerz ist ähnlich wie bei der Migräne, in beiden Fällen kommt es tendenziell zu einer Besserung (Allais et al. 2019). Ebenso sieht man eine gewisse Häufung der Kopfschmerzattacken auch beim Spannungskopfschmerz um den Zeitpunkt der Menstruation (Lieba-Samal und Wöber 2011).

Symptome und Komorbiditäten

In der IHS-Klassifikation ist eine wesentliche Frage bei der klinischen Differenzierung Migräne vs. Spannungskopfschmerz, ob Photo-/Phono- oder Osmophobie berichtet werden. Allerdings fand sich in einer Studie auch bei 43 % der Patienten mit einer Attacke eines episodischen Spannungskopfschmerzes eine Osmophobie (Chitsaz et al. 2017). Schlafstörungen sind unter Kopfschmerz-Patienten, unabhängig von der Diagnose, etwa 2,5 Mal häufiger als in Kontrollen (Kim et al. 2017). Psychische Komorbidität findet sich häufig bei Kopfschmerzerkrankungen, dies gilt aber sowohl für die Migräne als auch für den Spannungskopfschmerz. Migräne führt zu einer leichten Erhöhung des Risikos, an vaskulären Erkrankungen zu leiden. Für den Spannungskopfschmerz sind solche Zusammenhänge nicht publiziert. Es finden sich aber ähnlich wie bei der Migräne vermehrt sogenannte White Matter Lesions (WMLs) (Honningsvåg et al. 2018). Ähnlich wie bei der Migräne ist auch beim Spannungskopfschmerz die Komorbidität zu psychiatrischen Erkrankungen erhöht, und zwar sowohl für Depression (Breslau et al. 2003) als auch für Panikerkrankungen (Lampl et al. 2016) (psychische Komorbidität: 51 % Depression, 8 % Dysthymie, 22 % Panikerkrankungen, 1 % generalisierte Angsterkrankungen), Suizidalität und Suizidversuche sind sowohl bei Patienten mit Spannungskopfschmerzen (Seo et al. 2019) als auch bei Patienten mit einer Migräne (Fuller-Thomson und Hodgins 2019) häufiger als in einer Kontrolle.

Genetik

Im Gegensatz zu den großen genomweiten Assoziationsanalysen bei der Migräne (▶ Kap. 14) gibt es solche Untersuchungen für den Spannungskopfschmerz nicht. Es besteht auch die grundsätzliche Schwierigkeit eine Vergleichskohorte zu finden, denn der Kopfschmerz vom Spannungstyp hat eine dermaßen hohe Prävalenz, dass eine Kopfschmerz-freie Kontrollgruppe nicht zu finden ist. Bei Auswertungen auf der Grundlage des dänischen Zwillingsregisters findet sich aber auch für den häufigen episodischen Spannungskopfschmerz und noch mehr für den chronischen Spannungskopfschmerz eine höhere Konkordanz unter den monozygoten Zwillingen verglichen mit den dizygoten (Russell et al. 2006).

Therapie

Therapeutisch werden in der Prophylaxe mit Amitriptylin und Venlafaxin Medikamente bei beiden Erkrankungen (Migräne sowie Spannungskopfschmerz) eingesetzt. Daneben zeigte sich, dass auch Triptane einen Spannungskopfschmerz bessern können. So erfolgte nach Gabe von Sumatriptan 6 mg s.c. eine Reduktion des Spannungskopfschmerzes um 50 %

nach 120 min bei bis zu 38 % der Patienten und nur bei 9 % der Patienten, die mit Placebo behandelt wurden (Brennum et al. 1992).

> **Merke**
>
> Es existieren mannigfaltige Überlappungen und Gemeinsamkeiten zwischen Spannungskopfschmerz und Migräne, eine scharfe Trennung kann im Einzelfall anspruchsvoll sein.

5.3.3 Wie lassen sich diese Gemeinsamkeiten bzw. Unterschiede zwischen Migräne und Spannungskopfschmerz erklären?

Nozizeption, also die Wahrnehmung eines Schmerzes, unterscheidet sich in einen sensorischen Anteil und einen emotionalen Anteil. Ob ein Schmerz wahrgenommen wird, entscheidet sich in der Abwägung zwischen der aufsteigenden nozizeptiven Erregung, beim Kopfschmerz aus trigeminalen Afferenzen, und der deszendierenden antinozizeptiven Hemmung. Je nach Balance dieser beiden Systeme kommt es zu weniger oder stärker ausgeprägten Schmerzen (Konvergenzhypothese, Cady 2007). Dabei kann man diese Interaktion einerseits innerhalb der Attacke sehen, als auch andererseits langfristig als einen Mechanismus betrachten, der für die Transformation von Kopfschmerzen in einen täglichen Kopfschmerz führt (ebd.). Bei der Migräne wird ein wesentlicher Auslöser in der Ausschüttung von Calcitonin Gene-Related Peptide (CGRP) aus trigeminalen Afferenzen zu den Meningen gesehen. In Migräneattacken kann für die Gruppenvergleiche auch ein Anstieg der CGRP in der Tränenflüssigkeit gezeigt werden (Kamm et al. 2019). Für den Spannungskopfschmerz fanden sich im Wesentlichen keine Unterschiede, wobei dieses auch gegenüber Migränepatienten interiktal gilt (Gupta et al. 2009). Eine Subgruppe von Patienten mit einem Spannungskopfschmerz mit pulsierenden Kopfschmerzen hatte jedoch interiktal erhöhte CGRP-Werte (Ashina et al. 2000). Letztlich sprechen diese Befunde auch wieder eher für einen mehr graduellen Unterschied der CGRP-Freisetzung während einer Kopfschmerzattacke als für einen prinzipiellen Unterschied. Die Ausprägung der Differenz aus aufsteigender Erregung und absteigender Hemmung bestimmt damit die Schmerzintensität und somit auch die Ausprägung der Begleitsymptome (▶ Abb. 5.2). Tatsächlich ist es so, dass Patienten mit einer Migräne mit starker Übelkeit und Erbrechen auch über intensivere Kopfschmerzen und Photo-/Phonophobie klagen als Patienten mit einer Migräne ohne Übelkeit/Erbrechen (Min et al. 2013). Die absteigende Hemmung wäre dann nicht nur für die Kontrolle des Schmerzniveaus, sondern auch für das Auftreten von Begleitsymptomen wie Photo-/Phono-/Osmophobie und Übelkeit/Erbrechen sowie möglicherweise auch vestibulärer Symptome verantwortlich. Eine Konsequenz dieser Überlegungen ist, bei Patienten mit einem Kopfschmerz vom Spannungstyp besonders intensiv nach Symptomen einer Migräne zu fragen und bei Vorhandensein gegebenenfalls eine Migräne-Prophylaxe zu starten.

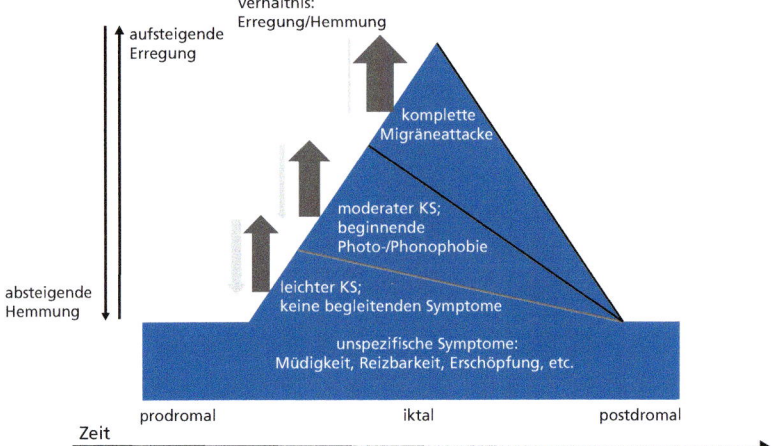

Abb. 5.2: Schematisches Modell, wie die absteigende Schmerzhemmung und die aufsteigende nozizeptive Aktivierung die klinische Ausprägung einer Kopfschmerzattacke bestimmen (Darstellung nach Cady 2007)

Bildbeschreibung: Das Verhältnis Aktivierung zu Hemmung (dargestellt durch die Größe der Pfeile) bestimmt, ob eine Kopfschmerzattacke die Intensität einer Migräne oder eines Kopfschmerzes vom Spannungstyp erreicht. Bei entsprechender Schmerzstärke (Überwiegen der aufsteigenden Aktivierung) kommt es dann auch zum Auftreten begleitender Symptome (Übelkeit, Photo-/Phono-/Osmophobie).
KS = Kopfschmerz, x-Achse: Zeit; y-Achse: Kopfschmerzintensität

5.4 Zusammenfassung

- Der Kopfschmerz vom Spannungstyp ist sehr häufig, wobei die Abgrenzung gegenüber einer Migräne oftmals schwierig sein kann und man auch den Charakter der Kopfschmerzen in früheren Episoden beachten sollte.
- Neben der Abgrenzung gegenüber der Migräne muss insbesondere der Kopfschmerz vom Spannungstyp gegenüber sekundären Kopfschmerzen abgegrenzt werden, was zum Teil eine Ausweitung der Diagnostik zur Folge hat.
- Bei seltenem Auftreten bedarf es in der Regel keiner spezifischen Therapie.

- Bei häufigem oder chronischem Auftreten ist eine multimodale prophylaktische Therapie angezeigt: Neben nicht-medikamentösen Interventionen wie Entspannungsverfahren und Sporttherapie können auch Biofeedback und Verhaltenstherapie eingesetzt werden. Medikamentös kommen Amitriptylin, Mirtazapin oder Venlafaxin zum Einsatz.
- Es findet eine Diskussion über die generelle Abgrenzung des Kopfschmerzes vom Spannungstyp gegenüber der Migräne statt.

Literatur

AAN – American Academy of Neurology (1994) Report of the Quality Standards Subcommittee of the American Academy of Neurology. Practice parameter: the utility of neuroimaging in the evaluation of headache in patients with normal neurologic examinations (summary statement). Neurology 44(7): 1353–1354.

Allais G, Chiarle G, Sinigaglia S, et al. (2019) Migraine during pregnancy and in the puerperium. Neurol Sci 40(1): 81–91.

Andrasik F (2010) Biofeedback in headache: an overview of approaches and evidence.Cleve Clin J Med 77(3): S72–6.

Ashina M, Bendtsen L, Jensen R, et al. (2000) Plasma levels of calcitonin gene-related peptide in chronic tension-type headache. Neurology 55(9): 1335–1340.

Bendtsen L (2000) Central sensitization in tension-type headache-possible pathophysiological mechanisms. Cephalalgia 20: 486–508.

Bendtsen L, Jensen R (2004) Mirtazapine is effective in the prophylactic treatment of chronic tension-type headache. Neurology 62 (10): 1706–1711.

Brennum J, Kjeldsen M, Olesen J (1992) The 5-HT1-like agonist sumatriptan has a significant effect in chronic tension-type headache. Cephalalgia 12(6): 375–9.

Breslau N, Lipton RB, Stewart WF, et al. (2003) Comorbidity of migraine and depression: investigating potential etiology and prognosis. Neurology 60(8): 1308–12.

Cady RK (2007) The convergence hypothesis. Headache 47(1): S44–51.

Castien RF, van der Windt DA, Grooten A, Dekker J (2011) Effectiveness of manual therapy for chronic tension-type headache: a pragmatic, randomised, clinical trial. Cephalalgia 31(2): 133–43.

Castien RF, van der Wouden JC, De Hertogh W (2018) Pressure pain thresholds over the cranio-cervical region in headache: a systematic review and meta-analysis. J Headache Pain 19(1): 9.

Chitsaz A, Ghorbani A, Dashti M, et al. (2017) The Prevalence of Osmophobia in Migranous and Episodic Tension Type Headaches. Adv Biomed Res 6: 44.

Diener HC, Pfaffenrath V, Pageler L, et al. (2005) The fixed combination of acetylsalicylic acid, paracetamol and caffeine is more effective than single substances and dual combination for the treatment of headache: a multicentre, randomized, double-blind, single-dose, placebo-controlled parallel group study. Cephalalgia 25(10): 776–87.

Do TP, Heldarskard GF, Kolding LT, et al. (2018) Myofascial trigger points in migraine and tension-type headache. J Headache Pain 19(1): 84.

Fuller-Thomson E, Hodgins GA (2019) Suicide Attempts among Those with Migraine: Findings from a Nationally Representative Canadian Study. Arch Suicide Res 4: 1–20.

Göbel H, Fresenius J, Heinze A, et al. (1996) Effectiveness of Oleum menthae piperitae and paracetamol in therapy of headache of the tension. Nervenarzt 67: 672–681.

Gupta R, Ahmed T, Banerjee B, Bhatia M (2009) Plasma calcitonin gene-related peptide concentration is comparable to control group among migraineurs and tension type headache subjects during inter-ictal period. J Headache Pain 10(3): 161–166.

Haag G, Diener HC, May A, et al. (2011) Self-medication of migraine and tension-type headache: summary of the evidence-based recommendations of the Deutsche Migräne und Kopfschmerzgesellschaft (DMKG), the Deutsche Gesellschaft für Neurologie (DGN), the Österreichische Kopfschmerzgesellschaft (ÖKSG) and the Schweizerische Kopfwehgesellschaft (SKG). J Headache Pain 12(2): 201–17.

Holroyd K A, O'Donnell FJ, Stensland M, et al. (2001) Management of chronic tension-type headache with tricyclic antidepressant medication, stress management therapy and their combination. JAMA 285: 2208–2215.

Honningsvåg LM, Håberg AK, Hagen K, et al. (2018) White matter hyperintensities and headache: A population-based imaging study (HUNT MRI). Cephalalgia 38(13): 1927–1939.

IHS – Headache Classification Committee of the International Headache Society (2018) The International Classification of Headache Disorders, 3rd edition. Cephalalgia 38(1): 1–211.

Jackson JL, Mancuso JM, Nickoloff S, et al. (2017) Tricyclic and Tetracyclic Antidepressants for the Prevention of Frequent Episodic or Chronic Tension-Type Headache in Adults: A Systematic Review and Meta-Analysis. J Gen Intern Med 32(12): 1351–1358.

Jackson JL, Shimeall W, Sessums L, et al. (2010) Tricyclic antidepressants and headaches: systematic review and meta-analysis. BMJ 341: c5222.

Kamm K, Straube A, Ruscheweyh R (2019) Calcitonin gene-related peptide levels in tear fluid are elevated in migraine patients compared to healthy controls. Cephalalgia 39(12): 1535–1543.

Karlı N, Baykan B, Ertaş M, et al. (2012) Impact of sex hormonal changes on tension-type headache and migraine: a cross-sectional population-based survey in 2,600 women. J Headache Pain 13(7): 557–565.

Kim J, Cho SJ, Kim WJ, et al. (2017) Insomnia in tension-type headache: a population-based study. J Headache Pain 12;18(1): 95.

Kropp P, Meyer B, Dresler T, et al. (2016) Entspannungsverfahren und verhaltenstherapeutische Interventionen zur Behandlung der Migräne. Leitlinie der DMKG. Nervenheilkunde 35: 502–15.

Lampl C, Thomas H, Tassorelli C, et al. (2016) Headache, depression and anxiety: associations in the Eurolight project. J Headache Pain 17: 59.

Landgraf MN, von Kries R, Heinen F, et al. (2016) Self-reported neck and shoulder pain in adolescents is associated with episodic and chronic migraine. Cephalalgia 36(8): 807–11.

Lieba-Samal D, Wöber C (2011) Sex Hormones and primary headache other than migraine. Curr Pain Headache Rep 15(5): 407–14.

Linde K, Allais G, Brinkhaus B, et al. (2009) Acupuncture for tension-type headache. Cochrane Database Syst Rev 21(1): CD007587.

Lipton RB, Cady RK, Stewart WF, et al. (2002) Diagnostic lessons from the spectrum study. Neurology 58(9, 6): S27–31.

Melchart D, Streng A, Hoppe A, et al. (2005) Acupuncture in patients with tension-type headache: randomised controlled trial. BMJ 331(7513): 376–82.

Merikangas KR, Cui L, Richardson AK, et al. (2011) Magnitude, impact, and stability of primary headache subtypes: 30 year prospective Swiss cohort study. BMJ 343: d5076.

Min YW, Lee JH, Min BH, et al. (2013) Clinical Predictors for Migraine in Patients Presenting With Nausea and/or Vomiting. J Neurogastroenterol Motil 19(4): 516–20.

Müller B, Dresler T, Gaul C, et al. (2019) More Attacks and Analgesic Use in Old Age: Self-Reported Headache Across the Lifespan in a German Sample. Front Neurol 10: 1000.

Neeb L et al. (2023) Diagnostik und Therapie des Kopfschmerzes vom Spannungstyp. S1-Leitlinie. In: Deutsche Gesellschaft für Neurologie (Hrsg.), Leitlinien für Diagnostik und Therapie in der Neurologie. www.dgn.org/leitlininen (abgerufen am 10.12.2024).

Oguz Akarsu E, Baykan B, Ertas M, et al.; Turkish Headache Study Group (2020) The persistence versus interchangeability of migraine and tension-type headaches in a 5-year population-based validated survey. Cephalalgia 40(1): 39–48.

Russell MB, Saltyte-Benth J, Levi N (2006) Are infrequent episodic, frequent episodic and chronic tension-type headache inherited? A population-based study of 11 199 twin pairs. J Headache Pain 7(3): 119–126.

Seo JG, Kim KT, Moon HJ, et al. (2019) Suicidality and its risk factors in tension-type headache patients: A multicenter case-control study. J Clin Neurosci 69: 21–25.

Stovner LJ, Andree C (2010) Prevalence of headache in Europe: a review for the Euro light project. J Headache Pain 11(4): 289–99.

Straube A, Andreou A (2019) Primary headaches during lifespan. J Headache Pain 20(1): 35.

Straube A, Ruscheweyh R (2019) Epidemiologie von Kopfschmerzen über die Lebensspanne. Nervenheilkunde 38: 735–739.

Torelli P, Jensen R, Olesen J (2004) Physiotherapy for tension-type headache: a controlled study. Cephalalgia 24 (1): 29–36.

Yu S, Han X (2015) Update of chronic tension-type headache. Curr Pain Headache Rep 19(1): 469.

Zissis NP, Harmoussi S, Vlaikidis N, et al. (2007) A randomized, double-blind, placebo-controlled study of venlafaxine XR in out-patients with tension-type headache. Cephalalgia 27(4): 315–24.

6 Trigemino-autonome Kopfschmerzen (TACs)

Calvin Chan und Peter J. Goadsby[1]

> **Fallbeispiel**
>
> Eine 28-jährige Frau hat eine Vorgeschichte von einseitigen Kopfschmerzen seit neun Jahren. Sie beschreibt zwei Kopfschmerzphänotypen: zum einen einen konstanten linksseitigen frontotemporalen und retro-orbitalen Schmerz mit einem durchschnittlichen Schmerzniveau von 5/10 auf der visuellen Analogskala (VAS). Diese Schmerzen können sich in Attacken von 30 Minuten bis zu 2 Stunden progressiv bis zu einer Intensität von 10/10 verschlimmern. Aura-Symptome treten bei ihr nicht auf. Lichtempfindlichkeit mit photischer Allodynie, Phonophobie, Übelkeit und kranialer Allodynie können mit einer Schmerzverschlimmerung einhergehen. Sie berichtet über ipsilaterale Lakrimation, Ptose, nasale Kongestion und Schwitzen im Gesicht als kraniale autonome Symptome.
>
> Der zweite Kopfschmerz-Phänotyp begann fünf Jahre nach der Entwicklung des oben beschriebenen ersten Phänotyps. Er tritt in den gleichen Lokalisationen auf, entwickelt sich aber plötzlicher und hat eine stechende Schmerzqualität. Dieser Kopfschmerz hat eine Dauer von 30 bis 90 Minuten. Er geht mit den gleichen Begleitsymptomen wie oben beschrieben einher, ist aber auch mit Unruhe/Agitiertheit verbunden. Sie hat diese Attacken nur einmal im Jahr über einen Zeitraum von 6 Wochen, gewöhnlich im Herbst. Während dieses Zeitraums hat sie zwei bis drei Anfälle, meist während der Nacht.
>
> Sie hat Paracetamol, NSAR, Tramadol sowie orales Sumatriptan und Rizatriptan ohne Erfolg versucht. Sauerstoff mittels einer Atemmaske ohne Rückatembeutel (»non-rebreather«) bei 15 l/min kann den zweiten Kopfschmerztyp kupieren, nicht aber den ersten. Sumatriptan s.c. in einer Dosierung von 6 mg kupiert ebenfalls den zweiten Kopfschmerztyp, mit einer Rückkehr zum Schmerz-Ausgangsniveau, ist aber beim ersten Kopfschmerztyp nicht wirksam.
>
> Propranolol und Amitriptylin waren bei beiden Kopfschmerztypen nicht wirksam. Verapamil wurde zur Vorbeugung eingesetzt, mit einer Dosis von bis zu 160 mg dreimal täglich; eine weitere Dosissteigerung

---

1 Dieses Kapitel wurde aus dem Englischen übersetzt. Die Autoren praktizieren außerhalb Deutschlands, daher spiegeln einige logistische/organisatorische Aspekte nicht unbedingt die Rahmenbedingungen des Gesundheitssystems in Deutschland wider.

wurde nicht versucht, da sie eine asymptomatische PQ-Zeit-Verlängerung entwickelte. Indometacin 50 mg dreimal täglich war zur Prophylaxe des ersten Kopfschmerztyps wirksam. Der erste Kopfschmerztyp kehrte bei einer Dosisreduktion von Indometacin auf 25 mg dreimal täglich zurück.

6.1 Diagnostik

Zu den trigemino-autonomen Kopfschmerzerkrankungen (TACs) gehören der Clusterkopfschmerz (CH), die Hemicrania continua (HC), die paroxysmale Hemikranie (PH), sowie die Syndrome SUNA und SUNCT. Wie bei allen Kopfschmerzerkrankungen ist eine ausführliche klinische Anamnese für die korrekte Diagnosestellung einer TAC unerlässlich, bevor ein Behandlungsplan erstellt werden kann.

> **Diagnosekriterien nach ICHD-3 für Clusterkopfschmerzen (IHS 2018)**
>
> A. Mindestens fünf Attacken, die die Kriterien B bis D erfüllen
> B. Schwerer oder sehr schwerer einseitiger orbitaler, supraorbitaler und/oder temporaler Schmerz, der unbehandelt 15–180 Minuten anhält
> C. Eines oder beide der folgenden Kriterien:
>   1. mindestens eines der folgenden Symptome oder Zeichen ipsilateral zum Kopfschmerz
>   - konjunktivale Injektion und/oder Tränenfluss
>   - nasale Kongestion und/oder Rhinorrhöe
>   - Lidödem
>   - Schwitzen im Bereich von Stirn und Gesicht
>   - Miosis und/oder Ptosis
>   2. ein Gefühl der körperlichen Unruhe oder Agitation
> D. Attackenfrequenz zwischen 1 jeden zweiten Tag und 8 pro Tag
> E. Nicht besser erklärt durch eine andere ICHD-3-Diagnose

Diagnosekriterien nach IHS

> **Diagnosekriterien nach ICHD-3 für Hemicrania continua (IHS 2018)**
>
> A. Einseitiger Kopfschmerz, der die Kriterien B bis D erfüllt
> B. Vorhandensein seit > 3 Monaten, mit Exazerbationen von mäßiger oder höherer Intensität
> C. Einer oder beide der folgenden Punkte:

1. mindestens eines der folgenden Symptome oder Zeichen ipsilateral zum Kopfschmerz
   - konjunktivale Injektion und/oder Lakrimation
   - nasale Kongestion und/oder Rhinorrhöe
   - Lidödem
   - Schwitzen im Bereich von Stirn und Gesicht
   - Miosis und/oder Ptosis
2. Gefühl der körperlichen Unruhe oder Agitiertheit oder Verschlimmerung der Schmerzen durch Bewegung
D. Reagiert zuverlässig auf therapeutische Dosen von Indometacin
E. Nicht besser erklärt durch eine andere ICHD-3-Diagnose

Diagnosekriterien nach ICHD-3 für paroxysmale Hemikranie (IHS 2018)

A. Mindestens 20 Attacken, die die Kriterien B bis E erfüllen
B. Starker einseitiger orbitaler, supraorbitaler und/oder temporaler Schmerz von 2–30 Minuten Dauer
C. Eines oder beide der folgenden Kriterien:
   1. mindestens eines der folgenden Symptome oder Zeichen ipsilateral zum Kopfschmerz
      - konjunktivale Injektion und/oder Lakrimation
      - nasale Kongestion und/oder Rhinorrhöe
      - Lidödem
      - Schwitzen im Bereich von Stirn und Gesicht
      - Miosis und/oder Ptosis
   2. ein Gefühl der körperlichen Unruhe oder Agitierheit
D. Auftreten mit einer Häufigkeit von > 5 pro Tag
E. Zuverlässige Verhinderung durch therapeutische Dosen von Indometacin
F. Nicht besser erklärt durch eine andere ICHD-3-Diagnose

Diagnosekriterien nach ICDH-3 für Short-lasting unilateral neuralgiform headache attacks (nach IHS 2018)

A. Mindestens 20 Attacken, die die Kriterien B bis D erfüllen
B. Mäßiger oder schwerer einseitiger Kopfschmerz mit orbitaler, supraorbitaler, temporaler und/oder anderer trigeminaler Verteilung, der 1–600 Sekunden anhält und als einzelner Stich, Serie von Stichen oder in einem Sägezahn-Muster auftritt
C. Mindestens eines der folgenden fünf kranialen autonomen Symptome oder Zeichen, ipsilateral zum Schmerz:
   - konjunktivale Injektion und/oder Lakrimation
   - nasale Kongestion und/oder Rhinorrhöe
   - Lidödem

- Schwitzen im Bereich von Stirn und Gesicht
- Rötung (»flush«) von Stirn und Gesicht
- Völlegefühl im Ohr
- Miosis und/oder Ptosis

D. Auftreten mit einer Häufigkeit von mindestens einmal pro Tag
E. Nicht besser erklärt durch eine andere ICHD-3-Diagnose

Kurz anhaltende einseitige neuralgiforme Kopfschmerzattacken mit konjunktivaler Injektion und Tränenfluss (SUNCT)

Um diese Diagnose zu stellen, müssen die diagnostischen Kriterien für Short-lasting unilateral neuralgiform headache attacks erfüllt sein und sowohl eine konjunktivale Injektion als auch Tränenfluss ipsilateral zum Schmerz umfassen.

Kurz andauernde unilaterale neuralgiforme Kopfschmerzattacken mit kranialen autonomen Symptomen (SUNA)

Um diese Diagnose zu stellen, müssen die diagnostischen Kriterien für Short-lasting unilateral neuralgiform headache attacks erfüllt sein und konjunktivale Injektion oder Tränenfluss, jedoch nicht beides, ipsilateral zum Schmerz umfassen.

Die vier TACs haben charakteristische gemeinsame Merkmale: Einseitigkeit des Schmerzes, assoziierte ipsilaterale kraniale autonome Symptome/Zeichen oder Unruhe während der Attacken oder beides. Die TACs lassen sich nach der Dauer der einzelnen Attacken, den auslösenden Faktoren und dem Ansprechen auf bestimmte Behandlungen unterscheiden. Chronische und episodische Formen von CH, PH, SUNCT und SUNA werden nach der Dauer der Attackenfreiheit unterschieden. Eine Attackenfreiheit von drei Monaten oder mehr spricht für eine episodische Form von CH, PH, SUNCT oder SUNA (IHS 2018).

Unterscheidung nach Dauer der Attackenfreiheit

▶ Tab. 6.1 stellt die Schlüsselfragen zur Identifizierung dieser Merkmale dar, um die TACs von anderen Kopfschmerzerkrankungen abzugrenzen. Eine umfassende Kopfschmerzanamnese wurde von Karsan et al. (2020) ausführlich beschrieben. Es ist wichtig, dem Patienten die Möglichkeit zu geben, jeden selbst identifizierten Kopfschmerzphänotyp zu beschreiben, da es möglich ist, dass ein Patient unter mehr als einem aktiven Kopfschmerzsyndrom leidet, wie im oben beschriebenen Fallbeispiel gezeigt.

Anamnese

6 Trigemino-autonome Kopfschmerzen (TACs)

Tab. 6.1: Wichtige Fragen zur Kopfschmerzanamnese

Merkmal in der Anamnese	Zu stellende Fragen
Aktuelle Häufigkeit der Kopfschmerzen; Festlegung, ob es eine zirkadiane Rhythmik der Attacken gibt	• An wie vielen Tagen im Monat haben Sie irgendwelche Beschwerden im Kopf? • An wie vielen Tagen im Monat sind Sie völlig frei von jeglichen Beschwerden im Kopf, d. h. zu 100 % (auch keine Benommenheit o. ä.)? • Wie viele Attacken erleben Sie pro Tag? • Wann erleben Sie die Attacken typischerweise?
Lokalisation und Dauer der Kopfschmerzattacken	• Wo ist der Schmerz zu spüren? • Tritt er nur auf einer Seite auf oder kann er auf beiden Seiten auftreten? Wenn der Schmerz auf beiden Seiten auftreten kann, beginnt er dann auf einer Seite und wechselt dann die Seite, oder sind zu Beginn beide Seiten betroffen? • Unter Berücksichtigung der Tatsache, dass Sie mehrere Attacken in einem bestimmten Zeitraum haben: Wie lange dauert eine einzelne Schmerzattacke ohne Behandlung? • Erleben Sie Warnsignale, dass die Kopfschmerzen kommen?
Mit dem Kopfschmerz assoziierte Symptome	• Haben Sie eine Abneigung gegen Licht, Geräusche oder Gerüche? Werden Ihre Kopfschmerzen dadurch schlimmer? • Wird Ihnen übel und müssen Sie sich möglicherweise übergeben? • Fühlen Sie sich ruhelos oder agitiert, oder können Sie sich während der Kopfschmerzen nicht stillhalten? Oder möchten Sie sich ausruhen und stillhalten? • Treten weitere Symptome wie Gähnen, Durst, Nackenbeschwerden, Konzentrationsschwierigkeiten und Müdigkeit auf? • Haben Sie während der Kopfschmerzen ein Gefühl der Bewegung, als ob Sie sich bewegen oder die Welt sich um Sie herum bewegt? • Ist ein Teil Ihres Kopfes während der Schmerzen berührungsempfindlich?
Vorhandensein von kranialen autonomen Symptomen; Klärung, ob die Symptome ipsilateral, kontralateral oder bilateral zur Kopfschmerzseite auftreten	• Wenn die Kopfschmerzen vorhanden oder stark sind, tränen Ihre Augen oder werden sie rot? • Hängen Ihre Augenlider herunter (Ptosis)? • Sehen Ihre Augen geschwollen aus (periorbitale Ödeme)? • Läuft Ihre Nase oder ist sie verstopft? • Wird Ihr Gesicht rot oder schwitzen Sie im Gesicht oder werden Sie blass? • Haben Sie ein unangenehmes Gefühl in den Ohren, als ob diese voll oder verstopft wären oder wie wenn Sie »unter Wasser« wären? • Haben Sie das Gefühl, dass Sie übermäßig viel Speichel produzieren? • Fühlt sich Ihr Hals/Rachen komisch an? • Verändert sich Ihre Stimme?

Tab. 6.1:
Wichtige Fragen zur Kopfschmerzanamnese
– Fortsetzung

Merkmal in der Anamnese	Zu stellende Fragen
Vorhandensein einer Aura	• Treten bei Ihnen vor, nach oder während der Kopfschmerzen Veränderungen oder Unregelmäßigkeiten des Sehvermögens, des Gefühls oder der Kraft in Gesicht, Armen oder Beinen auf? • Wie sieht das aus/wie fühlt sich das an? Wo fängt das an? Breitet es sich aus und wenn ja, wie lange dauert es, bis es sich ausbreiten? • Wie lange hält die Veränderung/Unregelmäßigkeit an? • Bei wie viel Prozent der Attacken treten diese Symptome auf?
Episodischer oder chronischer Verlauf des TAC-Phänotyps	• Gibt es zwischen zwei Attacken eine Pause, die länger als 3 Monate ist? • Wenn es eine Pause gibt, wie lange dauert es von der ersten Attacke bis zur letzten Attacke innerhalb einer aktiven Phase? • Wann beginnt die aktive Phase mit Attacken normalerweise? Wann endet sie in der Regel? • Wenn es keine Unterbrechung gibt, gibt es eine Jahreszeit, in der die Häufigkeit der Attacken höher ist oder die Schmerzen stärker sind?
Aktuelle und frühere Medikamente zur Behandlung von Kopfschmerzen; andere gleichzeitig eingenommene Medikamente	• Was nehmen Sie ein, wenn Sie Kopfschmerzen haben, und in welcher Dosis? Werden die Kopfschmerzen durch die jeweilige Behandlung gestoppt und wie lange dauert es, bis dies nach der Einnahme der Fall ist? • An wie vielen Tagen im Monat nehmen Sie jedes Medikament ein? • Nehmen Sie noch etwas anderes ein, z. B. rezeptfreie Medikamente, Cannabis oder cannabinoidhaltige Mittel? • Welche anderen Behandlungen haben Sie zur Therapie akuter Kopfschmerzen ausprobiert und warum haben Sie damit aufgehört? • Nehmen Sie ein Medikament zur Vorbeugung von Attacken ein, und in welcher Dosierung? Nehmen Sie es täglich ein oder nur, wenn Sie Kopfschmerzattacken haben? • Welche anderen Behandlungen haben Sie zur Vorbeugung von Kopfschmerzen ausprobiert? Welche Dosis haben Sie eingenommen und wie lange? Warum haben Sie aufgehört? • Treten bei Ihrer derzeitigen Therapie irgendwelche Nebenwirkungen auf? • Nehmen Sie andere Medikamente, Nahrungsergänzungsmittel, die Antibabypille, Medikamente oder illegale Drogen ein, die Ihnen nicht verschrieben wurden?
Frühere Untersuchungen	• Wurde bei Ihnen jemals eine Schnittbildgebung des Gehirns durchgeführt? Welche Art von Bildgebung und was wurde untersucht? Was wurde gefunden? • Wurde bei Ihnen jemals eine Hormonanalyse im Blut durchgeführt? Was wurde getestet und was war das Ergebnis?

> **Merke**
>
> Eine umfassende Anamnese zur Charakterisierung des Kopfschmerzphänotyps ist notwendig, um die trigemino-autonomen Kopfschmerzattacken von einer kranialen autonomen Aktivierung bei anderen Kopfschmerzerkrankungen zu unterscheiden.

Wenn ein ausschließlich einseitiger Kopfschmerz in Verbindung mit kranialen autonomen Symptomen oder Unruhe identifiziert wurde, sind die Dauer der einzelnen Attacken und das Ansprechen auf Indometacin die nächsten beiden nützlichsten Aspekte der Anamnese zur Identifizierung des TAC-Phänotyps.

Wenn einzelne Attacken nur Sekunden dauern, können SUNA und SUNCT von der Trigeminusneuralgie (TN) durch die Lokalisation des Schmerzes, das Vorhandensein von kranialen autonomen Symptomen und die Anamnese einer Refraktärzeit zwischen getriggerten Attacken unterschieden werden. Die TN tritt selten im ophthalmischen Ast des N. trigeminus auf. Im Gegensatz dazu berichten zwei Drittel der SUNCT/SUNA-Patienten, dass der Schmerz im ophthalmischen Ast des Trigeminusnervs auftritt (Weng et al. 2018). Kraniale autonome Symptome werden bei TN nur selten beschrieben, sind aber bei fast allen SUNA/SUNCT-Patienten vorhanden (Weng et al. 2018). Eine Refraktärzeit zwischen getriggerten Attacken wird bei SUNA/SUNCT-Patienten ebenfalls selten, bei Patienten mit TN jedoch häufig berichtet (Weng et al. 2018).

Attacken-Muster Die Bestimmung des Attacken-Musters hilft auch bei der Unterscheidung zwischen TN und SUNCT und SUNA. SUNCT- und SUNA-Attacken können sich entweder als einzelne isolierte Attacke, als Gruppen von einzelnen Stichen oder als sägezahnartige Attacken manifestieren. Das Sägezahnmuster wird nicht in Verbindung mit Attacken beschrieben, die bei der TN auftreten. Bei einem Patienten mit SUNCT oder SUNA kann jede Kombination der drei Muster auftreten. Bei SUNCT-Patienten treten eher einzelne Stiche auf, während bei SUNA-Patienten eher Gruppen von Stichen zu beobachten sind. Attacken mit Sägezahnmuster werden von SUNCT- und SUNA-Patienten gleichermaßen erlebt (Weng et al. 2018) (▶ Abb. 6.1).

> **Merke**
>
> SUNCT/SUNA lässt sich von der Trigeminusneuralgie durch zwei wesentliche phänotypische Merkmale unterscheiden: das Fehlen einer Refraktärperiode zwischen induzierten Attacken und das Vorhandensein von sägezahnmusterartigen Schmerzattacken.

6.1 Diagnostik

| Einzelne Stiche | Gruppe von Stichen | Sägezahnmuster |

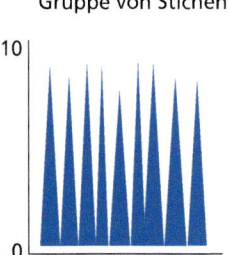 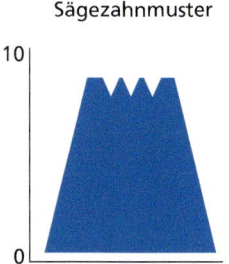

Abb. 6.1: Attacken-Muster bei SUNCT/SUNA

Die Unterscheidung zwischen CH- und PH-Attacken kann schwieriger sein, da sich die Dauer der Attacken überschneidet. Ebenso kann es schwierig sein, eine HC von einer chronischen Migräne mit einem täglich anhaltenden Phänotyp abzugrenzen. Ein Behandlungsversuch mit oralem oder intramuskulärem (i.m.) Indometacin sollte bei Patienten mit einseitigen Kopfschmerzattacken, die 45 Minuten oder weniger dauern, durchgeführt werden, um PH und CH zu unterscheiden, und bei Patienten mit einseitigen täglichen Kopfschmerzen, um eine chronische Migräne mit einem täglichen Dauerkopfschmerzphänotyp und HC zu unterscheiden (Wei et al. 2018; Pareja und Sjaastad 1996; Cittadini et al. 2008). Da Indometacin auch bei anderen Kopfschmerz-Subtypen analgetische Wirkungen hat, sollten die Patienten eine Ausgangsschmerzintensität von 4/10 auf der VAS haben, bevor sie mit einem i.m. Indometacin-Versuch fortfahren, um falsch positive Ergebnisse zu vermeiden. Wenn die Ergebnisse nicht konklusiv sind, können wiederholte Indometacin-Versuche erforderlich sein, um das Vorliegen eines Indometacin-empfindlichen Kopfschmerzes zu bestätigen oder zu widerlegen (Cittadini et al. 2008).

> **Merke**
>
> Der orale und parenterale Indometacin-Test kann zur Unterscheidung von Hemicrania continua und streng einseitiger Migräne sowie zwischen Clusterkopfschmerz und paroxysmaler Hemikranie eingesetzt werden.

> **Indometacin-Test**
>
> Bei beiden Formen des Indometacin-Tests ist ein Kopfschmerztagebuch unerlässlich. Die Patienten sollten dieses mindestens eine Woche vor der ersten Verabreichung von Indometacin zum Ausfüllen erhalten. Die Patienten sollten das Tagebuch während der Verabreichung von Indometacin und bis zu einer Woche nach der letzten Dosis weiterführen.

> **Parenteraler Indometacin-Test**[2]
>
> - Tag 1: Aufnahme und Erfassung der Ausgangssituation
> - Tag 2: morgendliche Verabreichung entweder von
>   100–200 mg Indometacin, in 2–4 ml 0,9% NaCl
>   oder
>   Placebo in 2–4 ml 0,9% NaCl i.m.
> - Tag 3: Verabreichung alternativ zu Tag 2
> - Tag 4: Überprüfung des Kopfschmerztagebuchs und Entlassung
>
> **Oraler Indometacin-Test**
>
> - Indometacin 25 mg dreimal pro Tag für 7–10 Tage
> - gefolgt von (sofern die Kopfschmerzen nicht aufhören) Indometacin 50 mg dreimal pro Tag für 7–10 Tage
> - gefolgt von (sofern die Kopfschmerzen nicht aufhören) Indometacin 75 mg dreimal pro Tag für 14 Tage

Triggerfaktoren

Die anamnestische Erfassung von Triggerfaktoren für Attacken und des Ansprechens auf in der Vergangenheit durchgeführter Akuttherapien kann bei der Unterscheidung der Attacken hilfreich sein. Ein kutaner Trigger ist stark mit SUNCT und SUNA assoziiert (Weng et al. 2018) und wird bei CH oder PH nie beobachtet. Alkohol ist ein stark mit CH assoziierter Auslöser und wird am häufigsten von Patienten mit der episodischen Form beschrieben (Bahra et al. 2002). Bei diesen Patienten löst Alkohol nur dann Attacken aus, wenn sich der Patient innerhalb einer aktiven Phase (»bout«) befindet (Bahra et al. 2002). Das Ansprechen auf Sumatriptan, Sauerstoff und Indometacin kann ebenfalls eine Unterscheidung zwischen den TACs ermöglichen (▶ Tab. 6.2).

Tab. 6.2: Unterscheidung trigemino-autonomer Kopfschmerzen (TACs)

	SUNA/SUNCT	Paroxysmale Hemikranie	Clusterkopfschmerz	Hemicrania continua
Verhältnis Männer : Frauen	1,5 : 1	1 : 1	3 : 1	1 : 2
Alter des Auftretens	20–50	20–40	28–30	keine Angabe

---

[2] Anmerkung der Herausgeber: Inwieweit eine (elektive) stationäre Aufnahme darstellbar ist, muss im Einzelfall unter den spezifischen Rahmenbedingungen des jeweiligen Gesundheitssystems geprüft werden.

Tab. 6.2: Unterscheidung trigemino-autonomer Kopfschmerzen (TACs) – Fortsetzung

	SUNA/SUNCT	Paroxysmale Hemikranie	Clusterkopfschmerz	Hemicrania continua
Dauer der einzelnen Attacken	5–250 s	2–45 min	15–120 min	konstante hintergründige Schmerzen mit unterschiedlicher Intensität
Anzahl der täglichen Anfälle	1–1.000/Tag	1–40/Tag	1–8/Tag	tägliche Verschlimmerung bei 50 %
Kraniale autonome Symptome	+	++	+	+
Zirkadiane Rhythmik	–	–	++	–
Ausgelöst durch Alkohol	–	–	++	+?
Kutaner Auslöser	++	–	–	–
Ansprechen auf Indometacin	–	++	–	++
Ansprechen auf s.c. Sumatriptan	–	–	++	±
Ansprechen auf inhalativen Sauerstoff	–	–	++	–

– = nicht assoziiert; + = mäßig assoziiert; ++ = stark assoziiert; ? = möglicherweise aufgrund einer Fehldiagnose mit Migräne berichtet

Zirkadiane und saisonale Rhythmik

CH-Patienten berichten häufig eine zirkadiane Rhythmik mit Schlaf-assoziierten Attacken, was bei den anderen drei TAC-Phänotypen nicht beschrieben wird (Barloese et al. 2015). Darüber hinaus berichten CH-Patienten über eine jährliche oder zweijährige Rhythmik (Barloese et al. 2015). Bei episodischen CH-Patienten bezieht sich diese Rhythmik darauf, wann die Clusterepisoden beginnen und enden, während bei chronischen CH-Patienten diese Zeiträume, für die wir den Begriff »Mikrozyklen« geprägt haben, mit einer erhöhten Attackenhäufigkeit und -intensität gegenüber dem Ausgangswert verbunden sind.

Eine vollständige und detaillierte Anamnese ist für eine klinische Diagnose unerlässlich und notwendig, um individuelle Behandlungspläne mit den unten beschriebenen Therapien zu entwickeln.

> **Merke**
>
> Zu den wichtigsten phänotypischen Merkmalen der trigemino-autonomen Kopfschmerzen gehören das Vorhandensein kranialer autonomer Symptome und/oder das Gefühl der Unruhe, während der Patient unilaterale Kopfschmerzen erlebt.

6.2 Therapie

6.2.1 Behandlung des Clusterkopfschmerzes

Akut-Behandlung

Inhalativer Sauerstoff Inhalativer Sauerstoff ist eine Behandlung von akuten Clusterattacken mit einzigartiger Wirksamkeit. Bei etwa 80 % der Patienten mit Clusterkopfschmerz kommt es zu einem Durchbrechen oder zumindest einer Linderung der Attacke bei einer Flussrate von 10–15 l/min (May et al. 2006; Cohen et al. 2009). Der Studienlage zufolge wurden keine Unterschiede hinsichtlich des Erreichens von Schmerzfreiheit in Abhängigkeit von der Art der verwendeten Maske festgestellt, jedoch wird eine geringere Rate der Verwendung von Notfallmedikamenten mit einer Sauerstofftherapie mit Bedarfs-Ventil im Vergleich zu einer Sauerstofftherapie mit einer einfachen nicht-rückatmungsfähigen Maske in Verbindung gebracht (Petersen et al. 2016). Sauerstoff ist gut verträglich, es gibt keine Höchstzahl der täglichen Anwendungen und die Behandlung ist nicht mit unerwünschten Ereignissen verbunden.

Triptane Von den verfügbaren Triptanen sind nur die nasalen und subkutanen Formulierungen von Sumatriptan und die nasale Formulierung von Zolmitriptan für die Behandlung akuter Attacken wirksam (May et al. 2006). Diese sind effektiv und im Vergleich zu Sauerstoff bequemer in der Anwendung, allerdings kann die maximale Tagesdosis der wirksamen Triptanformulierungen niedriger sein als die tägliche Anzahl der CH-Attacken eines Patienten.

> **Merke**
>
> Bei der Erstellung eines Behandlungsplans für Patienten mit Clusterkopfschmerz ist es wichtig, auf die Möglichkeiten der Akuttherapie einzugehen. Zu den akuten Behandlungsoptionen gehören eine inhalative Sauerstofftherapie sowie parenterales Sumatriptan und Zolmitriptan.

Kurzzeitprophylaxe

Sowohl für orale als auch für parenterale Kortikosteroide wurde eine Reihe von Dosierungen, Einnahmedauern und Ausschleichsschemata vorgeschlagen, wobei entweder Prednison oder Methylprednison zum Einsatz kommen (Shapiro 2005). Die derzeitige Empfehlung lautet 100 mg Methylprednison oral (bzw. eine äquivalente Dosis) oder bis zu 500 mg intravenös pro Tag über 5 Tage mit anschließendem Ausschleichen (May et al. 2006). Orale Kortikosteroide können evtl. einfacher verfügbar sein und bieten möglicherweise Vorteile als rasch verfügbares adjuvantes Interimsmanagement oder auch für Personen mit Clusterepisoden von kurzer Dauer, bei denen die Ermittlung der wirksamen Dosis des Prophylaktikums, wie im nächsten Abschnitt zur vorbeugenden Therapie erörtert, evtl. nicht möglich ist.

Zu den Nebenwirkungen zählen Unruhe, Schlaflosigkeit, Magengeschwüre und Hüftkopf-Nekrosen (Shapiro 2005). Für die Dauer der Kortikosteroideinnahme sollte gleichzeitig ein Protonenpumpenhemmer verschrieben werden, um das Risiko von gastrointestinalen Nebenwirkungen zu minimieren.

Eine Blockade des N. occipitalis major (GON) kann bei etwa zwei Dritteln der Patienten mit CH wirksam sein. Wir empfehlen eine GON-Blockade ipsilateral zum Schmerz mit Verabreichung von Lidocain und Kortikosteroiden. Nebenwirkungen sind selten und umfassen lokalisierte Alopezie und Hautatrophie (Gonen et al. 2019).

> **GON-Blockade**
>
> - Blockade ipislateral zum Schmerz, fächerförmige Injektion in der empfindlichsten Region des N. occipitalis major.
> - Kombination von 2 ml 2-%igem Lidocain und 80 mg Methylprednison in 2 ml NaCl. Gesamtvolumen 4 ml.

Dihydroergotamin (DHE) kann bei Patienten mit medikamentös refraktärem episodischem oder chronischem CH nützlich sein. Wiederholte Infusionen von DHE sind wirksam und führen zu einer Verringerung der Häufigkeit und Intensität von Cluster-Attacken. Darüber hinaus kann ein großer Teil von CH-Patienten nach einer fünftägigen Infusion von insgesamt 11,25 mg DHE anfallsfrei werden (Nagy et al. 2011). Die positive Wirkung von intravenösem DHE wurde bereits bei der Aufnahme und bis hin zu vier Wochen nach der Entlassung berichtet (Nagy et al. 2011). Die am häufigsten berichtete Nebenwirkung ist Übelkeit, deshalb sollten gleichzeitig Antiemetika (zusammen mit einem Eskalationsplan) verschrieben werden. Weitere häufig berichtete Nebenwirkungen sind Beinkrämpfe, nicht-kardiale thorakale Beschwerden, Durchfall und Bauchbeschwerden. I.v. DHE kann als Präventivmaßnahme eingesetzt und in Einrichtungen, die dazu in der Lage sind, alle sechs Monate verabreicht werden. DHE sollte bei Patienten mit vorbestehenden kardiovaskulären, zerebrovaskulären oder peripheren Gefäßerkrankungen, unkontrolliertem Bluthochdruck, vorbestehenden Leber- oder Nierenfunktionsstörungen und bei schwangeren Frauen vermieden werden.

> **i.v. Dihydroergotamin-Infusionsprotokoll[3] für Erwachsene (> 50 kg) (Nagy et al. 2011; Chou et al. 2016)**
>
> Bei Aufnahme:
>
> - Blutbild, Elektrolyte, Nieren- und Leberwerte, EKG
>
> Tag 1:
>
> - Vorbehandlung: Domperidon 10 mg oral, Ondansetron 4–8 mg intravenös, oder beides, jeweils 30 Minuten vor jeder Infusion
> - erste Dosis: 0,5 mg Dihydroergotamin in 100 mL NaCl über 1 Stunde
> - bei guter Verträglichkeit zweite Dosis 8 Stunden später
> - zweite Dosis: 0,75 mg in 250 mL NaCl über 1 Stunde
>
> Tag 2 bis 5:
>
> - Vorbehandlung: Domperidon 10 mg oral und Ondansetron 4–8 mg i.v. 30 Minuten vor jeder Infusion
> - 1 mg Dihydroergotamin in 250 ml NaCl über 1 Stunde alle 8 Stunden
>
> Ziel ist die Infusion von insgesamt 11,25 mg Dihydroergotamin über 5 Tage.
>
> Behandlung bei anhaltender Übelkeit:
>
> 1. Nach maximaler Ondansetron-Vorbehandlung einmalige orale Gabe von Aprepitant 125 mg, an den folgenden Tagen der i.v. DHE-Behandlung täglich 80 mg oral
> 2. Nach Maximierung der Antiemetika-Behandlung können bei anhaltender Übelkeit die Infusionsraten auf 2–3 Stunden verlängert werden.

---

3 Anmerkung der Herausgeber: Die i.v. Behandlung ist nach unserer Erfahrung nur spezialisierten Zentren mit ausreichend Erfahrung in der Methode vorbehalten. Dihydroergotamin ist zudem in Deutschland nur über die Internationale Apotheke erhältlich.

Behandlung von Muskelkrämpfen:

1. Mobilisierung
2. Naproxen 500 mg p.o. zweimal täglich nach Bedarf

Merke

Zur kurzfristigen Behandlung von Clusterkopfschmerzen stehen orale Kortikosteroide, eine Blockade des N. occipitalis major und Infusionen mit Dihydroergotamin zur Verfügung. Die Erfahrung des Behandlers, die Verfügbarkeit von Medikamenten und die Ressourcen können ausschlaggebend dafür sein, welche Option bei der maßgeschneiderten Erstellung des Behandlungsplans für den Patienten gewählt wird.

Vorbeugende Therapie

Verapamil ist die Erstlinien-Prophylaxe sowohl für episodische als auch für chronische Formen des CH (May et al. 2006). Die Behandlung mit Verapamil geht mit der Entwicklung von Herzrhythmusstörungen wie z.B. einem AV-Block Grad 3 einher, die einen Schrittmacher erforderlich machen können (Cohen et al. 2007). Vor Behandlungsbeginn mit Verapamil sollte ein Ausgangs-EKG erstellt werden. Anschließend sollten während der Aufdosierung und in regelmäßigen Abständen, auch während der Patient eine stabile Verapamil-Dosis erhält, EKGs durchgeführt werden. Bei einer PQ-Zeit von mehr als 240 ms sollte die Verapamil-Dosis so weit reduziert werden, dass die PQ-Zeit wieder in den normalen Bereich fällt. Kann dies nicht erreicht werden, sollten alternative Präventivmaßnahmen in Betracht gezogen werden. Zu weiteren Nebenwirkungen von Verapamil gehören Verstopfung, periphere Ödeme, Magen-Darm-Beschwerden und Zahnfleischhyperplasie.

Verapamil

Verapamil-Aufdosierung zur Prophyaxe von Clusterkopfschmerzen

Aufdosierung der Verapamil-Tagesdosis um 80 mg etwa alle 2 Wochen mit einem EKG vor jedem Titrations-Schritt.

- Woche 1–2: Durchführung eines Ausgangs-EKGs. Falls normal, Therapiestart mit 80 mg dreimal pro Tag.
- Woche 3–4: Wiederholung des EKGs. Falls normal, Erhöhung der Verapamil-Dosis auf 80 mg 1–1–2
- Woche 5–6: Wiederholung des EKGs. Falls normal, Erhöhung von Verapamil auf 80 mg 2–1–2

> - Woche 7–8: Wiederholung des EKGs. Falls normal, Erhöhung von Verapamil auf 160 mg 1–1–1
>
> Bei weiter normalen EKGs können weitere Titrationen durchgeführt werden, um die kumulative Tagesdosis alle zwei Wochen um 80 mg zu erhöhen. Die maximale kumulative Tagesdosis beträgt 960 mg.

Lithium In Open-Label-Studien ist Lithium sowohl beim chronischen als auch beim episodischen CH wirksam. Allerdings wurde bei Patienten mit episodischem CH kein zusätzlicher Nutzen gegenüber Placebo festgestellt (Steiner et al. 1997). Die Verwendung von Lithium zur Prophylaxe wird durch sein enges therapeutisches Fenster und das Risiko von Schilddrüsen-, Nebenschilddrüsen- sowie Nierenfunktionsstörungen erschwert. Zu den häufigen Nebenwirkungen gehören Tremor, Polydipsie, Polyurie, Übelkeit, Durchfall, Gewichtszunahme und kognitive Beeinträchtigungen.

Lithium kann mit 300 mg täglich begonnen werden. Die Dosis kann wöchentlich um 300 mg bis zu einem Maximum von 1.200 mg täglich erhöht werden. Nach einer Dosissteigerung und alle ein bis zwei Monate unter Einnahme einer stabilen Lithium-Dosis muss der Serumlithiumspiegel bestimmt werden, die Zielwerte liegen zwischen 0,6 und 1,2 mmol/l.

Topiramat Die Wirksamkeit von Topiramat in der Prophylaxe von Clusterkopfschmerzen wurde in offenen Studien nachgewiesen (May et al. 2006). Die wirksamen Topiramat-Dosen reichen von 50 bis 100 mg zweimal pro Tag. Zu den häufigen Nebenwirkungen von Topiramat gehören Stimmungsschwankungen, kognitive Beeinträchtigungen, Gewichtsverlust, Parästhesien und ein erhöhtes Risiko für Nierensteine.

Melatonin Die Verwendung von Melatonin zur Prophylaxe von CH ist biologisch plausibel (Naber et al. 2019). Melatonin hat sich beim episodischen CH als präventiv wirksam erwiesen, nicht aber beim chronischen CH (May et al. 2006). Nebenwirkungen sind selten, wobei die Tagesschläfrigkeit als häufigste Nebenwirkung mit weniger als 2 % angegeben wird (Besag et al. 2019). Die wirksame Dosis beträgt 10 mg zur Nacht (Pringsheim et al. 2002).

Galcanezumab Zum Zeitpunkt der Abfassung dieses Kapitels ist Galcanezumab der einzige monoklonale Antikörper gegen den CGRP-Signalweg, für den es Belege für die Verwendung zur Prophylaxe des episodischen CH gibt (Goadsby et al. 2019). Die wirksame Dosis beträgt 300 mg subkutan mit einer Wiederholungsdosis nach vier Wochen (Goadsby et al. 2019). Die häufigste Nebenwirkung sind Schmerzen an der Injektionsstelle (8 %). Galcanezumab ist für diese Indikation noch nicht von der Europäischen Arzneimittel-Agentur (EMA) zugelassen worden. Eine Studie, die die Wirksamkeit von Galcanezumab bei der Prophylaxe von chronischem CH untersuchte, war negativ (Dodick et al. 2019).

In Fallberichten bzw. -serien (Hong et al. 2023; Lamas Pérez et al. 2024; Membrilla et al. 2022; Mo et al. 2022) wurde eine wirksame Prävention sowohl von episodischen als auch von chronischen Clusterkopfschmerzen mit 240 mg subkutan verabreichtem Galcanezumab beschrieben. Die subkutane Formulierung von Galcanezumab in einer Dosierung von 240 mg ist jedoch von der EMA nur für die Migräne-Prophylaxe zugelassen (hier: 240 mg als Startdosis bei der ersten Applikation, dann 120 mg bei den folgenden Gaben).

> **Merke**
>
> Galcanezumab ist von der Europäischen Arzneimittel-Agentur (EMA) für die präventive Behandlung von Migräne zugelassen, aber die evidenzbasierte Verwendung von Galcanezumab zur Prävention von episodischem Clusterkopfschmerz wurde von der EMA noch nicht zugelassen.

Tab. 6.3: Pharmakologische Prophylaxe des Clusterkopfschmerzes

Medikament	Ziel-Dosis
Verapamil	240–960 mg kumulative tägliche Dosis
Lithium	300–1.200 mg Tagesdosis (Serumspiegel 0,6–1,2 mmol/l)
Topiramat	100–200 mg zweimal täglich
Melatonin	10 mg zur Nacht

Es ist wichtig, die Dauer eines »bout« (= aktive Phase mit CH-Attacken, Clusterepisode) bei einem episodischen CH-Patienten zu bestimmen. Das Präparat der Wahl sollte für die Dauer der vorangegangenen Clusterepisode plus einen Monat verwendet werden, wobei die Patienten hier variieren und experimentieren können (d. h. Versuch, Attacken auszulösen bzw. die Medikation zu reduzieren). Sobald die übliche Dauer der Clusterepisode abgelaufen ist, kann das Präparat in wöchentlichen Schritten bis zum vollständigen Absetzen reduziert werden. Sollten während des Ausschleichens erneut Attacken auftreten, kann das Präparat auf die letzte wirksame Dosis erhöht und eine weitere Woche lang eingenommen werden. Das Präparat sollte nach einer beendeten Clusterepisode abgesetzt werden, um eine mit der Zeit auftretende Tachyphylaxie zu vermeiden. Zu Beginn der nächsten Episode kann das Präparat in der Dosis, die sich während der vorherigen Episode als wirksam erwiesen hat, ohne Titration wieder eingesetzt werden. Da aktive Krankheitsphasen beim episodischen CH im Durchschnitt zwischen 8 und 9 Wochen dauern können (May et al. 2018), kann es sein, dass die wirksame Dosis nach der ersten Titrations-Phase noch nicht erkannt wird und dass in den folgenden Clusterepisoden weitere Titrationen erforderlich sind, um die wirksame Dosis zu ermitteln. Treten unter einer wirksamen Dosis eines Prophylaktikums Nebenwirkungen auf, kann es in der nächsten Episode mit der höchsten verträglichen Dosis wieder aufgenommen werden. Wird das Prophylaktikum nach 5 Tagen mit der niedrigen Dosis vertragen, kann mit einer weiteren Titration begonnen werden, um Wirksamkeit zu erreichen.

> **Merke**
>
> Der episodische Clusterkopfschmerz sollte präventiv behandelt werden, wenn sich der Patient in einer aktiven Phase/Clusterepisode (»bout«) befindet. Die präventive Behandlung kann am Ende einer Episode beendet und bei der nächsten Episode wieder aufgenommen werden.

Behandlung von therapierefraktären Clusterkopfschmerzen

Nicht-invasive Vagusnervstimulation (nVNS)

In der Situation, in der ein CH-Patient …

1. keine Linderung erfährt oder die Häufigkeit der Attacken die maximale Anzahl der täglichen Anwendungen seiner Akutbehandlung übersteigt
2. die oben beschriebenen Präventivmaßnahmen sich als nicht wirksam erwiesen haben oder nicht tolerable Nebenwirkungen auftreten,

sollte ein Behandlungsversuch mit nicht-invasiver Vagusnervstimulation (nVNS) erfolgen. Diese Modalität wird zusammen mit anderen Neuromodulationstechniken in ▶ Kap. 15 ausführlich erörtert. Alternativ kann man die Auffassung vertreten, dass die nVNS je nach Verfügbarkeit auch bereits früher im Behandlungsalgorithmus eingesetzt werden könnte.

> **Merke**
>
> Verapamil ist der Goldstandard in der Erstlinienbehandlung von Clusterkopfschmerzen. Andere präventive Optionen können in Betracht gezogen werden, wenn die Behandlung auf die Wünsche des Patienten, seine Komorbiditäten und frühere Behandlungserfahrungen abgestimmt wird. Zu den alternativen Optionen gehören Topiramat, Lithium, Melatonin und die nicht-invasive Vagusnervstimulation.

6.2.2 Behandlung von SUNCT und SUNA

Akutbehandlungen, die bei akuten Attacken von CH, PH und HC wirksam sind, sind bei SUNCT und SUNA nicht wirksam (Weng et al. 2018). Infusionen von DHE oder hochdosierte orale Steroide sind ebenfalls unwirksam (Weng et al. 2018).

GON-Blockade
GON-Blockaden können bei beiden Erkrankungen wirksam sein und eine Linderung der Attacken oder eine Reduktion der Attackenhäufigkeit bewirken. Die Erfolgsquote ist bei SUNCT höher als bei SUNA (Cohen 2007; Weng et al. 2018).

i.v. Lidocain

I.v. Lidocain ist sowohl bei SUNCT- als auch bei SUNA-Patienten sehr wirksam in der Reduktion der Attackenhäufigkeit, sofern die Infusionen vertragen werden. Es wurde von anhaltender Anfallsfreiheit nach einer einzigen Lidocain-Infusion bis zu sechs Monate berichtet (Cohen 2007).

Wegen der potenziell schwerwiegenden Nebenwirkungen sollte die intravenöse Lidocain-Infusion nur dort angeboten werden, wo entsprechende Krankenhaus-Infrastruktur und Expertise verfügbar sind. Eine schwerwiegende, aber seltene Nebenwirkung ist eine kardiovaskuläre Kompromittierung als Folge von i.v. Lidocain. Neurologische Nebenwirkungen sind die am häufigsten berichteten Nebenwirkungen im Zusammenhang mit i.v. Lidocain. Dazu gehören Schwindel, Bewusstseinsstörungen, Dysarthrie und seltener epileptische Anfälle; bei einigen Patienten treten während der Behandlung Verhaltensänderungen auf, die sich nach Absetzen des Medikaments rasch zurückbilden. Ein langsamer Bolus von 1 mg/kg über 15 Minuten kann verabreicht werden, wenn das klinische Bild eine schnelle Beendigung der Attacken erforderlich macht. Infusionen von 1 bis 3,5 mg/kg/h Lidocain können 7–10 Tage lang verabreicht werden (Matharu et al. 2004).

Lamotrigin

Lamotrigin ist die erste Wahl und der Goldstandard in der prophylaktischen Behandlung sowohl von SUNCT als auch von SUNA. Etwa zwei Drittel der SUNCT- und ein Drittel der SUNA-Patienten sprechen auf Tagesgesamtdosen zwischen 200 mg und 600 mg an (Weng et al. 2018). Lamotrigin wird gut vertragen, wobei eine vorsichtige Anfangsdosis und eine langsame Aufdosierung erforderlich sind, um dermatologische Komplikationen zu vermeiden, zu denen auch der seltene dermatologische Notfall Steven-Johnson-Syndrom gehört (Guberman et al. 1999). Wenn Lamotrigin nicht vertragen wird oder keinen Erfolg zeigt, hängt die Wahl der alternativen Prophylaktika davon ab, ob es sich um SUNCT oder SUNA handelt.

Alternative Prophylaktika

In abnehmender Reihenfolge der Wirksamkeit umfassen die Alternativen bei der prophylaktischen Behandlung von SUNCT Topiramat, Gabapentin und Carbamazepin (Weng et al. 2018). Als alternative Optionen zur Behandlung von SUNA wurden Gabapentin und Carbamazepin als wirksam beschrieben (Weng et al. 2018).

> **Merke**
>
> Da es keine wirksamen Akutbehandlungen gibt, sollte sich die Behandlung von SUNCT/SUNA auf eine prophylaktische Behandlung, d.h. Lamotrigin, konzentrieren. GON-Blockaden oder i.v. Lidocain können adjuvant zur kurzfristigen Linderung eingesetzt werden.

6.2.3 Behandlung der paroxysmalen Hemikranie und der Hemicrania continua

Indometacin

Sowohl PH als auch HC sind Indometacin-empfindliche Kopfschmerzsyndrome (IHS 2018). Indometacin sollte in prophylaktischer Indikation eingesetzt werden (Baraldi et al. 2017). Nach einem positiven intramuskulären Test kann mit der täglichen Einnahme von Indometacin begonnen und entsprechend dem oralen Test titriert werden. Wenn die Diagnose durch einen oralen Indometacin-Test bestätigt wurde, sollte alternativ die niedrigste wirksame Dosis beibehalten werden.

Die häufigsten Nebenwirkungen sind gastrointestinaler Natur. Vorsichtsmaßnahmen wie die gleichzeitige Verabreichung eines Protonenpumpeninhibitors oder eines H2-Blockers oder von beiden zum Schutz des Magen-Darm-Trakts und die halbjährliche Überwachung der Nierenfunktion wegen der seltenen NSAR-Nephropathie werden empfohlen.

> **Merke**
>
> Der Goldstandard und die erste Wahl bei der Behandlung von paroxysmaler Hemikranie und Hemicrania continua ist Indometacin. Bei der Einleitung und Beibehaltung der Indometacin-Behandlung eines Patienten sind Magenschutz und eine Überwachung der Nierenfunktion erforderlich.

Sollte die wirksame Dosis von Indometacin zu Nebenwirkungen führen, sollte die Tagesdosis auf die höchste verträgliche Dosis reduziert werden. Führt die neue, reduzierte Dosis zu einer unzureichenden Wirksamkeit, kann Indometacin gegen einen selektiven Cyclooxygenase-2-(COX-2-)Inhibitor wie Celecoxib ausgetauscht werden (Baraldi et al. 2017).

Tab. 6.4: Alternativen zu Indometacin zur Prophylaxe von paroxysmaler Hemikranie und Hemicrania continua

Medikament	Prophylaxe von PH	Prophylaxe von HC	Dosisbereich
Celecoxib	✓	✓	100 mg bis 200 mg zweimal pro Tag
Topiramat	✓		25 mg bis 100 mg zweimal pro Tag
Melatonin		✓	3 mg bis 30 mg zur Nacht
Nicht-invasive vagale Stimulation	✓	✓	2–3 zweiminütige Stimulationen 2–3 Mal pro Tag

Alternativ kann die höchste verträgliche Dosis von Indometacin beibehalten und ein zweites Prophylaktikum eingesetzt werden. Die Evidenz für die Wirksamkeit der Alternativen zu Indometacin bei der Behandlung von PH und HC ist allerdings sehr begrenzt. Wenn die Verwendung von NSAR nicht möglich ist oder nicht vertragen wird, kann Topiramat für das präventive Management von PH und Melatonin für HC in Betracht gezogen werden (Baraldi et al. 2017).

Sofern verfügbar, kann bei Patienten mit PH oder HC, die Indometacin nicht vertragen, eine nicht-invasive Vagusnervstimulation (nVNS) in Betracht gezogen werden. Es handelt sich um eine gut verträgliche Behandlung. Bei der präventiven Anwendung stimuliert der Patient zwei- bis dreimal pro Tag, um kumulativ vier bis neun Stimulationen von zwei Minuten Dauer mit dem nVNS-Gerät ipsilateral zum Kopfschmerz zu erreichen (Tso et al. 2017). Muskelkontraktionen im Bereich der Lippe und Nackenbeschwerden während der Stimulation waren die häufigsten Nebenwirkungen. *Nicht-invasive Vagusnervstimulation (nVNS)*

GON-Blockaden können sowohl bei PH als auch bei HC wirksam sein (Baraldi et al. 2017). Eine GON-Blockade kann entweder als adjuvante Therapie oder als alleinige präventive Therapie eingesetzt werden. Wenn eine Kombination aus einem Lokalanästhetikum und einem Steroid verwendet wird, wie in diesem Kapitel beschrieben, sollte zwischen den Sitzungen ein Abstand von drei Monaten liegen, wenn die GON-Blockaden als präventive Therapie eingesetzt werden (Blumenfeld et al. 2013). *GON-Blockade*

6.3 Hintergrundinformationen zur Differenzialdiagnose

Die Diagnose einer TAC ist klinisch zu stellen, wobei jedoch ein breites Spektrum sekundärer Ursachen ausgeschlossen werden sollte (▶ Tab. 6.5).

Ungefähr 70 % der Patienten mit einer Hypophysenläsion klagen über Kopfschmerzen. Von dieser Gruppe, die über Kopfschmerzen klagt, würde der Phänotyp bei 10 % die Kriterien für eine TAC erfüllen (Wei et al. 2018). Eine MRT-Bildgebung des Gehirns mit Darstellung der Hypophyse und Kontrastmittel-gestützen Sequenzen sowie eine MR-Angiografie der Kopf- und Hals-Gefäße, ergänzt durch ein Hypophysenhormon-Panel, werden empfohlen, um sekundäre Ursachen auszuschließen (Wei et al. 2018). *Hypophysenläsionen*

Entzündlich	Infektiös	Vaskulär	Neoplasma	Zahnärztlich
• Arteriitis temporalis • Tolosa-Hunt-Syndrom	• Sinusitis • Herpes zoster ophthalmicus	• Dissektion oder Aneurysma der Arteria carotis • Dissektion oder Aneurysma der	• Hypophysentumor • Meningeom • Glioblastom	• nach Zahnextraktion • impaktierter Weisheitszahn

Tab. 6.5: Differenzialdiagnosen für trigemino-autonome Kopfschmerzen (TACs)

Tab. 6.5: Differenzialdiagnosen für trigemino-autonome Kopfschmerzen (TACs) – Fortsetzung

Entzündlich	Infektiös	Vaskulär	Neoplasma	Zahnärztlich
		Arteria vertebralis • Arteriovenöse Fehlbildung • Ischämischer Infarkt laterale Medulla oblongata oder zervikales Myelon		

> **Merke**
>
> Die Gadolinium-verstärkte MRT-Bildgebung des Gehirns mit Blick auf die Hypophyse, eine MR-Angiografie der Hirn- und Halsgefäße und Hypophysenfunktionstests sollten Teil der diagnostischen Abklärung sein, um sekundäre Ursachen bei Patienten mit einem trigemino-autonomen Kopfschmerz-Phänotyp auszuschließen.

6.4 Zusammenfassung

- Die korrekte Diagnose eines trigemino-autonomen Kopfschmerzes ist für eine wirksame Behandlung von Patienten mit diesen seltenen primären Kopfschmerzsyndromen unerlässlich.
- Jede TAC-Entität ist mit einem jeweils unterschiedlichen Ansprechen auf die therapeutischen Optionen verbunden.
- Indometacin ist ein wesentliches Instrument zur Unterscheidung der paroxysmalen Hemikranie und der Hemicrania continua von anderen primären Kopfschmerzerkrankungen und sollte daher ein Medikament sein, mit dem alle Neurologen vertraut sind.
- Die Kenntnis der TAC-Phänotypen und die Fähigkeit, eine TAC korrekt zu identifizieren, kann unnötige Verzögerungen bei der Einleitung einer wirksamen Akuttherapie oder Prophylaxe verhindern.

Literatur

Bahra A, May A, Goadsby PJ (2002) Cluster headache: a prospective clinical study with diagnostic implications. Neurology, 58, 354–61.

Baraldi C, Pellesi L, Guerzoni S, et al. (2017) Therapeutical approaches to paroxysmal hemicrania, hemicrania continua and short lasting unilateral neuralgiform headache attacks: a critical appraisal. The Journal of Headache and Pain, 18, 71.

Barloese M, Lund N, Petersen A, et al. (2015) Sleep and chronobiology in cluster headache. Cephalalgia, 35, 969–78.

Besag FMC, Vasey MJ, Lao KSJ, Wong ICK (2019) Adverse Events Associated with Melatonin for the Treatment of Primary or Secondary Sleep Disorders: A Systematic Review. CNS Drugs, 33, 1167–1186.

Blumenfeld A, Ashkenazi A, Napchan U, et al. (2013) Expert consensus recommendations for the performance of peripheral nerve blocks for headaches–a narrative review. Headache, 53, 437–46.

Chou DE, Tso AR, Goadsby PJ (2016) Aprepitant for the management of nausea with inpatient IV dihydroergotamine. Neurology, 87, 1613–1616.

Cittadini E, Matharu MS, Goadsby PJ (2008) Paroxysmal hemicrania: a prospective clinical study of 31 cases. Brain, 131, 1142–55.

Cohen AS (2007) Short-Lasting Unilateral Neuralgiform Headache Attacks with Conjunctival Injection and Tearing. Cephalalgia, 27, 824–832.

Cohen AS, Burns B, Goadsby PJ (2009) High-Flow Oxygen for Treatment of Cluster Headache: A Randomized Trial. JAMA, 302, 2451–2457.

Cohen AS, Matharu MS, Goadsby PJ (2007) Electrocardiographic abnormalities in patients with cluster headache on verapamil therapy. Neurology, 69, 668–75.

Dodick DW, Goadsby PJ, Lucas C, et al. (2019) Phase 3 Randomized Trial of Galcanezumab in Chronic Cluster Headache: Double-Blind Treatment. Cephalalgia, 39, 46–47.

Goadsby PJ, Dodick DW, Leone M, et al. (2019) Trial of Galcanezumab in Prevention of Episodic Cluster Headache. New England Journal of Medicine, 381, 132–141.

Gonen M, Balgetir F, Aytac E, et al. (2019) Suboccipital steroid injection alone as a preventive treatment for cluster headache. Journal of Clinical Neuroscience, 68, 140–145.

Guberman AH, Besag FM, Brodie MJ, et al. (1999) Lamotrigine-associated rash: risk/benefit considerations in adults and children. Epilepsia, 40, 985–91.

Hong Y, Kang MK, Moon HS, et al. (2023) Preventive therapy with galcanezumab for two consecutive cluster bouts in patients with episodic cluster headache: an observational multicenter study. The Journal of Headache and Pain, 24, 136.

IHS – Headache Classification Committee of the International Headache Society (2018) The International Classification of Headache Disorders, 3rd edition. Cephalalgia, 38, 1–211.

IHS – Headache Classification Committee of the International Headache Society (2018) Internationale Klassifikation von Kopfschmerzerkrankungen, 3. Auflage. https://www.dmkg.de/files/dmkg.de/Aerzte/ICHD-3-Deutsche-%C3%9Cbersetzung-German-Translation-2018-1.pdf

Karsan N, Chan C, Goadsby PJ (2020) Headache and facial pain. Medicine, 48, 508–516.

Lamas Pérez R, Millán-Vázquez M, González-Oria C (2024) Efficacy and safety of galcanezumab as chronic cluster headache preventive treatment under real world conditions: Observational prospective study. Cephalalgia, 44, 3331024231226181.

Matharu MS, Cohen AS, Goadsby PJ (2004) SUNCT Syndrome Responsive to Intravenous Lidocaine. Cephalalgia, 24, 985–992.

May A, Leone M, Áfra J, et al. (2006) EFNS guidelines on the treatment of cluster headache and other trigeminal-autonomic cephalalgias. European Journal of Neurology, 13, 1066–1077.

May A, Schwedt TJ, Magis D, et al. (2018) Cluster headache. Nature Reviews Disease Primers, 4, 18006.

Membrilla JA, Torres-Ferrus M, Alpuente A, et al. (2022) Efficacy and safety of galcanezumab as a treatment of refractory episodic and chronic cluster headache: Case series and narrative review. Headache: The Journal of Head and Face Pain, 62, 1395–1405.

Mo H, Kim BK, Moon HS, Cho SJ (2022) Real-world experience with 240 mg of galcanezumab for the preventive treatment of cluster headache. The Journal of Headache and Pain, 23, 132.

Naber WC, Fronczek R, Haan J, et al. (2019) The biological clock in cluster headache: A review and hypothesis. Cephalalgia, 39, 1855–1866.

Nagy AJ, Gandhi S, Bhola R, Goadsby PJ (2011) Intravenous dihydroergotamine for inpatient management of refractory primary headaches. Neurology, 77, 1827–32.

Pareja JA, Sjaastad O (1996) Chronic Paroxysmal Hemicrania and Hemicrania Continua. Interval Between Indomethacin Administration and Response. Headache: The Journal of Head and Face Pain, 36, 20–23.

Petersen AS, Barloese MCJ, Lund NLT, Jensen RH (2016) Oxygen therapy for cluster headache. A mask comparison trial. A single-blinded, placebo-controlled, crossover study. Cephalalgia, 37, 214–224.

Pringsheim T, Magnoux E, Dobson CF, et al. (2002) Melatonin as adjunctive therapy in the prophylaxis of cluster headache: a pilot study. Headache, 42, 787–92.

Shapiro RE (2005) Corticosteroid treatment in cluster headache: evidence, rationale, and practice. Curr Pain Headache Rep, 9, 126–31.

Steiner TJ, Hering R, Couturier EG, et al. (1997) Double-blind placebo-controlled trial of lithium in episodic cluster headache. Cephalalgia, 17, 673–5.

Tso AR, Marin J, Goadsby PJ (2017) Noninvasive Vagus Nerve Stimulation for Treatment of Indomethacin-Sensitive Headaches. JAMA neurology, 74, 1266–1267.

Wei DYT, Yuan Ong JJ, Goadsby PJ (2018) Overview of Trigeminal Autonomic Cephalalgias: Nosologic Evolution, Diagnosis, and Management. Ann Indian Acad Neurol, 21, S39–S44.

Weng HY, Cohen AS, Schankin C, Goadsby PJ (2018) Phenotypic and treatment outcome data on SUNCT and SUNA, including a randomised placebo-controlled trial. Cephalalgia, 38, 1554–1563.

7 Primärer Sexualkopfschmerz und andere seltene Kopfschmerzen

Stefan Evers

Fallbeispiel

Ein 23-jähriger Student stellte sich in der Kopfschmerzsprechstunde vor, da er seit ca. drei Monaten immer mit oder kurz vor dem Orgasmus stark einschießende Kopfschmerzen im Hinterkopf bemerkte. Er wurde von seiner Freundin begleitet, die ihn sichtlich gedrängt hatte, sich vorzustellen. Ihm selbst war es sehr unangenehm, über sein Problem zu reden. Nachdem er zu Beginn der Kopfschmerzen noch Sorge gehabt hatte, dass es sich um eine gefährliche Krankheit handeln könnte (sich aber nicht getraut hatte, sich akut vorzustellen), dachte er dann mehr an eine harmlose Migräne.

Auf Nachfrage berichtete der Patient, dass er anfangs bei sexueller Aktivität mit seiner Freundin einen Druck im Hinterkopf verspürte, dem er keinerlei Bedeutung beigemessen hatte. Dann entwickelte sich jedoch immer, wenn er kurz vor dem Orgasmus stand oder dabei, ein heftiger, fast vernichtender Schmerz im Hinterkopf beiderseits, der bis zu den Schläfen ausstrahlen konnte. Der Kopfschmerz hielt für zwei bis drei Stunden an und klang immer wieder folgenlos ab. Er belastete ihn psychisch und auch seine Beziehung sehr. Mit der Zeit machte der Patient die Erfahrung, dass der Kopfschmerz bei jeder sexuellen Aktivität auftrat, also auch bei Selbstbefriedigung. Er konnte auch sonst keinen Einfluss auf den Kopfschmerz nehmen, so trat der Kopfschmerz unabhängig von der Lage, von der Tageszeit, von Mahlzeiten etc. auf. Seine Freundin bestätigte die Angaben.

Bislang hatte er nichts gegen die Kopfschmerzen getan, nur gelegentlich hatte er nach der sexuellen Aktivität eine Tablette Ibuprofen eingenommen, damit die Kopfschmerzen schneller abklangen, außerdem hatte das Paar seine sexuellen Aktivitäten deutlich reduziert. Früher hatte er diese Probleme nie gehabt. Er erinnerte sich, dass er als Kind gelegentlich mal in der Schule Kopfschmerzen mit Übelkeit bekommen hatte, sodass er nach Hause gehen musste. Nach einem kurzen Schlaf waren die Kopfschmerzen dann aber wieder verschwunden. Seit der Pubertät hatte er diese Kopfschmerzen dann nicht mehr gehabt. Er nahm keine Medikamente ein, die übrige Vorgeschichte war unauffällig, in der Familienanamnese war nur eine Migräne bei der Mutter bemerkenswert. Der neurologische Untersuchungsbefund war ebenfalls unauffällig.

> Bei dem Patienten wurde die Diagnose eines primären Sexualkopfschmerzes gestellt. Er wurde darüber aufgeklärt, dass es sich hierbei um einen zwar sehr unangenehmen, aber harmlosen Kopfschmerz handelt. Zum Ausschluss symptomatischer Ursachen wurde er zu einer Kernspintomographie (MRT) überwiesen, die aber im Nachhinein unauffällig blieb. Als Therapie wurde vereinbart, dass er ca. 30 Minuten vor einer geplanten sexuellen Aktivität 100 mg Indometacin einnehmen und bei der Aktivität eine eher passive Rolle einnehmen sollte. Weitere therapeutische Maßnahmen wurden vorerst nicht vereinbart.
>
> Nach drei Monaten stellte er sich wieder vor und berichtete, dass unter Indometacin in der Tat keine Kopfschmerzen mehr aufgetreten seien, allenfalls noch ein leichter Druck. Er hatte allerdings auch den Eindruck, dass die Beschwerden insgesamt besser geworden seien. Nach weiteren drei Monaten stellte er sich noch einmal vor und berichtete, dass seine Probleme inzwischen abgeklungen seien. Er benötigte kein Indometacin mehr und konnte sexuelle Aktivität beschwerdefrei ausüben.

7.1 Klinik

Sexuelle Aktivität kann ein Auslösefaktor für primäre Kopfschmerzen sein. Dessen war sich schon Hippokrates bewusst; er stellte fest, dass jemand in der Lage sein sollte, jene zu unterscheiden, die Kopfschmerzen bekommen durch gymnastische Übungen oder durch Rennen, Laufen, Jagen oder durch sonst irgendwelche »unvernünftigen« Verrichtungen oder eben durch maßlosen Geschlechtsverkehr (zitiert nach Adams 1848). Auch Avicenna beschrieb in seinem Canon medicinae exakt einen Sexualkopfschmerz und empfahl pflanzliche Präparate (Mosavat et al. 2017).

Tritt der Kopfschmerz bei sexueller Aktivität zum ersten Mal auf, kann es für den Betroffenen beängstigend sein. Im Grunde handelt es sich aber um eine harmlose Erkrankung mit einer guten Prognose, die jedoch die Lebensqualität der Betroffenen erheblich einschränken kann. Der Ausschluss einer Subarachnoidalblutung (SAB), beispielsweise zurückzuführen auf ein geplatztes Aneurysma, ist jedoch trotzdem obligat (Lance 1991, 1992). Bei einem Verdacht auf eine Blutung oder eine andere symptomatische Ursache besteht daher eine zwingende Indikation zur zerebralen Bildgebung, um sekundäre Ursachen auszuschließen (Evers et al. 2006).

> **Merke**
>
> Der primäre Sexualkopfschmerz ist eine biologisch gesehen harmlose Erkrankung. Symptomatische Ursachen eines sekundären Sexualkopfschmerzes müssen mittels Bildgebung ausgeschlossen werden.

Die genaue Lebenszeitprävalenz der primären Kopfschmerzen bei sexueller Aktivität ist unbekannt, in der bisherigen Literatur wird sie mit 1 % angegeben (Rasmussen und Olesen 1992; Biehl et al. 2007). Es muss jedoch davon ausgegangen werden, dass dieser Kopfschmerztyp häufiger ist, als sein geringer Bekanntheitsgrad annehmen lässt. Die aktuelle Prävalenz ist somit – in Folge der Verlegenheit der Patienten, über intime sexuelle Details zu sprechen – vermutlich unterschätzt. Es besteht in 19 % bis 47 % eine Komorbidität mit Migräne, in 29 % bis 40 % mit primärem Kopfschmerz bei körperlicher Anstrengung und in 45 % mit Kopfschmerzen vom Spannungstyp (Frese et al. 2003a; Biehl et al. 2007; Pascual et al. 1996; Silbert et al. 1991).

Epidemiologie

Die Geschlechterverteilung zeigt, dass Männer bis zu vier Mal häufiger betroffen sind als Frauen (Frese et al. 2003a; Lance 1976). Das Alter bei Erstmanifestation besitzt zwei Maxima, mit einem ersten Gipfel zwischen 20 und 24 Jahren und einem zweiten zwischen 35 und 44 Jahren (Frese et al. 2003a).

Klinisch wurden früher verschiedene Subtypen unterschieden. In der ersten Kopfschmerzklassifikation von 1988 (IHS 1988) waren dies noch drei Typen: ein Präorgasmuskopfschmerz (wie ein Kopfschmerz vom Spannungstyp); ein Orgasmuskopfschmerz (wie eine Migräne); ein lageabhängiger Typ (wie beim Liquorunterdruck). Der dritte lageabhängige Typ trat erst nach dem Geschlechtsverkehr und in aufrechter Position auf. Es wurde jedoch später angenommen, dass er die Folge eines Duraeinrisses mit Liquorunterdruck ist und demnach nicht mehr den primären, sondern den symptomatischen Kopfschmerzen zuzuordnen ist. In der zweiten Kopfschmerzklassifikation von 2004 (IHS 2004) wurden dann nur noch ein Präorgasmuskopfschmerz (dumpfer Schmerz in Kopf und Nacken, der sich mit zunehmender Erregung verstärkt) und ein Orgasmuskopfschmerz (mit oder kurz vor dem Orgasmus plötzlich starker, explosionsartiger Kopfschmerz) unterschieden. Die Schmerzen sind hauptsächlich bilateral und okzipital lokalisiert. Der Orgasmuskopfschmerz kommt ca. fünf Mal häufiger vor als der Präorgasmuskopfschmerz (Frese et al. 2003a). Es gibt genügend Evidenz, dass der Kopfschmerz bei sexueller Aktivität unabhängig von anderen Kopfschmerzen auftreten kann, es sich also um eine eigenständige idiopathische Kopfschmerzentität handelt. Der Kopfschmerz bei sexueller Aktivität ist unabhängig von spezifischen sexuellen Praktiken und kann auch bei der Masturbation auftreten (Frese et al. 2003a). Dieser Kopfschmerz ist unberechenbar in seinem Auftreten und entwickelt sich

Frühere Subtypen

bei einigen Ereignissen, bei anderen jedoch nicht, ohne irgendwelche deutliche Veränderung der sexuellen Techniken (Lance 1976).

7.2 Diagnostik

Der primäre Kopfschmerz bei sexueller Aktivität ist durch viele Studien inzwischen systematisch untersucht worden (Frese et al. 2003a, 2003b, 2007; Evers et al. 2003) und durch Kriterien der International Headache Society (IHS) klar definiert (IHS 2018). Er gehört zu der Gruppe der anderen primären Kopfschmerzerkrankungen, die die Kopfschmerzklassifikation der IHS in ihrem vierten Kapitel unterscheidet. Diese Kopfschmerzgruppe gilt als selten, muss aber als Gruppe eigenständiger Entitäten aufgefasst werden. Epidemiologische Daten, die die Hypothese einer geringen Prävalenz stützen, liegen nicht vor. Im Gegenteil deuten jüngere Studien darauf hin, dass diese Kopfschmerzgruppe häufiger ist als bislang angenommen.

IHS-Kriterien

In der aktuellen Auflage der IHS-Kriterien (IHS 2018) werden keine Subtypen von primären Kopfschmerzen in Verbindung mit sexueller Aktivität mehr unterschieden, er wird jetzt einheitlich »primärer Sexualkopfschmerz« genannt.

Diagnosekriterien nach ICHD-3 für den primären Sexualkopfschmerz (IHS 2018)

A. Mindestens zwei Schmerzepisoden im Kopf und/oder Hals, die die Kriterien B bis D erfüllen
B. Der Schmerz wird ausgelöst durch sexuelle Aktivität und tritt ausschließlich während einer solchen auf
C. Einer oder beide der folgenden Punkte sind erfüllt:
   1. zunehmende Intensität mit zunehmender sexueller Erregung
   2. schlagartige explosive Intensivierung unmittelbar vor dem oder beim Orgasmus
D. Schmerzdauer zwischen 1 Minute und 24 Stunden bei starker Intensität und/oder bis zu 72 Stunden bei leichterer Intensität
E. Nicht besser erklärt durch eine andere ICHD-3-Diagnose[1, 2]

Anmerkungen:
[1] Primärer Sexualkopfschmerz tritt nicht in Verbindung mit einer Bewusstseinstrübung, Erbrechen oder Sensibilitätsstörungen bzw. visuellen oder motorischen Symptomen auf, während dies bei sexuellem Kopfschmerz symptomatischer Natur durchaus der Fall sein kann. Beim erstmaligen Auftreten eines Kopfschmerzes bei sexueller Aktivität ist der

> Ausschluss einer Subarachnoidalblutung, einer intra- und extrakraniellen arteriellen Dissektion und eines reversiblen zerebralen Vasokonstriktionssyndroms (RCVS) obligatorisch.
>
> [2] Multiple explosive Kopfschmerzen bei sexuellen Aktivitäten sollten als 6.7.3 Kopfschmerz zurückzuführen auf ein reversibles zerebrales Vasokonstriktionssyndrom betrachtet werden, solange angiografische Untersuchungen (einschließlich konventioneller, Magnetresonanz- oder CT-Angiografie) oder die transkranielle Dopplerultrasonografie nichts Gegenteiliges bewiesen haben. Man beachte, dass Vasokonstriktionen im Frühstadium eines RCVS nicht unbedingt festzustellen sind; aus diesem Grund können Folgeuntersuchungen erforderlich sein.

7.3 Pathophysiologie

Sämtliche Theorien zur Pathophysiologie des Kopfschmerzes durch sexuelle Aktivität sind rein spekulativ. Sicherlich handelt es sich nicht um eine primäre Störung der Blutdruckregulation oder um intrakranielle Blutungen und auch nicht um eine rein psychosomatische Erkrankung. Frühe Arbeiten postulierten pathophysiologische Zusammenhänge zwischen dem Präorgasmuskopfschmerz und dem Kopfschmerz vom Spannungstyp sowie zwischen dem Orgasmuskopfschmerz und der Migräne (Lance 1976). In einer Studie konnte eine Störung der zerebralen Autoregulation für den Orgasmuskopfschmerz nachgewiesen werden (Evers et al. 2003). Der Nachweis einer fehlenden kognitiven Habituation bei Messung ereigniskorrelierter Potentiale weist auf pathophysiologische Gemeinsamkeiten zwischen Orgasmuskopfschmerz und Migräne hin (Frese et al. 2003b). Inzwischen sind auch Vasospasmen der intrakraniellen Arterien bei dieser Kopfschmerzform beobachtet worden (Valenca et al. 2004; Theeler et al. 2010; Yeh et al. 2010). Der Gebrauch von erektionsfördernden Substanzen, wie z. B. Sildenafil oder Nitropräparate, muss ausgeschlossen sein.

In vielen Fällen besteht eine Komorbidität zwischen dem primären Sexualkopfschmerz und einem anderen idiopathischen Kopfschmerz, vor allem der Migräne. Hier liegt aber kein kausaler Zusammenhang vor. In dem obigen Fallbericht ist es aber typisch, dass der Patient wahrscheinlich eine kindliche Migräne hatte und die Mutter ebenfalls an Migräne litt.

Komorbidität

7.4 Therapie

Nichtpharmakologische Therapie

Als nichtpharmakologische Maßnahmen sind eine passivere Rolle beim Geschlechtsverkehr und ein langsamer Aufbau der sexuellen Erregung ratsam, die bei ca. 50% der Patienten die Kopfschmerzen reduzieren (Frese et al. 2003a). Ein Abbruch der sexuellen Aktivität bei Auftreten erster Symptome kann bei ca. 40% eine weitere Zunahme der Kopfschmerzattacke verhindern und ist insbesondere in der Situation vor dem Orgasmus als Präventionsmaßnahme erfolgreich. Solange ein leichterer Nachschmerz besteht, erscheint das Risiko einer erneuten Kopfschmerzattacke bei erneuter sexueller Aktivität besonders hoch, sodass für diesen Zeitraum sexuelle Inaktivität anzuraten ist (Frese et al. 2003a; Lance 1976).

> **Merke**
>
> Einfache Maßnahmen sind langsame Steigerung der sexuellen Erregung und eine eher passive Rolle.

Analgetika

Für Patienten mit länger anhaltenden Kopfschmerzphasen mit wiederholten Attacken besteht die Indikation für eine medikamentöse Therapie. Das Therapieziel ist die Vermeidung von Kopfschmerzattacken, da sich unterschiedliche Schmerzmittel (Paracetamol, Ibuprofen, Acetylsalicylsäure, Diclofenac) in der Akutbehandlung bereits aufgetretener Attacken in mehr als 90% als unbefriedigend erwiesen haben (Frese et al. 2007). Bei

Triptane

einigen Patienten waren Triptane hilfreich in der Kupierung der akuten Kopfschmerzen nach dem Orgasmus (Frese et al. 2006). Bei geplanter sexueller Aktivität kann eine medikamentöse Kurzzeitprophylaxe mit Indometacin durchgeführt werden. Die empfohlene Dosis beträgt 50 bis 100 mg ca. 30 bis 60 Minuten vor der sexuellen Aktivität. Die Ansprechrate liegt bei über 80% (Raskin 1997; Frese et al. 2007). Einzelne Fallberichte beschreiben eine Wirksamkeit von Naratriptan oder von anderen Triptanen (Frese et al. 2006) als Kurzzeitprophylaktikum. Für Diazepam und Ergotamin als Kurzzeitprophylaktikum stehen Fallberichten über positive Therapieerfolge jeweils mehr publizierte negative Erfahrungen gegenüber, sodass der

Betablocker

Einsatz nicht empfohlen werden kann. Ist eine Langzeitprophylaxe notwendig, ist Propranolol Mittel der ersten Wahl, für das mehrere größere Fallserien eine Wirksamkeit gezeigt haben (Frese et al. 2007). Die empfohlene Dosis beträgt 3 × 20 bis 80 mg pro Tag, die Ansprechrate liegt bei über 80%. Ebenfalls wirksam scheinen die Betablocker Metoprolol und Atenolol zu sein, jedoch sind die Erfahrungen mit diesen Substanzen geringer als mit Propranolol (Frese et al. 2007). Jede prophylaktische Therapie sollte nach ca. 6 bis 8 Wochen probatorisch unterbrochen werden, da spontane Remissionen der Erkrankung die Regel sind. Nur bei unter 20% der Betroffenen kommt es zu symptomatischen Phasen, die wenige Tage bis mehrere Jahre lang anhalten und im weiteren Verlauf rezidivieren können;

unter 10% zeigen einen chronischen Verlauf über viele Jahre (Silbert et al. 1991; Frese et al. 2007).

> **Merke**
>
> Zur Kurzzeitprophylaxe ist Indometacin bis 100 mg geeignet, zur Langzeitprophylaxe sollte Propranolol bis 120 mg/Tag eingesetzt werden.

> **Therapieempfehlungen zur Behandlung des primären Kopfschmerzes bei sexueller Aktivität**
>
> Stufe 1 – Patientenedukation:
>
> - Information über den harmlosen Charakter des Kopfschmerzes und die sehr gute Prognose
> - Sexuell inaktiv bleiben während des Kopfschmerzes und am Tag danach
> - Passive Rolle während der sexuellen Aktivität einnehmen
>
> Stufe 2 – Akuttherapie:
>
> - Zumeist nicht notwendig
> - Beliebiges Triptan in üblicher Dosierung oder Indometacin 100 mg
>
> Stufe 3 – Kurzzeitprophylaxe:
>
> - Kurzzeitprophylaxe:Indometacin 50–100 mg ca. 30 bis 60 Minuten vor geplanter sexueller Aktivität
>
> Stufe 4 – Prophylaktische Behandlung:
>
> - Propranolol 120–240 mg pro Tag
> - Metoprolol (100–200 mg pro Tag) oder Diltiazem (180 mg pro Tag), wenn Propranolol nicht wirkt, nicht vertragen wird oder kontraindiziert ist

7.5 Symptomatischer Kopfschmerz bei sexueller Aktivität

Subarachnoidalblutung

Sexuelle Aktivität ist der Auslöser für eine Subarachnoidalblutung (SAB) in 4% bis 11% der Fälle aller Blutungen, insbesondere bei älteren Menschen mit arterieller Hypertonie (Locksley 1969; Lundberg und Osterman 1974; Pascual et al. 1996; Reynolds et al. 2011). Daher muss in allen Fällen von Kopfschmerz bei sexueller Aktivität bei der Erstmanifestation der Ausschluss einer SAB mittels CCT erfolgen. Wenn der CCT-Befund unauffällig ist, ist es notwendig, dass sich eine Lumbalpunktion anschließt (ggf. mit einigen Stunden Abstand zum Kopfschmerzbeginn). Ist deren Ergebnis auffällig (oder ebenfalls unklar), wird eine Angiografie durchgeführt, wobei heutzutage die verschiedenen Modalitäten zur Aufdeckung eines Aneurysmas (MRT, CCT, DSA) weitgehend eine gleiche Wertigkeit haben. Hierbei muss berücksichtigt werden, dass in den publizierten Daten eine SAB nur für 3% aller Fälle von Kopfschmerz bei sexueller Aktivität verantwortlich gewesen ist (Yeh et al. 2010), insgesamt muss die Wahrscheinlichkeit sogar noch niedriger angesetzt werden, da eine SAB häufig noch weitere Symptome als nur den Kopfschmerz umfasst.

> **Merke**
>
> Die wichtigste Differenzialdiagnose zum primären Sexualkopfschmerz ist die Subarachnoidalblutung (SAB). Diese muss adäquat durch ein CCT und bei unklarem Befund durch eine Liquoranalyse ausgeschlossen werden.

Weitere Differenzialdiagnosen

Aber auch andere Erkrankungen können bei sexueller Aktivität auftreten und sich primär als Kopfschmerz manifestieren. Hier wären z. B. Formen der epiduralen Blutung zu nennen (die allerdings in der wissenschaftlichen Literatur in diesem Zusammenhang nur theoretisch und nicht anhand von Fallserien beschrieben sind), Dissektionen der zervikalen Arterien (Chang und Ahn 1996; Uterga et al. 2009; Li et al. 2009; Yeh 2010) und die Ruptur einer Pinealiszyste (Barranco et al. 2019).

7.6 Kopfschmerzbeeinflussung durch sexuelle Aktivität

Kopfschmerz-Linderung

Bei dem primären Kopfschmerz durch sexuelle Aktivität ist der Geschlechtsverkehr der Auslösefaktor. Vereinzelt wird jedoch in der Literatur auch beschrieben, dass sexuelle Aktivität auch zur Erleichterung der bereits bestehenden Kopfschmerzen beitragen kann oder sogar zur kompletten Linderung (Couch und Bearss 1987; Couch und Bearss 1990; Evans und Couch 2001; Gotkine et al. 2006).

Dass sexuelle Aktivität manchmal eher ein Entlastungsfaktor als ein Krankheitsauslöser für Migränepatienten ist, beschreiben Couch und Bearss (1990) in einer nicht komplett veröffentlichten Studie. Sie untersuchten die Wirkung eines Orgasmus auf Migräne. In der retrospektiven Studie gaben 57 von 83 Frauen an, schon einmal Geschlechtsverkehr während des Kopfschmerzes gehabt zu haben. Etwa die Hälfte der Teilnehmerinnen berichtete von Linderung. Davon beschrieben 17,5 % eine vollständige Befreiung von den Kopfschmerzen. Die restlichen 29,9 % hatten eine Erleichterung in Form von geringerer Dauer oder Intensität. Lediglich drei Patientinnen gaben eine Verschlechterung ihrer Kopfschmerzen an. Die übrigen Teilnehmerinnen (49,1 %) verspürten keine Veränderung. In der Literatur zu diesem Thema finden sich hauptsächlich Beobachtungen von weiblichen Migränepatienten, es wurde aber auch von einem 52 Jahre alten Mann mit einer Migräne ohne Aura berichtet, dessen Kopfschmerzen innerhalb weniger Minuten durch einen Orgasmus verschwanden (Evans und Couch 2001). Des Weiteren findet vereinzelt in der Literatur Erwähnung, dass auch Patienten mit Clusterkopfschmerz eine Linderung ihrer Attacke erfahren können, wenn sie sexuell aktiv sind (Gotkine et al. 2006; Evans und Couch 2001).

In der bislang größten Studie zu diesem Thema (Hambach et al. 2013) bei 402 Patienten berichteten 133 davon, während einer Kopfschmerzattacke wenigstens einmal sexuell aktiv gewesen zu sein. Dass diese Art der Aktivität trotz der Kopfschmerzen überhaupt möglich ist, belegt die hohe Anzahl von 103 Patienten mit Migräne und 30 Patienten mit Clusterkopfschmerz. Es wurde angegeben, dass sexuelle Aktivität während der Migräneattacke in der überwiegenden Zahl der Fälle die Migräneschmerzen lindern oder den Anfall sogar beenden konnte. Besonders männliche Migränepatienten verspürten nach der Aktivität eine Erleichterung ihrer Beschwerden. Im Vergleich fanden 73,3 % der Männer Linderung ihrer Migräne in sexueller Aktivität, jedoch nur 58,0 % der Frauen. Die Art der sexuellen Aktivität hatte keinen Einfluss auf die jeweilige Reaktion; die Linderung war jedoch an den Orgasmus gebunden.

> **Merke**
>
> Sexuelle Aktivität kann bei manchen Betroffenen zu einer Besserung einer Migräneattacke führen.

Warum sexuelle Aktivität nun den einen hilft (ob nun teilweise oder komplett) und den anderen nicht, kann nur spekuliert werden. Zu den Hypothesen gehören die Ausschüttung von Endorphinen, die körperliche Entspannung nach dem Orgasmus und extragenitale Reaktionen wie zum

Beispiel Blutdruckveränderungen. Auch der Zusammenhang zwischen den hormonellen Reaktionen während der sexuellen Aktivität und den kopfschmerzspezifischen Hirnregionen (Hypothalamus, periaquäduktales Grau etc.) wird diskutiert.

In diesem Zusammenhang sei noch erwähnt, dass in einer Studie festgestellt worden ist, dass das sexuelle Verlangen der Migränepatienten ein erhöhtes Niveau hat (Houle et al. 2006). Den Grund für die gesteigerte Lust der Migränepatienten sehen die Forscher im Neurotransmitter Serotonin. So gilt ein hoher Serotoninspiegel, der bei Migränepatienten normalerweise nicht vorliegt, als lusthemmend, da Serotonin antagonistisch auf Testosteron wirkt (Sicuteri et al. 1976).

7.7 Hintergrundinformationen zu anderen primären Kopfschmerzen

Kopfschmerztypen nach IHS

Der primäre Sexualkopfschmerz gehört in das Kapitel 4 der Kopfschmerzklassifikation der IHS, darin sind auch einige seiner Differenzialdiagnosen enthalten. Dieses Kapitel umfasst eine Gruppe von primären (d. h. idiopathischen) Kopfschmerzerkrankungen, die nicht als eine Form von Migräne, Kopfschmerz vom Spannungstyp oder Clusterkopfschmerz klassifiziert werden können. Die verschiedenen Kopfschmerztypen des Kapitels 4 der Kopfschmerzklassifikation, das als »Andere primäre Kopfschmerzen« überschrieben ist, sind nachfolgend dargestellt.

4.1 Primärer Hustenkopfschmerz
4.2 Primärer Anstrengungskopfschmerz
4.3 Primärer Sexualkopfschmerz
4.4 Primärer Donnerschlagkopfschmerz
4.5 Primärer kältebedingter Kopfschmerz
    4.5.1 Kopfschmerz zurückzuführen auf einen äußeren Kältereiz
    4.5.2 Kopfschmerzen zurückzuführen auf Einnahme oder Inhalation eines Kältereizes
4.6 Kopfschmerz durch Einwirkung von Druck oder Zug auf den Kopf
    4.6.1 Kopfschmerz durch äußeren Druck
    4.6.2 Kopfschmerz durch äußeren Zug
4.7 Primärer stechender Kopfschmerz
4.8 Münzkopfschmerz
4.9 Schlafgebundener Kopfschmerz
4.10 Neu aufgetretener täglicher Kopfschmerz (NDPH)
4.11 Epicrania fugax

> **Merke**
>
> Wenn symptomatische Kopfschmerzen ausgeschlossen sind, handelt es sich bei dieser Gruppe von verschiedenen primären Kopfschmerzerkrankungen um biologisch harmlose Erkrankungen.

Die ersten sieben Kopfschmerztypen und der elfte Typ (Epicrania fugax, die allerdings noch nicht als Entität anerkannt ist) dieser Gruppe haben gemeinsam, dass sie einschießend sind, d. h., es gibt einen äußeren Reiz oder sie entstehen von selbst (wie beim primären Donnerschlagkopfschmerz, beim primären stechenden Kopfschmerz und bei der Epicrania fugax). Interessanterweise sind die einzelnen Kopfschmerztypen voneinander unabhängig. So ist der primäre Anstrengungskopfschmerz vom primären Sexualkopfschmerz epidemiologisch gesehen unabhängig, obwohl beide mit körperlichen Aktivitäten einhergehen. Eine Überlappung gibt es differenzialdiagnostisch in der Semiologie der Kopfschmerzen selbst. So kann der primäre Sexualkopfschmerz auch mal als Donnerschlagkopfschmerz auftreten, d. h., dass die maximale Kopfschmerzintensität innerhalb einer Minute erreicht wird. Auch der idiopathische stechende Kopfschmerz und die Epicrania fugax mit vielen an verschiedenen Stellen auftretenden kurzen einschießenden Schmerzen kann nach oder bei sexueller Aktivität auftreten, eigentlich immer tritt er aber außerhalb von sexueller Aktivität auf.

Die anderen Kopfschmerztypen dieser Gruppe (8 bis 10) können eigentlich nicht mit einem primärem Sexualkopfschmerz verwechselt werden. Der Münzkopfschmerz ist ein dauerhafter Schmerz an einer umschriebenen runden bis ovalen Fläche auf der Kopfhaut, der nicht durch eine bestimmte Aktivität ausgelöst wird. Der primäre schlafgebundene Kopfschmerz tritt immer nur aus dem Schlaf heraus auf und der neu aufgetretene anhaltende Kopfschmerz ist ein dauernder Kopfschmerz, der nie auch nur für Minuten aufhört und ebenfalls ohne Auslöser beginnt.

Bei all diesen Kopfschmerztypen gilt, dass es relevante Differenzialdiagnosen aus dem Bereich der symptomatischen Kopfschmerzen gibt. Wie beim primären Sexualkopfschmerz muss z. B. die SAB auch beim primären Hustenkopfschmerz, beim primären Anstrengungskopfschmerz und beim Donnerschlagkopfschmerz ausgeschlossen werden. Neuralgien können einige dieser Kopfschmerzen imitieren, z. B. den Münzkopfschmerz. Viele dieser Kopfschmerzformen zeigen eine signifikante Komorbidität mit der Migräne, ohne dass sich jedoch die Semiologie beider Kopfschmerzformen überlappt.

Therapie

Die Therapie dieser Kopfschmerztypen richtet sich natürlich in erster Linie nach der Diagnose. Es gibt aber einige Gemeinsamkeiten in der Therapie. So ist die Substanz Indometacin bei den meisten Kopfschmerztypen gut wirksam als Kurzzeitprophylaxe. Gerade beim primären Anstrengungskopfschmerz kann es so eingesetzt werden wie beim primären

Sexualkopfschmerz. Auch Betablocker sind bei diesen beiden Typen gleichermaßen in der Langzeitprophylaxe wirksam. Wichtig bei all diesen Kopfschmerztypen ist auch die Beratung hinsichtlich ihrer Harmlosigkeit, sobald die symptomatischen Formen ausgeschlossen worden sind. Es ist auch nur für den spezialisierten Neurologen notwendig, diese Kopfschmerztypen im Detail zu kennen, allerdings sollte ein grundsätzliches Wissen darüber bestehen, dass auch bizarr beschriebene Kopfschmerzen durchaus einer pathophysiologischen Entität entsprechen können, sodass eine geeignete Weiterleitung in eine Spezialeinrichtung erfolgen kann.

7.8 Zusammenfassung

- Sexuelle Aktivität kann einerseits als ein Triggerfaktor für primäre Kopfschmerzen und andererseits als Einflussfaktor auf bereits bestehende idiopathische Kopfschmerzen (Migräne und Clusterkopfschmerz) wirken.
- Warum sexuelle Aktivität den einen hilft und den anderen überhaupt erst Kopfschmerzen beschert, dafür gibt es bislang keine medizinische Erklärung. In der bisher veröffentlichten Literatur finden viele Ansätze Erwähnung, die endgültige Klärung bedarf jedoch weiterer Untersuchungen.
- Die möglichen Auswirkungen von sexueller Aktivität auf Kopfschmerzen sollte der Arzt jedoch kennen, um dementsprechend zu diagnostizieren und zu informieren.

Literatur

Adams F (1848) The genuine works of Hippocrates. London: Sydenham Society.
Barranco R, Lo Pinto S, Cuccì M, et al. (2018) Sudden and unexpected death during sexual activity, due to a glial cyst of the pineal gland. Am J Forensic Med Pathol 39: 157–160.
Biehl K, Evers S, Frese A (2007) Comorbidity of migraine and headache associated with sexual activity. Cephalalgia 27: 1271–1273.
Chang GY, Ahn PC (1996) Postcoital vertebral artery dissection. Am Fam Physician 54: 2195–2196.
Couch JR, Bearss C (1990) Relief of migraine with sexual intercourse. Headache 30: 19.
Couch JR, Bearss CM (1987) Relief of migraine headache with sexual orgasm. Headache 27: 287.
Evans RW, Couch R (2001) Orgasm and migraine. Headache 41: 512–514.

Evers S, Frese A, Marziniak M (2006) Differenzialdiagnose von Kopfschmerzen. Dt Ärztebl 103: 3040–3047.

Evers S, Schmidt O, Frese A, et al. (2003) The cerebral hemodynamics of headache associated with sexual activity. Pain 102: 73–78.

Frese A, Eikermann A, Frese K, et al. (2003a) Headache associated with sexual activity: Demography, clinical features, and comorbidity. Neurology 61: 796–800.

Frese A, Frese K, Ringelstein EB, et al. (2003b) Cognitive processing in headache associated with sexual activity. Cephalalgia 23: 545–551.

Frese A, Gantenbein A, Marziniak M, et al. (2006) Triptans in orgasmic headache. Cephalalgia 26: 1458–1461.

Frese A, Rahmann A, Gregor N, et al. (2007) Headache associated with sexual activity: prognosis and treatment options. Cephalalgia 27: 1265–1270.

Gotkine M, Steiner I, Biran I (2006) Now dear, I have a headache! Immediate improvement of cluster headaches after sexual activity. J Neurol Neurosurg Psychiatry 77: 1296.

Hambach A, Evers S, Summ O, et al. (2013) The impact of sexual activity on idiopathic headaches: an observational study. Cephalalgia 33: 384–389.

Houle TT, Dhingra LK, Remble TA, et al. (2006) Not tonight, I have a headache? Headache 46: 983–990.

IHS – Headache Classification Committee of the International Headache Society (1988) Classification and diagnostic criteria for headache disorders, cranial neuralgias and facial pain. Cephalalgia 8(7): 1–96.

IHS – Headache Classification Subcommittee of the International Headache Society (2004) International Classification of Headache Disorders, 2nd edition. Cephalalgia 24(1): 1–151.

IHS – Headache Classification Subcommittee of the International Headache Society (2018) International Classification of Headache Disorders, 3rd edition. Cephalalgia 38: 1–211.

Lance JW (1976) Headaches related to sexual activity. J Neurol Neurosurg Psychiatry 39: 1226–1230.

Lance JW (1991) When sex is a headache. Br Med J 303: 202–203.

Lance JW (1992) Benign coital headache. Cephalalgia 12: 339.

Li AH, Chan L, Jao T, et al. (2009) Postcoital carotid artery dissection associated with acute cerebral infarction: a case report. Acta Neurol Taiwan 18: 267–271.

Locksley HB (1969) Natural history of subarachnoid hemorrhage, intracranial aneurysms and arteriovenous malformations. In: Sahs AL, Perret GE, Locksley HB, Nishioka H (Eds.) Intracranial aneurysms and subarachnoid hemorrhage. Philadelphia: Lippincott. Pp. 37–57.

Lundberg PO, Osterman PO (1974) The benign and malignant forms of orgasmic cephalgia. Headache 14: 164–165.

Mosavat SH, Marzban M, Bahrami M, et al. (2017) Sexual headache from view point of Avicenna and traditional Persian medicine. Neurol Sci 38: 193–196.

Pascual J, Iglesias F, Oterino A, et al. (1996) Cough, exertional, and sexual headache. Neurology 46: 1520–1524.

Raskin NH (1997) Short-lived head pains. Neurol Clin 15: 143–152.

Rasmussen BK, Olesen J (1992) Symptomatic and nonsymptomatic headaches in a general population. Neurology 42: 1225–1231.

Reynolds MR, Willie JT, Zipfel GJ, Dacey RG (2011) Sexual intercourse and cerebral aneurysmal rupture: potential mechanisms and precipitants. J Neurosurg 114: 969–977.

Sicuteri F, Del Bene E, Fonda C (1976) Sex, migraine and serotonin interrelationships. Monogr Neural Sci 3: 94–101.

Silbert PL, Edis RH, Stewart-Wynne EG, Gubbay SS (1991) Benign vascular sexual headache and exertional headache: interrelationship and long term prognosis. J Neurol Neurosurg Psychiatry 54: 417–421.

Theeler BJ, Krasnokutsky MV, Scott BR (2010) Exertional reversible cerebral vasoconstriction responsive to verapamil. Neurol Sci 31: 773–775.

Uterga JM, de Garay MA, de Luna IO, Uribarri JB (2009) Recurrent coital headache associated with an unruptured carotid saccular aneurysm. Headache 49: 1232–1233.

Valença MM, Valença LP, Bordini CA, et al. (2004) Cerebral vasospasm and headache during sexual intercourse and masturbatory orgasms. Headache 44: 244–248.

Yeh YC, Fuh JL, Chen SP, Wang SJ (2010) Clinical features, imaging findings and outcomes of headache associated with sexual activity. Cephalalgia 30: 1329–1335.

8 Differenzialdiagnostische Zuordnung von Gesichtsschmerzen: Zahnschmerzen, nicht-odontogene orofaziale Schmerzen oder Kopfschmerzen?

Tara Renton[4]

Fallbeispiel

Eine 56-jährige Mutter von drei Kindern, die in der Vergangenheit unter Migräne, Rückenschmerzen und Bluthochdruck litt, stellte sich mit einer 4,5-jährigen Vorgeschichte chronischer linksseitiger orofazialer Schmerzen vor. Die Schmerzen begannen zunächst in ihrem linken Unterkieferquadranten. Aufgrund dieser Schmerzen suchte sie mehrfach ihren Zahnarzt auf. Die klinische Untersuchung und die zahnärztlichen Röntgenaufnahmen vor Ort ergaben keine Pathologie der unteren linken ersten und zweiten Molaren oder der Prämolaren. Die Schmerzen hielten an und sprachen nicht auf Antibiotika an. Die Schmerzen entwickelten sich von intermittierend auftretenden, leichten pochenden Schmerzen über die Jahre zu dauerhaft starken Schmerzen mit spontanen neuralgischen stechenden Schmerzen in der linken V2- und V3-Region.

Gegenwärtig beschreibt die Patientin die Schmerzen als konstant ohne schmerzfreie Pausen, mit einem pochenden und stechenden Charakter und einer Intensität von 8 von 10 auf einer verbalen Analogskala (VAS). Sie ist nicht in der Lage, ihr Gesicht zu berühren, zu essen, ihre Zähne zu putzen oder ihre Enkel zu küssen. Die Schmerzen haben sich erheblich auf ihr familiäres, soziales und berufliches Leben ausgewirkt, so dass sie nicht mehr in der Lage ist, ihre Arbeit im Gesundheitswesen fortzusetzen. Ein psychometrisches Screening bestätigte eine schwere Depression, posttraumatische Belastungsstörung und schwere Angstzustände. In der Vergangenheit wurden mehrere Diagnosen gestellt und zahlreiche Behandlungen durchgeführt. Unter anderem wurden eine anhaltende temporomandibuläre Störung (orale Schiene zeigte keine Wirkung), eine Trigeminusneuralgie (keine Besserung durch Carbamazepin, teilweise Besserung durch Pregabalin und Gabapentin), idiopathische orofaziale Schmerzen (kein Ansprechen auf Amitriptylin oder Nortriptylin), faziale Hemicrania continua (kein Ansprechen auf Indometacin) und orofaziale Migräne (minimales An-

---

4 Dieses Kapitel wurde aus dem Englischen übersetzt. Die Autorin praktiziert außerhalb Deutschlands, daher spiegeln einige logistische/organisatorische Aspekte nicht unbedingt die Rahmenbedingungen des Gesundheitssystems in Deutschland wider.

sprechen auf Triptane, Okzipitalnervenblockaden oder Antihypertensiva) diagnostiziert.

Aufgrund ihrer erheblichen intraoralen Empfindlichkeit konnte die Patientin nur eingeschränkt untersucht werden. Es wurde beschlossen, eine Panorama-Röntgenaufnahme anzufertigen, die bestätigte, dass ein kariöser unterer linker dritter Backenzahn nicht durchgebrochen war (▶ Abb. 8.1). Die Extraktion des dritten Unterkiefermolaren wurde unter Sedierung (aufgrund der Angst der Patientin) durchgeführt und die Patientin war nach zwei Tagen völlig schmerzfrei.

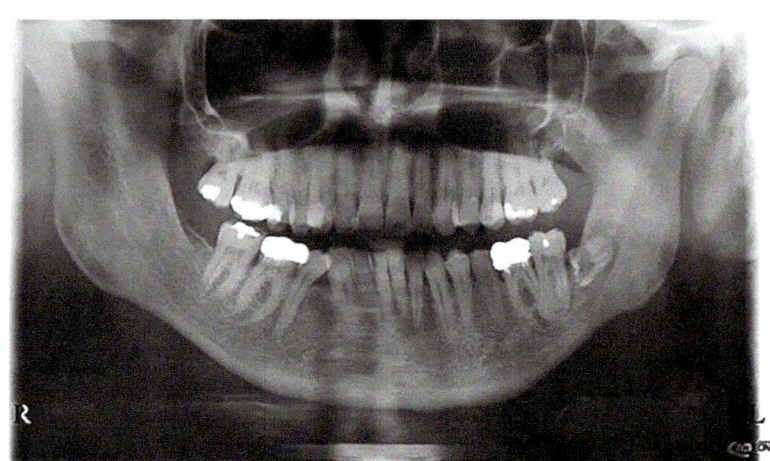

Abb. 8.1: Panorales Röntgenbild, das einen kariösen unteren linken Weisheitszahn zeigt, der nicht durchgebrochen ist

8.1 Diagnostik

Zahnabszess, Karies

Zahnschmerzen können in vielen verschiedenen Formen auftreten; ▶ Abb. 8.2 zeigt die verschiedenen Erscheinungsformen von odontogenen Schmerzen. Die Bewertung der klinischen Anzeichen umfasst das Testen der Empfindlichkeit gegenüber kalten, süßen oder warmen Nahrungsmitteln sowie die Feststellung, ob das Beißen auf den Zahn einen vertrauten Schmerz auslöst, der in der Klinik durch Klopfen auf den Zahn reproduziert werden kann. Durch die Untersuchung des Weich- und Hartgewebes im Mund kann die Ursache festgestellt werden, z. B. ein Zahnabszess, der eine Schwellung im Wangenbereich neben der Zahnwurzel verursacht. Karies ist oft schwer zu diagnostizieren und erfordert Bissflügel-Röntgenaufnahmen, bei denen die oberen zwei Drittel des Zahns untersucht werden, um den Verdacht auf Karies im Zahnschmelz und eine Verletzung der Pulpastrukturen zu bestätigen. Wenn die Pulpastrukturen von Mikroorganismen befallen sind, entsteht eine Pulpitis, die, wenn sie nicht schnell behandelt wird, zur Entwicklung eines Zahnabszesses führt.

Bei Verdacht auf einen Zahnabszess ist eine periapikale Langkegelaufnahme erforderlich, um einen Blick auf die periapikale Struktur zu werfen und den Knochenverlust aufgrund der Abszessbildung zu bestätigen. Panorale Röntgenaufnahmen können zur Untersuchung von Zahnpatienten und zur Erkennung anderer potenzieller Pathologien wie Zysten und Tumoren verwendet werden.

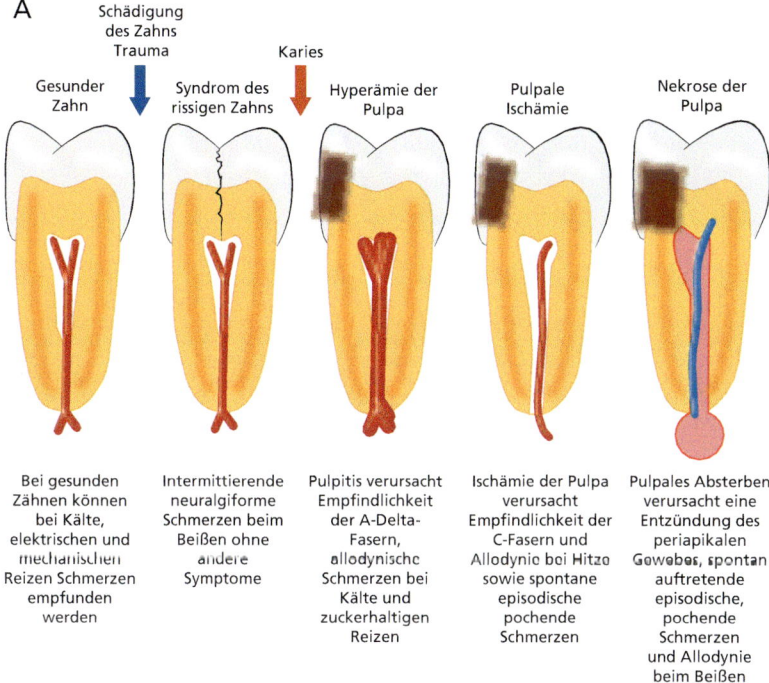

Abb. 8.2: Klinische Erscheinungsformen von Zahnschmerzen

Bildbeschreibung: Verschiedene klinische Erscheinungsformen von Zahnschmerzen, wobei zu beachten ist, dass alle Erscheinungsformen bei einem mehrwurzeligen Molaren im Seitenzahnbereich vorhanden sein können.
A: verschiedene Arten von Zahnschmerzen
B: klinische Anzeichen für verschiedene Zahnschmerzen
C: mögliche Differenzialdiagnosen mit klinischer Darstellung

8 Differenzialdiagnostische Zuordnung von Gesichtsschmerzen

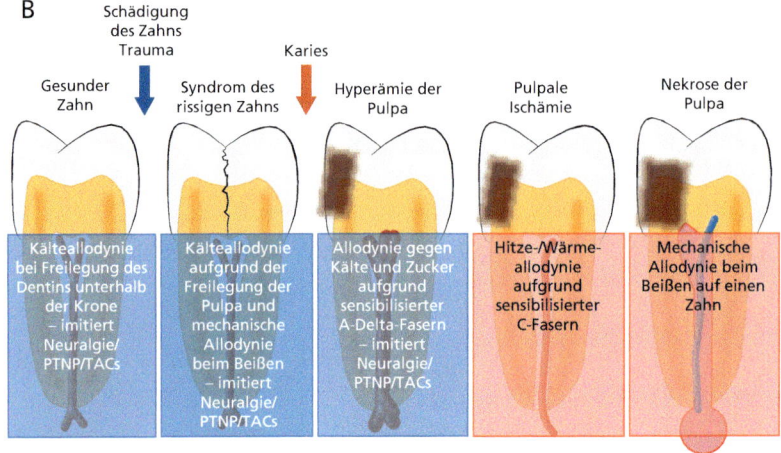

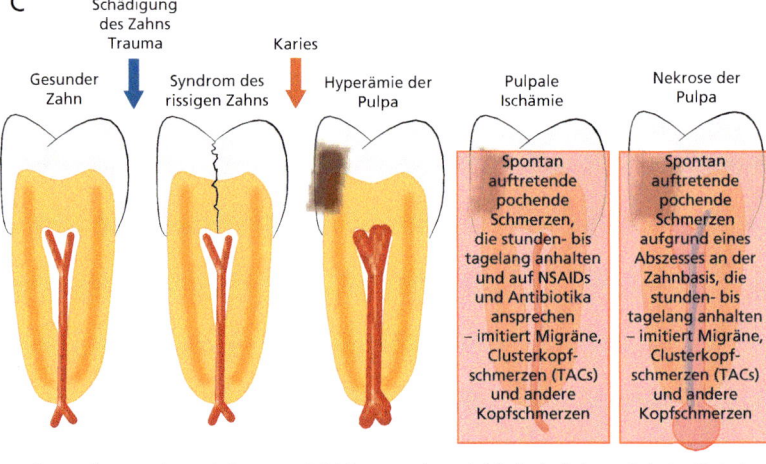

8.2 Therapie

Zahnschmerz ist ein entzündlicher Schmerz, der eine chirurgische Therapie erfordert. Eine frühe Karies muss entfernt und durch ein Füllungsmaterial ersetzt werden, um eine weitere Reizung der Pulpa zu verhindern. Wenn die Pulpa durch eine Kariesinfektion verletzt wurde, ist eine Wurzelbehandlung (Endodontie) erforderlich, um die Bildung eines Abszesses zu verhindern. Die Symptome klingen in der Regel sofort nach der Behandlung ab. Wenn der Zahn nicht restaurierbar ist, sollte eine Extraktion erfolgen.

8.3 Hintergrundinformationen zu Pathophysiologie/Differenzialdiagnostik

Zahnschmerzen sind der häufigste orofaziale Schmerz, der durch eine Entzündung des pulpalen oder periapikalen Zahngewebes verursacht wird und sich auf vielfältige Weise äußern kann, z. B. durch mechanische und thermische Allodynie und/oder episodisch auftretende, pochende, intensive Schmerzen, die beide primäre Kopfschmerzerkrankungen nachahmen oder auslösen können (Zakrzcwska 2007). Es gibt viele andere, nicht-odontogene entzündliche oder heterotope orofaziale Schmerzzustände, die ebenfalls Kopfschmerzzustände imitieren oder verschlimmern können. Aufgrund einer isolierten Fachausbildung haben Neurologen nur sehr wenig Wissen über zahnmedizinische Pathologie, ebenso wie Zahn- oder HNO-Ärzte über primäre Kopfschmerzen (May und Svensson 2017). Das Ergebnis ist, dass viele Patienten von schlecht diagnostizierten oder schlecht behandelten orofazialen Schmerzen berichten, die eine der häufigsten Beschwerden darstellen und in den USA und im Vereinigten Königreich zu zahlreichen Rechtsstreitigkeiten zwischen Patienten und Zahnärzten geführt haben (Kalenderian et al. 2017).

Die Unterscheidung zwischen odontogenen und nicht-odontogenen Schmerzen kann eine besondere Herausforderung darstellen. Es gibt zwei Arten von »gesunden«, schützenden Schmerzen, nämlich nozizeptive (d. h. Nozizeptor erkennt einen noxischen Stimulus) und entzündliche Schmerzen (d. h. Entzündung bzw. Gewebeschaden lösen Schmerz aus), die die Hauptgründe dafür sind, dass sich Patienten in zahnärztliche Behandlung begeben. Zu den »ungesunden«, nicht schützenden Schmerzen gehören neuropathische Schmerzen (Woolf 2010). Zahnschmerzen und andere häufige orofaziale Schmerzzustände müssen in erster Linie ausgeschlossen werden; wenn sie jedoch auf Routinemedikamente oder -interventionen nicht ansprechen, sollten nicht-odontogene Schmerzzu-

»Gesunde« und »ungesunde« Schmerzen

stände in Betracht gezogen werden, bevor mit wiederholten chirurgischen oder antibiotischen Interventionen fortgefahren wird. Berichten zufolge hatten 12,2 % der US-amerikanischen Erwachsenen in den letzten sechs Monaten Zahnschmerzen (Lewis et al. 2009). Zahnschmerzen waren die Hauptbeschwerde bei 2,95 Millionen Erwachsenen und Kindern, die zwischen 1997 und 2000 in US-amerikanischen Unfall- und Notaufnahmen vorstellig wurden (Lewis et al. 2009).

Nozizeptive Schmerzen können darauf zurückzuführen sein, dass die Patienten genotypisch und phänotypisch darauf programmiert sind, langfristig generalisierte Schmerzen oder Fibromyalgie zu entwickeln. Es ist jedoch auch anerkannt, dass die genetische Prädisposition und der psychologische Hintergrund der Patienten neben chirurgischen Faktoren und unzureichender Schmerzkontrolle bedeutende Risikofaktoren für die Entwicklung anhaltender postoperativer Schmerzzustände oder posttraumatischer neuropathischer Schmerzen darstellen.

Zahnschmerzen können in vielerlei Gestalt auftreten und viele neurovaskuläre und neuropathische Schmerzzustände imitieren, indem sie die Anzeichen und Symptome aufweisen, die eher mit primären Kopfschmerzen oder anderen häufigen Erkrankungen in Zusammenhang gebracht werden. Schmerzen, die durch mechanische und thermische Allodynie ausgelöst werden, treten bei reversibler Pulpitis durch Berührung und Kälte (erhöhte Empfindlichkeit der A-Delta-Fasern), thermische Allodynie bei irreversibler Pulpitis, mechanische und spontane Allodynie bei Pulpanekrose und periapikaler Parodontitis auf. Darüber hinaus wird Kälteallodynie bei gesunden Zähnen mit freiliegendem Dentin beobachtet (aufgrund von Zahnabrieb, Erosion und/oder Zahnverschleiß, wie sie in der alternden Bevölkerung üblich sind). Dies ist für Zahnärzte insofern kontraintuitiv, als sie mit mechanischer Allodynie und Hyperalgesie (Schmerzen bei nicht nozizeptiven Reizen und verstärkte Schmerzen bei schmerzhaften Reizen) vertraut sind, die bei gesunden Zähnen (Dentinempfindlichkeit oder rissiger Zahn) im Gegensatz zu anderen gesunden Körperorganen auftreten. Die ausgelöste und/oder spontane Allodynie kann eine Trigeminusneuralgie, eine posttraumatische schmerzhafte Neuropathie, primäre Kopfschmerzen wie z. B. Clusterkopfschmerzen, SUNCT und SUNA sowie andere sekundäre Neuropathien nachahmen.

> **Merke**
>
> Primäre Kopfschmerzen können isoliert im Gesicht auftreten und somit Zahnschmerzen imitieren.

Der dumpfe, episodische, intensive, spontane oder ausgelöste pochende Schmerz bei irreversibler Pulpitis und periapikaler Parodontitis kann myofasziale Schmerzen, temporomandibuläre Störungen, myofasziale Schmerzen und faziale Migräne nachahmen. Es ist auch bekannt, dass akute Schmerzzustände und neuropathische Schmerzen das Wiederauftreten

8.3 Hintergrundinformationen zu Pathophysiologie/Differenzialdiagnostik

oder erneute Auftreten bestehender chronischer Kopfschmerzen auslösen können (Katz und Seltzer 2009; Hussain et al. 2010). Zahnärztliche Vitalitätstests sind bekanntermaßen unberechenbar und weisen eine geringe Sensitivität und Spezifität auf. Elektronische Pulpatests können die Nicht-Vitalität eines unrestaurierten, nicht erkrankten vitalen Zahns nur ungenau bestätigen, was den »verzweifelten« Patienten und den Behandler oft zu irrationalen Behandlungsentscheidungen veranlasst.

Es gibt mehrere Klassifikationen chronischer orofazialer Schmerzen, die von der Internationalen Kopfschmerzgesellschaft (IHS), der Internationalen Kopfschmerzklassifikation (ICHD), der American Association of Orofacial Pain (AAOP), der American Association of Craniofacial Pain (AACP) und der International Association for the Study of Pain (IASP) erstellt wurden. Die internationale Klassifikation des orofazialen Schmerzes (ICOP), die von IASP, IADR (International Association for Dental, Oral, and Craniofacial Research), IHS und AAOP unterstützt wird, wurde im Jahr 2020 veröffentlicht. In der ICOP-Klassifikation werden zum ersten Mal akute und chronische orofaziale Schmerzzustände in einer einzigen Klassifikation aufgeführt, die im Konsens der genannten Fachgesellschaften entwickelt wurde und von diesen anerkannt wird. Das ICOP-System umfasst sieben Domänen, darunter:

Klassifikation

1. Orofazialer Schmerz im Zusammenhang mit dentoalveolären Strukturen
2. Orofazialer Schmerz in Verbindung mit regionalen Muskeln
3. Orofazialer Schmerz im Zusammenhang mit Kiefergelenkserkrankungen
4. Orofazialer Schmerz in Verbindung mit Läsionen/Störungen der Hirnnerven und anderer regionaler Nerven
5. Orofazialer Schmerz, der dem Erscheinungsbild primärer Kopfschmerzen ähnelt
6. Idiopathischer orofazialer Schmerz
7. psychologische Beurteilung

In diesem Beitrag soll aufgezeigt werden, wie Zahnschmerzen und andere nicht zahnärztliche orofaziale Schmerzen den Kopfschmerzspezialisten in die Irre führen können.

Wie können neurovaskuläre Schmerzen Zahnschmerzen imitieren oder umgekehrt?

Es gibt mehrere Berichte über Zahnschmerzen, die auf eine primäre Kopfschmerzerkrankung zurückzuführen sind und fälschlicherweise mit Zahnersatz, Wurzelkanalbehandlungen und Zahnextraktionen behandelt wurden, die wenig überraschend nicht zu einer Schmerzlinderung führen. Im ▶ Kasten sind die Unterscheidungsmerkmale zwischen Zahnschmerzen

Primäre Kopfschmerzen

und fazial manifestierten Kopfschmerzen und den damit verbundenen Erkrankungen zusammengefasst.

> **Differenzialdiagnose orofazialer Schmerzen und Zahnschmerzen**
>
> **Erkrankungen des Kiefergelenks**
>
> Diese Erkrankungen schließen Traumata, Neoplasien, angeborene, entwicklungsbedingte oder metabolische Erkrankungen, die Gelenkschmerzen verursachen, aus.
>
> **Diagnosekriterien nach ICOP 2020**
> **ICOP-Bereiche 2 und 3**
>
> **Myofaszialer orofazialer Schmerz**
>
> 2.1 Primärer myofaszialer orofazialer Schmerz
>   2.1.1 Akuter primärer myofaszialer orofazialer Schmerz
>   2.1.2 Chronischer primärer myofaszialer orofazialer Schmerz
> 2.2 Sekundärer myofaszialer orofazialer Schmerz
>   2.2.1 Myofaszialer orofazialer Schmerz, der auf eine Tendinitis zurückzuführen ist
>   2.2.2 Myofaszialer orofazialer Schmerz aufgrund von Myositis
>   2.2.3 Myofaszialer orofazialer Schmerz, der auf Muskelspasmen zurückzuführen ist.
>
> Bei einer Arthralgie im M. temporalis oder M. masseter können Schmerzen auf das gesunde Ober- und Unterkiefergebiss übertragen werden.
>
> **Schmerzen im Temporomandibulargelenk**
>
> 3.1 Primärer Kiefergelenksschmerz
>   3.1.1 Akuter primärer Kiefergelenksschmerz
>   3.1.2 Chronischer primärer Kiefergelenksschmerz
> 3.2 Sekundärer Kiefergelenksschmerz
>   3.2.1 Kiefergelenkschmerz, der auf Arthritis zurückzuführen ist
>   3.2.2 Kiefergelenksschmerz aufgrund einer Bandscheibenverlagerung
>   Bandscheibenverlagerung mit Reposition (DDWR)
>   Bandscheibenverlagerung mit OUT-Reduktion (DDWOR)
>   (wenn chronisch rezidivierender Schmerz eine singuläre chirurgische Indikation für eine temporomandibuläre Störung ist)
>   3.2.3 Temporomandibulär Gelenkschmerz, der auf eine degenerative Gelenkerkrankung zurückzuführen ist

3.2.4 Kiefergelenkschmerz, der auf eine Subluxation zurückzuführen ist

Gemeinsamkeiten mit gewöhnlichem Zahnschmerz

Mehrere Berichte über Ausstrahlung von myalgischem Schmerz in den Bereich der Ober- und Unterkiefermolaren

- einseitiger paroxysmaler schmerzender Schmerz
- Schmerzen beim Beißen
- Begrenztes Ansprechen auf entzündungshemmende Mittel (NSAR und/oder Paracetamol)

Differenzierende Merkmale zu gewöhnlichem Zahnschmerz

- spricht nicht an auf: Antibiotika, zahnärztliche Behandlungen

Posttraumatische Neuropathie + Schmerz

Neuropathie im Zusammenhang mit einer Nervenläsion, die durch ein Trauma, eine Infektion, Strahlung, chemische oder thermische Schädigung entstanden ist. Wurde in der Vergangenheit auch als nichtodontogener Schmerz, atypische Odontalgie, persistierender dentoalveolärer Schmerz und chronischer postoperativer Schmerz bezeichnet.

Diagnosekriterien nach ICOP 2020
ICOP-Bereich 4

Zuvor verwendete Begriffe: Anaesthesia dolorosa; schmerzhafte posttraumatische Trigeminusneuropathie.
Beschreibung: Einseitiger oder beidseitiger Gesichts- oder Mundschmerz, der auf ein Trauma des/der Trigeminusnerv(en) folgt und dadurch verursacht wird, mit anderen Symptomen und/oder klinischen Anzeichen einer Funktionsstörung des Trigeminusnervs, der länger als 3 Monate andauert oder wiederkehrt:

A. Schmerzen in einem neuroanatomisch plausiblen Bereich innerhalb der Verteilung eines oder beider Trigeminusnerv(en), die seit mehr als 3 Monaten anhalten oder wiederkehren und die Kriterien C und D erfüllen
B. Beide der folgenden Punkte:
   1. Vorgeschichte einer mechanischen, thermischen, strahlungsbedingten oder chemischen Verletzung des/der peripheren Trigeminusnerv(en)
   2. Diagnosetest zur Bestätigung einer Läsion des/der peripheren Trigeminusnervs/Nerven, die den Schmerz erklärt

C. Auftreten innerhalb von 6 Monaten nach der Verletzung
D. Assoziiert mit somatosensorischen Symptomen und/oder Zeichen in der gleichen neuroanatomisch plausiblen Verteilung
E. Nicht besser durch eine andere ICOP- oder ICHD-3-Diagnose erklärbar

Gemeinsamkeiten mit gewöhnlichem Zahnschmerz

- die Zähne können bei Perkussion empfindlich sein (mechanische Allodynie)
- Schmerzen bei Berührung (mechanische Allodynie)
- Kälteempfindlichkeit (thermische Allodynie)
- ausgelöster und spontaner stechender, neuralgischer Schmerz

Differenzierende Merkmale zu gewöhnlichem Zahnschmerz

- reagiert auf: Kalzium- oder Natriumkanalblocker zur Behandlung neuropathischer Schmerzen
- spricht nicht an auf: Antibiotika, Zahnbehandlungen, Entzündungshemmer (NSAR und/oder Paracetamol)
- kann auch mit brennendem oder parästhetischem Charakter auftreten

Idiopathische intraorale Schmerzen

Anhaltendes, kontinuierliches Schmerzsymptom, das in der dentoalveolären Region lokalisiert ist. Kann Phantomzahnschmerz, schmerzhafte Neuropathie (nichttraumatisch), atypische Odontalgie umfassen.

Diagnosekriterien nach ICOP 2020
ICOP-Bereich 6

Zuvor verwendete Begriffe: Anhaltende dentoalveoläre Schmerzen, atypische Odontalgie; primäre persistierende dentoalveoläre Schmerzstörung; Phantomzahnschmerz.
    Beschreibung: Anhaltende einseitige intraorale dentoalveoläre Schmerzen, selten an mehreren Stellen auftretend, mit variablen Merkmalen, aber täglich wiederkehrend für mehr als 2 Stunden pro Tag für mehr als 3 Monate, in Abwesenheit jeglicher vorangegangener ursächlicher Ereignisse.

A. Intraoraler dentoalveolärer Schmerz, der die Kriterien B und C erfüllt
B. Täglich wiederkehrend für >2 h/Tag seit >3 Monaten
C. Der Schmerz weist beide der folgenden Merkmale auf:
    1. Lokalisiert an einer dentoalveolären Stelle (Zahn oder Alveolarknochen)

2. tief, dumpf, druckähnliche Qualität
D. Die klinischen und röntgenologischen Untersuchungen sind unauffällig, und lokale Ursachen wurden ausgeschlossen
E. Nicht besser durch eine andere ICOP- oder ICHD-3-Diagnose erklärbar

Gemeinsamkeiten mit gewöhnlichem Zahnschmerz

- anhaltender dumpfer und starker Schmerz
- die Patienten bestehen oft darauf, dass der Schmerz von den Zähnen oder den Zahnzwischenräumen ausgeht

Differenzierende Merkmale zu gewöhnlichem Zahnschmerz

- reagiert auf: Kalzium- oder Natriumkanalblocker zur Behandlung neuropathischer Schmerzen
- spricht nicht an auf: Antibiotika, zahnärztliche Behandlungen, Entzündungshemmer (NSAR und/oder Paracetamol)

Trigeminusneuralgie

Klassische Trigeminusneuralgie (mit neurovaskulärem Konflikt); sekundäre TN und idiopathische TN

Diagnosekriterien nach ICOP 2020
ICOP-Bereich 4

Zuvor verwendeter Begriff: Tic douloureux.
   Beschreibung: Eine Störung, die durch wiederkehrende, einseitige, kurze, elektroschockartige Schmerzen gekennzeichnet ist, die abrupt einsetzen und enden, auf die Verteilung einer oder mehrerer Abteilungen des N. trigeminus beschränkt sind und durch harmlose Reize ausgelöst werden. Sie können ohne erkennbare Ursache auftreten oder die Folge einer anderen Erkrankung sein. Darüber hinaus kann ein kontinuierlicher Schmerz von mäßiger Intensität innerhalb der betroffenen Abteilung(en) auftreten oder auch nicht:

A. Wiederkehrende Paroxysmen einseitiger Gesichtsschmerzen in der/den Verteilung(en) eines oder mehrerer Abschnitte des N. trigeminus, ohne Ausstrahlung darüber hinaus, die die Kriterien B und C
B. Der Schmerz weist alle folgenden Merkmale auf:
   1. Dauer von einem Bruchteil einer Sekunde bis zu 2 Minuten
   2. Starke Intensität
   3. Stromschlagartig, schießend, stechend oder scharf
C. Ausgelöst durch harmlose Reize innerhalb des Innervationsgebiets des betroffenen Trigeminusasts

D. Nicht besser durch eine andere ICOP- oder ICHD-3-Diagnose erklärbar

Gemeinsamkeiten mit gewöhnlichem Zahnschmerz

- V2 und V3 am häufigsten betroffen
- Häufig dentoalveolär oder spezifisch in einem Zahn, in der Regel einseitig, spontanes Auftreten bei älteren Menschen (> 50 Jahre) mit stark saniertem Gebiss, Zähne können auf Perkussion empfindlich sein, verwirrende Diagnose

Differenzierende Merkmale zu gewöhnlichem Zahnschmerz

- spricht an auf: Carbamazepin
- spricht nicht an auf: Antibiotika, Zahnbehandlungen, Entzündungshemmer (NSAR und/oder Paracetamol)

Orofaziale Schmerzen, die primären Kopfschmerzen ähneln

Oder neurovaskulärer orofazialer Schmerz (NVOP) oder »Migräne der unteren Hälfte«

Diagnostische Kriterien nach ICOP 2020
ICOP-Bereich 5

Diese Erkrankung ist derzeit nicht nach ICHD-, AAOP- oder IASP-Klassifikationen klassifiziert

- Orofaziale Migräne – episodische oder chronische Übelkeit und/oder Erbrechen
- Orofaziale Cluster-Attacken – episodisch oder chronisch
- Paroxysmaler orofazialer Schmerz – episodisch oder chronisch
- Kurz andauernde unilaterale neuralgiforme Gesichtsschmerzattacken mit kranialen autonomen Symptomen (SUNFA) – episodisch oder chronisch
- Hemifazialer Dauerschmerz mit autonomen Symptomen
- Kurz- oder langanhaltender neurovaskulärer orofazialer Schmerz

Gemeinsamkeiten mit gewöhnlichem Zahnschmerz

- berichtet wird über starke, oft pochende Schmerzen in der Ober- oder Unterkieferregion, die in der Regel einseitig auftreten
- kann bei älteren Patienten mit oder ohne vorbestehende Migräne auftreten

Differenzierende Merkmale zu gewöhnlichem Zahnschmerz

- geht oft mit autonomen Anzeichen einher
- spricht nicht an auf: Antibiotika, zahnärztliche Behandlungen

Migräne

Diagnosekriterien nach ICHD-3
Teil 1 Abschnitt 1.1–2

Beschreibung: Bei der Migräne gibt es zwei wichtige Subtypen.

1.1 Migräne ohne Aura ist ein klinisches Syndrom, das durch Kopfschmerzen mit spezifischen Merkmalen und Begleitsymptomen gekennzeichnet ist.
1.2 Die Migräne mit Aura ist in erster Linie durch die vorübergehenden fokalen neurologischen Symptome gekennzeichnet, die in der Regel den Kopfschmerzen vorausgehen oder sie manchmal begleiten. Einige Patienten erleben auch eine Vorwarnphase (*premonitory phase*), die dem Kopfschmerz Stunden oder Tage vorausgeht, sowie eine Postdromalphase, die den Kopfschmerz bis zu einem Tag überdauern kann. Zu den Vorwarn- und Postdromalsymptomen gehören Hyperaktivität, Hypoaktivität, Depression, Verlangen nach bestimmten Nahrungsmitteln, wiederholtes Gähnen, Müdigkeit, Nackensteifigkeit und/oder Schmerzen.

Gemeinsamkeiten mit gewöhnlichem Zahnschmerz

- Migräne kann in den Regionen V2 und V3 auftreten (siehe NVOP unten) Am häufigsten tritt sie in der Region V1 auf.
- Charakteristischer, episodisch auftretender, pochender Schmerz

Differenzierende Merkmale zu gewöhnlichem Zahnschmerz

- assoziierte Migräneanzeichen wie: Lichtempfindlichkeit, Übelkeit, Phonophobie, Schwindel, gelegentlich autonome Anzeichen (siehe TAC-Kriterien unten) und gelegentlich Kälte- und Berührungsempfindlichkeit im Gesicht und auf der Kopfhaut
- spricht nicht an auf: Antibiotika, zahnärztliche Behandlungen

Trigemino-autonome Kopfschmerzen (TACs)

Diagnosekriterien nach ICHD-3
Teil 1 Abschnitt 3.1–5

Beschreibung: Die trigemino-autonomen Kopfschmerzen (TACs) weisen die gleichen klinischen Merkmale auf wie Kopfschmerzen, die in der Regel lateralisiert sind, und oft ausgeprägte kraniale parasympathische autonome Merkmale, die ebenfalls lateralisiert und ipsilateral zum Kopfschmerz auftreten. Die experimentelle und menschliche funktionelle Bildgebung deutet darauf hin, dass diese Syndrome einen trigemino-autonomen Reflex aktivieren, wobei klinische Zeichen einer kranialen sympathischen Dysfunktion sekundär sind.

Typen:

3.1 Clusterkopfschmerz
3.2 Paroxysmale Hemikranie
3.3 Kurz andauernde einseitige neuralgiforme Kopfschmerzattacken
3.4 Hemikranie continua
3.5 Paroxysmale Hemikranie

Gemeinsamkeiten mit gewöhnlichem Zahnschmerz

- episodisch auftretender, intensiver, pochender, dumpfer Schmerz, hauptsächlich im Bereich von V1 und V2
- einseitiger scharfer, stechender Schmerz mit tiefsitzendem Augenschmerz im Hintergrund

Differenzierende Merkmale zu gewöhnlichem Zahnschmerz

- reagiert nicht auf: Antibiotika, zahnärztliche Behandlungen, entzündungshemmende Analgetika
- Patienten mit TAC zeigen ein unruhiges hypothalamisches Verhalten, sind ruhelos und aggressiv (im Gegensatz zu Migränepatienten)
- zu den begleitenden autonomen Anzeichen gehören: Tränenfluss, konjunktivale Injektion (Rötung des Auges), Ptosis, Meiose, Rötung der Wange und verstopfte Nase einseitig auf der vom Schmerz betroffenen Seite

Nicht-Kopfschmerzspezialisten gehen meist davon aus, dass Migränekopfschmerz ausschließlich im Versorgungsgebiet des ersten Astes des N. trigeminus (V1) sowie zusätzlich in den Versorgungsgebieten von C2 und C3 auftreten (Lipton 2001; Benoliel 1997). Migräne, die im Gesichtsbereich auftritt, ist jedoch nicht ungewöhnlich, wie epidemiologische Studien zur Migräne zeigen (Kelman 2005).

Angesichts der Überschneidung der Symptome zwischen dem zahnmedizinischen sowie dem HNO-Bereich stellt eine Migräne mit dieser üblichen Schmerzverteilung eine klinische Herausforderung dar, sowohl für Neurologen, die in der Regel nur begrenzte Kenntnisse über orale Schmerzzustände haben, als auch für Zahnärzte, HNO- und MKG-Spezia-

8.3 Hintergrundinformationen zu Pathophysiologie/Differenzialdiagnostik

listen, die oft nur über begrenzte diagnostische Erfahrung in der Phänotypisierung von Kopfschmerzerkrankungen aufweisen (Nixdorf et al. 2008; Sharav et al. 2017; Weinberg und Gopinathan 2009). Patienten, die die Kriterien der International Headache Society (IHS) für eine Migräne erfüllen und isolierte trigeminale V2- und/oder V3-intra- und/oder extraorale Gesichtsschmerzen aufweisen, gelten als selten, werden aber gelegentlich berichtet (Selby und Lance 1960; Yoon et al. 2010; Obermann et al. 2007). Bei den meisten dieser Patienten wurden gewöhnliche Zahnschmerzen oder Nasennebenhöhlenpathologien vermutet, die häufiger auftreten als fazial manifestierte primäre Kopfschmerzen, sodass diese Patienten daher häufig mit diversen zahnärztlichen oder HNO-ärztlichen Eingriffen unangemessen behandelt wurden.

Es gibt Berichte über zahnärztliche und HNO-Behandlungen als auslösende Faktoren für das Auftreten von fazialer Migräne. In einer Studie mit 517 konsekutiven Patienten, bei denen Migräne diagnostiziert wurde, betraf in 46 Fällen (8,9 %) der Migräneschmerz den Kopf- sowie den Gesichtsbereich im Versorgungsgebiet des V2 und V3 (Yoon et al. 2010). Darüber hinaus wiesen diese Patienten häufiger trigemino-autonome Symptome auf als V1-Migränepatienten (47,8 % vs. 7,9 %; P < 0,001) (Schreiber et al. 2004).

Aufgrund der variablen Präsentation von Zahnschmerzen können viele chronische Schmerzzustände fehldiagnostiziert werden, darunter Migräne, trigemino-autonome Kopfschmerzen sowie diverse Neuralgien und die Kroneninfraktion (cracked tooth syndrome) (Noma et al. 2017).

Neurovaskuläre orofaziale Schmerzen können bei vielen Patienten durch chirurgische Eingriffe ausgelöst werden, wobei zahnärztliche Eingriffe häufig die Ursache sind (Kelman 2005). Eine Verletzung des Gesichts und des Mundes kann zu einer zentralen Sensibilisierung führen, die durch periphere neuronale afferente V1- und V2-Entladungen auf Neuronen zweiter Ordnung im Nucleus trigeminus ausgelöst wird, was zu einer Verlagerung und Neuzuordnung mit nachfolgenden Migräneereignissen verbundenen Schmerzen führt (Hussain et al. 2007). Dieser »neu zugeordnete Migräneschmerz« kann auch mit den typischen Begleitsymptomen wie Erbrechen, Photophobie, Phonophobie und Übelkeit einhergehen.

Leider werden diese Patienten häufig unangemessenen zahnärztlichen und HNO-chirurgischen invasiven Eingriffen und Medikamenten ausgesetzt, da die einfache Schmerzanamnese von Neurologen, die keine Kopfschmerzspezialisten sind, keine detaillierte Kopfschmerzanamnese enthält (Yoon et al. 2010).

Wie können trigemino-autonome Kopfschmerzen (TACs) Zahnschmerzen imitieren oder umgekehrt?

TACs äußern sich in Form von schweren, intensiven, episodischen, multiplen, einseitigen, neuralgischen, stechenden Schmerzen (»Selbstmordschmerz«), hauptsächlich in der V2 (Oberkieferregion) und der peri- und

TACs

retrookularen Region (V1), mit begleitenden autonomen Anzeichen wie Ptosis, Miosis, Bindehautreizung, einseitiger nasaler Kongestion und Wangenrötung auf der Seite des Schmerzes. Die Prävalenz ist bei Männern höher als bei Frauen (Wei et al. 2018). Die orofazialen Bereiche, die am meisten von zahnschmerzimitierenden, jedoch TAC-bedingten Schmerzen betroffen sind, umfassen die Prämaxilla (30 %), V2 (17 %), und V3 (31 %). Das typische Alter bei Erstmanifestation liegt zwischen 21 bis 51 Jahren. Patienten mit TACs konsultieren häufig Zahnärzte (34–45 %) und HNO-Ärzte (27–33 %), wobei im Durchschnitt 4,3 Ärzte vor der Diagnose konsultiert werden und bei 4 % der Patienten eine Operation der Nasennebenhöhlen erfolgt. Patienten mit paroxysmaler Hemikranie haben in 15 % der Fälle Schmerzen, die Zahnschmerzen ähneln (Ziegeler und May 2019). Es ist wahrscheinlich, dass bei vielen Patienten fälschlicherweise persistierende idiopathische Gesichtsschmerzen statt Migräne und/oder TACs diagnostiziert werden (Benoliel et al. 2007). Dies ist wahrscheinlich auf die häufig episodische Verlaufsform der Erkrankung zurückzuführen, die somit zu einer falsch positiven Reaktion auf die Behandlung führen kann. Um eine korrekte Diagnose zu stellen, ist es wichtig, dass der Arzt während der intensiven Schmerzattacken nach begleitenden migräneartigen und autonomen Anzeichen fragt.

> **Merke**
>
> Isoliert fazial auftretende trigemino-autonome Kopfschmerzen koennen Zahnschmerzen imitieren.

Nicht-odontogene entzündliche Schmerzen, die Kopfschmerzerkrankungen vortäuschen oder umgekehrt?

Sinusitis   Rhinosinusitis ist eine Entzündung der Nase und der Nasennebenhöhlen. Die Rhinosinusitis wird in eine akute sowie eine chronische Form unterteilt. Bei der akuten Rhinosinusitis (ARS) klingen die Symptome innerhalb von 12 Wochen ab (in der Regel bereits innerhalb von 4 Wochen) und haben häufig eine infektiöse Ätiologie, während bei der chronischen Rhinosinusitis (CRS) die Symptome länger als 12 Wochen andauern, ohne dass sie vollständig abklingen, wobei es bei dieser klinischen Verlaufsform mehrere mögliche Ätiologien gibt, zu denen Entzündungen, Infektionen und eine Obstruktion der Belüftung der Nasennebenhöhlen gehören können (Desrosiers et al. 2011). Eine odontogene Sinusitis, bei der ein zahnmedizinischer Ursprung klinisch oder radiologisch festgestellt oder durch eine anaerobe Prädominanz in der Bakterienkultur hochwahrscheinlich ist, kann akut oder chronisch auftreten. Zahnpathologien, die sich in die Kieferhöhle ausbreiten, können ebenfalls symptomatisch werden (große zahnmedizinische Zysten, periapikale Abszesse und neoplastische Läsionen), wobei odontogene Schmerzsymptome eine Sinusitis imitieren können. Es wird geschätzt, dass 10 % aller Sinusitisfälle und bis zu 40 % der rezidivierenden Kieferhöhlenentzündungen eine odontogene Ursache haben (Fokkens et al. 2012; Daudia und Jones 2002). Die Inzidenz der odontogenen Sinusitis scheint zuzunehmen, was möglicherweise mit den steigenden Raten von Zahnimplantaten zusammenhängt. 50 % der Patienten haben eine Vorgeschichte mit einer vorangegangenen zahnärztlichen Operation oder einer bekannten periapikalen Erkrankung (Eross et al. 2007).

Die Sinus-Allergie- und Migräne-Studie (SAMS) wies auf die diagnostischen Schwierigkeiten hin, da Schmerzen in 1,6 % der Fälle einseitig im Oberkiefer, in 1,6 % der Fälle beidseitig im Oberkiefer und in 3,2 % der Fälle einseitig in V2 und V3 auftraten. Patienten, die die IHS-Kriterien für Migräne erfüllen, berichten in 84 % der Fälle über einen Druck auf die Nasennebenhöhlen, in 82 % über Schmerzen im Bereich der Nasennebenhöhlen, in 63 % über eine verstopfte Nase und in 40 % über Rhinorrhoe zum Zeitpunkt der Erstkonsultation. Bis zu 88 % der Personen, die selbst eine Sinusitis angeben oder bei denen ein Arzt eine Sinusitis diagnostiziert hat, haben tatsächlich eine V2-Migräne (Daudia und Jones 2002; Eross et al. 2007; Schreiber et al. 2004). Die episodischen und/oder kontinuierlichen fluktuierenden Schmerzen einer allergischen oder infektiösen Sinusitis verschlimmern sich in der Regel, wenn man sich nach vorne lehnt und der Luftdruck steigt. Erschwerend kommt hinzu, dass Zahnschmerzen oder Rhinosinusitis primäre Kopfschmerzen auslösen können. Der Patient kann eine Migräne in der Vorgeschichte oder eine gleichzeitige Migräne mit den mittelgesichtigen Symptomen haben und an neurovaskulären Gesichtsschmerzen leiden (Nixdorf et al. 2008).

Speicheldrüsen

Die Sialadenitis der Ohrspeicheldrüse kann Schmerzen im Bereich des Unterkiefers verursachen, die der Unterkiefer- und Unterzungendrüsen Schmerzen im unteren Gesichtsbereich. Obstruktive Speicheldrüsenerkrankungen können sich als episodische, starke (neuralgische) Schmerzen äußern, insbesondere bei Speichelfluss, und können auf Antibiotika ansprechen. Die neuralgischen Merkmale des »Mealtime«-Syndroms sind auf einen intensiven Schmerz zurückzuführen, der durch den versuchten Speichelabfluss aus den verstopften Gängen verursacht wird, der durch Speichelstein, Infektion oder Neoplasie verursacht werden kann. Bei der Untersuchung findet man einen Ausfluss sowie eine Überempfindlichkeit der Drüse und ihrer Ausführungsgänge (Stensonscher Ausführungsgang für die Ohrspeicheldrüse und Whartonscher Ausführungsgang für die Unterkieferspeicheldrüse), so dass die Schmerzen eher auf eine Speicheldrüsenerkrankung als auf Zahnschmerzen hindeuten.

Riesenzellarteriitis

Der Verdacht auf eine Riesenzellarteriitis sollte bei Patienten über 50 Jahren geäußert werden, die sich mit plötzlich einsetzenden, anhaltenden Kopfschmerzen mit Schwerpunkt in einer oder beiden Schläfen vorstellen, die durch Kälte ausgelöst werden und mit Veränderungen der Sehschärfe oder intermittierenden Kieferschmerzen während der Attacken einhergehen. Die Schmerzen im Zusammenhang mit einer Riesenzellarteriitis treten in der Regel im Versorgungsgebiet des ersten Trigeminusastes auf, können jedoch auch in die Versorgungsgebiete V2 und V3 ausstrahlen. Die Schmerzen sind intensiv und quälend, mit oder ohne Verlust der Sehschärfe oder anderen optischen Zeichen. Die betroffene Schläfenarterie kann hervortreten und beim Abtasten druckempfindlich sein. Die Blutsenkungsgeschwindigkeit und/oder das C-reaktive Protein sind bei diesen Patienten deutlich erhöht. Der Patient muss dringend zur Untersuchung und Steroidbehandlung überwiesen werden, um eine Erblindung zu verhindern.

Wie kann ein ausstrahlender (heterotroper) Schmerz einen Zahnschmerz nachahmen oder umgekehrt?

Zervikogene Schmerzen
Die Möglichkeit, dass Probleme der Halswirbelsäule oder der Nackenmuskulatur Kopfschmerzen verursachen können, ist anerkannt (ICHD-Klassifikation des zervikogenen Kopfschmerzes) und die Schmerzen treten in der Regel im Bereich des N. trigeminus und der oberen Halswirbelsäule (C2, C3) auf. Die Dermatome C2–3 vermitteln ein allgemeines Gefühl über die Haut im Unterkieferwinkel. Es besteht ein bedeutendes neuronales Zusammenspiel zwischen dem trigeminalen System und dem N. occipitalis, was die Schmerzdarstellung ebenfalls verkompliziert (Graff-Radford 2012).

Kardialer heterotroper Schmerz
»Zahnschmerz« mit Angina-pectoris-Ursprung ist häufig beschrieben worden (Sessle et al. 1986) und kann beidseitig auftreten, obwohl er hauptsächlich auf der linken Seite berichtet wird (Kreiner und Okesson 1999). Die afferente sympathische und parasympathische Innervation des Herzmuskels ist wahrscheinlich der Auslöser dieses heterotropen Schmerzes, der in der Regel über die ersten fünf Thoraxwurzeln übertragen wird und Schmerzen im Brustkorb und in den Armen, aber nicht im Gesicht und im Kiefer verursacht. Aus diesem Grund wird angenommen, dass das parasympathische System über den Trigeminuskern eine wichtige Rolle bei der Verursachung von Unterkieferschmerzen spielt (José López-López et al. 2012; Rothwell 1993; Hayashi et al.).

Angina-pectoris-bedingte Gesichtsschmerzen treten häufig gleichzeitig mit Schmerzen im linken Arm und in der Brust auf, können aber auch isoliert auftreten. Die Schmerzen treten meist bei Anstrengung auf und lassen in Ruhe oder bei Einnahme von Angina-pectoris-Medikamenten nach. Der Patient hat wahrscheinlich bekannte Risikofaktoren, die mit einer ischämischen Herzerkrankung in Zusammenhang stehen, und es kann sein, dass bei ihm bereits eine Angina diagnostiziert wurde, muss aber nicht.

Oropharyngeales Karzinom
Es wurde über Schmerzen bei Oropharynxkarzinomen berichtet, die sich als Zahnschmerzen im hinteren Unterkiefer präsentieren (Cuffari und

Tesseroli 2006). Das Übersehen einer Krebsdiagnose ist ein schwerwiegendes Problem, welches zu Patientenbeschwerden und zur Hinterfragung der Qualifikation des behandelnden (Zahn-)Arztes führen kann. Es wird uns beigebracht, dass Mundhöhlenkrebs schmerzlos verläuft, doch haben neuere Studien gezeigt, dass der Diagnose von Mund- und Rachenkrebs häufig Schmerzen vorausgehen. Bei 19,2 % von 1.412 Patienten sind Schmerzen das erste Symptom von Mundkrebs (Wong et al. 1998).

Da das Oropharynxkarzinom eine der drei Krebsarten ist, deren Prävalenz zunimmt (neben Melanom und hepatozellulärem Karzinom) und das mit HPV und oralem Geschlechtsverkehr in Verbindung gebracht wird, müssen Zahnärzte auf Oropharynxkarzinome achten, die sich primär in Form von Schmerzen äußern, die seltene orofaziale Schmerzzustände imitieren können, wie beispielsweise die Glossopharyngeusneuralgie, präaurikuläre Schmerzen und Kieferschmerzen (Simard et al. 2012).

Wenn der Patient von kürzlich aufgetretenen Schmerzsymptomen mit sensorischer oder motorischer Neuropathie berichtet, muss zunächst eine Neoplasie ausgeschlossen werden, bevor die Behandlung fortgesetzt wird.

Wie können temporomandibuläre Störungen (TMD) Zahnschmerzen imitieren oder andersherum?

Kiefergelenkserkrankungen lassen sich in zwei große Gruppen einteilen: myofasziale und artikuläre Störungen (Arthrose, Funktionsstörungen: Knacken, Blockieren) und Arthromyalgie (siehe ICOP-Klassifikation). Die häufigsten chronischen orofazialen Schmerzzustände, die im orofazialen Bereich auftreten, sind temporomandibuläre myogene Störungen, die häufig in Verbindung mit Kopfschmerzen auftreten (Wright 2000). Beide Erkrankungen können Schmerzen im Bereich des zweiten (Oberkiefer oder V2) und dritten Astes (Unterkiefer oder V3) des Trigeminusnervs verursachen, die Zahnschmerzen imitieren. Dies unterstreicht, wie wichtig es für Zahnärzte ist, die Möglichkeit myofaszialer TMD-bedingter Schmerzen zu verstehen, da diese Schmerzen der hinteren Ober- und Unterkiefermolaren imitieren können (Wright 2000; Lim et al. 2011). Darüber hinaus setzt sich das C2/3-Dermatom nach oben hin hinter und über dem Ohr fort, was die Diagnose einer TMD weiter erschwert. TMD wird mit komorbiden Schmerzzuständen in Verbindung gebracht, insbesondere mit Kopf- und Halswirbelsäulenschmerzen.

Kiefergelenks-
erkrankungen

Wie können neuropathische Schmerzen Kopfschmerzerkrankungen imitieren oder umgekehrt?

Neuropathische Schmerzen resultieren aus einer Schädigung sensorischer Nervenfasern, die auf verschiedene Ursachen zurückzuführen sind, darunter toxische, traumatische, ischämische, metabolische, infektiöse oder kompressive Schäden (Meacham et al. 2017). Die Diagnose von neuropathischen Schmerzen basiert in erster Linie auf der Krankengeschichte und der körperlichen Untersuchung. Die Diagnosekriterien erfordern einen neuropathischen Bereich (Hypästhesie, Hyperästhesie oder Allodynie), veränderte Empfindungen (Parästhesie, Dysästhesie) und Schmerzen (Neuralgie oder Brennen) oder eine Kombination dieser neuropathischen Symptome. Die Schmerzen oder veränderten Empfindungen können sowohl spontan auftreten als auch induziert werden (Allodynie und Hyperalgesie) (Jensen et al. 2011). Dem neuropathischen Schmerz liegt vermutlich eine Kombination aus peripheren und zentralen somatosensorischen Interaktionen zugrunde.

Die Special Interest Group on Neuropathic Pain (NeuPSIG) hat ein Klassifizierungssystem aktualisiert, um die Diagnosegenauigkeit und damit den Grad der Gewissheit zu erhöhen, dass der Schmerz neuropathischer Natur ist und nicht auf andere Ursachen zurückzuführen ist (Mohapatra et al. 2011). Das Klassifizierungssystem ermöglicht es, Patienten in »mögliche«, »wahrscheinliche« oder »eindeutige« neuropathische Schmerzen einzustufen (Finnerup et al. 2017).

Chronische postoperative Schmerzen oder posttraumatische neuropathische Schmerzen

Bei ca. 30–40% der Patienten, die sich in Kliniken für chronische Schmerzen vorstellen, werden chronische postoperative Schmerzen diagnostiziert (Katz und Seltzer 2009). Chronische postoperative Schmerzen treten im Zusammenhang mit vielen chirurgischen Eingriffen auf, darunter Gliedmaßenamputationen, Brustoperationen, Thorakotomie und Herniorrhaphie. Posttraumatische neuropathische Schmerzen des trigeminalen Systems wurde nach zahnärztlichen Eingriffen wie der Entfernung von Weisheitszähnen, dem Einsetzen von Implantaten, Endodontie (Wurzelbehandlung) und Lokalanästhesie-Blockaden berichtet (Van der Cruyssen et al. 2021).

Posttraumatische neuropathische Schmerzen im trigeminalen System haben viele Bezeichnungen (chronische postoperative Schmerzen, schmerzhafte posttraumatische Trigeminusneuropathie, persistierende idiopathische dentoalveoläre Schmerzen, atypische Odontalgie) (Baad-Hansen und Benoliel 2017). Ein neuropathischer Bereich kann unter Umständen nicht vorhanden sein (in weniger als 15% der Fälle mit chronischen postoperativen Schmerzen), ist aber in den ICHD-3-Diagnosekriterien enthalten. Neuropathische Schmerzen im Zusammenhang mit einer traumatischen Trigeminusverletzung im Bereich des N. lingualis oder des N. alveolaris inferior führen in 62–70% der Fälle zu neuropathischen Schmerzen, die auf ein direktes Trauma durch den Bohrer oder das Implantat oder auf eine Ischämie durch Schwellung oder Blutung zurückzuführen sind (Van der Cruyssen und Politis 2018; Devine et al. 2018). Die niedrige Prävalenz von trigeminalen chronischen postoperativen Schmerzen oder posttraumatischen neuropathischen Schmerzen konnte das Fehlen einer zentralen Sensibilisierung widerspiegeln, die wahrscheinlich auf die allgegenwärtige Verwendung von Lokalanästhesie bei zahnärztlichen Eingriffen zurückzuführen ist. Ausgelöste allodynische neuralgische Schmerzen bei nicht-noxischen Reizen (Essen, Zähneputzen, Klopfen,

Kälte) sind Merkmale der posttraumatischen trigeminalen Neuropathie und verursachen eine erhebliche funktionelle und psychologische Morbidität bei den betroffenen Patienten (Renton 2020).

Es gibt validierte neuropathische Schmerzscreenings für posttraumatische trigeminale Neuropathie, die dem Kliniker helfen können, neuropathische Schmerzen von neurovaskulären Schmerzen und Zahnschmerzen zu unterscheiden:

- Leeds Assessment of Neuropathic Symptoms and Signs (LANSS), Self-reported LANSS (S-LANSS)
- Neuropathic Pain Questionnaire (NPQ)
- Douleur Neuropathique 4 Questions (DN4)
- PainDETECT

Die Trigeminusneuralgie (TN) wird in der ICOP-Klassifikation in drei Gruppen eingeteilt:

Trigeminusneuralgie

- Klassische TN – mit bestätigtem neurovaskulärem Kontakt mit oder ohne begleitenden Hintergrundschmerzen zwischen den ausgelösten neuralgischen Episoden
- Sekundäre TN – kann auf eine Demyelinisierung bei Patienten mit Multipler Sklerose oder anderen Erkrankungen des peripheren oder zentralen Nervensystems zurückzuführen sein
- Idiopathisch – d. h. weder auf einen neurovaskulären Konflikt noch auf identifizierbare sekundäre Ursachen zurückzuführen

Die Trigeminusneuralgie ist die häufigste kraniale Neuralgie, jedoch mit einer Inzidenz von 4,5 Fällen pro 100.000 Personen dennoch eine seltene Erkrankung. Damit ist die Inzidenz weitaus niedriger als die der posttraumatischen trigeminalen Neuropathie. Die Trigeminusneuralgie tritt häufiger bei Frauen auf und betrifft vor allem die Altersgruppe der 50- bis 70-Jährigen (Cruccu 2017). Die Ätiologie und Pathophysiologie der klassischen Trigeminusneuralgie ist nach wie vor unbekannt, es wird jedoch vermutet, dass sie auf die Kompression der Trigeminuswurzel an oder in der Nähe der dorsalen Wurzeleintrittszone durch ein Blutgefäß zurückzuführen ist. In einer kürzlich durchgeführten bildgebenden Studie wurde eine hohe Inzidenz (92%) von neurovaskulärer Kompression bei symptomfreien Personen festgestellt (Peker et al. 2009). Die Trigeminusneuralgie tritt hauptsächlich im Bereich des zweiten und dritten Astes des N. trigeminus auf. Der nur für Sekunden anhaltende, scharfe, einschießende, schockartige, brennende und quälende Schmerz tritt entweder spontan oder nach Berührung im entsprechenden Dermatom auf (Cruccu 2017). Tritt der neuralgiforme Schmerz beim Essen oder Zähneputzen auf, kann er den Schmerz bei einem rissigen oder angebrochenen Zahn, einer Dentinüberempfindlichkeit oder einer reversiblen Pulpitis imitieren. Da der Beginn in der Regel nach dem 50. Lebensjahr liegt, haben die Patienten wahrscheinlich auch ein stark restauriertes Gebiss, was die Diagnose eines odontogenen Schmerzes wahrscheinlicher macht. Typisch für die Trigeminusneuralgie ist die Refraktärperiode, d. h. die Eigenschaft, dass unmittelbar nach aufgetretener neuralgiformer Schmerzattacke für einen kurzen Moment keine weitere Attacke ausgelöst werden kann (siehe ▶ Kasten). Im Falle eines Nichtansprechens auf adäquate Therapien sollte der Kliniker seine Anamnese erneut hinterfragen, denn der Anamnese kommt ein zentraler Stellenwert bei der Diagnose der Trigeminusneuralgie zu. Dabei sollte er sich keinesfalls ausschließlich auf Untersuchungen, insbesondere Röntgenaufnahmen, verlassen.

Wie können andere Ursachen für sekundäre neuropathische Schmerzen Zahnschmerzen imitieren oder umgekehrt?

Diabetische periphere Neuropathie	Diabetische periphere Neuropathie betrifft häufig Patienten mit Diabetes. Diese Erkrankung tritt oftmals in den unteren Gliedmaßen auf und weist charakteristische neuropathische Merkmale auf (Taubheit, Kribbeln, Gleichgewichtsstörungen und brennende Schmerzen). Der Mechanismus der diabetischen Neuropathie ist unbekannt und betrifft selten das trigeminale System.
HIV-assoziierte periphere sensorische Neuropathie	HIV-assoziierte periphere sensorische Neuropathie ist eine häufige Komplikation einer behandelten oder unbehandelten HIV-Infektion. HIV-Patienten sind möglicherweise stärker durch Herpes-Varizellen-Zoster-Infektionen gefährdet, die Herpes zoster und postherpetische Neuralgien im orofazialen Bereich verursachen.
Postherpetische Neuralgie	Das Herpes-Zoster-Virus kann bei Reaktivierung (Gürtelrose) eine Neuropathie im Trigeminusbereich auslösen. Die postherpetische Neuralgie tritt häufig im ophthalmischen Ast des N. trigeminus auf. Sie hat eine jährliche Inzidenz von 3 bis 4 pro 10.000 Einwohner auf. Ist die Immunkompetenz beispielsweise aufgrund einer HIV-Infektion, Krebs oder aufgrund eines hohen Alters eingeschränkt, kann das Virus reaktiviert werden. Dabei können Hypersensibilisierung (Übererregbarkeit), Empfindungsverlust sowie Deafferenzierung (Absterben oder Schädigung des sensorischen Nervs) auftreten.
Chemotherapie-induzierte periphere Neuropathie	Die Chemotherapie zur Behandlung von Krebserkrankungen verursacht häufig neurologische Komplikationen, die dosisabhängig sind und selten auch den N. trigeminus einbeziehen können. Zu den am stärksten neurotoxischen Medikamenten gehören Platinpräparate, Vincaalkaloide, Bortezomib und Taxane. Patienten mit Chemotherapie-induzierter peripherer Neuropathie berichten über charakteristische neuropathische Symptome wie Schmerzen und Taubheitsgefühle, die jedoch häufig symmetrisch und distal auftreten, mit einer »handschuh-« und/oder »strumpfartigen« Verteilung, die selten die Trigeminusregion betrifft. In den meisten Fällen

bessert sich die Chemotherapie-induzierte periphere Neuropathie nach Beendigung der Therapie; mit Cisplatin und Oxaliplatin kann die Neuropathie jedoch progredient sein.

Sichelzellkrankheit oder zentrale und periphere Pathologie, die eine sekundäre schmerzhafte Neuropathie verursacht

Lediglich 10,5 % der posttraumatischen trigeminalen Neuropathien sind auf nicht-iatrogene Ursachen zurückzuführen. In diesen Fällen trat die Neuropathie unter anderem als Folge von bösartigen Neubildungen (20 %) und Infektionen (40 %) auf. Zu den selteneren Ursachen gehörten die Sichelzellenanämie, Morbus Paget und die Multiple Sklerose, was deutlich macht, wie wichtig es für den Arzt ist, Differenzialdiagnosen in Betracht zu ziehen und bei Bedarf dringend eine Überweisung zu veranlassen.

Noziplastische Schmerzen

Es ist unwahrscheinlich, dass sich ein Burning-Mouth-Syndrom (BMS), auch bekannt als Stomatodynie, in Form von Zahnschmerzen manifestiert. Das BMS ist eine Ausschlussdiagnose und darf bei normalem Aussehen der Mundschleimhaut nicht auf eine lokale oder systemische Ursache zurückzuführen sein. Die Prävalenz wird in der Allgemeinbevölkerung mit 1 bis 15 % angegeben.

Burning-Mouth-Syndrom

Hierbei handelt es sich um eine chronische Erkrankung mit anhaltenden täglichen Zahn- oder Zahnfleischschmerzen (> zwei Stunden pro Tag über mehr als drei Monate) ohne klinisches neurologisches Defizit. In der Vergangenheit wurden zahlreiche Begriffe für primäre und sekundäre neuropathische Zahn- und Zahnfleischschmerzen verwendet (atypische Odontalgie, Phantomzahnschmerz, idiopathischer Zahnschmerz oder nichtodontogener Zahnschmerz). Bei den meisten dieser Fälle handelt es sich wahrscheinlich um eine schmerzhafte posttraumatische Trigeminusneuropathie, insbesondere dann, wenn sie mit früheren Eingriffen in Verbindung steht. Primäre neuropathische Zahnschmerzen können jedoch der Trigeminusneuralgie als »Pre-Tic« vorausgehen und müssen von gewöhnlichen Zahnschmerzen unterschieden werden, um eine unnötige oder inadäquate Behandlung zu vermeiden.

Persistierende idiopathische dentoalveoläre Schmerzen

Der persistierende idiopathische Gesichtsschmerz ist eine chronische Erkrankung, die sich in Form eines täglichen Gesichtsschmerzes (> zwei Stunden pro Tag über mehr als drei Monate) ohne klinisch nachweisbares neurologisches Defizit manifestiert. Früher wurden für dieses Krankheitsbild Begriffe wie atypischer Gesichtsschmerz oder atypische Odontalgie verwendet. Der persistierende idiopathische Gesichtsschmerz ist häufig mit komorbiden Schmerzzuständen und Achse-II-Problemen verbunden. Trotz zahlreicher medizinischer und chirurgischer Eingriffe bleibt der klinische Phänotyp meist über viele Jahre hinweg unverändert. Die zugrundelie-

Persistierender idiopathischer Gesichtsschmerz / intraoraler Schmerz

gende Pathophysiologie ist bislang nicht geklärt, was dazu beiträgt, dass die Behandlungsmöglichkeiten bislang unbefriedigend sind. Persistierender idiopathischer Gesichtsschmerz tritt mit hoher Wahrscheinlichkeit häufiger gemeinsam mit multiplen Schmerzzuständen oder chronisch generalisierten Schmerzen auf.

Chronisch generalisierter Schmerz

Patienten mit Fibromyalgie weisen zu 75–95 % positive diagnostische Anzeichen für TMD auf, was auf gemeinsame Mechanismen sowie eine erhöhte Suszeptibilität gemeinsamer neuroanatomischer schmerzverarbeitender Strukturen hinweisen könnte. Bis zu 78 % der Patienten mit myalgischer TMD leiden auch unter Migräne. Dies hebt die Notwendigkeit eines multidisziplinären Ansatzes zur Optimierung des Diagnoseprozesses und zur Einleitung einer wirksamen Behandlung hervor.

Schlussfolgerung

Die wichtigsten Lehren, die die Autorin aus der jahrelangen Beobachtung vieler Patienten mit fehldiagnostizierten chronischen orofazialen Erkrankungen gezogen hat, ist, dass viele Patienten häufig unnötige und zahlreiche medizinische, zahnärztliche, HNO- und andere Interventionen erfahren haben die häufig das ursprüngliche Krankheitsbild entweder nicht nennenswert beinflusst haben oder es gar teils deutlich verschlechtert haben. Die Komplexität der Anatomie, die neurobiologische Bedeutung der orofazialen Region und die variable Präsentation von Zahnschmerzen machen mögliche Fallstricke bei der Diagnose unvermeidlich. Verschärft werden diese Probleme durch die isolierte Ausbildung der Kliniker, die den Patienten auf ihrer verzweifelten Suche nach einer eindeutigen Diagnose und einer wirksamen Behandlung ihrer orofazialen Schmerzen oft widersprüchliche Ratschläge erteilen oder, schlimmer noch, unnötige Operationen durchführen. Eine multidisziplinäre Betreuung ist für diese Patientengruppe unerlässlich. Durch einen ganzheitlichen Ansatz (Bewertung der Achse I und Achse II) mit einer guten Anamnese und gezielten Untersuchungen kann eine akkurate Diagnose gestellt werden. Für viele der beschriebenen orofazialen Beschwerden gibt es klare Behandlungsrichtlinien. Allerdings sind diese bislang in keiner Weise personalisiert und damit ganz konkret auf die pathophysiologischen oder phänotypischen Besonderheiten eines bestimmten Patienten abgestimmt. Dieser eher unspezifische Behandlungsansatz kann teilweise auch die unterschiedlichen Ansprechraten der einzelnen Therapieoptionen erklären.

Es ist offensichtlich, dass derzeit ein Defizit in der Ausbildung sowie geeigneter multidisziplinärer Strukturen in den klinischen Abläufen besteht. Dies ist jedoch unerlässlich, um zu vermeiden, dass den Patienten durch diagnostische Verzögerungen oder inadäquate Behandlungen weiterer Schaden zugefügt wird. Zahnärzte sind nicht die einzige Berufsgruppe, die mit Fehldiagnosen zu kämpfen hat. Auch HNO- und Kieferchirurgen führen häufig eine falsche Behandlung durch, da sie primäre

Kopfschmerzerkrankungen nicht erkennen, die im Allgemeinen in die Zuständigkeit von Kopfschmerzneurologen oder spezialisiertem Pflegepersonal fallen.

8.4 Zusammenfassung

- »Häufiges kommt häufig vor« – klinische Teams werden eher mit odontogenen Schmerzen, primären Kopfschmerzen und temporomandibulären Störungen als mit anderen Beschwerden konfrontiert.
- Verlassen Sie sich bei der Diagnose nicht auf Röntgenbilder, entscheidend ist hingegen die Schmerzanamnese.
- Wenn die Schmerzen nicht ausreichend auf entzündungshemmende Mittel (NSAR oder Paracetamol) ansprechen, ist es unwahrscheinlich, dass es sich um entzündliche Schmerzen handelt. Liegt eine Infektion vor, spricht sie auf Medikamente an, doch kann der episodische Charakter des Schmerzes beispielsweise eine Reaktion auf Antibiotika vortäuschen.
- Wenn die Schmerzen komplex sind oder nicht auf die Behandlung ansprechen, fragen Sie nach begleitenden Symptomen, einschließlich migräneartiger Elemente, sowie Anzeichen für kranio-autonome Begleiterscheinungen.
- Wenn die Schmerzbeschwerden des Patienten nicht auf die Routinebehandlung ansprechen, sollte der Arzt eine Neubewertung vornehmen, anstatt eine unnötige und möglicherweise schädliche Behandlung fortzusetzen.
- Fragen Sie Patienten immer nach gleichzeitig bestehenden Schmerzzuständen, einschließlich chronisch verbreiteter Schmerzen, Kopfschmerzen und Schmerzen der Halswirbelsäule.
- Seien Sie sich stets der psychischen Komorbidität bewusst, die das Leiden des Patienten und sein behandlungsbedürftiges Verhalten signifikant beeinflussen kann.
- Berücksichtigen Sie immer die zeitliche Abfolge des Schmerzbeginns und eines möglicherweise auslösenden Ereignisses. Es kann ein nichtkörperliches Lebensereignis sein, das den Patienten für die Entwicklung chronischer Schmerzen prädisponiert. Umgekehrt können Schmerzen, die auf ein traumatisches Ereignis zurückzuführen sind, neuropathischer Natur sein.
- Vermeiden Sie, mit Ausnahme der Trigeminusneuralgie, neuroablative Verfahren (Kryochirurgie, Phenol- oder Glycerininjektionen, Ballonkompression und Thermokoagulation [nicht gepulste Radiofrequenz]), die wahrscheinlich nur eine minimale Schmerzlinderung und sogar eine Verschlimmerung der Schmerzen (Kausalgie) bewirken und den Phänotyp des Patienten und die daraus resultierende gezielte Behandlung

weiter erschweren. Ziehen Sie nicht-ablative Verfahren wie periphere Stimulation, Lokalanästhesie (+/− Steroide) und gepulste Radiofrequenz in Betracht.

Literatur

AACP – American Association of Craniofacial Pain: https://www.aacfp.org (accessed Dec 2022)

AAOP – American Association of Orofacial Pain: http://www.aaop.org (accessed Dec 2022)

Baad-Hansen L, Benoliel R (2017) Neuropathic orofacial pain: Facts and fiction. Cephalalgia 37(7): 670–679.

Benoliel R, Elishoov H, Sharav Y (1997) Orofacial pain with vascular-type features. Oral Surg Oral Med Oral Pathol Oral Radiol Endod 84: 506–12.

Benoliel R, Sharav Y Haviv Y, Almoznino G (2017) Tic, Triggering, and Tearing: From CTN to SUNHA. Headache 57(6): 997–1009.

Cruccu G (2017) Trigeminal Neuralgia. Continuum 23(2): 396–420.

Cuffari L, Tesseroli de Siqueira JT, Nemr K, Rapaport A (2006) Pain complaint as the first symptom of oral cancer: a descriptive study. Oral surgery, oral medicine, oral pathology, oral radiology, and endodontics 102(1): 56–61.

Daudia AT, Jones NS (2002) Facial migraine in a rhinological setting. Clinical otolaryngology and allied sciences 27(6): 521–525.

Desrosiers M, Evans GA, Keith PK, et al. (2011) Canadian clinical practice guidelines for acute and chronic rhinosinusitis. Le Journal d'oto-rhino-laryngologie et de chirurgie cervico-faciale 40(2): S99–S193.

Devine M, Hirani M, Durham J, et al. (2018) Identifying criteria for diagnosis of post-traumatic pain and altered sensation of the maxillary and mandibular branches of the trigeminal nerve: a systematic review. Oral surgery, oral medicine, oral pathology and oral radiology 125(6): 526–540.

Eross E, Dodick D, Eross M (2007) The Sinus, Allergy and Migraine Study (SAMS). Headache 47(2): 213–224.

Finnerup NB, Haroutounian S, Kamerman P, et al. (2016) Neuropathic pain: an updated grading system for research and clinical practice. Pain 157(8): 1599–1606.

Fokkens WJ, Lund VJ, Mullol J, et al. (2012) European Position Paper on Rhinosinusitis and Nasal Polyps 2012. Rhinology (23): 3–298.

Graff-Radford SB (2012) Facial pain, cervical pain, and headache. Continuum 18(4): 869–882.

Hayashi B, Maeda M, Tsuruoka M, Inoue T (2013) Neural Mechanisms That Underlie Angina-Induced Referred Pain in the Trigeminal Nerve Territory: A c-Fos Study in Rats. ISRN Pain: 671503.

Hussain A, Stiles MA, Oshinsky ML (2010) Pain Remapping in Migraine: A Novel Characteristic Following Trigeminal Nerve Injury. Headache 50(4): 669–671.

IASP – International association for the international study of pain (o. J.) Classification of Chronic Pain, Second Edition (Revised). http://www.iasp-pain.org/PublicationsNews/Content.aspx?ItemNumber=1673 (accessed Dec 2022)

ICHD 3 – International craniofacial disorders classification: https://www.ichd-3.org/ (accessed Dec 2022)

ICOP – International Classification of Orofacial pain (2020) Cephalalgia 40(2): 129–221.

IHS – International headache society (2013) The International Classification of Headache Disorders, 3rd edition (beta version). Headache Classification Commit tee of the International Headache Society (IHS). https://doi.org/10.1177/0333102413485658 (accessed Dec 2022)

Jensen TS, Baron R, Haanpää M, et al. (2011) A new definition of neuropathic pain. Pain 152(10): 2204–2205.

Kalenderian E, Obadan-Udoh E, Maramaldi P, et al. (2017) Classifying Adverse Events in the Dental Office. J Patient Saf 17(6): e540–e556.

Katz J, Seltzer Z (2009) Transition from acute to chronic postsurgical pain: risk factors and protective factors. Expert Rev Neurother 9(5): 723–44.

Kelman L (2005) Migraine pain location: A tertiary care study of 1283 migraineurs. *Headache* 45: 1038–1047.

Kreiner M, Okeson J, Tanco V, et al. (2020) Orofacial Pain and Toothache as the Sole Symptom of an Acute Myocardial Infarction Entails a Major Risk of Misdiagnosis and Death. Journal of oral & facial pain and headache 34(1): 53–60.

Lewis C, Lynch H, Johnston B (2003) Dental complaints in emergency departments: a national perspective. Ann Emerg Med 42(1): 93–9.

Lim PF, Maixner W, Khan AA (2011) Widespread pain in temporomandibular disorders. Pain management 1(2): 181–187.

Lipton RB et al. (2001) Migraine diagnosis and treatment: results from the American Migraine Study II. Headache 41(7): 638–45.

López-López J, Garcia-Vicente L, Jané-Salas E, et al. (2012) Orofacial pain of cardiac origin: review literature and clinical cases. Medicina oral, patologia oral y cirugia bucal 17(4): e538–e544.

May A, Svensson P (2017) One nerve, three divisions, two professions and nearly no crosstalk? Cephalalgia 37(7): 603.

Meacham K, Shepherd A, Mohapatra DP, Haroutounian S (2017) Neuropathic Pain: Central vs. Peripheral Mechanisms. Current pain and headache reports 21(6): 28.

Mueller D, Obermann M, Yoon MS, et al. (2011) Prevalence of trigeminal neuralgia and persistent idiopathic facial pain: a population-based study. Cephalalgia 31(15): 1542–1548.

Nixdorf DR, Velly AM, Alonso AA (2008) Neurovascular pains: implications of migraine for the oral and maxillofacial surgeon. Oral Maxillofac Surg Clin North Am 20(2): 221–35.

Noma N, Shimizu K, Watanabe K, et al. (2017) Cracked tooth syndrome mimicking trigeminal autonomic cephalalgia: A report of four cases. Quintessence international 48(4): 329–337.

Obermann M, Mueller D, Yoon MS, et al. (2007) Migraine with isolated facial pain: a diagnostic challenge. Cephalalgia 27(11): 1278–82.

Peker S, Dinçer A, Necmettin Pamir M (2009) Vascular compression of the trigeminal nerve is a frequent finding in asymptomatic individuals: 3-T MR imaging of 200 trigeminal nerves using 3D CISS sequences. Acta neurochirurgica 151(9): 1081–1088.

Renton T (2020) Tooth-Related Pain or Not? Headache 60(1): 235–246.

Rothwell PM (1993) Angina and myocardial infarction presenting with pain confined to the ear. Postgraduate medical journal 69(810): 300–301.

Schreiber CP, Hutchinson S, Webster CJ, et al. (2004) Prevalence of migraine in patients with a history of self-reported or physician-diagnosed »sinus« headache. Archives of internal medicine 164(16): 1769–1772.

Selby G, Lance JW (1960) Observations on 500 cases of migraine and allied vascular headache. *J Neurol Neurosurg Psychiatry* (23): 23–32.

Sessle BJ, Hu JW, Amano N, Zhong G (1986) Convergence of cutaneous, tooth pulp, visceral, neck and muscle afferents onto nociceptive and non-nociceptive neurones in trigeminal subnucleus caudalis (medullary dorsal horn) and its implications for referred pain. Pain 27(2): 219–235.

Sharav Y, Katsarava Z, Charles A (2017) Facial presentations of primary headache disorders. Cephalalgia 37: 714–9.

Simard EP, Ward EM, Siegel R (2012) Cancers with increasing incidence trends in the United States: 1999 through 2008. CA Cancer J Clin 62(2): 118–128.

Van der Cruyssen F, Politis C (2018) Neurophysiological aspects of the trigeminal sensory system: an update. Reviews in the neurosciences 29(2): 115–123.

Van der Cruyssen F, Peeters F, De Laat A, et al. (2022) Prognostic factors, symptom evolution, and quality of life of posttraumatic trigeminal neuropathy. Pain 163(4): e557–e571.

Wei DY, Yuan Ong JJ, Goadsby PJ (2018) Overview of Trigeminal Autonomic Cephalalgias: Nosologic Evolution, Diagnosis, and Management. Annals of Indian Academy of Neurology, 21(Suppl 1), S39–S44.

Weinberg MA, Gopinathan G (2009) Recognition and treatment of migraine patient in dental practice. NY State Dent J 75(2): 28–33.

Wong JK, Wood RE, McLean M (1998) Pain preceding recurrent head and neck cancer. Journal of orofacial pain 12(1): 52–59.

Woolf CJ (2010) What is this thing called pain? The Journal of Clinical Investigation 120(11): 3742-4.

Wright EF (2000) Referred craniofacial pain patterns in patients with temporomandibular disorder. Journal of the American Dental Association 131(9): 1307–1315.

Yoon MS, Mueller D, Hansen N, et al. (2010) Prevalence of facial pain in migraine: a population-based study. Cephalalgia 30(1): 92–96.

Zakrzewska JM (2007) Diagnosis and management of non-dental orofacial pain. Dent Update 34(3): 134–6, 138–9.

Ziegeler C, Beikler T, Gosau M, May A (2021) Idiopathic Facial Pain Syndromes–An Overview and Clinical Implications. Deutsches Arzteblatt international 118(6): 81–87.

9 Neuropathische Schmerzen im Trigeminalsystem

Tara Renton und Fréderic Van de Cruyssen[5]

> **Fallbeispiel**
>
> Eine 69-jährige Frau mit arterieller Hypertonie und COPD in der Vorgeschichte stellt sich mit Schmerzen im rechten infraorbitalen Bereich vor. Diese würden seit 10 Jahren bestehen und seien erstmalig unmittelbar im Anschluss an einen Routinezahnarztbesuch aufgetreten, bei dem ein Prämolar im Oberkiefer entfernt wurde. Nach der Operation hatte sie zunächst starke Schmerzen und ein unscharf begrenztes Schwellungsgefühl unterhalb des rechten Auges. Der Zahnarzt sagte ihr, dies würde spontan abheilen, was jedoch nicht der Fall war. Bei späteren Kontrollen sagte er, er habe so etwas noch nie gesehen, und verwies sie an ihren Hausarzt zurück.
>
> Gegenwärtig beschreibt sie den Schmerz als ständiges Brennen und Kribbeln, das auf einer VAS-Skala mit 8 von 10 Punkten bewertet wird. Bei kaltem Wetter werden die brennenden Empfindungen unerträglich. Sie klagt auch über intermittierende Kopfschmerzen. Sie hat bereits mehrere Fachärzte aufgesucht. Bei mehreren Gelegenheiten wurden bildgebende Untersuchungen und Biopsien durchgeführt, die alle ergebnislos verliefen. Sie probierte zahlreiche Medikamente aus (Pregabalin, Amitriptylin, Duloxetin, Oxycodon), aber keine der Therapien bewirkte eine nennenswerte Besserung der Beschwerden. Darüber hinaus fühlte sie sich sehr müde und schwindelig. Niemand war bisher in der Lage, eine eindeutige Diagnose für ihr Problem zu stellen. In der Tat gibt es bei der klinischen Inspektion nichts Bemerkenswertes. Die Patientin ist verzweifelt und zeigt deutliche Anzeichen einer Depression. Der Hausarzt hat ihr deshalb kürzlich Escitalopram verschrieben.

---

5 Dieses Kapitel wurde aus dem Englischen übersetzt. Die Autoren praktizieren außerhalb Deutschlands, daher spiegeln einige logistische/organisatorische Aspekte nicht unbedingt die Rahmenbedingungen des Gesundheitssystems in Deutschland wider.

9.1 Diagnostik

Das obige Fallbeispiel beschreibt eine typische Geschichte eines Patienten mit posttraumatischen trigeminalen neuropathischen Schmerzen (PTNP). Neuropathische Schmerzen wurden kürzlich neu definiert und werden nun als Schmerzen bezeichnet, die als direkte Folge einer Läsion oder Erkrankung des somatosensorischen Systems auftreten (Haanpää et al. 2011). Abgesehen von posttraumatischen Erkrankungen sind die häufigsten Erkrankungen, die mit neuropathischen Schmerzen in Verbindung gebracht werden, Diabetes, HIV, Multiple Sklerose und Chemotherapie, die selten im Kopf- und Halsbereich auftreten (Colloca et al. 2017).

Diagnosekriterien   Kürzlich wurde die erste Ausgabe der Internationalen Gesichtsschmerzklassifikation (ICOP) mit ihren Diagnosekriterien veröffentlicht (ICOP 2020). Posttraumatischer trigeminaler neuropathischer Schmerz wurde darin definiert als einseitiger oder beidseitiger Gesichts- oder Mundschmerz, der durch ein Trauma des/der Trigeminusnerv(en) verursacht wird, mit anderen Symptomen und/oder klinischen Anzeichen einer Dysfunktion des Trigeminusnervs einhergeht und seit mehr als drei Monaten andauert oder wiederkehrt. Die Diagnosekriterien sind nachfolgend zusammengefasst.

> **Diagnosekriterien für posttraumatische trigeminale neuropathische Schmerzen nach ICOP 2020**
>
> Zuvor verwendete Begriffe: anaesthesia dolorosa; schmerzhafte posttraumatische Trigeminusneuropathie.
>
> A. Schmerzen in einem neuroanatomisch plausiblen Bereich innerhalb der Verteilung eines oder beider Trigeminusnerven, die seit mehr als 3 Monaten anhalten oder wiederkehren und die Kriterien C und D erfüllen
> B. Beide der folgenden Punkte:
>   1. Vorgeschichte einer mechanischen, thermischen, strahlungsbedingten oder chemischen Verletzung des/der peripheren Trigeminusnervs/-nerven
>   2. diagnostischer Nachweis einer Läsion des/der peripheren Trigeminusnervs/-nerven, die den Schmerz erklärt
> C. Auftreten innerhalb von 6 Monaten nach der Verletzung
> D. Assoziiert mit somatosensorischen Symptomen und/oder Zeichen in der gleichen neuroanatomisch plausiblen Verteilung
> E. Nicht besser durch eine andere ICOP- oder ICHD-3-Diagnose erklärbar

Als valide Tests für die Diagnose von PTNP gelten die bildgebende oder chirurgische Bestätigung einer Nervenverletzung, Nervenleitfähigkeitsuntersuchungen, laser-evozierte Potenziale, Blinkreflextests und Hautbiopsien, die reduzierte Nervenfaserendigungen zeigen. Es sollten jedoch alle klinischen und diagnostischen Aspekte berücksichtigt werden. Ein wichtiger Hinweis am Rande: Strahlenbedingte Nervenschädigungen können auch noch nach drei Monaten nach der Bestrahlung auftreten, werden aber immer noch als posttraumatischer trigeminaler neuropathischer Schmerz betrachtet, daher das große Zeitfenster für das Auftreten.

Bei der Beurteilung von Patienten mit chirurgisch bedingten Nervenverletzungen empfehlen wir einen ganzheitlichen Ansatz (Renton und Van der Cruyssen 2019). Dabei muss man den Patienten mit der Nervenverletzung behandeln und darf sich nicht nur auf die Nervenverletzung selbst konzentrieren. Viele dieser Patienten haben ein unerwartetes traumatisches Ereignis erlebt, das eine gründliche Anamnese und Untersuchung erfordert, bei der auch sensorische Tests und eine psychologische Beurteilung berücksichtigt werden. Diese Elemente sind sowohl für die Diagnose als auch für die Wahl der Therapie erforderlich.

Klinische Beurteilung

> **Merke**
>
> Bei der klinischen Beurteilung und Behandlung posttraumatischer neuropathischer Schmerzen sollten stets auch psychologische Aspekte berücksichtigt werden.

Die Schmerzintensität und der Behandlungseffekt (sowohl in der Klinik als auch in Studien) sollten anhand einer numerischen Ratingskala oder einer visuellen Analogskala bewertet werden. Für künftige Studien zu neuropathischen Schmerzen sind Skalen zur Schmerzlinderung, der Gesamteindruck der Veränderung durch Patienten und Kliniker sowie der Anteil der Responder (50% und 30% Schmerzlinderung) wichtige Messgrößen. Die Schmerzen können als mäßig bis stark empfunden werden. Der Schmerzcharakter wird häufig als konstantes oder intermittierendes Brennen oder als ausgelöste oder spontane Neuralgie angegeben. In den meisten Fällen handelt es sich um kontinuierliche Schmerzen, es können jedoch auch überlagernde paroxysmale Schmerzattacken auftreten (Benoliel et al. 2012). Der Schmerz kann von kurzer Dauer sein und durch Berührung oder thermische Veränderungen, in der Regel durch Kälte, im betroffen Bereich neuralgisch ausgelöst werden und eine Trigeminusneuralgie imitieren (Renton et al. 2011). Der Schmerz ist in der Regel einseitig, es sei denn, es ist im Rahmen eines bilateralen Eingriffs zu einer beidseitigen Nervenschädung gekommen, und der Schmerz kann genau auf das Dermatom des betroffenen Nervs mit nachweisbarer sensorischer Dysfunktion eingegrenzt werden. Die Trigeminus-Dermatome sind in ▶ Abb. 9.1 dargestellt.

Die Autoren gehen davon aus, dass sich die Neuropathie unmittelbar nach dem Trauma entwickelt, es sei denn, es handelt sich um einen endodontischen Eingriff, bei dem die Entwicklung der Neuropathie um

Abb. 9.1:
Der Trigeminusnerv und seine Dermatome

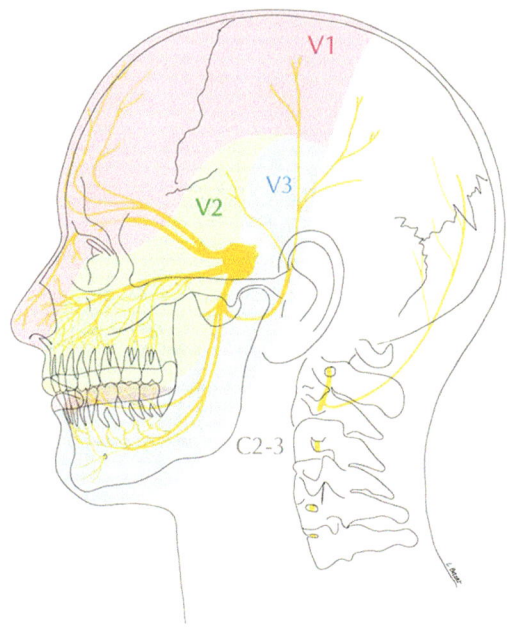

2–3 Tage verzögert auftreten kann. Eine standardisierte klinische mechanosensorische Bewertung ist im ▶ Kasten dargestellt. Diese klinischen mechanosensorischen Tests haben nachweislich eine hohe Spezifität, jedoch eine geringe Sensitivität (Zuniga et al. 1998). Für eine genauere sensorische Profilierung wird die quantitative sensorische Testung (QST) für ausgewählte Fälle in der Klinik, einschließlich der Diagnose von Smallfiber-Neuropathien, und für Forschungszwecke empfohlen (Haanpää et al. 2011). Fortgeschrittene neurophysiologische Tests sind den klinischen Tests überlegen (Teerijoki-Oksa et al. 2019), aber dies ist nicht immer intraoral oder in Studien mit großen Patientenpopulationen möglich. Durch die Verwendung von Hirnstamm-Reflexen und fortgeschrittenen neurophysiologischen Tests kann eine Nervenschädigung genau festgestellt werden (Jääskeläinen 2004).

> **Untersuchungsprotokoll für die mechanosensorische Beurteilung des extraoralen Dermatoms von V3 (nach Renton und Van der Cruyssen 2019)**
>
> Dieses Protokoll kann auch auf andere Dermatome angewendet werden.
>
> **Betroffener Bereich**
> Mit einer Pinzette vom normalen bis zum neuropathischen Bereich fahren und den Patienten darauf hinweisen, dass sowohl eine Über- als auch eine Unterempfindlichkeit vorliegen kann. Zeichnen Sie das Gebiet ab und halten Sie es mit Hilfe von Stiftmarkierungen im Gesicht des

Patienten bildlich oder fotografisch fest. Schätzen Sie, wie viel Prozent des extraoralen Dermatoms von der Neuropathie betroffen ist. (Gelb gepunktete Linien zeigen das V3-Dermatom an und Pfeile zeigen die Testrichtung vom normalen zum neuropathischen Bereich an.)

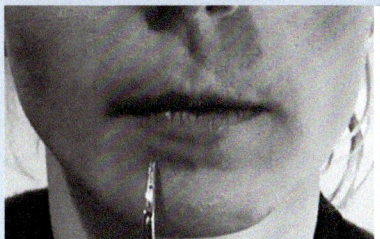
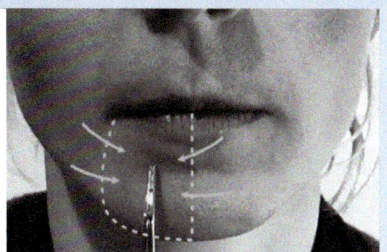

Scharfe und stumpfe Unterscheidung
Mit einer Zahnsonde mit scharfem und stumpfem Ende wird zunächst die nicht betroffene Seite getestet. Es werden mindestens fünf Stimulationen durchgeführt, deren Anzahl vom Patienten erkannt wird (wenn weniger als drei von fünf Stimulationen erkannt werden, ist der Test negativ). Dieser Test kann zwar eine Hypästhesie mit verminderter Schärfenerkennung auf der betroffenen Seite aufzeigen, aber auch eine mechanische Hyperalgesie (verstärkte Schmerzen bei scharfer Stimulation), die für den Patienten oft sehr unangenehm ist. Die Schärfeschwellen können mit speziell entwickelten Algometern eingeschätzt werden, die in dieser Untersuchung jedoch nicht verwendet wurden.

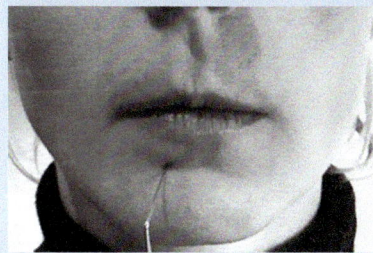
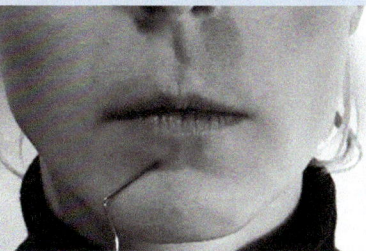

Subjektive Funktion
Klopfen Sie mit einer Pinzette mit zusammengelegten Spitzen mehrmals fest (mindestens fünfmal) auf die Hand des Patienten und erklären Sie, dass das normale subjektive Tastempfinden auf einer verbalen Analogskala 10 Punkten entspricht. Klopfen Sie dann mit demselben Druck auf die nicht betroffene Seite des Gesichts oder der Zunge und wiederholen Sie die Stimulation, wobei Sie erneut erklären, dass diese ebenfalls 10 Punkten entspricht. Bewegen Sie die Pinzette weg und erklären Sie, dass keine Stimulation bzw. das Fehlen einer Empfindung 0 Punkten entspricht. Wiederholen Sie den Test in dem neuropathischen Bereich,

den Sie bereits bestätigt haben, und bitten Sie den Patienten, die Stärke des Reizes anzugeben. Alles, was sich schmerzhaft oder hyperästhetisch anfühlt, wird mit mehr als 10 bewertet, wobei 20 die schlimmste vorstellbare Reizintensität darstellt. Alles, was sich hypästhetisch anfühlt, wird mit weniger als 10 angegeben, wobei 0 als taub gilt. Dieser Test kann in verschiedenen Bereichen der Neuropathie wiederholt werden (Lippenbändchen, Lippenhaut und Kinnhaut oder Zunge).

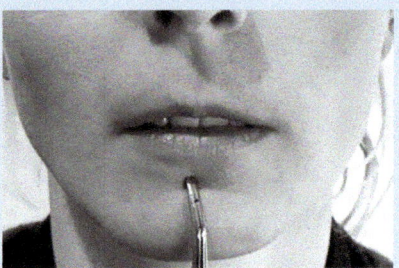

Zwei-Punkt-Diskriminierung (TPD)

Unter Verwendung von College-Zangen mit geöffneten und geschlossenen Schenkeln (jeweils für fünf Stimulationen) kann die TPD-Funktion geschätzt werden. Einige Autoren bevorzugen speziell entwickelte Tasterzirkel, die auf einen bestimmten Abstand eingestellt werden können. Die normale TPD im Dermatom V3 extraoral reicht von 2–4 mm auf dem Lippenbändchen bis 6–8 mm auf der Kinnhaut.

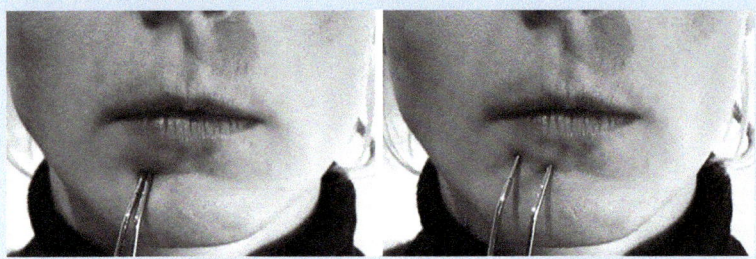

Leichte Berührung

Zur Beurteilung der Schwellenwerte für leichte Berührungen werden Von-Frey-Filamente dringend empfohlen. Stehen diese nicht zur Verfügung, kann stattdessen ein Wattebausch oder eine Gaze verwendet werden, mit dem bzw. der die Berührungen (mindestens fünfmal) zunächst auf der normalen Seite und dann auf der betroffenen Seite wiederholt werden. Bitten Sie den Patienten, Unterschiede zu melden. Wenn der Patient bei der Stimulation ein Taubheitsgefühl verspürt, ist die Schwelle für die Erkennung leichter Berührungen reduziert. Leidet der Patient jedoch unter Hyperästhesie und möglicherweise Allodynie

9.1 Diagnostik

(Schmerzen bei einer üblicherweise nicht schmerzhaften Berührung), kann dieser Test sehr unangenehm sein.

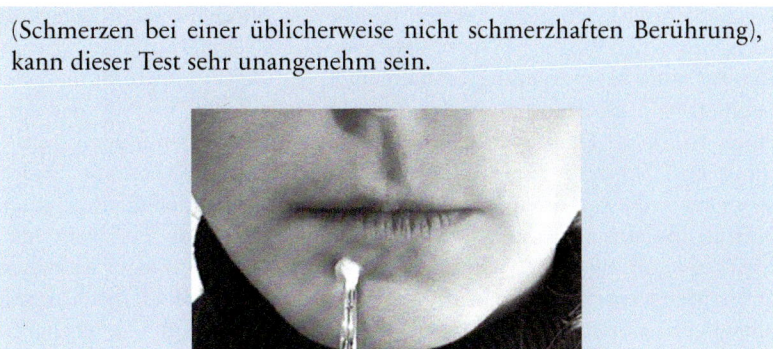

Bei einer Neuropathie gibt es fast immer einen Bereich mit abnormaler Empfindung (mit Ausnahme der Trigeminusneuralgie, die *nicht* posttraumatisch ist), und der am stärksten empfundene Schmerz liegt üblicherweise im Bereich des Empfindungsdefizits (d. h. man leidet unter einer Mischung aus Schmerz, Taubheit und veränderter Empfindung). Dies ist ein wichtiges diagnostisches Merkmal für sensorische Neuropathien. Die häufig verwendeten Charakteristika sind in ▶ Tab. 9.1 dargestellt.

Tab. 9.1: Definition der Eigenschaften neuropathischer Schmerzen (nach IASP)

Deskriptor	Definition
Negative Symptome	
Anästhesie	vollständige Abwesenheit von Gefühlen für Reize
Hypästhesie	verminderte Wahrnehmung von nicht-schmerzhaften Reizen
Hypalgesie	verminderte Wahrnehmung von schmerzhaften Reizen
Thermohypästhesie	verminderte Wahrnehmung von Wärme
Positive Symptome	
Spontaner Schmerz	
Parästhesie	nicht-schmerzhaftes Kribbeln
Paroxysmaler Schmerz	einschießender Schmerz, der periodisch für Sekunden auftritt
Kausalgie	anhaltender brennender Schmerz, Allodynie, Hyperpathie kann mit vasomotorischer oder sudomotorischer Dysfunktion und trophischen Veränderungen kombiniert sein
Dysästhesie	unangenehme abnorme Empfindungen, spontan oder evoziert
Stimulus-induzierter Schmerz	
Allodynie	Schmerz, der durch einen nicht-schmerzhaften Reiz ausgelöst wird
Hyperalgesie	verstärkter Schmerz durch einen schmerzhaften Reiz
Hyperpathie-Summation	verstärkte Schmerzempfindung aufgrund eines sich wiederholenden Reizes

Neuropathische Schmerzen treten häufig mit Allodynie (Schmerzen bei nicht-noxischen Reizen), Hyperalgesie (verstärkte Schmerzen bei noxischen Reizen) und Hyperpathie (anhaltende veränderte Empfindung oder Schmerzen nach Beendigung der Stimulation) auf. Bei 50–70 % der Patienten tritt eine Kombination aus Taubheitsgefühl, veränderter Empfindung und Schmerz auf, wobei es sich entweder um spontane Dauerschmerzen, die oft einen brennenden Charakter haben, oder um spontan auftretende einschießende, stromschlagartige Empfindungen (Neuralgie) handeln kann. Evozierte Schmerzen, die durch Berührung oder Kälte hervorgerufen werden, führen häufig dazu, dass Patienten Schwierigkeiten mit alltäglichen Funktionen wie Essen, Küssen, Sprechen und Trinken haben (Van der Cruyssen et al. 2020).

Validierte Schmerzqualitätsbestimmungen für neuropathische Schmerzen wie Douleur Neuropathique 4 (DN4), PainDETECT und LANSS-Fragebögen sind in der Lage, das Vorhandensein neuropathischer Schmerzen einzuschätzen, aber deren Sensitivität und Spezifität ist im Trigeminusbereich aufgrund von Fragen zu Schmerzen beim Tragen von Kleidung und beispielsweise beim Baden reduziert (Smith et al. 2013).

Psychologische Bewertung

Aufgrund der neuropathischen Schmerzen sind die Patienten oft ängstlich, weinerlich und weisen darüber hinaus psychologische Auswirkungen von vorangegangenen (kausalen) Operationen auf. Diese Symptome wurden häufig durch das Fehlen einer ausreichenden Patientenaufklärung verstärkt, die nur ca. 30 % der Patienten erhalten haben. In den meisten Fällen wurde trotz erfolgter Patientenaufklärung in dieser nicht ausdrücklich vor möglichen Nervenverletzungen gewarnt (Smith et al. 2013). Das Vorhandensein von Angstzuständen oder Depressionen wirkt sich auch bei anderen Schmerzzuständen negativ auf die Behandlungsergebnisse aus. Um bessere therapeutische Ergebnisse zu erhalten, ist es daher ratsam auch die psychologischen Auswirkungen zu berücksichtigen. Die psychologische Bewertung erfordert die Verwendung validierter Fragebögen, welche Angst, Depression, posttraumatischer Belastungsstörung, früheren Missbrauch und Vernachlässigung, Schlafqualität, Katastrophisierung und Somatisierung erfassen sollten.

Radiologische Untersuchungen

Eine routinemäßige Panoramaröntgenaufnahme ist erforderlich, um zu beurteilen, ob nach einer Zahnextraktion die Wurzeln neben dem N. alveolaris inferior verblieben sind und entfernt werden müssen, wodurch sich eine Gelegenheit ergibt, den Nerv gegebenenfalls zu untersuchen und zu behandeln. Ein Cone-Beam-CT-Scan ist erforderlich, um die Beziehung zwischen den Wurzeln und dem Mandibularkanal, der den N. alveolaris inferior enthält, weiter zu beurteilen (Dessouky et al. 2018). Weder medizinische CTs noch MRTs sind eine große Hilfe bei der Beurteilung von Nervenverletzungen. Es gibt jedoch einige neue bildgebende Verfahren wie die Magnetresonanzneurografie oder multimodale Untersuchungen, die bei der weiteren Diagnostik helfen können (Chhabra et al. 2011; Frederic Van der Cruyssen et al. 2020). Eine Röntgenaufnahme nach Nervenverletzungen durch Lokalanästhesie ist hingegen nicht von Nutzen, und sowohl endodontische Behandlungen als auch Implantate sollten ohnehin mit einer postoperativen Röntgenaufnahme abgeschlossen werden, sodass keine weitere Bestrahlung erforderlich ist.

9.2 Therapie

Die Evidenz für die Behandlung von Nervenverletzungen, die durch einen zahnmedizinischen Eingriff verursacht wurden und zu posttraumatischen trigeminalen neuropathischen Schmerzen (PTNP) geführt haben, ist nach wie vor begrenzt. Häufig sind die Schmerzen dauerhaft und es gibt keine »Wunderwaffe«, um sie zu beheben (Coulthard et al. 2014). Wenn der Patient über Taubheitsgefühle, veränderte Empfindungen und/oder Schmerzen berichtet, sollten Sie ihn beruhigen, seine Beschwerden anerkennen, ohne sie zu bagatellisieren, und eine diagnostische Abklärung veranlassen. Es besteht Einigkeit darüber, dass eine Prävention dieser Nervenverletzungen möglich und optimal ist. Grundsätzlich sollte der Patient mit der Nervenverletzung behandelt werden, nicht nur die Nervenverletzung an sich. Die Neuropathie mit den damit verbundenen funktionellen und psychologischen Auswirkungen wird die treibende Kraft sein, die den Patienten dazu bringt, eine Behandlung zu suchen (Renton und Van der Cruyssen 2019). Diese Faktoren müssen realistisch bewertet und die potenziellen Ergebnisse, ob gut oder schlecht, mit dem Patienten besprochen und vereinbart werden. Die Entscheidung über die Behandlung eines Patienten mit einer Nervenverletzung basiert auf der ganzheitlichen Beurteilung des Patienten. Der Arzt muss den Grad und die Auswirkungen der Nervenverletzung sowie die Art des Patienten beurteilen. Manche Patienten haben äußerst schmerzhafte Neuropathien, empfinden aber nur geringe Auswirkungen auf ihr alltägliches Leben, während andere kleine Neuropathiebereiche ohne Schmerzen aufweisen, die jedoch erhebliche funktionelle und psychologische Auswirkungen haben. Wie bei allen Entscheidungen im Leben gibt es bei jedem Eingriff Vorteile und Risiken. Keine reparative Operation und kein Medikament gegen chronische Schmerzen ist frei von Nebenwirkungen oder potenziellen Risiken. Der Patient muss über die Diagnose, die Prognose und mögliche Eingriffe mit den damit verbundenen Risiken und Vorteilen aufgeklärt werden. Dies ist ein langwieriges Gespräch, ggf. auch über mehrere Konsultationen.

> **Merke**
>
> Die Therapie der posttraumatischen trigeminalen neuropathischen Schmerzen besteht in der Regel aus einem ganzheitlichen Ansatz, der neben medikamentöser Behandlung stets eine psychologische Betreu-

ung beinhalten sollte. Gerade der psychologische Aspekt kann einen erheblichen Einfluss auf die Verbesserung der Lebensqualität haben.

Die Behandlung von PTNP hängt von der Situation des Patienten (Schmerzen, funktionelle und psychologische Auswirkungen), der Dauer und der Ursache der Nervenverletzung ab (Renton 2013; Renton und Yilmaz 2012). Tab. 9.2 fasst die Behandlung und den Zeitpunkt der Intervention bei Verletzungen des Trigeminusnervs auf der Grundlage der aktuellen Evidenzbasis zusammen. Eine dringende Behandlung wird so schnell wie möglich nach der Vorstellung eingeleitet.

Die akute Versorgung umfasst:

- Wenn Sie während einer Behandlung mit einer Leitungsanästhesie des Unterkiefers, einem Implantat oder einer endodontischen oder chirurgischen Extraktion Schmerzen verursachen, kontaktieren Sie den Patienten am nächsten Tag und überprüfen Sie, ob es ihm gut geht. Berichtet der Patient über Taubheit, veränderte Empfindungen und/oder Schmerzen, beruhigen Sie ihn. Bei endodontischen Nervenverletzungen kann es 2 bis 3 Tage dauern, bis sie sich entwickeln, was darauf zurückzuführen sein kann, dass eine chemische Substanz mit hohem pH-Wert, die zur Reinigung der Pulpakammer verwendet wird, aus der Zahnspitze austritt.
- Unterstützen und beruhigen Sie Ihren Patienten weiterhin und raten Sie ihm zu einem Arztbesuch, um das Vorliegen einer Neuropathie zu bestätigen. Wenn die Neuropathie den größten Teil des Dermatoms +/− betrifft und mit schweren neuropathischen Schmerzen einhergeht, muss eine Nervenverletzung vermutet werden. Versichern Sie Ihrem Patienten, dass 75 % dieser Verletzungen und deren Auswirkungen von selbst wieder verschwinden.
- Bringen Sie Ihr Verständnis zum Ausdruck und sagen Sie, dass Ihnen die Situation leidtut, denn dies ist *kein* Schuldeingeständnis.
- Leiten Sie eine medizinische Behandlung ein (empfohlen für andere periphere sensorische Nervenverletzungen).
- Hochdosierte orale NSAR (400–800 mg Ibuprofen p.o. 4 Mal täglich) für nur zwei Tage. Die Bandolier-Oxford-Liga-Tabelle fasst die optimale Analgesie für postoperative Schmerzen zusammen, und die Kombination von Ibuprofen und Paracetamol hat die geringste *number needed to treat*.
- Rezept für Prednisolon für fünf Tage in absteigender Dosierung: 50–40–30–20–10 mg p.o. (nicht für Patienten mit Kontraindikationen für Steroide oder NSAR).
- Vitamin-B-Komplex (Riboflavin 400 mg einmal täglich für maximal drei Monate plus andere Vitamin-B-Komplex-Präparate).
- Vereinbaren Sie eine Nachuntersuchung des Patienten.

Die Behandlung kann die Beruhigung und Aufklärung des Patienten sowie medizinische, chirurgische und/oder psychologische Behandlungen umfassen. Patienten, die durch Lokalanästhesie, orthognathische und onkologische Behandlungen oder traumabedingt Nervenverletzungen erleiden, werden hauptsächlich medikamentös behandelt. Eine chirurgische Behandlung ist nur selten indiziert, es sei denn, es handelt sich um eine dringende Situation. Ein dringender chirurgischer Eingriff sollte bei bekannten oder hochwahrscheinlichen Nervenverletzungen sowie bei Nervenverletzungen im Zusammenhang mit endodontischen Eingriffen oder Implantationen empfohlen werden. Spätere chirurgische Eingriffe bei hypästhetischen Nervenverletzungen führen den Patienten nicht zur Normalität zurück, und bei Patienten mit Schmerzen und Hyperästhesie ist ein chirurgischer Eingriff oft nicht indiziert, da die Schmerzen nicht gelindert werden und die Patienten langfristig Anfallssuppressiva oder Antidepressiva gegen chronische Schmerzen einnehmen müssen (Kushnerev und Yates 2015; Zuniga et al. 2014; Zuniga und Yates 2016).

Die Beratung ist das nützlichste und wirksamste Instrument für die Behandlung von Patienten mit problematischen permanenten sensorischen Nervenverletzungen. Wie bereits erwähnt, ist die Bewertung von Achse II der operationalisierten psychodynamischen Diagnostik für eine ganzheitliche Patientenversorgung unerlässlich. Psychologische Interventionen können kognitive Verhaltenstherapie, Akzeptanz- und Commitment-Therapie, Achtsamkeit, Meditation, Gruppen- oder Einzelbehandlung umfassen, je nach den Bedürfnissen des Patienten.

Tab. 9.2: Algorithmus für die Behandlung von Verletzungen des Trigeminusnervs

Ätiologie der Nervenverletzung	Zeit seit der Verletzung	Behandlung
bekannte oder vermutete Nervenverletzung		sofortige Exploration
Weisheitszahn-Operation mit retinierten Wurzeln	< 30 Stunden	sofortige Exploration
Einsetzen eines Zahnimplantats	< 30 Stunden	sofortige Exploration
endodontische Behandlung	< 30 Stunden	sofortige Exploration
Implantateinsetzung oder endodontische Behandlung	> 30 Stunden	pharmakologisch
chirurgische Eingriffe am Weisheitszahn mit Verletzung des N. alveolaris inferior, Dysästhesie, großer neuropathischer Bereich, erhebliche Beeinträchtigung der Lebensqualität	< 3 Monate	Exploration erwägen
Weisheitszahn-Operation mit Verletzung des lingualen Nervs, großer neuropathischer Bereich, Schmerzen, Geschmacksverlust	< 3 Monate	Exploration erwägen

Tab. 9.2: Algorithmus für die Behandlung von Verletzungen des Trigeminusnervs – Fortsetzung

Ätiologie der Nervenverletzung	Zeit seit der Verletzung	Behandlung
Weisheitszahn-Operation	> 6 Monate	pharmakologisch, psychologisch
Lokalanästhesie, Trauma, orthognatische Chirurgie	> 6 Monate	pharmakologisch, psychologisch

Pharmakologische Behandlung

Eine pharmakologische Behandlung ist sowohl für Patienten mit Schmerzen als auch mit chronischen Schmerzen in Verbindung mit Angst und/oder Depression indiziert. Aufgrund der zahlreichen Nebenwirkungen von Medikamenten gegen chronische Schmerzen bleiben jedoch nur < 18 % der Patienten bei der medikamentösen Behandlung (Finnerup et al. 2015).

Systemische Behandlungsmöglichkeiten

Anfallssuppressiva und trizyklische Antidepressiva

Die Hauptstütze der Pharmakotherapie neuropathischer Schmerzen sind nach wie vor Anfallssuppressiva und trizyklische Antidepressiva mit weitgehend akzeptierten Behandlungsprotokollen (Finnerup et al. 2015). Die Behandlung chronischer Neuropathien erfordert häufig eine langfristige Verschreibung von Medikamenten, die erhebliche Nebenwirkungen haben können. Besonders häufig werden nichtsteroidale Analgetika und Opioide eingesetzt, Anfallssuppressiva und trizyklische Antidepressiva sind dagegen relativ selten (McDermott et al. 2006). Dies ist angesichts der höheren Wirksamkeit dieser Medikamente bei neuropathischen Schmerzen überraschend und deutet darauf hin, dass die Patienten möglicherweise keine Behandlung suchen oder unzureichend behandelt werden. Es ist nicht ungewöhnlich, dass Patienten auf alternative Medizin umsteigen, und viele berichten über die Verwendung von Vitaminen und Nahrungsergänzungsmitteln (McDermott et al. 2006).

Analgetika und Opioide

> **Empfehlungen des National Institute for Health and Care Excellence (NICE) für die Verschreibung von Medikamenten bei neuropathischen Schmerzen bei Erwachsenen (2016)**
>
> Alle neuropathischen Schmerzen (außer Trigeminusneuralgie):
>
> - Bieten Sie wahlweise Amitriptylin, Duloxetin, Gabapentin oder Pregabalin als Erstbehandlung für neuropathische Schmerzen (außer Trigeminusneuralgie) an.
> - Wenn die Erstbehandlung nicht wirksam ist oder nicht vertragen wird, bieten Sie eines der übrigen drei Arzneimittel an und erwägen

> Sie einen erneuten Wechsel, wenn auch das zweite und dritte Arzneimittel nicht wirksam sind oder nicht vertragen werden.
> - Tramadol nur in Betracht ziehen, wenn eine akute Akutbehandlung erforderlich ist
> - Capsaicin-Creme erwägen für Menschen mit lokalisierten neuropathischen Schmerzen, die eine orale Behandlung vermeiden wollen oder nicht vertragen.

Zu den neuen Medikamenten, die auf neue Mechanismen abzielen, gehören selektive Natriumkanalblocker, insbesondere $Na_v1.7$-Antagonisten, und EMA401, ein neuartiger Angiotensin-Typ-II-Antagonist, der sich in einer klinischen Studie der Phase II bei postherpetischer Neuralgie als wirksam erwiesen hat (Li et al. 2019; Rice et al. 2014). Bislang ist keines dieser Medikamente für den klinischen Gebrauch zugelassen. Obwohl sie sich noch in der präklinischen Phase befinden, zeigen Studien mit einer Stammzellbehandlung bei neuropathischen Schmerzen vielversprechende Ergebnisse (Fortino et al. 2013).

Selektive Natriumkanalblocker und EMA401

Lokale Behandlungsmöglichkeiten

Die topische Anwendung zielt darauf ab, eine hohe lokale Konzentration des Wirkstoffs an der betroffenen Stelle mit minimaler oder keiner systemischen Absorption zu erreichen. Wechselwirkungen mit anderen Arzneimitteln werden reduziert, was für Patienten, die mehrere Medikamente einnehmen oder bei denen spezifische Nebenwirkungen problematisch sind, von Vorteil sein kann. Außerdem ist die lokale Anwendung einfach zu handhaben und erfordert keine Dosistitration, wie sie bei systemischen Therapien üblich ist (Sawynok 2003). Lokale Reaktionen wie Hautausschlag sind selten, aber einige topische Mittel (z. B. Capsaicin) können bei der Anwendung lokale Schmerzen hervorrufen. Die intraorale Anwendung von topischen Wirkstoffen ist relativ komplex und erfordert entweder eine längere Isolierung des Bereichs oder die Konstruktion einer intraoralen Vorrichtung, die optimale Konzentrationen ermöglicht.

Topische Medikamente

Bei einer heterogenen Gruppe von Patienten mit oralen neuropathischen Schmerzen wurde ein positiver Effekt für topisches Capsaicin beobachtet (Argoff 2006). In einer neueren systematischen Übersichtsarbeit wurde jedoch der Schluss gezogen, dass topisches Capsaicin zwar nur eine geringe bis mäßige Wirksamkeit bei der Behandlung neuropathischer Schmerzen hat, aber sowohl in Fällen, in denen andere Therapieformen unwirksam waren, als auch als Add-on-Therapie zu anderen Behandlungen nützlich sein kann (Mason et al. 2004). In jüngerer Zeit wurde eine Kombination aus topischen Medikamenten erfolgreich zur Behandlung oraler Neuropathien eingesetzt (Heir et al. 2008). Die Autoren kamen zu dem Schluss, dass topische Medikamente als Einzelbehandlung oder in Kombination mit systemischen Medikamenten den Schweregrad orofazialer neuropathischer Schmerzen verringern können.

Capsaicin

Chirurgischer Eingriff

Wenn eine Operation durchgeführt wird, ist die Prognose bei Verletzungen des N. alveolaris inferior etwas besser als bei Verletzungen des N. lingualis (Pogrel 2002; Ziccardi et al. 2009). Das Vorhandensein eines Neuroms ist jedoch ein negativer prognostischer Faktor (Susarla et al. 2007). Fallserien mit Reparaturen innerhalb eines Jahres nach der Verletzung zeigen gute Erfolgsraten, gemessen an der sensorischen Erholung (Caissie et al. 2005; Rutner et al. 2005; Strauss et al. 2006; Susarla et al. 2007; Ziccardi und Steinberg 2007). Etwa 50% der chirurgisch versorgten Fälle erholen sich meist innerhalb von sieben Monaten mit Rückkehr der vollständigen sensorischen Funktion (Susarla et al. 2007). Die Wirksamkeit einer Operation bei schmerzhaften Trigeminusneuropathien ist jedoch unklar. Dies hängt auch von der Art der durchgeführten Operation ab, d.h. von der Nervenreparatur oder der interventionellen Operation zur weiteren Entfernung der kausalen Pathologie.

> **Merke**
>
> Die Wirksamkeit operativer Verfahren zur Behandlung der posttraumatischen trigeminalen neuropathischen Schmerzen ist nicht eindeutig geklärt.

Allotransplantation
Die Allotransplantation mit einem vorpräparierten humanen Kadavertransplantat zur Reparatur des N. alveolaris inferior und des N. lingualis ermöglicht eine Reparatur mit minimaler Spannung. Dieses Therapieverfahren, welches mikroskopisch durchgeführt wird, wurde bereits in mehreren Veröffentlichungen beschrieben (Salomon et al. 2016; Zuniga 2015). Dies ist wahrscheinlich die Behandlung der Wahl, wenn eine Reparatur indiziert ist und eine direkte Reanastomose nicht durchgeführt werden kann – eine Situation, die am häufigsten bei Verletzungen am N. alveolaris inferior vorkommt. Eines der Hauptprobleme bei der Nervenreparatur ist die frühzeitige Identifizierung des Neuroms im Zusammenhang mit den Symptomen des Patienten und der Konnektivität des Nervs selbst, d.h., ob der Nerv tatsächlich funktioniert. Dank der jüngsten Entwicklungen bei der Magnetresonanzneurografie kann der Chirurg die Nervenläsion sowie die Nervenfunktion beurteilen, um einen zielgerichteten und zeitnahen Eingriff zur Nervenreparatur zu ermöglichen.

Interventionelle Therapien

Anekdotische Hinweise deuten darauf hin, dass nicht-neuroablative Verfahren die erste Wahl sein sollten. Neuroablative Verfahren wie Glycerininjektionen, Kryotherapie, Ballonkompression, Thermokoagulation und andere zentrale Verfahren können jedoch in therapierefraktären Fällen sinnvoll sein (Bullard und Nashold 1997; Kanpolat et al. 2005). Die Autoren empfehlen daher, dass minimalinvasive operative Verfahren bevorzugt werden sollten. Hierzu zählt beispielsweise die CT-gesteuerte perkutane Trigeminustraktotomie-Nukleotomie (chirurgische Durchtrennung der absteigenden Äste des Trigeminus in der Medulla), bei der die Bahnen, die die Empfindungen aus dem Gesicht übertragen, effektiv durchtrennt werden.

9.3 Hintergrundinformationen zur Differenzialdiagnose – besondere Herausforderungen

Chronische postoperative Schmerzen (CPSP) oder posttraumatische neuropathische Schmerzen?

Bei über 30–40 % der Patienten, die sich in Schmerzkliniken vorstellen, werden chronische postoperative Schmerzen (CPSP) diagnostiziert (Bruce und Quinlan 2011). CPSP tritt im Zusammenhang mit vielen chirurgischen Eingriffen auf, darunter bei Amputationen von Gliedmaßen, Brustoperationen, Thorakotomie und Herniorrhaphie. Über CPSP des trigeminalen Systems wurde in erster Linie nach zahnärztlichen Eingriffen berichtet. Lobb und Kollegen berichteten, dass die meisten Patienten, die unter Phantomzahnschmerzen litten, nicht erneut zum Zahnarzt gingen, so dass die Wahrscheinlichkeit besteht, dass viele Zahnärzte chronische Schmerzen nach ihren Routineeingriffen unterschätzen und diese daher unterdiagnostiziert sind (Lobb et al. 1996).

CPSP mit neuropathischer Komponente im Bereich im des trigeminalen Systems haben viele Bezeichnungen (posttraumatische Trigeminusneuropathie, persistierende idiopathische dentoalveoläre Schmerzen, atypische Odontalgie, Phantomzahnschmerzen). Bei diesen Schmerzen kann es sich um chronische postoperative Schmerzen handeln; viele Patienten weisen jedoch keinen neuropathischen Bereich auf, der für eine PTNP-Diagnose erforderlich ist. Die PTNP-Diagnose ist in Bezug auf den Auslöser, häufig ein traumatisches Ereignis (Operation des dritten Molaren, Implantation, Lokalanästhesie-Blockaden und endodontische Behandlung), nicht schwer zu stellen. Ein neuropathischer Bereich ist möglicherweise nicht sofort erkennbar, ist aber in den ICHD-3-Diagnosekriterien enthalten. Akute neuralgische Schmerzen, die durch nicht-noxische Reize ausgelöst werden (Essen, Zähneputzen, Klopfen auf den Zahn, Kälte) sind Merkmale der PTNP und können daher leicht mit verschiedenen Formen von Zahnschmerzen, primären Kopfschmerzen mit neuralgischen Merkmalen (TAC) und der Trigeminusneuralgie verwechselt werden. Es gibt jedoch validierte neuropathische Schmerzscreenings für PTNP (LANSS, NPQ, DN4, PainDETECT), die dem Kliniker bei der Unterscheidung neuropathischer Schmerzen von neurovaskulären Schmerzen helfen können.

Trigeminusneuralgie

Die sekundäre Trigeminusneuralgie (▶ Kap. 8) kann auf eine Demyelinisierung bei Patienten mit Multipler Sklerose oder anderen Erkrankungen des peripheren oder zentralen Nervensystems zurückzuführen sein. Die Trigeminusneuralgie ist die häufigste kraniale Neuralgie, aber dennoch eine eher seltene Erkrankung mit einer Inzidenz von 4,5 pro 100.000, die somit weit unter der Inzidenz der posttraumatischen Trigeminusneuropathie liegt. Sie tritt häufiger bei Frauen auf und betrifft besonders die Altersgruppe zwischen 50 und 70 Jahren (Zakrzewska und Linskey 2014). Die Trigeminusneuralgie tritt hauptsächlich im zweiten und dritten Dermatom des Trigeminusnervs auf. Der ausgelöste, kurz anhaltende, scharfe, einschießende, schockartige, brennende und quälende Schmerz beginnt oft spontan, dauert Sekunden und wird oft mit Zahnschmerzen verwechselt. Der ausgelöste neuralgische Schmerz beim Essen oder Zähneputzen ähnelt dem Schmerz, der bei einem rissigen Zahn, Dentinüberempfindlichkeit oder einer reversiblen Pulpitis auftreten kann. Da der Schmerz in der Regel erst nach dem 50. Lebensjahr auftritt, ist die Wahrscheinlichkeit groß, dass die Patienten ein stark saniertes Gebiss haben, was die Diagnose odontogener Schmerzen wahrscheinlicher macht. Kriterien zur Abgrenzung von möglichen Differenzialdiagnosen beinhalten Schmerzen, die extraoral ausgelöst werden können, sowie das Vorliegen einer Refraktärperiode, in der die ausgelöste Schmerzattacke unmittelbar nach dem Abklingen trotz erneuter Stimulation vorübergehend nicht erneut ausgelöst werden kann. Im Anamnesegespräch ist entscheidend, sich vor allem auf die phänotypischen Beschreibungen des Patienten zu verlassen und apparative und bildgebende Verfahren nur nachrangig und als Zusatzinformation zu werten. Auch ein Nichtansprechen auf Routinebehandlungen ist zu berücksichtigen. Die Ätiologie und Pathophysiologie der klassischen Trigeminusneuralgie ist nach wie vor unbekannt, es wird jedoch angenommen, dass sie auf die Kompression der Trigeminuswurzel an oder in der Nähe der dorsalen Wurzeleintrittszone durch ein Blutgefäß zurückzuführen ist. Mit Hilfe der Ultra-High-Field-MRT kann ein neurovaskulärer Konflikt sowohl bei symptomatischen als auch bei asymptomatischen, gesunden Personen vorhanden sein, was eine sorgfältige Interpretation der MRT-Ergebnisse erfordert (Zakrzewska und Linskey 2014).

Wie können andere Ursachen für sekundäre neuropathische Schmerzen Zahnschmerzen imitieren (oder umgekehrt)?

Die diabetische periphere Neuropathie betrifft häufig Patienten mit Diabetes. Diese Erkrankung tritt häufig in den unteren Gliedmaßen auf und weist charakteristische neuropathische Merkmale auf (Taubheit, Kribbeln, Gleichgewichtsstörungen und brennende Schmerzen). Der Mechanismus des diabetischen neuropathischen Schmerzes ist unbekannt und betrifft selten das trigeminale System.

Diabetische periphere Neuropathie

Die HIV-assoziierte periphere sensorische Neuropathie (HIV-SN) ist eine häufige Komplikation einer behandelten oder unbehandelten HIV-Infektion. HIV-Patienten haben ein höheres Risiko für Herpes- und Varizella-Zoster-Infektionen, die zu postherpetischer Neuralgie im orofazialen Bereich führen können.

HIV-assoziierte periphere sensorische Neuropathie

Das Herpes-zoster-Virus kann bei Reaktivierung (Gürtelrose) neuropathische Schmerzen im Trigeminusbereich verursachen. Die postherpetische Neuralgie (PHN) tritt häufig im ophthalmischen Ast des N. trigeminus mit einer jährlichen Inzidenz von 3 bis 4 pro 10.000 Einwohner auf. Wenn der Patient immundefizient wird (aufgrund von zunehmendem Alter, HIV-Infektion, Krebs oder immunsuppressiver Therapie), kann das Virus reaktiviert werden und eine Hypersensibilisierung (Übererregbarkeit) und einen Empfindungsverlust, eine Deafferenzierung (Absterben oder Schädigung des sensorischen Nervs) verursachen.

Postherpetische Neuralgie

Die Chemotherapie bei Krebs verursacht häufig neurologische Komplikationen, die dosisabhängig sind und selten im trigeminalen System auftreten. Zu den am stärksten neurotoxischen Medikamenten gehören Platinpräparate, Vincaalkaloide, Bortezomib und Taxane. Patienten mit Chemotherapie-induzierter peripherer Neuropathie (CIPN) berichten über charakteristische neuropathische Schmerzsymptome wie Schmerzen und Taubheitsgefühle, die jedoch häufig symmetrisch und distal auftreten, ein »handschuh-« oder »strumpfförmiges« Verteilungsmuster aufweisen und die selten das Versorgungsgebiet des N. trigeminus betreffen. In den meisten Fällen bessert sich die CIPN nach der Therapie; bei Cisplatin und Oxaliplatin können die neuropathischen Schmerzen jedoch progressiv sein.

Chemotherapie-induzierte periphere Neuropathie

Sichelzellenkrankheit oder zentrale und periphere Pathologie, die eine sekundäre schmerzhafte Neuropathie verursacht: Die nicht-iatrogenen Ursachen für trigeminale neuropathische Schmerzen betrugen bei 372 Patienten 10,5 %. Diese wurden durch bösartige Erkrankungen (20 %) und Infektionen (40 %) verursacht. Seltenere Ursachen waren u.a. Sichelzellenanämie, Morbus Paget und Multiple Sklerose, was deutlich macht, wie wichtig es für den Arzt ist, Differenzialdiagnosen in Betracht zu ziehen und bei Bedarf eine dringende Überweisung vorzunehmen.

Sichelzellenanämie und weitere

Schlussfolgerung

Posttraumatische trigeminale neuropathische Schmerzen können durch viele zahnärztliche und mund-kiefer-gesichtschirurgische Eingriffe verursacht werden und haben erhebliche Auswirkungen auf die Lebensqualität betroffener Patienten. Die Diagnose kann aufgrund von Überweisungsverzögerungen und zwischenzeitlich zahlreichen fehlgeleiteten Eingriffen oder Untersuchungen schwierig sein. Darüber hinaus treten häufig komorbide Schmerzzustände auf, die eine andere Erkrankung nachahmen. Es gibt internationale Diagnosekriterien, die in der täglichen Praxis angewandt werden sollten, sowie zahlreiche therapeutische Optionen. Das Ziel ist jedoch, die Symptome so gut wie möglich zu lindern, die Funktion zu verbessern und dem Patienten Zeit zu geben, sich an diese unglücklichen Ereignisse zu gewöhnen, was leider oft nur unzureichend gelingt. In diesem Kapitel wurden die wichtigsten Probleme im Zusammenhang mit iatrogenen Trigeminusverletzungen, die zu posttraumatischen trigeminal-neuropathischen Schmerzen führen, aufgezeigt und diskutiert.

9.4 Zusammenfassung

- Neuropathische Schmerzen sowie veränderte Empfindungen und Taubheit sind das, was die meisten Patienten mit iatrogenen sensorischen Nervenverletzungen erleben. Dies hat erhebliche und unangenehme Auswirkungen auf Patienten, worüber diese ausführlich aufgeklärt werden sollten.
- Die meisten iatrogenen Verletzungen des Trigeminusnervs sind vermeidbar.
- Verletzungen des N. alveolaris inferior, die insbesondere im Zusammenhang mit dem Einsetzen von Implantaten oder auch endodontischen Behandlungen auftreten können, sind meist schmerzhaft und dauerhaft. Sie können reversibel sein, sofern sie innerhalb von 30 Stunden behandelt werden.
- Aufgrund der erheblichen Probleme nach einer Nervenverletzung müssen präoperative Strategien zur Minimierung des Risikos einer Nervenschädigung sorgfältig bedacht werden. Die perioperative Planung, die operative Durchführung und die postoperative Versorgung müssen verbessert werden, um diese Verletzungen zu minimieren und zu beseitigen.
- Es bedarf eines Konsenses und einer Standardisierung der Risikobewertung und des Risikomanagements, eines ganzheitlichen Ansatzes bei der Bewältigung der neuropathischen Schmerzen, der damit verbundenen Auswirkungen auf die Funktionalität und der psychologischen Folgen für die von iatrogenen Nervenverletzungen betroffenen Patienten.

Literatur

Argoff CE (2006) Topical agents for the treatment of chronic pain. Current Pain and Headache Reports 10(1): 11–19. https://doi.org/10.1007/s11916-006-0004-4

Benoliel R, Zadik Y, Eliav E, Sharav Y (2012) Peripheral painful traumatic trigeminal neuropathy: clinical features in 91 cases and proposal of novel diagnostic criteria. Journal of Orofacial Pain 26(1): 49–58.

Bruce J, Quinlan J (2011) Chronic Post Surgical Pain. Reviews in Pain 5(3): 23–29. https://doi.org/10.1177/204946371100500306

Bullard DE, Nashold BSJ (1997) The caudalis DREZ for facial pain. Stereotactic and Functional Neurosurgery 68(1–4, Pt 1): 168–174. https://doi.org/10.1159/000099918

Caissie R, Goulet J, Fortin M, Morielli D (2005) Iatrogenic paresthesia in the third division of the trigeminal nerve: 12 Years of clinical experience. Journal of the Canadian Dental Association 71(3): 185–190.

Chhabra A, Andreisek G, Soldatos T, et al. (2011) MR Neurography: Past, Present, and Future. American Journal of Roentgenology 197(3): 583–591. https://doi.org/10.2214/ajr.10.6012

Colloca L, Ludman T, Bouhassira D, et al. (2017) Neuropathic pain. Nature Reviews Disease Primers 3(1): 17002. https://doi.org/10.1038/nrdp.2017.2

Coulthard P, Kushnerev E, Yates JM, et al. (2014) Interventions for iatrogenic inferior alveolar and lingual nerve injury. The Cochrane Database of Systematic Reviews 4: CD005293. https://doi.org/10.1002/14651858.CD005293.pub2

Dessouky R, Xi Y, Zuniga J, Chhabra A (2018) Role of MR Neurography for the Diagnosis of Peripheral Trigeminal Nerve Injuries in Patients with Prior Molar Tooth Extraction. American Journal of Neuroradiology 39(1): 162–169. https://doi.org/10.3174/ajnr.A5438

Finnerup NB, Attal N, Haroutounian S, et al. (2015) Pharmacotherapy for neuropathic pain in adults: A systematic review and meta-analysis. The Lancet Neurology 14(2): 162–173. https://doi.org/10.1016/S1474-4422(14)70251-0

Fortino VR, Pelaez D, Cheung HS (2013) Concise review: stem cell therapies for neuropathic pain. Stem Cells Translational Medicine 2(5): 394–399. https://doi.org/10.5966/sctm.2012-0122

Haanpää M, Attal N, Backonja M, et al. (2011) NeuPSIG guidelines on neuropathic pain assessment. Pain 152(1): 14–27. https://doi.org/10.1016/j.pain.2010.07.031

Heir G, Karolchek S, Kalladka M, et al. (2008) Use of topical medication in orofacial neuropathic pain: a retrospective study. Oral Surgery, Oral Medicine, Oral Pathology, Oral Radiology, and Endodontics 105(4): 466–469. https://doi.org/10.1016/j.tripleo.2007.09.030

ICOP – International Classification of Orofacial Pain, 1st edition (2020) Cephalalgia 40(2): 129–221. https://doi.org/10.1177/0333102419893823

Jääskeläinen SK (2004) The utility of clinical neurophysiological and quantitative sensory testing for trigeminal neuropathy. J Orofac Pain 18(4): 355–359. http://www.embase.com/search/results?subaction=viewrecord&from=export&id=L39531550

Kanpolat Y, Savas A, Ugur HC, Bozkurt M (2005) The trigeminal tract and nucleus procedures in treatment of atypical facial pain. Surgical Neurology 64(2): S96–100; discussion S100–1. https://doi.org/10.1016/j.surneu.2005.07.018

Kushnerev E, Yates JM (2015) Evidence-based outcomes following inferior alveolar and lingual nerve injury and repair: a systematic review. Journal of Oral Rehabilitation 42(10): 786–802. https://doi.org/10.1111/joor.12313

Li ZM, Chen LX, Li H (2019) Voltage-gated Sodium Channels and Blockers: An Overview and Where Will They Go? Current Medical Science 39(6): 863–873. https://doi.org/10.1007/s11596-019-2117-0

Lobb WK, Zakariasen KL, McGrath PJ (1996) Endodontic treatment outcomes: do patients perceive problems? Journal of the American Dental Association 127(5): 597–600. https://doi.org/10.14219/jada.archive.1996.0271

Mason L, Moore RA, Derry S, et al. (2004) Systematic review of topical capsaicin for the treatment of chronic pain. BMJ 328(7446): 991. https://doi.org/10.1136/bmj.38042.506748.EE

McDermott AM, Toelle TR, Rowbotham DJ, et al. (2006) The burden of neuropathic pain: results from a cross-sectional survey. European Journal of Pain 10(2): 127–135. https://doi.org/10.1016/j.ejpain.2005.01.014

Pogrel MA (2002) The results of microneurosurgery of the inferior alveolar and lingual nerve. Journal of Oral and Maxillofacial Surgery : Official Journal of the American Association of Oral and Maxillofacial Surgeons 60(5): 485–489. https://doi.org/10.1053/joms.2002.31841

Renton T (2013) Oral surgery: part 4. Minimising and managing nerve injuries and other complications. BDJ 215(8): 393–399. https://doi.org/10.1038/sj.bdj.2013.993

Renton T, Yilmaz Z (2012) Managing iatrogenic trigeminal nerve injury: A case series and review of the literature. International Journal of Oral and Maxillofacial Surgery 41(5): 629–637. https://doi.org/10.1016/j.ijom.2011.11.002

Renton T, Van der Cruyssen F (2019) Diagnosis, pathophysiology, management and future issues of trigeminal surgical nerve injuries. Oral Surgery 13: 389–403.

Rice ASC, Dworkin RH, McCarthy TD, et al. (2014) EMA401, an orally administered highly selective angiotensin II type 2 receptor antagonist, as a novel treatment for postherpetic neuralgia: a randomised, double-blind, placebo-controlled phase 2 clinical trial. Lancet 383(9929): 1637–1647. https://doi.org/10.1016/S0140-6736(13)62337-5

Rutner TW, Ziccardi VB, Janal MN (2005) Long-term outcome assessment for lingual nerve microsurgery. Journal of Oral and Maxillofacial Surgery : Official Journal of the American Association of Oral and Maxillofacial Surgeons 63(8): 1145–1149. https://doi.org/10.1016/j.joms.2005.04.023

Salomon D, Miloro M, Kolokythas A (2016) Outcomes of Immediate Allograft Reconstruction of Long-Span Defects of the Inferior Alveolar Nerve. Journal of Oral and Maxillofacial Surgery 74(12): 2507–2514. https://doi.org/10.1016/j.joms.2016.05.029

Sawynok J (2003) Topical and peripherally acting analgesics. Pharmacological Reviews 55(1): 1–20. https://doi.org/10.1124/pr.55.1.1

Smith JG, Elias LA, Yilmaz Z, et al. (2013) The psychosocial and affective burden of posttraumatic neuropathy following injuries to the trigeminal nerve. Journal of Orofacial Pain 27(4): 293–303. https://doi.org/10.11607/jop.1056

Strauss ER, Ziccardi VB, Janal MN (2006) Outcome Assessment of Inferior Alveolar Nerve Microsurgery: A Retrospective Review. Journal of Oral and Maxillofacial Surgery 64(12): 1767–1770. https://doi.org/10.1016/j.joms.2005.11.111

Susarla SM, Kaban LB, Donoff RB, Dodson TB (2007) Does Early Repair of Lingual Nerve Injuries Improve Functional Sensory Recovery? Journal of Oral and Maxillofacial Surgery 65(6): 1070–1076. https://doi.org/10.1016/j.joms.2006.10.010

Teerijoki-Oksa T, Forssell H, Jääskeläinen SK, et al. (2019) Validation of diagnostic methods for traumatic sensory neuropathy and neuropathic pain. Muscle and Nerve 59(3): 342–347. https://doi.org/10.1002/mus.26400

Van der Cruyssen F, Peeters F, Croonenborghs TM, et al. (2020) A systematic review on diagnostic test accuracy of magnetic resonance neurography versus clinical neurosensory assessment for post-traumatic trigeminal neuropathy in patients reporting neurosensory disturbance. Dentomaxillofacial Radiology 50(1): 20200103. https://doi.org/10.1259/dmfr.20200103

Van der Cruyssen F, Peeters F, Gill T, et al. (2020) Signs and symptoms, quality of life and psychosocial data in 1331 post-traumatic trigeminal neuropathy patients seen in two tertiary referral centres in two countries. Journal of Oral Rehabilitation 47(10): joor.13058. https://doi.org/10.1111/joor.13058

Zakrzewska JM, Linskey ME (2014) Trigeminal neuralgia. BMJ 348: 1–9. https://doi.org/10.1136/bmj.g474

Ziccardi VB, Rivera L, Gomes J (2009) Comparison of lingual and inferior alveolar nerve microsurgery outcomes. Quintessence International 40(4): 295–301.

Ziccardi VB, Steinberg MJ (2007) Timing of Trigeminal Nerve Microsurgery: A Review of the Literature. Journal of Oral and Maxillofacial Surgery 65(7): 1341–1345. https://doi.org/10.1016/j.joms.2005.11.090

Zuniga JR (2015) Sensory outcomes after reconstruction of lingual and inferior alveolar nerve discontinuities using processed nerve allograft – a case series. Journal of Oral and Maxillofacial Surgery: Official Journal of the American Association of Oral and Maxillofacial Surgeons 73(4): 734–744. https://doi.org/10.1016/j.joms.2014.10.030

Zuniga JR, Meyer RA, Gregg JM, et al. (1998) The accuracy of clinical neurosensory testing for nerve injury diagnosis. Journal of Oral and Maxillofacial Surgery 56(1): 2–8. https://doi.org/10.1016/S0278-2391(98)90904-1

Zuniga JR, Yates DM (2016) Factors Determining Outcome After Trigeminal Nerve Surgery for Neuropathic Pain. Journal of Oral and Maxillofacial Surgery 74(7): 1323–1329. https://doi.org/10.1016/j.joms.2016.02.005

Zuniga JR, Yates DM, Phillips CL (2014) The presence of neuropathic pain predicts postoperative neuropathic pain following trigeminal nerve repair. Journal of Oral and Maxillofacial Surgery 72(12): 2422–2427. https://doi.org/10.1016/j.joms.2014.08.003

10 Kopf- und Gesichtsschmerz aus Sicht der Zahnmedizin

Fabian Hüttig

Fallbeispiel

Eine 35-jährige, sportliche und gepflegt gekleidete Patientin stellt sich mit seit mehreren Wochen bestehenden, zunehmend morgens und teils tagsüber verstärkten Dauerschmerzen im Schläfenbereich vor. Diese ziehen teilweise in bzw. »hinter die Augen« und werden mit 7 von 10 (NRS) angegeben. Bis vor zwei Wochen habe sie die Schmerzen mit täglich zwei bis drei Tabletten Ibuprofen 400 mg »in den Griff« bekommen. Sie bemerke aber, tagsüber vermehrt auf die Zähne zu beißen, und auch seit ca. fünf Tagen, dass sich ihr Kiefer »wie verklemmt« anfühle und die Schmerzen im Schläfenbereich auch beim Kauen sowie bei Anstrengung bis zur Unerträglichkeit zunehmen würden. Eine Bekannte habe ihr daher zu einer Vorstellung in einer zahnärztlichen Spezialsprechstunde für Kiefer-/Gesichtsschmerzen resp. kraniomandibuläre Dysfunktion (CMD) geraten, weshalb sie heute in dieser vorstellig werde. Sonst habe sie keine Probleme mit den Zähnen und sei vor über zwei Jahren zuletzt bei ihrer Zahnärztin gewesen – berufsbedingt habe sie es aber seither »nicht mehr geschafft«. Selbiges gelte für Haus- und Frauenarzt. Sie nehme keine Medikamente und verhüte auch nicht hormonell.

Die Patientin arbeite als leitende Angestellte in einer Großkanzlei, sitze in ihrer 50- bis 60-Stunden-Woche vorwiegend am PC und über Akten, die sich derzeit unentwegt stapeln würden, sodass ihr Tag »48 Stunden haben könnte«. In der wenigen freien Zeit treibe sie zwei bis drei Mal die Woche Kraftsport an Geräten im Fitnessstudio. Ihren Mann und ihre achtjährige Tochter sehe sie nur selten – da gäbe es aber auch keine Probleme, da er ihr »den Rücken freihalte«.

Zahnärztliche Therapien habe sie bisher nicht gehabt – bis auf eine längere kieferorthopädische Behandlung in ihrer Jugend wegen des »offenen Bisses«. Ein Backenzahn, der ihr vor ca. zehn Jahren trotz damals regelmäßiger Zahnarztbesuche »hochgegangen« sei, wäre dann wurzelkanalbehandelt und mit einer Krone versorgt worden.

Eine Kopfschmerz-spezifische Anamnese ergab keine Hinweise auf vorbestehende primäre Kopfschmerzerkrankungen i. S. eines Spannungskopfschmerzes oder einer Migräne.

Bei Palpation der Kaumuskulatur fallen massive, nicht schmerzhafte Myogelosen in den massigen Mm. masseterici sowie schmerzhafte

Triggerpunkte in den anterioren Anteilen der Mm. temporales beidseits auf. Ebenso finden sich Triggerpunkte im Oberrand des brettharten M. trapezius, rechts mehr als links, mit Schmerzausstrahlung in die Stirnregion. Der M. sternocleidomastoideus ist ebenfalls beidseits mit druckdolenten Myogelosen durchsetzt. Caput-rotation und -flexion sind allerdings nicht eingeschränkt und schmerzfrei. Die Mundöffnung ist mit einer Schneidekantendistanz von 38 mm regelrecht, begleitet von einem intermediären schmerzfreien Knacken des Kiefergelenks links.

Intraoral finden sich Zungenimpressionen sowie ein vollbezahntes, naturgesundes Gebiss mit einer vollkeramischen Krone des wurzelkanalbehandelten Zahnes 27. Die Schleimhäute sind gut befeuchtet, die Sondierung der parodontalen Taschen ist mit < 3 mm ohne Blutung regelrecht. Die dritten Molaren sind absent. Statische und dynamische Okklusion findet sich nur auf den zweiten und ersten Molaren mit keilförmigen Defekten an den ersten Molaren des Oberkiefers beidseits und interinzisalem Abstand von 4 mm bei maximaler Interkuspitation.

Das Orthopantomogramm stellt sich konkordant zum klinischen Befund ohne pathologische Auffälligkeiten der Dentition, Knochen- und Weichteilareale dar.

Die Patientin wurde über das sehr wahrscheinliche Vorliegen eines Bruxismus unter affektiver Promotion des täglichen Arbeitsstresses und unterschwelliger Stresssituation in Vereinbarkeit von familiären, beruflichen und selbsterfüllenden Ansprüchen aufgeklärt. Weiter wurde ihr dargelegt, dass auch hohe Kraftanstrengungen beim Krafttraining erhöhte Anspannungen der Kaumuskulatur verursachen und ausgleichende Sportarten wie etwa Yoga, Pilates oder auch Rückenschwimmen alternativ angezeigt wären. Außerdem wurde eine Anleitung zur Selbstmassage und Informationen zu Entspannungstechniken mitgegeben.

Das Auftreten einer schmerzhaften kraniomandibulären Dysfunktion im Sinne der hier vorliegenden muskulären Überaktivität ist durch die reduzierte Abstützung der Zahnreihen (ausschließlich auf den Molaren) bei gleichzeitig fehlender neurobiologischer Rückkopplung durch die Druckrezeptoren in den Front- und Eckzähnen wie auch Prämolaren durch das Vorliegen des offenen Bisses begründet.

Das Behandlungsziel ist die Auflösung der Hyperaktivität der Kaumuskulatur durch Harmonisierung der Okklusion und Reduktion der affektiv angesteuerten Kontraktion der Kaumuskulatur.

Dazu wurden Abformungen beider Kiefer und ein Wachsbissregistrat ohne Sperrung der Bisshöhe angefertigt, um eine Unterkieferschiene mit Sublingualbügel für die Gewährung einer äquilibrierten Okklusionssituation (Konstruktion einer Eckzahn-Prämolaren-Gruppenführung) herzustellen.

Darüber hinaus wurden initial physiotherapeutische Anwendungen im Sinne von sechs Behandlungen manueller Therapie der Kau-Hals-Schulter-Nacken-Muskulatur in Kombination mit Wärmepackungen (Fango) ein Mal pro Woche verordnet.

> Um schmerzinduzierte, reaktive Kontraktionen der Kaumuskulatur bei der physiotherapeutischen Anwendung zu minimieren, wurde Ibuprofen zur Einnahme von 400 mg eine Stunde vor und 400 mg im Nachgang der Anwendung zur Reduktion der therapeutisch induzierten Schmerzen – beschränkt auf die ersten drei Termine – verordnet.
> Bis zur Eingliederung der Schiene und Beginn der Physiotherapie erhielt die Patientin Pridinol 3 mg zwei Tabletten zur Nacht.
> Bei Eingliederung der Aufbissschiene acht Tage später waren die Schmerzen bereits auf für die Patientin erträgliche 4–5 von 10 (NRS) gesunken. Die Trageweise der Schiene wurde auf nachts sowie bei hochkonzentriertem Arbeiten (Aktenstudium) vereinbart.
> Bei der Wiedervorstellung nach fünf Wochen war die Patientin schmerzfrei und berichtete, sie habe den Kontrolltermin nach zwei Wochen »ausfallen« lassen und würde die Schiene regelmäßig nachts sowie für ein bis zwei Stunden im Büro zum Arbeiten tragen.

Patienten, die mit einer Kopf-/Gesichtsschmerzsymptomatik zahnärztlichen Rat suchen, rekurrieren auf das Krankheitskonzept der kraniomandibulären Dysfunktion (CMD). Eine CMD kommt sehr oft im Kontext eines Spannungskopfschmerzes oder noch mehr einer Migräne vor, kann aber auch, wie im obigen Fallbeispiel, isoliert auftreten. Es muss in der Diagnostik daher sorgfältig nach dem gleichzeitigen Vorliegen dieser primären Kopfschmerzerkrankungen gefahndet werden, denn aus diesen Diagnosen ergeben sich ggf. spezifische therapeutische Anknüpfungspunkte.

Mit Blick auf die CMD ist zahnärztlich abzuklären, inwieweit Veränderungen der Kieferbeziehung beim Zubeißen (Okklusion) und in Ruhelage wie auch beim Sprechen (Artikulation) vorliegen, die eine Myopathie der Kaumuskulatur oder auch Arthralgie der Kiefergelenke bedingen. So ist das Vorliegen von Projektionsschmerzen (z. B. Triggerpunkte nach Travell) stets mit zu berücksichtigen. Letztere entstehen häufig in der großen Kaumuskulatur durch affektive Last (Bruxismus), aber auch in subokzipitaler Muskulatur und im M. trapezius – etwa durch etablierte Fehlhaltungen (Tastatur, Handtaschen, Akkordarbeit) mit einer möglichen Schmerzrepräsentation im Kiefer-/Gesichts- und Kopfbereich (Winocur-Arias et al. 2022). Abzugrenzen von muskulär oder arthrogen bedingten Schmerzen im Kopf- und Gesichtsbereich sind orofaziale Schmerzen, die keiner klassischen neurologischen Erkrankung (etwa Trigeminusneuralgie) zugeordnet werden können. Hierbei handelt es sich um Ausschlussdiagnosen wie etwa die atypische Odontalgie oder den persistierenden idiopathischen Gesichtsschmerz. Eine Hilfe bietet hierbei die International Classification of Orofacial Pain (ICOP).

Generell können stets mehrere Ursachen zur Symptomlast beitragen, wovon einige zahnärztlich behandelbar oder zumindest mitbehandelbar sind. Pathologische dentale Befunde sind zahnärztlich vorrangig zu therapieren – irreversible restaurative Therapien (z. B. neue Prothesen) allerdings *prima vista* zu vermeiden. Es ist sorgfältig zu prüfen, ob radiologisch oder

v. a. anamnestisch nicht-zahnärztliche Nebenbefunde vorliegen. Bei chronischen Gesichtsschmerzen im Formenkreis einer CMD ist besonders die Koinzidenz psychischer Erkrankungen zu berücksichtigen (Fenton et al. 2018; Simoen et al. 2020; Salinas Fredricson et al. 2022), insbesondere wenn zusätzlich eine Kopfschmerzerkrankung vorliegt (Ostrc et al. 2022).

Dies bedeutet: Sofern keine primäre/klare dentale Ätiologie vorliegt und somatische Differenzialdiagnosen etwa einer primären Kopfschmerzerkrankung ausgeschlossen werden konnten, sind psychische Promotoren sehr wahrscheinlich. Dies bedingt die bisher vermutete genetische Prädisposition, aber auch die neurobiologische Ätiologie der Verknüpfung von Affektverarbeitung und Kaumuskulatur. Deshalb sind häufig auch psychotherapeutische und psychosomatische Diagnostik und Therapie Teil des Regimes. In diesen Fällen verbieten sich irreversible zahnärztliche Interventionen ebenso wie die weiterführende Fokussierung auf ausschließlich reversible zahnärztliche Maßnahmen. Anzustreben ist vielmehr eine fachärztliche, z. B. neurologische/schmerztherapeutische Vorstellung, sodass die zahnärztliche Behandlung im Sinne einer unterstützenden CMD-Therapie begleitet wird.

Die zahnärztliche Therapie sieht eine Harmonisierung der Okklusion beider Kiefer mittels einer herausnehmbaren Aufbissschiene vor. Diese ermöglicht durch Anhebung der vertikalen Okklusion gleichwohl die isometrische Kontraktion der großen Kaumuskulatur in einer verlängerten Position. Zusätzlich bietet sich die initiale physiotherapeutische Behandlung der Kaumuskulatur mit Berücksichtigung der Hals-, Schulter- und Nackenmuskulatur an. Je nach Schweregrad können adjuvant NSAR und Muskelrelaxanzien die Rehabilitation unterstützen. Der Formenkreis der Erkrankung ist eng mit (epi-)genetischer Prädisposition und der Leistungsfähigkeit der Schmerz-/Stressverarbeitung des individuellen Patienten verknüpft. Da hier noch keine wissenschaftliche Klarheit über konkrete Zusammenhänge besteht, ist auch der Therapieerfolg maßgeblich vom Krankheitsverständnis und den psychosozialen Rahmenbedingungen des Patienten abhängig.

Der Therapieerfolg ist abhängig von der frühzeitigen Diagnosestellung und der Compliance des Patienten. Letztere ist maßgeblich gewinnbar durch eingehende Edukation der komplexen Zusammenhänge und kann so eine (weitere) Chronifizierung verhindern. Dies schließt neben Wahrnehmung der Verordnungen die Eigeninitiative und aktive Krankheitsbewältigung des Patienten ein. Leider sind hier die konkreten Ansätze zum Self-Management noch nicht ausreichend beforscht und auch generell in der Versorgung chronisch Schmerzerkrankter nicht ausreichend als Leistung abgedeckt (Durham et al. 2016; Kerns et al. 2022).

10.1 Diagnostik

Die zahnärztliche Vorstellung von Patienten mit Schmerzen im Gesichts- und Kopfbereich erfordert erhöhte Aufmerksamkeit des Zahnmediziners. Es sind Kombinationen von pathologischen Befunden der Zähne, des stomatognathen Systems, aber auch der Sinus, Knochen, Gefäße und Nerven des Hals-Kopf-Bereichs denkbar. Darüber hinaus sind im Gesichtsbereich ausgebreitete Schmerzen häufig Indikator für eine starke Chronifizierung und das Vorliegen einer komplexen Schmerzerkrankung, die von einer Funktionsstörung der Kaumuskulatur begleitet wird.

Kraniomandibuläre Dysfunktion (CMD)

Die zahnärztlich als schmerzhafte kraniomandibuläre Dysfunktion (CMD; engl. temporo-mandibular dysorder/TMD) diagnostizierte Erkrankung ist zusammenfassend gesprochen mannigfaltig und kann dentale, okklusale, aber auch orthopädische und psychosomatische Anteile beinhalten.

Daher ist es zuvorderst wichtig, die Symptome der Patienten möglichst strukturiert und genau in Qualität und Quantität zu erfassen und auch die Sozialanamnese bereits im ersten Gespräch mit einzubinden.

Weiter gilt es, klare (!) zahnärztliche Befunde zusammenzustellen, die behandlungsbedürftig sind. Denn die Diagnose der CMD schließt die *alleinige* dentale Ursache des Symptoms aus. Auf der anderen Seite kann die CMD als »Begleiterkrankung« einer primären Kopfschmerzerkrankung oder auch chronifizierten Schmerzstörung auftreten. Eine CMD kommt insbesondere oft im Kontext eines Spannungskopfschmerzes oder noch mehr einer Migräne vor, kann aber auch isoliert auftreten (siehe Fallbeispiel). Es muss in der Diagnostik daher sorgfältig nach dem gleichzeitigen Vorliegen dieser primären Kopfschmerzerkrankungen gefahndet werden, da sich aus diesen Diagnosen spezifische therapeutische Anknüpfungspunkte ergeben.

> **Merke**
>
> Das Krankheitskonzept einer kraniomandibulären Dysfunktion (CMD) spielt bei Patienten mit Kopf-/Gesichtsschmerzen eine wichtige Rolle. Häufig ist ein Auftreten im Kontext einer primären Kopfschmerzerkrankung. Wichtig ist es, klare zahnärztliche Befunde mit offensichtlicher Behandlungsbedürftigkeit zu eruieren.

Diagnoseschema

Das in ▶ Tab. 10.1 dargestellte Diagnoseschema stellt den praktischen Ablauf zur Untersuchung für die internationalen Diagnosekriterien für kraniomandibulären Dysfunktionen (Diagnostic Criteria for Temporomandibular Disorders – DC/TMD) dar (Schiffman et al. 2014).

Die Diagnostik erfolgt in zwei Achsen, wobei Achse 1 die physischen Befunde abbildet und Achse 2 die bio-psycho-sozialen (Schierz 2017).

10.1 Diagnostik

Tab. 10.1: Checkliste: Erstuntersuchung bei Kopfschmerzsymptomatik

Symptomanamnese	• derzeitiger Schweregrad (NRS) und Fingerzeig auf Schmerzregion(en) • Seitenmanifestation, zeitliche Schwankungen • Häufigkeit in den letzten zwei Wochen, dem letzten Monat, den letzten drei Monaten; früheres Auftreten (bekannt/unbekannt) • vorherige Diagnostik und Therapie(n), besuchte Heilberufe • Einnahmeverhalten (nicht-)verschreibungspflichtiger Analgetika und Medikamente • letzter Zahnarztbesuch, letzte Neuversorgung (Füllungen, Prothesen) • (frühere) Versorgung mit einer Aufbissschiene
Sozialanamnese	• Arbeitssituation (Ergonomie, Jobsicherheit, Stress) • Familiensituation (Kind, Lebensübergänge, Todesfälle, Trennung)
extraorale Untersuchung	• Blickdiagnostik der Kopf-, Hals-, Schulterhaltung, ggf. Stand- und Gangbild • Palpation der großen Kaumuskulatur und Kiefergelenke • Palpation der Hals- und Nackenmuskulatur • aktive Rotation und Flexion des Kopfes • Funktion der Mundöffnung (Zwei-Finger-Breite, schmerzfrei?)
intraorale Untersuchung	• Inspektion der Zunge, Mundschleimhäute und deren Befeuchtung • visuelle Kariesdiagnostik • Screening auf parodontale Erkrankung (Sondierung) • Zustand der Weisheitszähne • traumatische Okklusion (Attrition, keilförmige Defekte am Zahnhals) • Bisslage und Okklusionssituation (insb. offener Biss, Kreuzbiss)
Orthopantomogramm (Panoramaschichtaufnahme)	• Aufhellungen im Bereich der Wurzelspitzen • Zustand der Weisheitszähne und umliegenden Hartgewebe • Verschattungen im Weichteilfenster paramandibulär (A. carotis) • Verschattung der Kieferhöhlen • Verschattung oder Aufhellungen im Kieferknochen

Der Algorithmus fokussiert sich in Achse 1 auf eingeschränkte Bewegungen des Unterkiefers (mit/ohne Schmerz) und Verortung der Symptomatik im Kiefergelenk und/oder in der Kaumuskulatur, Abweichungen der Abstützungsverhältnisse und Position von Zähnen zueinander, lastbedinge Zahnschäden, den Ausschluss »klassischer« Odontalgien (etwa durch Karies). Diese Befunde müssen immer in den Kontext der Achse 2 gesetzt werden, die im Wesentlichen Schmerzstärke, Leidensdruck und soziale Einschränkung adressiert, und neben den Fragebögen durch strukturiere klinische Interviews unterstützt werden. Das Vorliegen einer behandlungsbedürftigen, schmerzhaften CMD kann bereits mit der Screening-

Frage: »*Haben Sie Schmerzen in der rechten Gesichtshälfte, in der linken oder in beiden?*« mit einer Sensitivität von 96% und Spezifität von 95% erkannt werden (Reißmann et al. 2009).

Die weitere Symptomanamnese kann durch Fragebögen unterstützt werden und deckt im Falle komplexer Beschwerden weitere Punkte ab. Hierzu zählen insbesondere psychometrische Fragebögen wie etwa die Depressions-Angst-Stress-Skalen (DASS) oder der kostenpflichtige Hospital Anxiety and Depression Scale (HADS) wie auch die Graded Chronic Pain Scale (GCPS), aber auch Patientenzeichnungen der Schmerzorte, Angaben zur Schmerzqualität (z. B. drückend, stechend, brennend, quälend …), Symptomhäufigkeit, usw. Eine Handreichung dazu bietet die Deutsche Gesellschaft für Funktionsdiagnostik und -therapie auf ihrer Website (www.dgfdt.de).

Die vor der Sitzung ausgefüllten Fragebögen erleichtern dem Arzt wesentlich das weiterführende Anamnesegespräch – auch hinsichtlich der dafür notwendigen Zeit.

Die manuelle Strukturanalyse des stomatognathen Systems greift auf die Beschreibung von Krogh-Paulsen zurück (Krogh-Poulsen 1966; Krogh-Poulsen und Olsson 1966) und umfasst eine Palpation der Kaumuskulatur mit 1 kg Druck auf die Leitmuskulatur. Ein Instruktionsvideo zur Untersuchung wurde von Rauch, Hahnel und Schierz im Jahr 2020 publiziert und kann kostenfrei online abgerufen werden (DOI: 10.5061/dryad.k8r7qc1).

Bei der intraoralen Untersuchung geben die Beschaffenheit der Schleimhäute und topographische Auffälligkeiten wie etwa Wellenformen in Zunge und Planum buccale Hinweise auf muskuläre Dysfunktionen. Auch eine hoch druckdolente Zungenmuskulatur oder ein muskulär versteifter Mundboden ist häufig präsent. Muskulärer Krafteintrag kann Schäden an allen oder einzelnen Zähnen hinterlassen. Dazu zählen Attritionen von Zahnhartsubstanz (▶ Abb. 10.1) oder auch sog. »keilförmige Defekte« am Zahnhals (▶ Abb. 10.2).

Die zahnärztliche Routinediagnostik widmet sich weiter kariösen, endodontischen und parodontologischen Erkrankungen von Zähnen mit besonderer Berücksichtigung von dentalen Überlastungsphänomenen (atypische Perkussionsempfindlichkeit, Rissbildungen, Frakturen) sowie einer Analyse der Verzahnungssituation der Kiefer generell.

Die zahnärztlich radiologische Diagnostik in Form einer Panoramaschichtaufnahme oder einzelner Zahnfilme ergänzt für den Zahnarzt die Validierung der klinischen Befunde. Kernspin-Aufnahmen der Kiefergelenke spielen eine nach- und untergeordnete Rolle.

10.1 Diagnostik

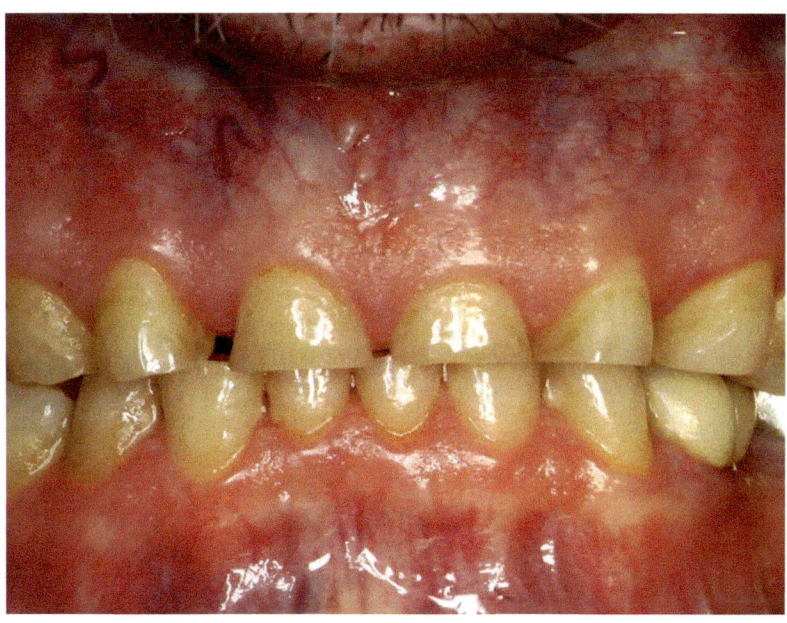

Abb. 10.1:
Attritionsgebiss eines 63-jährigen Patienten mit massivem Verlust an Zahnhartsubstanz durch Bruxismus

Bildbeschreibung: Dadurch ist die vertikale Dimension (Abstand zwischen den Kiefern) reduziert – die Kaumuskulatur verkürzt. Ein Aufbissbehelf kann die Lage der Kiefer zueinander und das Zusammenspiel der Zähne reversibel harmonisieren.

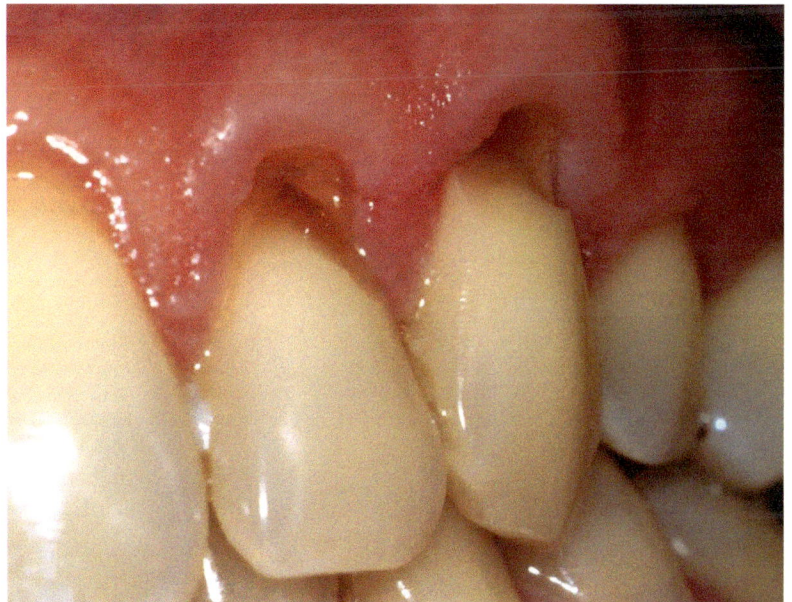

Abb. 10.2:
Keilförmige Defekte am Zahnhals

Bildbeschreibung: Das organische Dentin lässt sich als Zahnhartsubstanz elastisch bei Krafteinleitung verformen. Durch die Knochenfassung der Wurzel liegt das Verwindungszentrum im Bereich des Zahnhalses und führt zum »Ausbrechen« weniger Mikrometer dicker Schmelzanteile, die über die Zeit sichtbare Defektgrößen annehmen können. Wie im klinischen Bild ersichtlich, sind die benachbarten Zähne (ohne Krafteinleitung) am Zahnhals unversehrt.

Weitergehend ist die Internationale Klassifikation orofazialer Schmerzen (ICOP 2020) zu berücksichtigen, welche in einer gekürzten Übersicht nach Besch et al. (2022) wie in ▶ Tab. 10.2 zur Verfügung steht.

Tab. 10.2: Gesichtsschmerz-Klassifikation nach IOCP (nach Besch et al. 2022)

Schmerz durch Erkrankung des Kauapparats			Gesichtsschmerzsyndrome		
1 Dentition	2 myofaszial	3 arthrogen	4 Hirnnerven	5 primärer Kopfschmerz	6 idiopathisch
Zahnschmerz (z. B. endodontisch, paradontal, usw.)	primär in M. temporalis/ M. masseter	primär in einem/beiden Gelenken	N. trigeminus, z. B. persistierender posttraumatischer Gesichtsschmerz	orofaziale Migräne	Burning-Mouth-Syndrom
Kieferknochen (z. B. durch Neoplasien, Trauma, usw.)	sekundär mit zugrundeliegender Erkrankung (z. B. Infektion)	sekundär mit zugrundeliegender Erkrankung (z. B. Autoimmunerkrankung)	N. glossopharyngeus	Spannungsgesichtsschmerz	persistierender idiopathischer Gesichtsschmerz
Mundschleimhaut (z. B. Infektion, Verletzung, usw.)				Gesichtsschmerz aus N. trigeminus	persistierender idiopathischer dentoalveolärer Schmerz
				neurovaskulärer Gesichtsschmerz	dauerhafte einseitige Gesichtsschmerzen mit zusätzl. Attacken

In Zusammenschau von DC/TMD sowie IOCP ist jedoch die Einordnung von klinischen Befunden (Achse 1) und bio-psycho-sozialer Belastung (Achse 2) wesentlich für die weitere Therapieplanung (▶ Abb. 10.3).

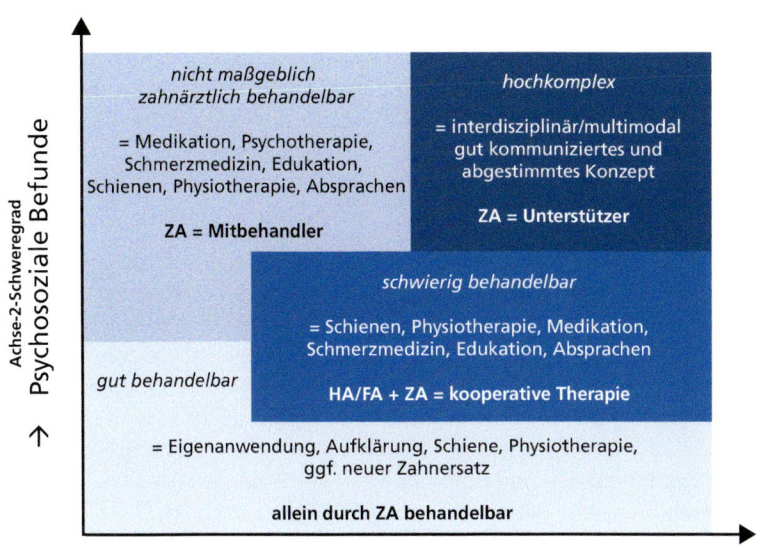

Abb. 10.3: Schematische Einordnung der Schweregrade auf Achse 1 und 2 nach DC/TMD

Bildbeschreibung: Die Mannigfaltigkeit von funktionsbedingten Kopf-/Kiefer- und Gesichtsschmerzen gibt eine Hilfestellung dafür, wie die Therapie des Patienten auszurichten ist und welche Funktion der Zahnmediziner (ZA) im Kontext anderer Heilberufe (Haus- und Fachärzte: HA, FA) bei der Therapie einnimmt.

10.2 Therapie

Edukation zur Diagnose eines Kopf-/Gesichtsschmerzes in Zusammenhang mit CMD

> **Merke**
>
> Die Edukation über die komplexen Zusammenhänge von muskulären Schmerzen, Schmerz-/Stress-Verarbeitung und deren neurobiologische Verknüpfung (pain neuroscience education) im Kontext der Okklusion der Zahnreihen und dem Stellenwert des Kiefergelenks ist ein wesentlicher Baustein für die Prognose des Therapieverlaufs.

Eine erfolgreiche Edukation erfordert, dass diese eingehende Patienteninformation in metaphorischer Sprache sowie angepasst an die Erfahrungswelten und das Bildungsniveau des Patienten durchgeführt wird (Gallagher et al. 2013; Kugelman et al. 2019).

Therapie mit Aufbissbehelfen

Aufbissschiene

Für die Therapie myogener Schmerzen haben sich Aufbissschienen mit stabilisierender Funktion, also zur Herstellung einer äquilibrierten Okklusion, als erfolgreich erwiesen. In ▶ Abb. 10.4 ist eine solche Aufbissschiene für den Unterkiefer mit Sublingual-Bügel unter Auslassung der Schneidezähne abgebildet. Die palatinalen Höcker der Oberkiefer-Seitenzähne sind in den zentralen Gruben der Unterkieferschiene verschlüsselt. Gleichwohl sind Exkursionsbewegungen mit einer flachen Gruppenführung von Eckzähnen und Prämolaren an den bukkalen Arealen der Schiene eingeschliffen. Alle Bahnen, die den Unterkiefer nach retral versetzen, sind entfernt worden.

Die Effektivität der Schienentherapie bei myofaszialem oder arthogenem Schmerz ist vor dem Hintergrund der multifaktoriellen Ätiologie sowie Vergesellschaftung mit anderen Kopf-/Gesichtschmerzerkrankung schlecht belegt. Hinzu kommt, dass verschiedene Typen von Aufbissschienen eingesetzt werden können. Eine Metaanalyse von Schienentypen konnte bei niedriger Qualität der Evidenz etwa anteriore Positionierungsschienen bei Kiefergelenkschmerzen (83 % Wirksamkeit) den harten Stabilisierungsschienen als überlegen zeigen, wohingegen letztere bei myofaszialen Schmerzen zur Schmerzlinderung beitragen (71 % Wirksamkeit) (Al-Moraissi et al. 2020). Unstrittig ist, dass Aufbissschienen der Attrition von Zahnhartsubstanz sowie der parodontalen, häufig auch schmerzhaften Überlastung von einzelnen Zähnen vorbeugen.

Dass diese Stabilisierungsschienen auch bei Spannungskopfschmerz hilfreich sind, konnten u. a. Ekberg et al. zeigen (Ekberg et al. 2002; Ekberg und Nilner 2006). Mit der Erhöhung der Vertikaldimension (▶ Abb. 10.5) zwischen den Kiefern wird eine isometrische Kontraktion der Kaumuskulatur und eine Dekompression des Kiefergelenks erreicht (Finger et al. 1985).

Darüber hinaus wurde berichtet, dass Okklusionsschienen auch zu einer Verbesserung des kognitiven Bewusstseins beitragen und somit gezielte Verhaltensänderungen herbeiführen sowie unterstützen (Dao und Lavigne 1998).

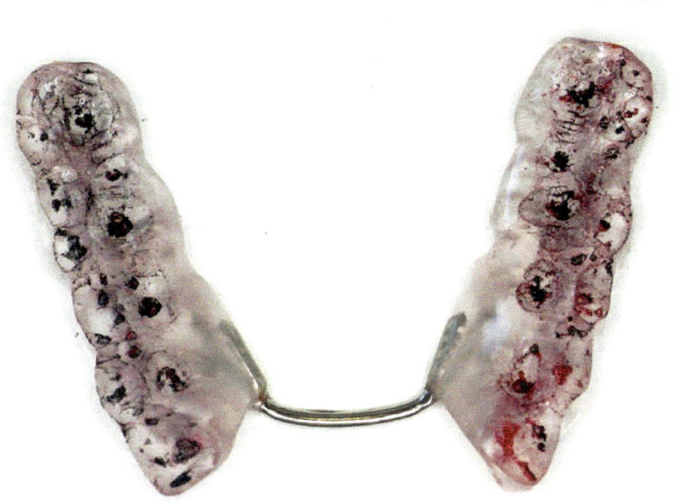

Abb. 10.4:
Äquilibriert eingeschliffener Aufbissbehelf mit Sublingualbügel

Bildbeschreibung: Die schwarzen und roten Punkte zeigen die Kontaktflächen der Oberkieferzähne auf der Kunststoffoberfläche. Führungsflächen sind in rot etwa am linken Eckzahnplateau ersichtlich. Die Gestaltung mit Sublingualbügel ist zwar aufwendiger, gewährt jedoch einen höheren Tragekomfort und verbessert damit die Tragecompliance. Dieser Behelf kann als harte Stabilisierungs- oder Positionierungsschiene ausgeführt werden und ist somit bei arthrogenen und myofaszialen Schmerzen einsetzbar.

Physiotherapie

Physiotherapeutische Anwendungen für das stomatognathe System sind im Heilmittelkatalog der Zahnärzte abgebildet und können ohne erworbene oder angeborene Fehlbildungen/Einschränkungen mit prognostisch kurzfristigem bis mittelfristigem Behandlungsbedarf verordnet werden. Hierzu zählt manuelle Therapie oder Krankengymnastik in Ergänzung durch physikalische Methoden (Elektro-, Wärme-, Kältetherapie), wobei auch in Abstimmung mit der jeweiligen gesetzlichen Krankenkasse Ausnahmeverordnungen für die langfristige Therapie mit bis zu drei Anwendungen je Woche für chronifizierte Fälle möglich sind.

Die Evidenz der Physiotherapie ist durch das multifaktorielle Krankheitsbild vergleichbar mit der der Schienentherapie und der medikamentösen Therapie.

Manuelle und physikalische Therapie

Abb. 10.5: Patient mit eingegliedertem Aufbissbehelf (Stabilisierungsschiene)

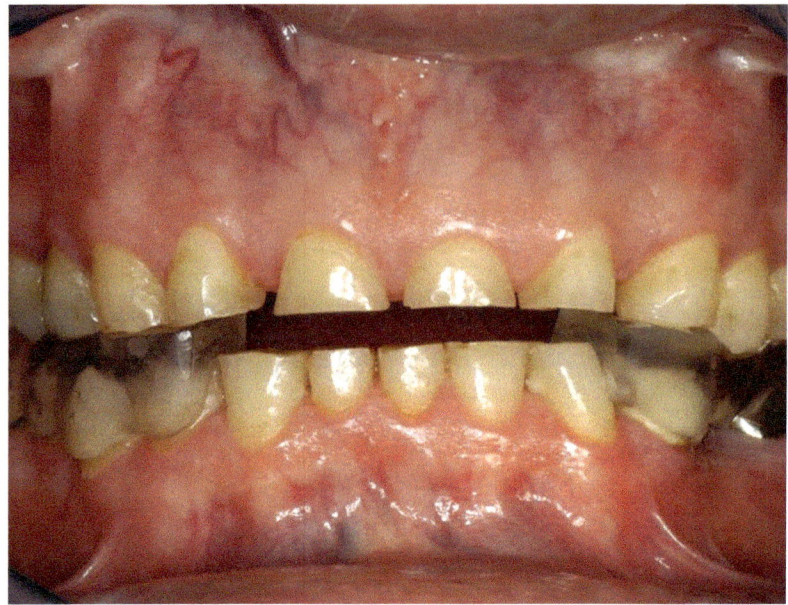

Bildbeschreibung: Die Vertikaldimension ist um 4 mm im Bereich der Inzisiven »erhöht« und der Kontakt der Zähne zueinander im Seitenzahnbereich gegeben. Dies »verlängert« die Kaumuskulatur und ermöglicht eine isometrische (Ent-)Spannung des Muskels.

Medikamentöse Therapie

Für die medikamentöse Therapie liegt für den Formenkreis der schmerzhaften CMD generell keine Evidenz vor (Mujakperuo et al. 2010). Allerdings kann – wie im vorliegenden Fall eines akuten myofaszialen Schmerzes – die Gabe von nichtsteroidalen Antirheumatika zielführend sein. Ibuprofen bietet sich kurzfristig besonders vor und nach den initialen physiotherapeutischen Anwendungen an, um Schmerz bei der Therapie zu senken und somit die Effektivität der Anwendung zu steigern sowie den Folgeschmerz zu reduzieren. Ebenso kann für die Dauer von 5–8 Tagen Diclofenac-Colestyramin (150–300 mg p.d.) die akute Arthralgie des Kiefergelenks bis zum Einsetzen des Aufbissbehelfs effektiv behandeln.

Nichtsteroidale Antirheumatika

Die Anwendung von Muskelrelaxanzien bei CMD wird kontrovers diskutiert und ist bisher ohne Evidenz. Allerdings sind in den letzten zehn Jahren durch den »Wegfall« der »klassischen« Wirkstoffe in dieser Indikation zeitnah keine neuen Erkenntnisse und Empfehlungen zu erwarten. Zur Unterstützung der Relaxation zeichnet sich die Gabe von 2–4 mg Tizanidin zur Nacht wie auch die die Gabe von Pridinol als erfolgsversprechend ab (Svensson et al. 2003; Alencar et al. 2014; Bilici et al. 2018).

Muskelrelaxanzien

Hierbei ist jedoch zu berücksichtigen, dass die Gabe dieser Muskelrelaxanzien »off-label« weitgehend als Heilversuch einzuordnen ist und klinische Studien ausstehen. Selbiges gilt im Weiteren für die Datenlage zu Botulinumtoxin-Injektionen in die Kaumuskulatur, welches als off-label in der S3-Leitlinie zur Bruxismustherapie geführt wird (Peroz et al. 2020).

Infiltrationstherapien

Infiltrationstherapien können bei frustranem Therapieverlauf ein back-up der Schmerztherapie ebenfalls im Sinne eines Heilversuchs bilden. Aus eigener Erfahrung kann eine Serie von drei Injektionen von jeweils von ~ 0,2 ml Procain 2 % binnen einer Woche in die schmerzhaften Areale des M. temporalis zur Aufklärung der Schmerzursache (diagnosis ex juvantibus) und weiteren Unterstützung physiotherapeutischer Anwendungen dienlich sein, obgleich die Wirksamkeit in einer Studie dem Placebo vergleichbar beschrieben ist (McMillan et al. 1997). Weiter können diagnostische Lokalanästhesien zur Differenzialdiagnose heterotoper Schmerzen hilfreich sein.

Injektionen

Bei stark chronifizierten und frustranen Verläufen im gesicherten Bild eines myofaszialen Schmerzes in Zusammenhang mit Bruxismus ist auch die Infiltration mit Botulinumtoxin vornehmlich in M. masseter und/oder M. temporalis – in Abwägung der Risiken und Nebenwirkungen – als effektiv beschrieben (Patel et al. 2019). Allerdings sind je Schweregrad 200 bis 500 E alle 3 bis 6 Monate notwendig, weshalb eine Kostenübernahme durch die Kostenträger in letzter Zeit auch in den wenigen, medizinisch begrundeten Fällen zunehmend schwierig wird – mit Verweis auf die ebenso uneinheitliche Datenlage wie für andere Interventionen. Allerdings geben einzelne Studien und Behandlungsserien wie auch eigene klinische Erfahrung bei korrekter Indikationsstellung ein positives Bild der Wirksamkeit (Al-Wayli 2017).

Biofeedback-Therapie

Die medizintechnischen Fortschritte erlauben seit einigen Jahren die Versorgung mit Biofeedback-Lösungen für die Kaumuskulatur. Dazu wird in der Regel das EMG-Potenzial am M. temporalis genutzt, um bei erhöhter Anspannung einen Ton über Knochenleitung oder einen Schmerzimpuls über elektrischen Strom auszulösen. Primärer Erfolgsfaktor ist die Konditionierung – also das bewusste Training des Patienten – zur Entspannung der Kaumuskulatur. Die Geräte werden danach vorzugsweise zur Nacht getragen. Dies geht mit dem Risiko einher, dass sich auf die Haut geklebte Sensoren lösen können oder Kopfbänder verrutschen. Untersuchungen zeigen bereits erfolgsversprechende Ergebnisse, wobei eine Überlegenheit zu vorgenannten Therapieoptionen noch nicht nachgewiesen werden konnte. Davon abgesehen sind diese Interventionen mit vergleichsweise

Biofeedback

hohen Kosten (mehrere hundert Euro) für Patienten verbunden, da Kostenträger diese Therapieoption nicht erstatten/unterstützen.

Psychotherapeutische Interventionen

Bei einer chronischen Schmerzerkrankung ist – sofern nicht vorliegend und laufend – die fachärztliche neurologische wie auch psychosomatische Diagnostik angezeigt. Diese sind vor allem bei hohen Achse-2-Werten, also einer Divergenz von objektivierbaren Befunden und dem Leidensdruck der Patienten angezeigt. Denn ohne die Bewältigung etwa psychosomatischer Ursachen sind zahnärztliche Therapien ineffektiv, da durch die affektive Ansteuerung der Kaumuskulatur inkl. der dadurch begünstigten Präsenz von Habits etwa der Zunge (Symptom: Zungenbrennen) eine Persistenz oder ggf. sogar Aggravation der Symptomatik in Mund und Gesicht durch Therapieformen möglich ist. Dies gilt auch mit Rücksicht auf die ICOP für die neurologische Abklärung und damit verbundene medikamentöse Therapieoptionen, die durch die zahnärztliche Approbation nicht gedeckt sind.

Selbstbeobachtung, autogenes Training, Psychotherapie

In milderen Fällen können Interventionen wie Selbstbeobachtung (z. B. Anbringen roter Punkte im Arbeitsumfeld, die bei Sichtkontakt zur Selbstreflexion im Moment anhalten sollen) oder auch autogenes Training Betroffenen unterstützend helfen. Andernfalls sind (schmerz-)psychotherapeutische Interventionen im multimodalen Setting angezeigt.

10.3 Hintergrundinformationen

Prävalenz

Jede dritte bis vierte Person der europäischen Bevölkerung zwischen 18 und 65 Jahren gibt an, Schmerzsymptome im Kopf-, Gesicht- oder Kieferbereich gehabt zu haben. Die Punktprävalenz »im letzten Jahr« betrug im Bundesgesundheitssurvey von 1998 16 %, wobei eine von fünf Frauen und nur knapp einer von fünf Männern Schmerzen in diesem Bereich angab. Zu beachten ist weiter, dass das Risiko der Erkrankung resp. Symptomatik – und damit die Prävalenz – in vulnerablen Gruppen, insbesondere bei chronischen Schmerzpatienten/Fibromyalgie, Patienten mit affektiven Störungen wie auch kraniofazialen Asymmetrien und juveniler Arthritis, bis zu siebenfach erhöht ist. Personen über 70 Jahre sind hingegen seltener betroffen. Dies ist wesentlich erklärbar durch die Pathophysiologie des Bruxismus und der daraus resultierenden CMD.

Pathophysiologie

Die durch die Kaumuskulatur einwirkenden Kräfte auf Zähne und Kiefergelenk können eine oder beide Strukturen schädigen. Im Falle der Zähne kann es zu Attritionen (Abrieb von Zahnhartsubstanz), Aussprengungen am Zahnhals in Folge von Mikroverwindung lasttragender

Zähne (sog. keilförmige Defekte), Rissbildung in der Zahnhartsubstanz wie auch Fraktur von Anteilen der Zahnkronen bis zum gesamten Zahn kommen. Im Falle des Kiefergelenks können Verlagerungen der Zwischengelenkscheibe (Diskus) mit dem Auftreten eines Knackgeräuschs bei Unterkieferbewegungen/Mastikation wie auch schmerzhafter Stauchung der retral gelegenen bilaminären Zone hervorgerufen werden. Zu berücksichtigen ist auch die Möglichkeit eines Übertragungsschmerzes in der Symptomatik eines Kopfschmerzes und physiologisch erklärbar (Cairns et al. 1998). Anatomisch relevant ist auf nervaler Ebene die Konvergenz des 1., 2. und 3. Spinalnervs (C1–C3) mit nervalen Fasern aus dem ersten und dritten Ast des N. trigeminus im Tractus spinalis N. trigemini. Dies kann in der Chronifizierung über »central excitation« zum Eintrag zweier nozizeptiver Reize in den sensorischen Kortex führen und damit eine »Projektion« aus der Region der Nozizeption, beispielsweise des M. trapezius (C2), in die Temporalregion (V3/V1) auslösen.

Der Leidensdruck von Patienten kann in der (Zahn-)Arzt-Patienten-Beziehung zu Polypragmatismus führen. So können zwar behandlungsbedürftige zahnärztliche Befunde vorliegen, diese jedoch nur sehr unwahrscheinlich oder gar nicht in Zusammenhang mit den beklagten Symptomen stehen. Bei Patienten mit chronifizierten Stadien der CMD ist daher Vorsicht geboten, weiteren Anstrengungen in der Diagnostik und Therapie »nachzugeben«. Die Ausschlussdiagnose eines persistierenden idiopathischen Gesichtsschmerzes ist häufig mit somatoformen Schmerzstörungen vergesellschaftet.

Problem von Krankheitskonzept und Polypragmatismus

Merke

Häufig sind Patienten in ihrem Leiden getrieben auf der Suche nach somatischen Erklärungen und finden diese häufig in Krankheitskonzepten, die im besten Fall keine Evidenz besitzen und im schlechtesten Fall »Scharlatanerie« sind.

Somatisch werden häufig orthopädische Korrelationen herangezogen, die als ursächlich betrachtet werden. Hierzu zählen Einflüsse von Beinlängendifferenz, Hüftschiefstand und Rückenschmerz, welche durch Lageveränderungen des Unterkiefers – also die Dysfunktion im kraniomandibulären System – bedingt sein sollen. Auch wenn anatomische Beziehungen, etwa durch den M. omohyoideus, zwischen Schulterblatt, Hyoid und Unterkiefer bestehen, sind Therapieansätze in der Dentition nicht schlüssig und ohne Evidenz. Wahrscheinlicher ist, die Dysfunktionen der Kaumuskulatur als Folge resp. im Gesamtbild von Fehlhaltungen des Körpers/Kopfes einzuordnen.

Auch werden symptombezogen »Metallvergiftungen« durch Amalgamfüllungen, Titanimplantate oder andere Legierungen intraoraler Restaurationen angeführt, ebenso Intoxikation durch »Leichengifte« aus »toten Zähnen« (wurzelkanalgefüllte Zähne) oder auch im Knochen »versteckte«

Neuralgia-inducing cavitational osteonecroses (NICOs). Letztgenannte Krankheitskonzepte verlangen nach invasiven, irreversiblen, häufig auch chirurgischen Therapien inkl. Extraktion von Zähnen oder Entfernung von Hartgeweben. Aus den Anamnesen chronischer Gesichtsschmerzpatienten kann subsumiert werden, dass derartigen Interventionen meist nur kurzfristige Symptomlinderungen mit darauffolgender Aggravation und erneuter Inanspruchnahme im Sinne eines circulus vitiosus folgen. Vor dem Hintergrund fehlender Evidenz der Zusammenhänge und des Antriebs durch Leidensdruck der Patienten sind derartige Therapien ethisch nicht zu vertreten (Schramme 2007; Witter et al. 2020).

Um Patienten vor einem derartigen Leidensweg zu bewahren, stellt die frühzeitige (initiale) und wiederholte Edukation rund um die psychischen und somatischen Zusammenhänge von (chronifizierten) schmerzhaften CMD eine Schlüsselstellung in der Therapie dar. Schwere Verlaufsformen können nur interdisziplinär (Psychosomatik, Neurologie, Psychiatrie) gelöst werden und bedeuten therapeutisch häufig – neben psychotherapeutischen Interventionen – die Medikation etwa mit niedrigdosierten trizyklischen Antidepressiva, Anxiolytika sowie in seltenen Fällen auch Anfallssuppressiva oder Neuroleptika.

10.4 Zusammenfassung

- Die zahnärztliche Versorgung kann bei Gesichtsschmerzen im Formenkreis einer kraniomandibulären Dysfunktion, v. a. in Komorbidität mit Migräne oder anderen primären Kopfschmerzerkrankungen, etablierte Therapien sowie adjuvante Therapieoptionen/Heilmittel mit guter Prognose anbieten.
- Es können Befunde klassisch odontogener Ätiologie behandelt oder ausgeschlossen werden. Die zahnärztliche Funktionsdiagnostik liefert Aufschluss darüber, ob Promotoren in der Okklusion beider Kiefer, der Kaumuskulatur und/oder arthropathische Befunde in einem oder beiden Kiefergelenken vorliegen.
- Die zahnärztliche Anamnese berücksichtigt dabei die für Patienten mit CMD typischen bio-psycho-sozialen Faktoren, um den Stellenwert und die Effektivität zahnärztlicher Therapien für eine Symptomlinderung für den Patienten sowie den eigenen Stellenwert der zahnärztlichen Versorgung in einer interdisziplinären Therapie einordnen zu können.
- Wesentliche Aufmerksamkeit ist seitens des Zahnmediziners auch den einschlägigen Differenzialdiagnosen, dem Chronifizierungsstadium und den damit verbundenen somatoformen (Schmerz-)Störungen zu widmen.

Literatur

Al-Moraissi EA, Farea R, et al. (2020) Effectiveness of occlusal splint therapy in the management of temporomandibular disorders: network meta-analysis of randomized controlled trials. International Journal of Oral and Maxillofacial Surgery 49(8): 1042–1056.

Al-Wayli H (2017) Treatment of chronic pain associated with nocturnal bruxism with botulinum toxin. A prospective and randomized clinical study. J Clin Exp Dent 9(1): e112–e117.

Alencar FG Jr., Viana PG, et al. (2014) Patient education and self-care for the management of jaw pain upon awakening: a randomized controlled clinical trial comparing the effectiveness of adding pharmacologic treatment with cyclobenzaprine or tizanidine. J Oral Facial Pain Headache 28(2): 119–127.

Besch K, et al. (2022) Gesichtsschmerzsyndrome im zahnärztlichen Alltag. Zahnärztliche Mitteilungen 112(22): 2174–2179.

Bilici I, Emes Y, et al. (2018) Evaluation of the effects of occlusal splint, trigger point injection and arthrocentesis in the treatment of internal derangement patients with myofascial pain disorders. J Craniomaxillofac Surg 46(6): 916–922.

Cairns BE, Sessle BJ, et al. (1998) Evidence that excitatory amino acid receptors within the temporomandibular joint region are involved in the reflex activation of the jaw muscles. J Neurosci 18(19): 8056–8064.

Dao TT, Lavigne GJ (1998) Oral splints: the crutches for temporomandibular disorders and bruxism? Crit Rev Oral Biol Med 9(3): 345–361.

Durham J, Al-Baghdadi M, et al. (2016) Self-management programmes in temporomandibular disorders: results from an international Delphi process. J Oral Rehabil 43(12): 929–936.

Ekberg E, Vallon D, et al. (2002) Treatment outcome of headache after occlusal appliance therapy in a randomised controlled trial among patients with temporomandibular disorders of mainly arthrogenous origin. Swed Dent J 26(3): 115–124.

Ekberg EC, Nilner M (2006) Treatment outcome of short- and long-term appliance therapy in patients with TMD of myogenous origin and tension-type headache. J Oral Rehabil 33(10): 713–721.

Fenton BT, Goulet JL, et al. (2018) Relationships Between Temporomandibular Disorders, MSD Conditions, and Mental Health Comorbidities: Findings from the Veterans Musculoskeletal Disorders Cohort. Pain Med 19(1): S61–S68.

Finger M, Stohler CS, et al. (1985) The effect of acrylic bite plane splints and their vertical dimension on jaw muscle silent period in healthy young adults. J Oral Rehabil 12(5): 381–388.

Gallagher L, McAuley J, et al. (2013) A randomized-controlled trial of using a book of metaphors to reconceptualize pain and decrease catastrophizing in people with chronic pain. Clin J Pain 29(1): 20–25.

IOCP (2020) International Classification of Orofacial Pain, 1st edition (ICOP). Cephalalgia 40(2): 129–221.

Kerns RD, Burgess DJ, et al. (2022) Self-Management of Chronic Pain: Psychologically Guided Core Competencies for Providers. Pain Med 23(11): 1815–1819.

Krogh-Poulsen WG (1966) Die Bewegungsanalyse. Dtsch Zahnarztl Z 21(8): 877–880.

Krogh-Poulsen WG, Olsson A (1966) Occlusal disharmonies and dysfunction of the stomatognathic system. Dent Clin North Am: 627–635.

Kugelman DN, Haglin JM, et al. (2019) The association between patient education level and economic status on outcomes following surgical management of (fracture) non-union. Injury 50(2): 344–350.

McMillan AS, Nolan A, et al. (1997) The efficacy of dry needling and procaine in the treatment of myofascial pain in the jaw muscles. J Orofac Pain 11(4): 307–314.

Mujakperuo HR, Watson M, et al. (2010) Pharmacological interventions for pain in patients with temporomandibular disorders. Cochrane Database Syst Rev(10): Cd004715.

Ostrc T, Frankovič S, et al. (2022) Headache Because of Problems with Teeth, Mouth, Jaws, or Dentures in Chronic Temporomandibular Disorder Patients: A Case-Control Study. International Journal of Environmental Research and Public Health 19(5): 3052.

Patel J, Cardoso JA, et al. (2019) A systematic review of botulinum toxin in the management of patients with temporomandibular disorders and bruxism. Br Dent J 226(9): 667–672.

Peroz I, Bernhardt O, et al. (2020) S3-Leitlinie: Diagnostik und Behandlung von Bruxismus. https://register.awmf.org/de/leitlinien/detail/083-027

Reißmann DR, John MT, et al. (2009) Eine Kurzversion der RDC/TMD. Der Schmerz 23(6): 618.

Salinas Fredricson A, Krüger Weiner C, et al. (2022) The Role of Mental Health and Behavioral Disorders in the Development of Temporomandibular Disorder: A SWEREG-TMD Nationwide Case-Control Study. J Pain Res 15: 2641–2655.

Schierz O (2017) Untersuchung und Diagnosebildung bei kraniomandibulären Dysfunktionen (CMD). Zahnmedizin up2date 11(01): 59–83.

Schiffman E, Ohrbach R, et al. (2014) Diagnostic Criteria for Temporomandibular Disorders (DC/TMD) for Clinical and Research Applications: recommendations of the International RDC/TMD Consortium Network* and Orofacial Pain Special Interest Groupdagger. J Oral Facial Pain Headache 28(1): 6–27.

Schramme T (2007) The significance of the concept of disease for justice in health care. Theor Med Bioeth 28(2): 121–135.

Simoen L, Van den Berghe L, et al. (2020) Depression and anxiety levels in patients with temporomandibular disorders: comparison with the general population. Clin Oral Investig 24(11): 3939–3945.

Svensson P, Wang K, et al. (2003) Effect of muscle relaxants on experimental jaw-muscle pain and jaw-stretch reflexes: a double-blind and placebo-controlled trial. Eur J Pain 7(5): 449–456.

Witter DJ, Kole JJJ, et al. (2020) Wish-fulfilling medicine and wish-fulfilling dentistry. J Dent 96: 103302.

Winocur-Arias O, Friedman-Rubin P, Abu Ras K, et al. (2022) Local myalgia compared to myofascial pain with referral according to the DC/TMD: Axis I and II results. BMC Oral Health 22(1): 27.

11 Sekundäre Kopfschmerzen

Christoph J. Schankin

> **Fallbeispiel**
>
> Die 57-jährige Patientin stellt sich bei ihrem Hausarzt vor mit seit drei Tagen anhaltenden Kopfschmerzen. Diese haben eine Stärke von 7 von 10 NRS, sind drückend in Ruhe bzw. pochend bei körperlicher Anstrengung. Die initiale Lokalisation war holozephal, aber seit dem Vortag sind die Kopfschmerzen rechts retroorbital gelegen. Die Patientin hat einmalig vor zwei Tagen erbrochen. An Vorerkrankungen findet sich ausschließlich eine Migräne ohne Aura seit dem 30. Lebensjahr, ursprünglich einmal pro Monat für drei Tage. Sie beschreibt ihre Migräne als holozephal, pochend, von mittlerer bis hoher Stärke. Begleitend finden sich Lärm- und Lichtempfindlichkeit, selten Nausea, aber fast immer Rückzugstendenz. Die Migräne hat immer gut auf nichtsteroidale Antirheumatika (NSAR) angesprochen.

Mit einer solchen Situation sind Hausärzte und Neurologen tagtäglich konfrontiert, und es stellt sich die Frage, was denn der nächste bzw. übernächste Schritt ist. In diesem Kapitel soll es darum gehen, wie bei Patienten mit Kopfschmerzen eine Anamnese durchgeführt werden sollte, um primäre von sekundären Kopfschmerzen zuverlässig zu unterscheiden. Im Zentrum steht dabei das Konzept der »Red Flags«.

> Zurückkehrend zu unserer Patientin ist erwähnenswert, dass der Hausarzt bei Verdacht auf Sinusitis ein Antibiotikum und Cortison verschrieben hat. Darunter ist es zu keiner Besserung gekommen. Ein CT ist erfolgt, welches unauffällig war. Ca. eine Woche später wurde elektiv eine MRT-Untersuchung des Kopfes durchgeführt, von welcher weitere vier Tage nach der Untersuchung ein Befund übermittelt wurde. Es wurden zwei Aneurysmen nachgewiesen, eines der A. communicans posterior rechts und eines der A. carotis interna rechts. Die Patientin wurde dann, ca. 14 Tage nach Symptombeginn, in einer neurologischen Notfallambulanz erstmals vorstellig. Der neurologische Befund war zunächst unauffällig, und die Patientin wurde stationär aufgenommen. Bei der Visite am nächsten Tag fand sich neu eine interne Okulomotoriusparese rechtsseitig, welche auf ein jetzt symptomatisches Aneurysma der A. communicans posterior hinwies. Die Aneurysmen wurden noch am selben Tag gecoilt. Die Patientin ist seither asymptomatisch.

In diesem Kapitel soll es auch darum gehen, mit welchen Strategien dieser Ablauf hätte optimiert werden können. Insbesondere geht es darum, dass »Red Flags« aktiv erhoben werden müssen. Hätte der Hausarzt bereits bei Erstvorstellung aktiv nachgefragt, wie denn der Beginn der Kopfschmerzen gewesen war, dann hätte er von einem Donnerschlagkopfschmerz gehört, bei welchem das Maximum innerhalb von einer Minute erreicht worden ist. Dies hätte sofort die Differenzialdiagnose einer Aneurysmaruptur ergeben, und die Patientin wäre deutlich früher in der Notfallambulanz vorgestellt worden.

11.1 Diagnostik

Strukturierte Anamnese

Entscheidend für die Diagnosestellung von Kopfschmerzen und insbesondere auch die Unterscheidung zwischen primären und sekundären Kopfschmerzen ist eine strukturierte Anamnese, die sowohl Kopfschmerz-spezifische als auch allgemeine Kategorien erhebt. Hilfreich ist eine strukturierte Medikamentenanamnese, gegliedert in die aktuelle Medikation sowie die frühere Kopfschmerz-Medikation. Eine mögliche Gliederung findet sich im Kasten.

Bereits während der Anamnese sollten Hinweise auf sekundäre Kopfschmerzen aktiv gesucht werden. ▶ Abb. 11.1 zeigt einen möglichen Algorithmus zur diagnostischen Einordnung von Kopfschmerzen (modifiziert nach Schankin et al. 2017).

> **Mögliche strukturierte Anamnese bei Patienten mit Kopfschmerzen**
>
> Kopfschmerz-spezifische Anamnese:
>
> - Dynamik
> - Phänotyp
>   - Lage, Schweregrad, Qualität, Dauer der Attacke
>   - Begleitbeschwerden, z.B. Photophobie, Phonophobie, Osmophobie, Nausea, Erbrechen, Effekt von Bewegung
>   - Kranioautonome Symptome
>   - Nicht-Kopfschmerz-Symptome
> - Aura
> - Vorläufer-Symptome
> - Triggerfaktoren

> Allgemeine Anamnese:
>
> - Aktuelle Medikation
>   - Akut- und Basistherapie (Dosis, Dauer, Effekt, Nebenwirkungen)
>   - Weitere Medikation
> - Frühere Kopfschmerz-Medikation
>   - Dosis, Dauer, Effekt, Nebenwirkungen
> - Vorerkrankungen
> - Systemanamnese inkl. Schlaf etc.
> - Familienanamnese
> - Sozialanamnese inkl. Auswirkungen der Kopfschmerzen
> - Bisher erfolgte Untersuchungen

Kopfschmerz-spezifische Anamnese

In der Dynamik der Kopfschmerzen ist zu erfragen, seit wann der aktuell vorhandene Kopfschmerz besteht. Wie häufig war er zu Beginn, wie häufig war er im Verlauf, und wie häufig ist er aktuell? Hilfreich ist auch zu erfahren, wie der Kopfschmerz begonnen hat. Diese Kategorie ist entscheidend, da hiermit bereits ein Großteil der »Red Flags« (▶ Tab. 11.1) identifiziert werden kann (Do et al. 2019).

Tab. 11.1: Liste der »Red Flags« (modifiziert nach Do et al. 2019, S. 3, Table 1, Abdruck mit freundlicher Genehmigung)

Symptom oder Befund	Möglicher zugrundeliegender sekundärer Kopfschmerz
Systemische Symptome inkl. Fieber	Kopfschmerz zurückzuführen auf eine Infektion, nicht-vaskuläre intrakranielle Störungen, Karzinoid, Phäochromozytom
Neoplasma in der Vorgeschichte	Kopfschmerzen zurückzuführen auf ein intrakranielles Neoplasma, Hirnmetastase
Neurologisches Defizit oder neurologische Dysfunktion (inkl. Bewusstseinsstörung)	Kopfschmerz zurückzuführen auf Gefäßstörungen im Bereich des Kopfes und/oder des Halses, auf nicht-vaskuläre intrakranielle Störungen, Hirnabszess, andere Infektion
Onset: abrupter Beginn (Donnerschlagkopfschmerz)	Subarachnoidalblutung oder andere Kopfschmerzen zurückzuführen auf Gefäßstörungen im Bereich des Kopfes und/oder des Halses
Older age: Alter bei Beginn > 50 Jahre	Riesenzellarteriitis und andere Kopfschmerzen zurückzuführen auf Gefäßstörungen im Bereich des Kopfes und/oder des Halses, auf ein intrakranielles Neoplasma, andere nicht-vaskuläre intrakranielle Störungen
Pattern: Änderung des Kopfschmerzmusters, kürzlicher Kopfschmerz-Beginn	Tumoren, Kopfschmerz zurückzuführen auf ein intrakranielles Neoplasma, auf Gefäßstörungen im Bereich des Kopfes und/oder des Halses, auf nicht-vaskuläre intrakranielle Störungen

Tab. 11.1: Liste der »Red Flags« (modifiziert nach Do et al. 2019, S. 3, Table 1, Abdruck mit freundlicher Genehmigung) – Fortsetzung

Symptom oder Befund	Möglicher zugrundeliegender sekundärer Kopfschmerz
Position: lageabhängiger Kopfschmerz	Kopfschmerzen zurückzuführen auf eine Liquordrucksteigerung, auf einen Liquorunterdruck
Precipitation: Auslösung durch Husten, Niesen, Sport	Kopfschmerzen zurückzuführen auf eine Chiari-Malformation Typ I (CM1), andere Malformationen der hinteren Schädelgrube
Papillenödem	Kopfschmerz zurückzuführen auf ein intrakranielles Neoplasma, auf andere nicht-vaskuläre intrakranielle Störungen, auf eine Liquordrucksteigerung
Progression: zunehmender Kopfschmerz und atypische Präsentation	Kopfschmerz zurückzuführen auf ein intrakranielles Neoplasma, auf andere nicht-vaskuläre intrakranielle Störungen
Pregnancy: Schwangerschaft und Wochenbett	Kopfschmerz zurückzuführen auf Gefäßstörungen im Bereich des Kopfes und/oder des Halses (z. B. Hirnvenenthrombose), auf eine arterielle Hypertonie (z. B. Präeklampsie), Hypothyreose, Anämie, Diabetes, postpunktioneller Kopfschmerz
Painful eye: (peri-)orbitale Lokalisation mit autonomer Symptomatik	Kopfschmerz zurückzuführen auf nicht-vaskuläre intrakranielle Störungen (z. B. Pathologie in hinteren Schädelgrube, Hypophysenregion und Sinus cavernosus), auf Erkrankungen der Augen, Tolosa-Hunt-Syndrom
Posttraumatischer Beginn	Kopfschmerz zurückzuführen auf eine Verletzung oder ein Trauma des Kopfes und/oder der HWS (akuter oder chronischer posttraumatischer Kopfschmerz, Subduralhämatom), auf andere vaskuläre Erkrankungen
Pathologie des Immunsystems (z. B. HIV)	Kopfschmerz zurückzuführen auf eine Infektion (z. B. opportunistische Infektion)
Painkiller: Schmerzmittelübergebrauch, neue Medikation	Kopfschmerz zurückzuführen auf eine Substanz oder deren Entzug (Medikamentenübergebrauch, Medikamentennebenwirkung)

Damit beim aktiven Einholen der »Red Flags« nichts vergessen wird, kann das englische Akronym **SNNOOP10** als Gedankenstütze verwendet werden.

> **Merke**
>
> Im klinischen Alltag hat die Erhebung der Dynamik von Kopfschmerzen oftmals eine größere Bedeutung als die Beschreibung des Phänotyps. Hiermit kann bereits ein Großteil der Warnsymptome abgedeckt werden.

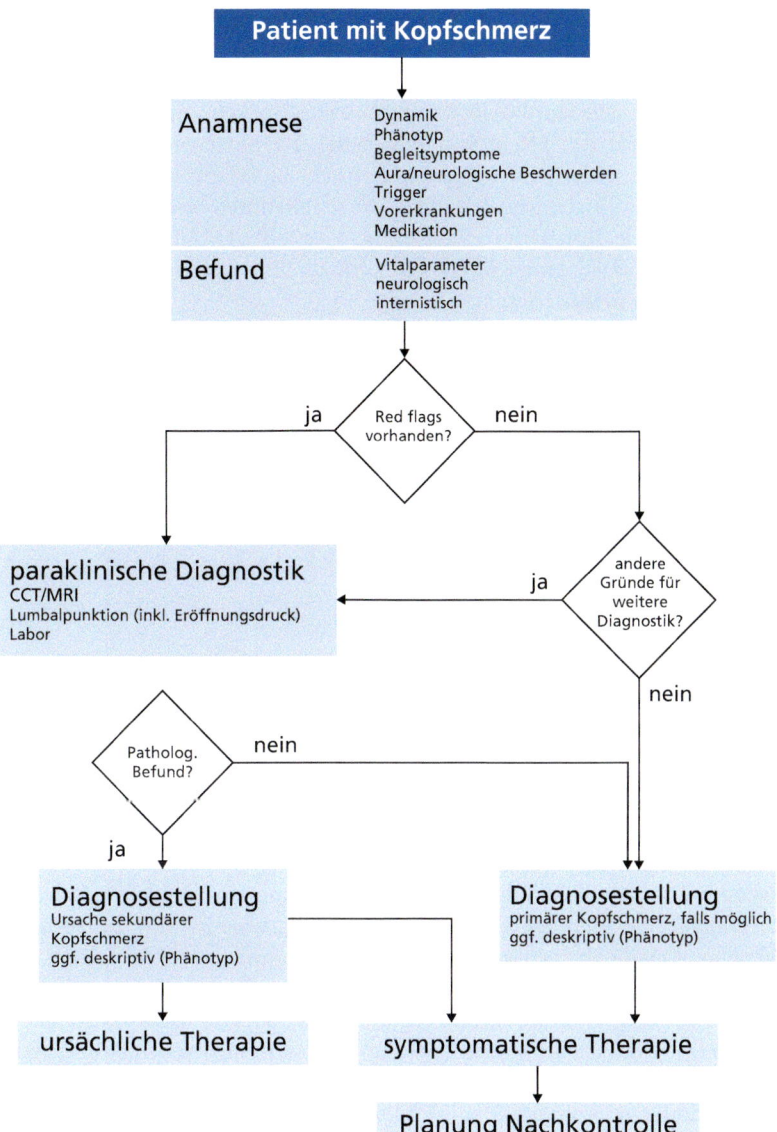

Abb. 11.1:
Möglicher Algorithmus zur Identifikation von sekundären Kopfschmerzen durch strukturierte Anamnese und klinische Untersuchung (Schankin et al. 2017, S. 598, Abbildung 1, Abdruck mit freundlicher Genehmigung)

Bildbeschreibung: Abhängig von den aktiv erhobenen »Red Flags« wird eine Arbeitshypothese erstellt, die bei möglichem sekundärem Kopfschmerz mit den geeigneten Zusatzuntersuchungen überprüft werden muss. Kann der sekundäre Kopfschmerz bestätigt werden, so ist dieser ursächlich und symptomatisch zu behandeln. Wenn kein sekundärer Kopfschmerz identifiziert werden kann, so sollte möglichst spezifisch ein primärer Kopfschmerz diagnostiziert werden mit entsprechender Einleitung einer Kopfschmerztherapie.

Erst im Anschluss sollte der Phänotyp erarbeitet werden. Dies beinhaltet die klassischen Fragen nach Lokalisation, Schweregrad, Qualität und Dauer der einzelnen Attacke. Weiterhin sollten migränöse Begleitbeschwerden (Photophobie, Phonophobie, Osmophobie, Übelkeit, Erbrechen) erfragt werden, ebenso der Effekt von Bewegung. Kranioautonome Symptome (Augentränen, Nasenlaufen, gerötetes Auge, Lidödem, Gefühl eines verstopften Ohres) sowie gegebenenfalls die sogenannten Nicht-Kopfschmerz-Symptome wie Konzentrationsstörung, Gereiztheit, Müdigkeit, Hungergefühl etc. sind zu erheben. Dies ist oftmals hilfreich, um primäre Kopfschmerzen zu identifizieren.

Nach dem Phänotyp stellt sich die Frage nach Vorboten des aktuellen bzw. auch von ggf. vorbestehenden Kopfschmerzen. Dabei ist eine Aura im Sinne einer cortical spreading depression von unspezifischen Vorläufersymptomen zu unterscheiden. Triggerfaktoren für den aktuellen bzw. für vorbestehende Kopfschmerzen sind aktiv zu erfragen, ggf. auch nach einer Liste, wobei erneut mögliche »Red Flags« (▶ Tab. 11.1) aktiv abzufragen sind (Do et al. 2019).

> **Merke**
>
> Die Kopfschmerzanamnese und damit auch die Warnsymptome von sekundären Kopfschmerzen werden aktiv erhoben – und nicht passiv erhalten (Holprinzip).

Allgemeine Anamnese — Nach dieser spezifischen Kopfschmerzanamnese schließt sich die allgemeine Anamnese an. Empfehlenswert ist eine genaue Erhebung der aktuellen Medikation, aufgeteilt in Akutmedikation und Basistherapie sowie weitere Therapie. Ähnlich wie bei einer Anamnese bei Epilepsiepatienten ist auch großer Wert auf die frühere Kopfschmerz-Medikation zu legen mit genauer Angabe der erreichten Dosis, der Einnahmedauer, des Effekts und der Nebenwirkungen. Gerade hinsichtlich der Suche nach sekundären Kopfschmerzen ist eine detaillierte Anamnese der Vorerkrankungen relevant sowie die Erhebung von Systemanamnese inklusive Schlaf und systemischen Zeichen, wie B-Symptomatik.

Anhand der Anamnese sollte eine erste Arbeitshypothese der Kopfschmerzursache gestellt werden.

Körperliche Untersuchung — Bei jeder Erstvorstellung, aber auch bei neuen Aspekten in der Anamnese sollte eine ausführliche körperliche Untersuchung erfolgen. Insbesondere neurologische Ausfälle, Meningismus, Stauungspapille oder systemische Zeichen beziehungsweise Hautveränderungen können auf einen sekundären Kopfschmerz hinweisen.

Spätestens jetzt ist zu entscheiden, ob »Red Flags« vorliegen und eine weitere Diagnostik indiziert ist.

11.1.1 Das Konzept der »Red Flags«

In der internationalen Kopfschmerzklassifikation (ICHD-3) der IHS werden primäre von sekundären Kopfschmerzen unterschieden (IHS 2018).

Was sind »Red Flags«?

Primäre Kopfschmerzen sind beispielsweise Migräne, Spannungskopfschmerz und Clusterkopfschmerz. Charakteristisch hier ist, dass die Kopfschmerzen spontan auftreten, ohne dass sie durch eine andere zugrundeliegende Erkrankung ausgelöst werden. In anderen Worten ist der Kopfschmerz die eigentliche Erkrankung.

Demgegenüber stehen sekundäre Kopfschmerzen, bei denen Kopfschmerzen das Symptom einer zugrundeliegenden Problematik sind, beispielsweise einer Hirnhautentzündung, einer Hirnblutung oder einer systemischen Erkrankung. Dennoch ist nicht jede andere Erkrankung oder intrakranielle Pathologie als Ursache für Kopfschmerzen zu werten. Vielmehr ist zu fordern, dass ein zeitlicher Zusammenhang besteht zwischen dem Auftreten der potenziellen Ursache und dem Beginn der Kopfschmerzen, beziehungsweise dass die Kopfschmerzen besser werden bei Behandlung der Grunderkrankung. Zudem sollte die potenzielle Ursache auch typischerweise in der Lage sein, Kopfschmerzen auszulösen.

Die Entdeckung eines sekundären Kopfschmerzes ist relevant, da der Kopfschmerz beispielsweise das Frühsymptom einer gefährlichen zugrundeliegenden Erkrankung sein kann. Zudem ist die Therapie der Kopfschmerzen möglicherweise auch dann erst erfolgreich, wenn die zugrundeliegende Erkrankung behandelt ist.

Die Wahrscheinlichkeit, dass bei einem Patienten mit Kopfschmerzen per se ein sekundärer Kopfschmerz vorliegt, ist generell gering. In der Populations-basierten Akerhus-Studie beispielsweise wurden 30.000 Teilnehmer zwischen 30 und 44 Jahren auf das Vorliegen von Kopfschmerzen hin überprüft. Es fand sich eine geringe Ein-Jahres-Prävalenz von sekundären Kopfschmerzen von 2,14 %. Der bei weitem größte Anteil war hierbei der Medikamentenübergebrauchs-Kopfschmerz (1,72 %), der ja auch rein durch die Medikamentenanamnese identifiziert werden kann (Aaseth et al. 2008). Eine britische Studie untersuchte prospektiv 3.655 Patienten, die sich über fünf Jahre in einer tertiären Kopfschmerz-Sprechstunde vorstellten. Von diesen erhielten 530 (14,5 %) eine zerebrale Bildgebung. Diese zeigte bei 46 % der Patienten, die ein MRT erhalten hatten, irrelevante medizinische Befunde. Insgesamt fanden sich nur 11 für die Kopfschmerzen bedeutsame strukturelle Veränderungen (2,1 % der Scans). Wenn man sich nur die Patienten anschaut, bei denen bereits im Vorfeld eine hohe Wahrscheinlichkeit einer intrakraniellen Pathologie vermutet wurde, stieg der Anteil der pathologischen Befunde auf 5,5 %. Die Chance, eine relevante Pathologie zu finden, steigt also mit der Vortest-Wahrscheinlichkeit (Clarke et al. 2010). Diese Vortest-Wahrscheinlichkeit ist abhängig von Anamnese und klinischem Befund. Die entsprechenden Hinweise aus der klinischen Präsentation werden als Warnhinweise oder »Red Flags« bezeichnet.

Zu beachten ist, dass der Phänotyp alleine, das heißt die Präsentation der Kopfschmerzen selbst, oftmals unspezifisch ist. So können sowohl primäre als auch sekundäre Kopfschmerzen phänotypisch einem episodischen oder chronischen Spannungskopfschmerz entsprechen beziehungsweise migränös erscheinen. Insbesondere eine migränöse Präsentation sollte nicht automatisch zur Diagnose Migräne verleiten, da auch viele zum Teil gefährliche sekundäre Kopfschmerzen einen migränösen Phänotyp haben können, wie zum Beispiel die Meningitis oder die Subarachnoidalblutung (Schankin und Straube 2012). In der Anamnese muss daher, wie bereits erwähnt, besonders Wert gelegt werden auf die Nicht-Phänotyp-Kategorien Dynamik, Begleitsymptome, Medikation und Vorerkrankungen.

> **Merke**
>
> Anhand des Kopfschmerz-Phänotyps alleine kann nicht zwischen einem primären und sekundären Kopfschmerz unterschieden werden. So ist es nicht ungewöhnlich, dass sekundäre Kopfschmerzen auch einen Migräne- oder Spannungskopfschmerz-artigen Phänotyp haben. Entscheidend ist das Gesamtbild aus Anamnese, klinischer Untersuchung und »Red Flags«.

Wie werden »Red Flags« erhoben?

Wie immer in der Medizin gilt auch in der Konsultation von Kopfschmerz-Patienten, dass die Anamnese eingeholt werden muss und nicht ohne weiteres vom Patienten berichtet wird. »Red Flags« müssen also aktiv erfragt und »herausuntersucht« werden. Man muss bereits während der Anamnese und klinischen Untersuchung die Punkte im Hinterkopf haben, die auf einen sekundären Kopfschmerz hinweisen könnten. ▶ Tab. 11.1 gibt eine Übersicht über die herauszuarbeitenden »Red Flags« sowie die möglicherweise zugrundeliegende und damit zu suchende Erkrankung (Do et al. 2019). Die Symptome beziehungsweise Befunde sind sortiert, und die englischen Bezeichnungen ergeben das Akronym SNNOOP10. Im klinischen Alltag ist es möglicherweise hilfreich, nach dem Ablauf von Anamnese und klinischer Untersuchung zu sortieren.

Zu beachten ist, dass die meisten »Red Flags« bereits durch die Erfassung der Dynamik (Beginn, Änderung des bisherigen Kopfschmerzmusters oder erstmaliger Kopfschmerz, anhaltender oder zunehmender Kopfschmerz, Alter bei Beginn), Trigger (Lageabhängigkeit, Husten/Niesen/Pressen, Trauma), Medikamente (Häufigkeit der Schmerzmitteleinnahme, Begleitmedikation) und Vorerkrankungen (Tumorerkrankung, Immundefizite) bzw. Vorliegen einer Schwangerschaft abgedeckt sind. Besonders Wert zu legen ist weiterhin auf die Erfassung der Systemanamnese (vor allem Fieber, Gewichtsverlust, Nachtschweiß und Schlafstörungen). Jeder pathologische Befund, der nicht vorbestehend ist, ist als »Red Flag« zu werten. Dazu gehört auch das Vorliegen einer Stauungspapille.

Zu beachten ist weiterhin, dass der Phänotyp der Kopfschmerzen hier keine besondere Rolle spielt. Ausnahme ist der streng einseitige Kopfschmerz, insbesondere wenn er im Bereich des Auges, periorbital oder retroorbital liegt und immer die gleiche Seite betroffen ist. Auch kranioautonome Zeichen können hinweisend sein auf einen sekundären Kopfschmerz, wobei sie auch bei primären Kopfschmerzen nicht ungewöhnlich sind.

Wie bereits beschrieben, ist es nicht sinnvoll, bei jedem Patienten mit Kopfschmerzen eine ausführliche apparative Diagnostik durchzuführen. Neben den Warnsymptomen für sekundäre Kopfschmerzen (»Red Flags«) gibt es zunehmend auch Bestrebungen, Symptome und Befunde zu identifizieren, die mit hoher Wahrscheinlichkeit auf einen primären Kopfschmerz hinweisen. Diese könnten gewissermaßen als »Green Flags« bezeichnet werden. Eine wissenschaftliche Bestätigung diesbezüglich steht noch aus.

»Green Flag«-Konzept

Es ist Experten-Konsens, dass es sich beispielsweise eher nicht um einen sekundären Kopfschmerz handelt, wenn folgende Punkte vorliegen:

- Kopfschmerzen bestehen in dieser Art unverändert seit der Kindheit
- Kopfschmerzen sind mit der Monatsblutung assoziiert
- Es liegen kopfschmerzfreie Tage vor
- Es finden sich identische Kopfschmerzen in der Familienanamnese
- Die Kopfschmerzen haben vor mehr als einer Woche aufgehört

Dies gilt natürlich nur, wenn sonst keine »Red Flags« vorliegen (Pohl et al. 2021b).

11.1.2 Nachfolgende Diagnostik

Abhängig von der Konstellation aus Symptomen und Befunden ergeben sich schließlich die Differenzialdiagnosen (▶ Abb. 11.1), die dann aktiv mit angemessenen Untersuchungen zu überprüfen sind (Schankin et al. 2017). Beispielsweise lässt die Kombination aus Donnerschlagkopfschmerz und Meningismus an eine Subarachnoidalblutung denken, und eine Computertomografie des Schädels ist unverzüglich durchzuführen. Sollte diese unauffällig sein, ist bei begründetem Verdacht eine Lumbalpunktion notwendig, um eine Aneurysmaruptur sicher ausschließen zu können. Hingegen weist die Kombination von rasch progredientem (aber nicht Donnerschlags-artigem) Kopfschmerz mit Fieber und Meningismus auf eine Meningitis hin, und je nach Situation ist eine zerebrale Bildgebung beziehungsweise eine Lumbalpunktion durchzuführen, um Erreger nachzuweisen und die Meningitis zu bestätigen.

Differenzialdiagnostik

Zu beachten ist hierbei, dass, wie oben ausgeführt, nicht jeder Patient zwingend einer ausführlichen Diagnostik bedarf. Es sollte mit Augenmaß abhängig von den möglichen Differenzialdiagnosen ausgewählt werden. Oftmals ist es im klinischen Alltag allerdings schwer, sich aktiv gegen eine weitere Diagnostik zu entschließen. Smarter Medicine ist diesbezüglich eine Initiative, die genau dies adressieren soll. So ist es beispielsweise Expertenkonsens, dass bei unverändertem Kopfschmerzphänotyp keine Wiederholung einer zerebralen Bildgebung erfolgen sollte, und dass bei nichtakuten Kopfschmerzen auf eine Computertomografie verzichtet werden sollte, falls im Verlauf eine MRT-Untersuchung möglich ist (Pohl et al. 2021a). Bezüglich Letzterem ist zu betonen, dass die gewählte Untersuchung immer auch in der Lage sein muss, die gesuchte Pathologie zu identifizieren beziehungsweise auszuschließen. Bei einigen Differenzialdiagnosen ist eine MRT-Untersuchung einer CT-Untersuchung gegenüber vorzuziehen.

> **Beachte**
>
> Eine MRT-Untersuchung ist einer CT-Untersuchung bei diesen Differenzialdiagnosen überlegen:
>
> - Dissektion der hirnversorgenden Gefäße
> - Brückenvenenthrombose
> - Hypophysenapoplexie
> - Subarachnoidalblutung (v. a. bei Beginn vor > 24 Stunden)[1]
> - Liquorverlustsyndrom
> - Reversibles zerebrales Vasokonstriktionssyndrom (RCVS)
> - Hirnmetastasen
> - Infektiöse Erkrankungen des Zentralnervensystems
> - Autoimmune Erkrankungen des Zentralnervensystems
> - Pathologien der hinteren Schädelgrube

[1] Bei akutem Donnerschlagkopfschmerz ist in der Aufnahme-/Notfallsituation die Durchführung eines CCT (ggf. mit CTA mit der Frage nach Vorliegen eines Aneurysmas) die Methode der Wahl.

Eine weitere wichtige Untersuchung ist die Fundoskopie mit der Frage nach Stauungspapillen bei möglicher idiopathischer intrakranieller Hypertension (▶ Kap. 12). Eine Lumbalpunktion sollte erfolgen bei Verdacht auf Meningitis, Subarachnoidalblutung ohne bildgebenden Nachweis, Verdacht auf zerebrale Vaskulitis oder auf idiopathische intrakranielle Hypertension. Bei letzterer ist unbedingt der Eröffnungsdruck in Seitenlage zu bestimmen. Andererseits sollte eine Lumbalpunktion vermieden werden bei Verdacht auf intrakranielle Hypotension, da es sonst zu einer Verschlechterung der Symptomatik kommen kann.

Auch auf der Suche nach systemischen Erkrankungen kann eine weitere Diagnostik indiziert sein. Dies ist beispielsweise bei der Arteriitis temporalis der Fall (Bestimmung der BSG und des CRP). Kopfschmerzen sind auch nicht ungewöhnlich bei Patienten mit Elektrolytstörungen, zum Beispiel im Rahmen einer Dialyse, teilweise bei rheumatologischen Erkrankungen, endokrinologischen Problemen oder auch bei autoimmunen Enzephalitiden (Schankin et al. 2016), sodass je nach Klinik die entsprechenden Laboruntersuchungen durchgeführt werden sollten.

Wie immer sollte ein Kopfschmerzkalender eingesetzt werden, auch bei möglichen sekundären Kopfschmerzen. Ein regelmäßig prämenstruelles Auftreten spricht für eine Migräne. Die tägliche Schmerzmitteleinnahme ist zu vereinbaren mit einem Medikamentenübergebrauchs-Kopfschmerz. Abendliches Auftreten von Kopfschmerzen bei morgendlicher Beschwerdefreiheit passt gut zu einem Liquorunterdruck-Syndrom, insbesondere wenn die Symptomatik schon länger anhält, wohingegen das frühmorgendliche Auftreten zusammen mit trockenem Mund und ggf. arterieller Hypertonie bzw. Übergewicht gut zu einer schlafbezogenen Atemstörung passt.

11.2 Therapie

Nach ▶ Abb. 11.1 sollte damit in der Zusammenschau aus Arbeitshypothese, die durch Anamnese und klinische Untersuchung generiert wurde, und Resultaten der gezielten Zusatzuntersuchungen der Entscheid zwischen primärem und sekundärem Kopfschmerz möglich sein (Schankin et al. 2017).

Beim sekundären Kopfschmerz ist die ursächliche Behandlung entscheidend, um Komplikationen zu vermeiden und oftmals auch, um den Kopfschmerz zu behandeln. Die Kopfschmerztherapie beim sekundären Kopfschmerz kann in der Akutphase mit Standard-Analgetika, gegebenenfalls auch nach dem WHO-Stufenschema erfolgen. Bei Kopfschmerzen sind Opiate allerdings sehr zurückhaltend einzusetzen aufgrund der Gefahr eines Übergebrauchskopfschmerzes. Bei chronischen Kopfschmerzen oder wenn dies nicht ausreicht, ist die Therapie oftmals zu erweitern. Typischerweise richtet sich die Therapie dann nach dem Phänotyp, auch wenn hierfür eine klare Evidenzlage fehlt. Ist der Kopfschmerz migräneartig oder handelt es sich möglicherweise um eine durch die Ursache des sekundären Kopfschmerzes aggravierte Migräne, kann ein Therapieversuch entsprechend der Migräne erfolgen. Einen spannungskopfschmerzartigen sekundären Kopfschmerz würde man symptomatisch wie einen Spannungskopfschmerz behandeln. Gerade bei chronischen sekundären Kopfschmerzen ist besonders auf eine Schmerz-modulierende Basistherapie zu achten, um einen komplizierenden Schmerzmittelübergebrauch zu verhindern. Zur Überprüfung der Diagnose sowie des Therapieeffektes sollte im Verlauf eine elektive ambulante Nachkontrolle erfolgen (▶ Abb. 11.1).

Analgetika

CAVE: Opiate

11.3 Hintergrundinformationen zur Pathophysiologie

Wie bereits oben beschrieben, ist der Phänotyp in der Regel nicht hilfreich für die Entdeckung sekundärer Kopfschmerzen. Dies ist gut zu begründen, wenn man systematisch einzelne sekundäre Kopfschmerzen charakterisiert. Beispielsweise zeigen Kopfschmerzen bei Hirntumoren allgemein (Schankin et al. 2007), Meningeomen (Schankin et al. 2010), Hypophysentumoren (Schankin et al. 2012), aber auch bei genetischer Epilepsie (Schankin et al. 2011), nach Kraniotomie (Schankin et al. 2009) oder autoimmuner Enzephalitis (Schankin et al. 2016) keinen eigenen Phänotyp. Vielmehr ähneln diese sekundären Kopfschmerzen klinisch sehr den primären Kopfschmerzen Migräne und Spannungskopfschmerz. Hingegen findet sich ein Zusammenhang zwischen dem Auftreten von sekundären Kopfschmerzen und dem Vorliegen eines primären Kopfschmerzes, insbesondere einer Migräne.

Damit stellt sich die Frage, ob sekundäre Kopfschmerzen in vielen Fällen nicht vielleicht doch »nur« primäre Kopfschmerzen sind, die durch die jetzt hinzugekommene Erkrankung »aktiviert« werden (Schankin und Straube 2012). Eine wichtige Schlussfolgerung ist daher, dass der Kliniker aus dem Phänotyp der Kopfschmerzen alleine einen sekundären Kopfschmerz nicht ausschließen kann. Hier kommt daher den »Red Flags« eine besondere Bedeutung zu, bei deren Vorliegen mit adäquater Diagnostik ein sekundärer Kopfschmerz ausgeschlossen werden muss (Schankin et al. 2017).

Nitroglycerin-induzierte Migräne

Sehr gut untersucht ist der durch Nitroglycerin induzierte sekundäre Kopfschmerz. Er ist klinisch praktisch identisch zu habituellen Migräneattacken (Olesen et al. 1994). Dies schließt auch die sogenannte Vorläuferphase ein, die sich mit Müdigkeit, Durst, vermehrtem Gähnen, Gereiztheit und anderen Symptomen manifestiert (Giffin et al. 2003; Afridi et al. 2004). Sie ist intraindividuell recht konstant. Patienten können in dieser Phase oft die teils mehrere Stunden später auftretenden Kopfschmerzen vorhersagen. Mittels funktioneller Bildgebung (H_2O-PET) konnte in der durch Nitroglycerin getriggerten Vorläuferphase von Migräneattacken eine Hyperperfusion im Bereich des Hypothalamus, des periaquäduktalen Graus sowie des dorsalen Pons nachgewiesen werden (Maniyar et al. 2014). Dies ist bedeutsam, da der Beginn der Migräneattacke im Gehirn verortet wird und nicht in den Hirnhäuten, wie es über Jahrzehnte allgemeine Lehrbuchmeinung war. Zusammen mit tierexperimentellen Daten wurden damit die pathophysiologischen Vorstellungen zur Migräneattacke verändert: die Areale Hypothalamus, periaquäduktales Grau und dorsaler Pons haben eine tonische Aktivität auf die intrazerebrale Prozessierung sensorischen Inputs. Sie filtern quasi die Hintergrundaktivität der Sinnesorgane Sensibilität (der Hirnhäute über den N. trigeminus vermittelt), Auge, Ohr, Gleichgewichtssystem und autonomes Nervensystem heraus, um das Gehirn vor Überaktivität zu schützen. Diese Filterfunktion bricht in der Migräneattacke zusammen. Der Input kommt ungefiltert bis in die höheren kortikalen Strukturen und führt damit zu Kopfschmerz (als Wahrnehmung der Meningen?), Photophobie, Phonophobie, Osmophobie, Vertigo und Nausea. Die Migräneattacke ist somit als eine Erkrankung mit episodischer Störung multimodaler Prozessierung zu verstehen (Goadsby et al. 2017). Ob eine solche Dysfunktion des Hypothalamus oder von Hirnstammzentren auch bei anderen migräneartigen sekundären Kopfschmerzen eine Rolle spielt, quasi im Sinne einer gemeinsamen Endstrecke, ist aktuell unbekannt und bedarf weiterer Untersuchungen.

11.4 Zusammenfassung

- Der Entscheidungspfad bei sekundären Kopfschmerzen ist eng mit der Diagnosestellung bei Kopfschmerzpatienten im Allgemeinen verknüpft. Entscheidend ist eine strukturierte Anamnese, die neben der allgemeinen medizinischen Anamnese eine Kopfschmerz-spezifische Anamnese beinhaltet. Im Anschluss sollte eine allgemeine neurologische und internistische Untersuchung erfolgen. Beide, Anamnese und Untersuchung, sollten stets auch ein aktives Abfragen bzw. Herausuntersuchen von »Red Flags« beinhalten.
- In der strukturierten Anamnese ist besonders Wert auf die Dynamik der Kopfschmerzen zu legen: Wie hat der Kopfschmerz konkret angefangen, wie hat er sich entwickelt, und wie ist er aktuell? Erst in einem zweiten Schritt ist der Phänotyp zu bestimmen mit Lokalisation, Schmerzstärke, Qualität sowie Dauer der Attacke. Migränöse Begleitbeschwerden sind zu erfragen, ebenso kranioautonome Symptome und gegebenenfalls Nicht-Kopfschmerz-Symptome. Ebenfalls sollte nach einer Aura und nach Triggerfaktoren gesucht werden, wobei die Aura-Anamnese detailliert erfolgen sollte, um Mimics wie z. B. vaskuläre Ereignisse nicht zu verpassen.
- Die allgemeine Anamnese beinhaltet Medikation, Vorerkrankungen, Systemanamnese (inkl. Schlaf) sowie Familien- und Sozialanamnese.
- Jedes neue bzw. unerklärte neurologische Defizit ist als »Red Flag« zu werten.
- Bei Vorliegen von »Red Flags« ist eine entsprechende Diagnostik je nach Dringlichkeit einzuleiten, um die entsprechenden Differenzialdiagnosen zu suchen.
- Die Therapie sekundärer Kopfschmerzen richtet sich immer nach der Ursache, wobei natürlich auch eine symptomatische Therapie notwendig ist.

Literatur

Aaseth K, Grande RB, Kvaerner KJ, et al. (2008) Prevalence of secondary chronic headaches in a population-based sample of 30–44-year-old persons. The Akershus study of chronic headache. Cephalalgia 28(7): 705–13.

Afridi KS, Kaube H, Goadsby JP (2004) Glyceryl trinitrate triggers premonitory symptoms in migraineurs. Pain 110(3): 675–80.

Clarke CE, Edwards J, Nicholl DJ, et al. (2010) Imaging results in a consecutive series of 530 new patients in the Birmingham Headache Service. Journal of neurology 257(8): 1274–8.

Do TP, Remmers A, Schytz HW, et al. (2019) Red and orange flags for secondary headaches in clinical practice: SNNOOP10 list. Neurology 92(3): 134–44.

Giffin NJ, Ruggiero L, Lipton RB, et al. (2003) Premonitory symptoms in migraine: an electronic diary study. Neurology 60(6): 935–40.

Goadsby PJ, Holland PR, Martins-Oliveira M, et al. (2017) Pathophysiology of Migraine: A Disorder of Sensory Processing. Physiological reviews 97(2): 553–622.

IHS – Headache Classification Committee of the International Headache Society (2018) The International Classification of Headache Disorders, 3rd edition. Cephalalgia 38(1): 1–211.

Maniyar FH, Sprenger T, Monteith T, et al. (2014) Brain activations in the premonitory phase of nitroglycerin-triggered migraine attacks. Brain 137(1): 232–41.

Olesen J, Thomsen LL, Iversen H (1994) Nitric oxide is a key molecule in migraine and other vascular headaches. Trends in pharmacological sciences 15(5): 149–53.

Pohl H, Andree C, Biethahn S, et al. (2021a) Smarter Medicine in Diagnose und Behandlung von Kopfschmerzen. Therapeutische Umschau 78(7): 341–8.

Pohl H, Do TP, Garcia-Azorin D, et al. (2021b) Green Flags and headache: A concept study using the Delphi method. Headache 61(2): 300–9.

Schankin CJ, Ferrari U, Reinisch VM, et al. (2007) Characteristics of brain tumour-associated headache. Cephalalgia 27(8): 904–11.

Schankin CJ, Gall C, Straube A (2009) Headache syndromes after acoustic neuroma surgery and their implications for quality of life. Cephalalgia 29(7): 760–71.

Schankin CJ, Kastele F, Gerdes LA, et al. (2016) New-Onset Headache in Patients With Autoimmune Encephalitis Is Associated With anti-NMDA-Receptor Antibodies. Headache 56(6): 995–1003.

Schankin CJ, Krumbholz M, Sostak P, et al. (2010) Headache in patients with a meningioma correlates with a bone-invasive growth pattern but not with cytokine expression. Cephalalgia 30(4): 413–24.

Schankin CJ, Reifferscheid AK, Krumbholz M, et al. (2012) Headache in patients with pituitary adenoma: clinical and paraclinical findings. Cephalalgia 32(16): 1198–207.

Schankin CJ, Remi J, Klaus I, et al. (2011) Headache in juvenile myoclonic epilepsy. The journal of headache and pain 12(2): 227–33.

Schankin CJ, Straube A (2012) Secondary headaches: secondary or still primary? The journal of headache and pain 13(4): 263–70.

Schankin CJ, Straube A, Bassetti CL, et al. (2017) Kopfschmerz in der Notaufnahme. Der Nervenarzt 88(6): 597–606.

12 Kopfschmerzen bei idiopathischer intrakranieller Hypertension

Jan Hoffmann

Fallbeispiel

Eine 35 Jahre alte Patientin berichtet, seit ihrem 20. Lebensjahr unter holozephalen Kopfschmerzen zu leiden. Initial hätten die Kopfschmerzen einen attackenförmigen Charakter gehabt, im weiteren Verlauf seien die schmerzfreien Intervalle jedoch zunehmend kürzer geworden, bis sich vor ca. fünf Jahren ein täglicher, dumpf-drückender und frontal betonter Dauerkopfschmerz eingestellt habe. Die Kopfschmerzintensität fluktuiere zwischen 4–7 von 10 auf einer numerischen Analogskala, wobei physische Aktivität, Vornüberbeugen und Valsalva-Manöver zu einer Verstärkung der Kopfschmerzintensität führen würden. Häufig würde sich die Schmerzintensität im Liegen verschlechtern, was dazu führe, dass die Kopfschmerzintensität nachts zunähme und beim morgendlichen Erwachen meist am höchsten sei.

Begleitet seien die Kopfschmerzen von fluktuierender Übelkeit und Photophobie. In den letzten sechs Monaten sei der Patientin aufgefallen, dass sich ihr Sehvermögen kontinuierlich verschlechtert habe. Dabei beschreibt sie insbesondere im zentralen Gesichtsfeld einen Verlust der Sehschärfe. Außerdem habe sie zunehmend den Eindruck, umschriebene Gesichtsfeldausfälle zu haben und vereinzelt Lichtblitze (Photopsien) wahrzunehmen.

An Vorerkrankungen sind eine seit dem jungen Erwachsenenalter bestehende Adipositas, Endometriose sowie eine episodische Migräne ohne Aura bekannt.

Im Rahmen der diagnostischen Aufarbeitung wurde ein MRT des Gehirns durchgeführt bei dem eine *empty sella*, ein deutlich geschlängelter Verlauf des N. opticus sowie in der MR-Venografie (MRV) eine bilaterale Stenose im Sinus transversus aufgefallen sind. Die Liquorpunktion zeigte einen Liquoreröffnungsdruck von 35 cm CSF mit einer unauffälligen Liquorzusammensetzung. Nachdem die Diagnose einer idiopathischen intrakraniellen Hypertension (IIH) gestellt wurde, erfolgte eine medikamentöse Einstellung auf Acetazolamid.

Vier Wochen später stellte sich die Patientin zur Verlaufskontrolle erneut vor. Zu diesem Zeitpunkt nahm sie 1.500 mg Acetazolamid ein und hatte infolge einer konsequenten Diät 4 kg Gewicht verloren. Das Papillenödem hatte sich komplett zurückgebildet und die visuellen Symptome signifikant gebessert. Die Lumbalpunktion zeigte einen normalisierten Liquoreröffnungsdruck von 21 cm CSF. Hinsichtlich der Kopfschmerzen berichtete die Patientin jedoch, dass diese sich unmittelbar nach der initialen Lumbalpunktion deutlich gebessert hatten, nach einer Woche jedoch in unveränderter Intensität und mit den bekannten Begleitsymptomen zurückgekehrt seien. Vor dem Hintergrund einer Normalisierung des Liquoreröffnungsdrucks mit kompletter Rückbildung der Stauungspapille sowie einem persistierenden Kopfschmerz mit migränösem Phänotyp wurde eine zusätzliche medikamentöse Prophylaxe mit Candesartan initiiert.

Weitere drei Monate später stellte sich die Patientin erneut vor. Die ophthalmologische Untersuchung zeigte weiterhin keinen Anhalt für eine aktive Stauungspapille, woraufhin auf eine erneute Liquordiagnostik verzichtet wurde. Der Kopfschmerz hatte sich unter Candesartan 16 mg deutlich gebessert und habe nun einen attackenförmigen Charakter, wobei jede einzelne Attacke zwischen ein und zwei Tagen anhalten würde. Insgesamt habe sie in den letzten vier Wochen 12 Kopfschmerztage gehabt.

12.1 Diagnostik

12.1.1 Klinisches Bild

Die idiopathische intrakranielle Hypertension (IIH) beruht auf einer chronischen Erhöhung des Liquordrucks unklarer Ätiologie, die insbesondere junge und übergewichtige Frauen betrifft. Sowohl die Gründe für die Prädilektion zum weiblichen Geschlecht als auch für die Korrelation zum Übergewicht sind weiterhin weitgehend unklar. Es erscheint jedoch naheliegend, dass hormonelle Faktoren eine bedeutende Rolle spielen könnten (Hoffmann und Goadsby 2013; Hoffmann und May 2017).

Symptome Das klinische Bild der IIH ist in erster Linie durch Kopfschmerzen sowie persistierende und progrediente Sehstörungen gekennzeichnet. Darüber hinaus können im weiteren Verlauf der Erkrankung bei Ausbleiben einer adäquaten Behandlung weitere Symptome wie beispielsweise Hirnnervenlähmungen, kognitive Defizite, Riechstörungen und pulsatiler Tinnitus auftreten (Hoffmann und May 2017).

Während der Kopfschmerz meist das führende Symptom ist, welches initial zur ärztlichen Vorstellung führt, sollte bei der Diagnostik und Therapie besonderes Augenmerk auf das Sehvermögen gerichtet werden, da die Sehstörungen in erster Linie Resultat einer Stauungspapille und somit bei verzögerter oder inadäquater Behandlung potenziell irreversibel sind. Auch die im Verlauf auftretenden kognitiven Defizite werden leider häufig spät oder gar nicht erkannt, da sie in ihrer Ausprägung lange Zeit nur subtil bleiben und vielen Neurologen ein Zusammenhang zur IIH nicht hinreichend bekannt ist.

> **Merke**
>
> Kopfschmerzen und progrediente Sehstörungen sind Leitsymptome der IIH. Daneben können auch weitere Symptome wie beispielsweise Hirnnervenlähmungen, kognitive Defizite und Riechstörungen auftreten.

12.1.2 Diagnostisches Vorgehen

Die Diagnose einer IIH wird anhand der Friedman-Kriterien gestellt (Friedman et al. 2013). Auf dieser Grundlage erfordert die klinische Diagnosesicherung eine ausführliche Anamnese, neurologische und ophthalmologische Untersuchung, Liquoranalyse mit Messung des Liquoreröffnungsdrucks sowie ein zerebrales MRT mit MRV.

Kopfschmerzen

Kopfschmerzen sind eines der häufigsten Symptome bei der IIH und meist der Grund für die initiale ärztliche Vorstellung (Hoffmann et al. 2018). Die diagnostische Zuordnung von IIH-assoziiertem Kopfschmerz sollte anhand der Kopfschmerzklassifikation (ICHD-3) der Internationalen Kopfschmerzgesellschaft (IHS) erfolgen (IHS 2018). Da der Kopfschmerzphänotyp bei IIH sehr variabel sein kann, ist er in den Diagnosekriterien relativ unspezifisch definiert. Meist tritt der Kopfschmerz täglich auf, ist beidseits lokalisiert und frontal-retroorbital betont, hat einen dumpf-drückenden Charakter und nimmt häufig bei körperlicher Belastung zu. Allerdings kann der IIH-assoziierte Kopfschmerz auch einseitig und attackenförmig auftreten sowie von Übelkeit, Photo- und Phonophobie begleitet sein, wodurch das klinische Bild dem einer chronischen Migräne sehr ähneln kann (Hoffmann 2015; Hoffmann et al. 2019; Mollan et al. 2019). Aus diesem Grund sollte stets eine sehr ausführliche Kopfschmerzanamnese erfolgen, die neben der aktuellen Situation klärt, ob und welche anderen primären Kopfschmerzarten bereits vorher bestanden oder auch weiterhin bestehen.

Die simple Schlussfolgerung, der IIH-assoziierte Kopfschmerz sei schlichtweg druckbedingt, kann den Kopfschmerz nicht hinreichend erklären (Hoffmann 2015). Das belegt allein die Tatsache, dass eine therapeutische Normalisierung des Liquoreröffnungsdrucks in den meisten Fällen zu keiner nachhaltigen Beseitigung der Kopfschmerzen führt (Yri et al. 2014b; Yri und Jensen 2015). Hinzu kommt, dass eine Korrelation zwischen Liquordruck und Kopfschmerzintensität in den meisten Studien nicht nachgewiesen werden konnte (Wall et al. 2014a; Yri et al. 2014b; Friedman et al. 2017). Eine kurzzeitige Besserung der Kopfschmerzen nach Lumbalpunktion kann, muss aber nicht auftreten und ist daher bei der Diagnosestellung nicht weiter aussagekräftig (Hoffmann et al. 2019). Im

Übrigen führt eine Reduktion des Liquoreröffnungsdrucks auch bei einigen primären Kopfschmerzen zu einer transienten Besserung (Yri et al. 2014b; Yri und Jensen 2015; Hoffmann et al. 2019).

> **Merke**
>
> In der Mehrzahl der Fälle führt die Normalisierung des Liquordrucks nicht zu einer nachhaltigen Besserung der Kopfschmerzen. Der Phänotyp des persistierenden Kopfschmerzes entspricht meistens dem einer chronischen Migräne.

Sehstörungen Sehstörungen sind das zweite entscheidende Symptom bei der IIH (Hoffmann et al. 2018). Auch hier ist anamnestisch genau zu klären, seit wann die Beschwerden bestehen, ob sie transient oder persistierend sind, ob sie progredient sind und wie sie sich klinisch darstellen.

Das Papillenödem tritt in der Regel beidseitig auf, kann jedoch in seltenen Fällen auch einseitig bestehen. Da das Papillenödem den Sehnerv irreversibel schädigen kann, sollte bei Verdacht auf IIH umgehend eine ophthalmologische Untersuchung erfolgen (Hoffmann und May 2017; Hoffmann et al. 2018). Klinisch werden Sehstörungen in Form von Obskurationen, meist bogenförmig auftretenden Gesichtsfelddefekten, Photopsien und ein Sehschärfeverlust beschrieben (Moreno-Ajona et al. 2020; Raoof und Hoffmann 2021). In seltenen Fällen kann das Papillenödem fehlen, wobei der Grund für ein Ausbleiben des druckbedingten Papillenödems in dieser Konstellation weitgehend unklar ist. Gemäß den aktuellen Diagnosekriterien kann die Diagnose einer IIH ohne Papillenödem gestellt werden, wenn anstelle dessen eine ein- oder beidseitige Abduzensparese vorliegt (Friedman et al. 2013).

Die ophthalmologische Untersuchung sollte eine Funduskopie, Perimetrie, Messung der Sehschärfe sowie eine optische Kohärenztomografie (OCT) beinhalten (Hoffmann et al. 2018; Moreno-Ajona et al. 2020). Die OCT kann sehr genau die Dicke des peripapillären retinalen Nervengewebes (*retinal nerve fiber layer* – RFNL) sowie der makulären Ganglionzellschicht (*macular ganglion cell layer* – mGCL) erfassen (Moreno-Ajona et al. 2020). Darüber hinaus ermöglichen sie anhand von Abbildungen des Verlaufs retinaler Gefäße Folgeaufnahmen an den Ausgangsaufnahmen auszurichten, so dass objektive Verlaufskontrollen möglich sind. Bei der Durchführung von OCT-Aufnahmen ist wichtig, sowohl RFNL als auch mGCL zu bestimmen, um im Falle einer im Verlauf abnehmenden Dicke der RFNL beurteilen zu können, ob diese auf einer klinischen Besserung des Ödems oder womöglich einer Atrophie und somit einer klinischen Verschlechterung beruht (Moreno-Ajona et al. 2020).

Doppelbilder, die in der Regel auf eine Abduzensparese zurückzuführen sind, treten bei 18–38 % der IIH-Patienten auf (Giuseffi et al. 1991; Wall et al. 2014a). Neben dem N. abduzens können jedoch auch Lähmungen anderer Hirnnerven auftreten. Diese bilden sich in der Regel nach Normalisierung des Liquordrucks zurück.

> **Merke**
>
> Der erhöhte Liquordruck führt zu einem Papillenödem, welches zu einem irreversiblen Sehverlust führen kann. Daher sind eine rasche diagnostische Abklärung und effektive Behandlung essenziell. Die optische Kohärenztomografie (OCT) sollte fester Bestandteil der ophthalmologischen Untersuchung sein.

Neben Kopfschmerzen und Sehstörungen können auch weitere Symptome das klinische Bild der IIH prägen (Sorensen et al. 1986; Kaplan et al. 1997; Kharkar et al. 2011; Yri et al. 2014a). Beispielsweise treten häufig kognitive Defizite auf, wobei es sich hierbei in erster Linie um eine globale kognitive Dysfunktion handelt (Yri et al. 2014a). Eine frühe diagnostische Abklärung ist jedoch wichtig, da die kognitiven Defizite einerseits einen großen Einfluss auf die Lebensqualität haben und andererseits trotz Normalisierung des Liquordrucks weitgehend irreversibel sind (Yri et al. 2014a).

Weitere Symptome

Riechstörungen in Form einer leichten bis mittelgradigen Hyposmie treten bei ca. 80 % der IIH-Patienten auf (Kunte et al. 2013; Khoo und Kunte 2014). Dabei sind in erster Linie Geruchserkennung und -diskrimination betroffen, allerdings kann darüber hinaus auch eine Beeinträchtigung der Riechschwelle auftreten. Die pathophysiologische Grundlage der IIH-assoziierten Riechstörungen ist nicht abschließend geklärt. Bekannt ist jedoch, dass bei betroffenen Patienten eine Abnahme des Bulbus olfactorius nachweisbar ist (Schmidt et al. 2012). Interessanterweise führt eine Normalisierung der Liquordrucks im Vergleich zu den Sehstörungen und kognitiven Defiziten zu einer deutlichen Verbesserung der olfaktorischen Fähigkeiten (Becker et al. 2016).

Zentrales Element in der diagnostischen Aufarbeitung ist die Messung des Liquoreröffnungsdrucks. Die Messung des Liquordrucks sollte im Liegen und idealerweise in unsediertem Zustand erfolgen. Prinzipiell ist ein Liquoreröffnungsdruck von > 25 cm CSF pathologisch und daher auch als Grenzwert in den Friedman-Kriterien aufgeführt (Friedman et al. 2013). Allerdings finden sich in der klinischen Praxis nicht selten Patienten, bei denen zwar ein minimal erhöhter Liquoreröffnungsdruck nachgewiesen wird, jedoch keine passenden klinischen Symptome auftreten. Aus diesem Grund wurde in den Behandlungsleitlinien der European Headache Federation ein Grenzbereich zwischen 25 und 30 cm CSF definiert, in dem der Liquoreröffnungsdruck bei ansonsten fehlender Symptomatik im Einzelfall als normal gewertet werden kann (Hoffmann et al. 2018). Ob bei den asymptomatischen Patienten, deren Liquoreröffnungsdruck sich in diesem Grenzbereich befindet, der leicht erhöhte Druck schlichtweg normal ist oder ob die leichte Druckerhöhung nur von kurzer Dauer ist und daher keine weiteren Konsequenzen hat, ist weiterhin unklar. Der Li-

Liquordiagnostik

quoreröffnungsdruck sollte daher immer im Zusammenhang mit dem klinischen Gesamtbild beurteilt werden. Die Liquorzusammensetzung ist bei der IIH unauffällig.

> **Merke**
>
> Wenngleich ein Liquoreröffnungsdruck von über 25 cm CSF gemäß den Diagnosekriterien als pathologisch zu werten ist, sind Werte zwischen 25 und 30 cm CSF mit Vorsicht zu interpretieren. Dies gilt besonders bei ansonsten asymptomatischen Patienten.

MRT und MRV Ein weiterer Baustein in der Diagnose der IIH ist die Durchführung einer zerebralen Magnetresonanztomografie (MRT). Dabei sollte auch eine Magnetresonanzvenografie (MRV) stets fester Bestandteil der diagnostischen Abklärung sein. Die zerebrale MRT/MRV erfolgt sowohl zum Ausschluss sekundärer Ursachen der Drucksteigerung als auch zum Nachweis von IIH-typischen Veränderungen. Die markantesten Auffälligkeiten sind Veränderungen der Größe oder des Volumens der Hypophyse bis hin zur sog. *empty sella*, eine Abflachung des posterioren Augapfels sowie eine Verbreiterung der Optikusscheiden mit oder ohne geschlängelten Verlauf der Sehnerven (Hoffmann et al. 2013; Hoffmann et al. 2014).

Neben den genannten Auffälligkeiten weisen bis zu 90% der IIH-Patienten uni- oder bilaterale, teils langstreckige Stenosen im Sinus transversus auf (Farb et al. 2003). Sowohl aus diesem Grund als auch zum Ausschluss einer Sinus- oder Hirnvenenthrombose sollte grundsätzlich immer eine MRV erfolgen.

Keine der in einer MRT/MRV beobachteten Veränderungen beweist jedoch das Vorliegen einer IIH, dennoch unterstützen sie ganz wesentlich die Diagnosesicherung.

12.2 Therapie

Das primäre Ziel einer effektiven Behandlung der IIH ist die Erhaltung des Sehvermögens. Die konsequente Behandlung des IIH-assoziierten Kopfschmerzes ist zweifellos von großer Bedeutung und sollte keinesfalls vernachlässigt werden, ist aber bei der Priorisierung im Vergleich zum Sehvermögen von nachrangiger Bedeutung, da druckbedingte Verschlechterungen des Sehvermögens nicht nur relativ schnell auftreten können, sondern vor allem irreversibel sind und damit einen enormen und nachhaltigen negativen Einfluss auf die Lebensqualität haben. Der IIH-assoziierte Kopfschmerz hingegen korreliert nicht mit dem Liquordruck und persistiert ohnehin in der Mehrzahl der Patienten trotz Normalisierung des Liquordrucks.

In jedem Fall sollte stets ein multimodaler Behandlungsansatz gewählt werden. Dieser sollte aus einer Gewichtsreduktion, einer Reduktion des Liquordrucks mittels Carboanhydrase-Hemmern sowie, wenn notwendig, durch eine gezielte prophylaktische Behandlung der Kopfschmerzen ergänzt werden. Im Falle eines fulminanten Verlaufs oder einer therapierefraktären Situation, bei der ein akuter Verlust des Sehvermögens besteht, sollten invasive Behandlungsverfahren erwogen werden.

12.2.1 Gewichtsreduktion

Aufgrund der bei IIH-Patienten bestehenden Korrelation zwischen Übergewicht und Liquordruck, sollte stets eine signifikante Gewichtsreduktion angestrebt werden. Diese führt zu einer signifikanten Abnahme des Liquordrucks mit resultierender Besserung des Papillenödems (Sinclair et al. 2010). Da selbst geringe Gewichtsveränderungen einen signifikanten Einfluss haben können, sollte unbedingt darauf geachtet werden, dass nach erfolgreicher Gewichtsreduktion das Körpergewicht stabil bleibt und nicht erneut ansteigt.

Wird durch rein diätetische Maßnahmen und körperliche Bewegung keine ausreichende Gewichtsreduktion erzielt, kann der zusätzliche Einsatz von GLP-1-Rezeptoragonisten in Erwägung gezogen werden (Hoffmann 2022). Zwar gibt es bislang keine randomisierten, kontrollierten Studien, die einen therapeutischen Nutzen zweifelsfrei belegen, jedoch ist aufgrund der hohen Korrelation zwischen Körpergewicht und Liquordruck sowie der deutlich gewichtsreduzierenden Wirkung dieser Substanzklasse ein therapeutischer Nutzen sehr wahrscheinlich. In diesem Zusammenhang konnte sowohl im Tierversuch (Botfield 2017) als auch in einer randomisierten, placebokontrollierten klinischen Studie (Mitchell 2023) gezeigt werden, dass Exenatid zu einer Reduktion des Liquordrucks führt. Darüber hinaus deuten die Ergebnisse einer Open-label-Studie darauf hin, dass GLP-1-Rezeptoragonisten zu einer Verbesserung des IIH-assoziierten Kopfschmerzes führen können (Krajnc 2023).

Vor diesem Hintergrund erscheint die Erwägung des (off-label) Einsatzes von GLP-1-Rezeptoragonisten bei Patienten, die ihr Körpergewicht auf natürliche Weise nicht ausreichend reduzieren können, durchaus gerechtfertigt (Hoffmann 2022). Für den Fall, dass eine Gewichtsreduktion allein mit diätetischen Maßnahmen oder auch mit Hilfe von GLP-1-Rezeptoragonisten nicht erzielt werden kann, sollte bei ansonsten therapierefraktären Patienten eine operative Verkleinerung des Magens in Erwägung gezogen werden.

12.2.2 Medikamentöse Behandlung des erhöhten Liquordrucks

Carboanhydrase-Hemmer

Zum jetzigen Zeitpunkt besteht die medikamentöse Behandlung in erster Linie aus einer Therapie mit Carboanhydrase-Hemmern. Die Carboanhydrase befindet sich im Plexus choroideus und spielt dort eine bedeutende Rolle in der Regulation der Liquorsekretion (Hoffmann 2015, 2017). Der Einsatz von Carboanhydrase-Hemmern erfolgt daher unter der Vorstellung, dass diese die Liquorproduktion reduzieren und somit zu einer Reduktion des Liquordrucks führen. Da der Einfluss von Carboanhydrase-Hemmern auf die Liquorproduktion dennoch relativ gering ist und Carboanhydrase-Hemmer häufig zu Gewichtsreduktion führen, ist nicht abschließend geklärt, welchen Anteil jeweils die Reduktion der Liquorproduktion und die Gewichtsreduktion an der Wirksamkeit haben.

Acetazolamid ist derzeit der einzige Carboanhydrase-Hemmer, dessen positiver Einfluss auf Papillenödem und Sehstörungen in einer randomisierten placebokontrollierten klinischen Studie bestätigt wurde (Wall et al. 2014b). Dabei konnte die klinische Besserung über den gesamten Beobachtungszeitraum von 12 Monaten beobachtet werden. Üblicherweise wird Acetazolamid in einem Dosisbereich zwischen 500 und 2.000 mg eingesetzt, wobei in der klinischen Studie eine tägliche Dosis von bis zu 4.000 mg eingesetzt wurde. In der Mehrzahl der Fälle ist jedoch ein Einsatz in diesem hohen Dosisbereich aufgrund von Nebenwirkungen nicht möglich.

Das Anfallssuppressivum Topiramat ist ebenfalls ein Carboanhydrase-Hemmer, der bei fehlender Wirksamkeit, Unverträglichkeit oder Kontraindikation von Acetazolamid zum Einsatz kommen könnte. Im Vergleich zu Acetazolamid beruht die Datenlage für Topiramat jedoch lediglich auf unkontrollierten Studien ohne Placebogruppe (Celebisoy et al. 2007). Üblicherweise kommt Topiramat in einem Dosisbereich zwischen 50 und 200 mg zum Einsatz.

Das gleiche gilt für das Diuretikum Furosemid, ebenfalls ein Carboanhydrase-Hemmer, dessen Wirksamkeit auf den Liquordruck lediglich in einer unkontrollierten Studie nachgewiesen worden ist und daher einer Bestätigung bedarf (Carta und Supuran 2013). Furosemid wird üblicherweise in einem Dosisbereich von 30–80 mg eingesetzt.

Weitere Medikamente

Weitere Substanzen, für die es Hinweise auf eine mögliche Wirksamkeit bei IIH gibt, sind das synthetische Somatostatin-Analogon Octreotid (Antaraki et al. 1993) sowie der nicht-selektive Cyclooxygenase-Hemmer Indometacin (Förderreuther und Straube 2000).

12.2.3 Invasive Behandlungsverfahren des erhöhten Liquordrucks

Sollte die Gewichtsreduktion und medikamentöse Therapie in ihrer Wirkung nicht ausreichen, sollte die Durchführung von invasiven Behandlungsverfahren erwogen werden. Gleiches gilt im Fall von fulminanten Verläufen mit hohem Risiko eines akuten Verlusts des Sehvermögens, da in diesem Fall in der Regel keine Zeit verbleibt, um die Wirkung von Gewichtsverlust und medikamentöser Einstellung abzuwarten.

Das am häufigste eingesetzte invasive Behandlungsverfahren ist die Anlage eines ventrikulo-peritonealen oder lumbo-peritonealen Shunts, wobei ein ventrikulo-peritonealer Shunt aufgrund geringerer Nebenwirkungen und Komplikationen bevorzugt eingesetzt wird. Grundsätzlich sollte dieser Eingriff jedoch nur nach strenger Indikationsstellung und in therapierefraktären Fällen erwogen werden, da im Verlauf auftretende Shuntdysfunktionen relativ häufig sind und bei mehr als der Hälfte der Patienten mindestens eine Shuntrevision erfordern (Sinclair et al. 2011).

Shuntanlage

Eine Alternative zur Shuntanlage ist die Fenestrierung der Optikusscheiden, d. h. eine Inzision in den Meningen, die den Sehnerv umgeben. Aufgrund der relativ hohen Komplikationsrate und dem Fehlen ausreichender Daten zu Langzeitwirksamkeit und -sicherheit sollte dieses Verfahren nur in Ausnahmefällen in Erwägung gezogen werden.

Fenestrierung der Optikusscheiden

Auch eine endovaskuläre Stentanlage bei Stenosen im Sinus transversus sollte in Anbetracht möglicher Komplikationen sowie aufgrund mangelnder Daten zu Langzeitwirkung und -sicherheit bis zum Vorliegen einer besseren Datenlage nur in absoluten Ausnahmesituationen erwogen werden.

Stentanlage

12.3 Hintergrundinformationen zur medikamentösen Behandlung von Kopfschmerzen, die nicht oder nur vorübergehend auf die Reduktion des Liquordrucks ansprechen

Die Behandlung des IIH-assoziierten Kopfschmerzes stellt häufig eine differenzialdiagnostische und therapeutische Herausforderung dar. Die Ähnlichkeit zur chronischen Migräne kann eine differenzialdiagnostische Abgrenzung sehr erschweren. Dies gilt besonders, wenn der Kopfschmerz nach Normalisierung des Liquordrucks persistiert, denn dann sollte zumindest theoretisch der Liquordruck keine Rolle mehr spielen. Dennoch hat die Mehrzahl der Patienten ein Jahr nach der Normalisierung des Drucks weiterhin Kopfschmerzen (Yri et al. 2014b). Da der persistierende Kopfschmerz häufig einen migränösen Phänotyp hat, stellt sich die Frage, in welchem Ausmaß eine vorbestehende Migräne oder auch eine Prädisposition zur Migräne, selbst wenn diese vor Auftreten der IIH klinisch inapparent war, der treibende Faktor hinter dem Fortbestehen der Kopfschmerzen ist. Dabei ist vorstellbar, dass die Liquordruckerhöhung bei entsprechender Prädisposition zu einer Aktivierung und Sensibilisierung des trigeminovaskulären Systems und damit zum migränösen Phänotyp der Kopfschmerzen führt. Ist erstmal eine ausreichende Sensibilisierung eingetreten, könnte der Kopfschmerz chronifizieren und trotz Beseitigung des auslösenden oder aggravierenden Triggers fortbestehen. Dafür spricht, dass man ein Persistieren von migräneartigen Kopfschmerzen nach Beseitigung oder Sistieren des initial auslösenden Pathomechanismus auch bei anderen Erkrankungen wie beispielsweise der spontanen intrakraniellen Hypotension und dem post-traumatischen Kopfschmerz beobachten kann. Daher ist denkbar, dass ein solcher Mechanismus auch bei Persistenz des IIH-assoziierten Kopfschmerzes von Bedeutung ist. In einer Open-label-Studie, die auf eine mögliche Wirksamkeit von Erenumab bei persistierendem IIH-assoziiertem migräneartigem Kopfschmerz hinweist, konnte während des 12-monatigen Beobachtungszeitraums bei einigen Patienten ein erneuter Anstieg des Liquordrucks mit Verschlechterung des ophthalmologischen Befundes beobachtet werden, der jedoch ohne erneute Zunahme der Kopfschmerzen einherging (Yiangou et al. 2021). Auch diese Beobachtung spricht dafür, dass sowohl eine Prädisposition zur Migräne als auch eine Aktivierung und Sensibilisierung des trigeminovaskulären Systems bei dem persistierenden Kopfschmerz von großer Bedeutung sein könnten.

Migräneprophylaxe Sollte der persistierende Kopfschmerz nach Normalisierung des Liquordrucks die IHS-Kriterien einer chronischen Migräne erfüllen, macht eine weitere Dosiserhöhung des Carboanhydrase-Hemmers nur selten Sinn. Vielmehr sollte in diesen Fällen der Beginn einer zusätzlichen Migräneprophylaxe erwogen werden. Leider gibt es bislang keine randomisierten, placebokontrollierten Studien, die die Wirksamkeit einer bestimmten Prophylaxe beim IIH-assoziierten Kopfschmerz belegen. Dennoch sollte aufgrund des Kopfschmerz-Phänotyps in diesem Fall die Kopfschmerzprophylaxe entsprechend den Leitlinien zur prophylaktischen Behandlung der Migräne erfolgen (Mollan et al. 2019). Bei der Wahl des Prophylaktikums sollten mögliche Nebenwirkungen berücksichtigt werden. Substanzen, die zu einer weiteren Gewichtszunahme führen könnten, wie beispielsweise trizyklische Antidepressiva, sollten daher nach Möglichkeit gemieden werden (Mollan et al. 2019).

> **Merke**
>
> In der Therapie der IIH sollte stets ein multimodaler Behandlungsansatz mit Gewichtsreduktion, medikamentöser Therapie zur Liquordruckreduktion und im Falle persistierender Kopfschmerzen mit migränösem Phänotyp ggf. eine medikamentöse Kopfschmerzprophylaxe angestrebt werden.

12.4 Zusammenfassung

- Die idiopathische intrakranielle Hypertension (IIH) beruht auf einer Liquordruckerhöhung bislang unklarer Ätiologie, die im Erwachsenenalter überwiegend junge und übergewichtige Frauen betrifft, was auf einen metabolischen und/oder hormonellen Pathomechanismus hindeutet.
- Klinisch ist die IIH vor allem durch chronische Kopfschmerzen sowie persistierende und progrediente Sehstörungen gekennzeichnet, wobei auch weitere Symptome auftreten können.
- Die diagnostische Abklärung sollte stets eine ausführliche Anamnese, eine neurologische und ophthalmologische Untersuchung sowie Liquordiagnostik mit Messung des Liquoreröffnungsdrucks und eine MRT mit MRV beinhalten.
- Therapeutisch sollte stets ein multimodaler Ansatz mit Gewichtsreduktion, liquordruckreduzierender Medikation und – im Falle eines Persistierens des Kopfschmerzes – einer zusätzlichen medikamentösen Kopfschmerzprophylaxe angestrebt werden.

Literatur

Antaraki A, Piadites G, Vergados J, et al. (1993) Octreotide in benign intracranial hypertension. Lancet 342, 1170.

Becker N, Kronenberg G, Harms L, et al. (2016) Rapid improvement of olfaction after lumbar puncture in a patient with idiopathic intracranial hypertension. Headache 56, 890–892.

Botfield HF, Uldall MS, Westgate CSJ, et al. (2017) A glucagon-like peptide-1 receptor agonist reduces intracranial pressure in a rat model of hydrocephalus. Science translational medicine 9(404), eaan0972.

Carta F, Supuran CT (2013) Diuretics with carbonic anhydrase inhibitory action: a patent and literature review (2005–2013). Expert Opin Ther Pat 23, 681–691.

Celebisoy N, Gokcay F, Sirin H, Akyurekli O (2007) Treatment of idiopathic intracranial hypertension: topiramate vs acetazolamide, an open-label study. Acta Neurol Scand 116, 322–327.

Farb RI, Vanek I, Scott JN, et al. (2003) Idiopathic intracranial hypertension: the prevalence and morphology of sinovenous stenosis. Neurology 60, 1418–1424.

Förderreuther S, Straube A (2000) Indomethacin reduces CSF pressure in intracranial hypertension. Neurology 55, 1043–1045.

Friedman DI, Liu GT, Digre KB (2013) Revised diagnostic criteria for the pseudotumor cerebri syndrome in adults and children. Neurology 81, 1159–1165.

Friedman DI, Quiros PA, Subramanian PS, et al. (2017) Headache in Idiopathic Intracranial Hypertension: Findings From the Idiopathic Intracranial Hypertension Treatment Trial. Headache: The Journal of Head and Face Pain 57, 1195–1205.

Giuseffi V, Wall M, Siegel PZ, Rojas PB (1991) Symptoms and disease associations in idiopathic intracranial hypertension (pseudotumor cerebri): A case control study. Neurology 41, 239.

Hoffmann J (2015) Headache Attributed to Intracranial Hypertension and Hypotension. In: Mitsikostas DD, Pameleire K (Hrsg.) Pharmacological Management of Headaches. Springer, pp. 189–205.

Hoffmann J (2017) Impaired cerebrospinal fluid pressure. In: Deisenhammer F, Teunissen CE, Tumani H (Hrsg.) Cerebrospinal Fluid in Neurological Disorders. Elsevier B.V, San Diego, pp. 171–186.

Hoffmann J (2022) Clinical Significance and Therapeutic Management of Weight Loss in Patients With Idiopathic Intracranial Hypertension. Neurology 99(11), 451–452.

Hoffmann J, Goadsby PJ (2013) Update on intracranial hypertension and hypotension. Curr Opin Neurol 26, 240–247.

Hoffmann J, Huppertz HJ, Schmidt C, et al. (2013) Morphometric and volumetric MRI changes in idiopathic intracranial hypertension. Cephalalgia 33, 1075–1084.

Hoffmann J, Kreutz KM, Csapó-Schmidt C, et al. (2019) The effect of CSF drain on the optic nerve in idiopathic intracranial hypertension. The Journal of Headache and Pain 20, 59.

Hoffmann J, May A (2017) Neues beim Pseudotumor cerebri (Idiopathische intrakranielle Hypertension). Akt Neurol 44, 466–475.

Hoffmann J, Mollan SP, Paemeleire K, et al. (2018) European headache federation guideline on idiopathic intracranial hypertension. J Headache Pain 19, 93.

Hoffmann J, Schmidt C, Kunte H, et al. (2014) Volumetric Assessment of Optic Nerve Sheath and Hypophysis in Idiopathic Intracranial Hypertension. AJNR Am J Neuroradiol 35, 513–518.

IHS – Headache Classification Committee of the International Headache Society (2018) The International Classification of Headache Disorders, 3rd edition. Cephalalgia 38, 1–211.

Kaplan CP, Miner ME, McGregor JM (1997) Pseudotumour cerebri: risk for cognitive impairment? Brain Inj 11, 293–303.

Kharkar S, Hernandez R, Batra S, et al. (2011) Cognitive impairment in patients with Pseudotumor Cerebri Syndrome. Behav Neurol 24, 143–148.

Khoo KF, Kunte H (2014) Olfactory dysfunction in patients with idiopathic intracranial hypertension. Neurology 82, 189.

Krajnc N, Itariu B, Macher S, et al. (2023) Treatment with GLP-1 receptor agonists is associated with significant weight loss and favorable headache outcomes in idiopathic intracranial hypertension. The journal of headache and pain 24(1), 89.

Kunte H, Schmidt F, Kronenberg G, et al. (2013) Olfactory dysfunction in patients with idiopathic intracranial hypertension. Neurology 81, 379–382.

Mitchell JL, Lyons HS, Walker JK, et al. (2023) The effect of GLP-1RA exenatide on idiopathic intracranial hypertension: a randomized clinical trial. Brain: a journal of neurology 146(5), 1821–1830.

Mollan SP, Hoffmann J, Sinclair AJ (2019) Advances in the understanding of headache in idiopathic intracranial hypertension. Curr Opin Neurol 32, 92–98.

Moreno-Ajona D, McHugh JA, Hoffmann J (2020) An Update on Imaging in Idiopathic Intracranial Hypertension. Front Neurol 11, 453.

Raoof N, Hoffmann J (2021) Diagnosis and treatment of idiopathic intracranial hypertension. Cephalalgia 41, 472–478.

Schmidt C, Wiener E, Hoffmann J, et al. (2012) Structural olfactory nerve changes in patients suffering from idiopathic intracranial hypertension. PLoS One 7, e35221.

Sinclair AJ, Burdon MA, Nightingale PG, et al. (2010) Low energy diet and intracranial pressure in women with idiopathic intracranial hypertension: prospective cohort study. BMJ 341, c2701.

Sinclair AJ, Kuruvath S, Sen D, et al. (2011) Is cerebrospinal fluid shunting in idiopathic intracranial hypertension worthwhile? A 10-year review. Cephalalgia 31, 1627–1633.

Sorensen PS, Thomsen AM, Gjerris F (1986) Persistent disturbances of cognitive functions in patients with pseudotumor cerebri. Acta Neurol Scand 73, 264–268.

Wall M, Kupersmith MJ, Kieburtz KD, et al. (2014a) The idiopathic intracranial hypertension treatment trial: clinical profile at baseline. JAMA Neurol 71, 693–701.

Wall M, McDermott MP, Kieburtz KD, et al. (2014b) Effect of acetazolamide on visual function in patients with idiopathic intracranial hypertension and mild visual loss: the idiopathic intracranial hypertension treatment trial. JAMA 311, 1641–1651.

Yiangou A, Mitchell JL, Fisher C, et al. (2021) Erenumab for headaches in idiopathic intracranial hypertension: A prospective open-label evaluation. Headache: The Journal of Head and Face Pain 61, 157–169.

Yri HM, Fagerlund B, Forchhammer HB, Jensen RH (2014a) Cognitive function in idiopathic intracranial hypertension: a prospective case–control study. BMJ Open 4, e004376.

Yri HM, Jensen RH (2015) Idiopathic intracranial hypertension: Clinical nosography and field-testing of the ICHD diagnostic criteria. A case-control study. Cephalalgia 35, 553–562.

Yri HM, Rönnbäck C, Wegener M, et al. (2014b) The course of headache in idiopathic intracranial hypertension: a 12-month prospective follow-up study. European Journal of Neurology 21, 1458–1464.

13 Mitochondriale Erkrankungen und Kopfschmerzen

Lucia Hämmerl und Torsten Kraya

Fallbeispiel

Eine 35-jährige Patientin berichtet über Kopfschmerzepisoden seit etwa sieben Jahren, die durchschnittlich vier- bis fünfmal monatlich aufträten. Die Qualität der streng halbseitigen, temporal lokalisierten Kopfschmerzen wird als pulsierend beschrieben, die Dauer der Attacken auf etwa 12–24 Stunden beziffert. Begleitet würden die Kopfschmerzen von heftiger Übelkeit und Erbrechen, Rückzugstendenz sowie Zunahme bei körperlicher Aktivität. Seit etwa einem Jahr bestünden zudem eine Belastungsintoleranz und eine Fatigue-Symptomatik. Bis auf eine Migräne bei der Mutter und der Schwester der Patientin ist die Familienanamnese blande.

Im neurologischen Untersuchungsbefund zeigt sich eine milde proximal-betonte Paraparese und eine geringe Ptose links; darüber hinaus ergeben sich keine Auffälligkeiten. Laborparametrisch zeigen sich ein erhöhtes Ruhe-Laktat im Serum und ein erhöhter HbA1c-Wert.

Angesichts der Beschwerdekonstellation aus migräneartigen Kopfschmerzen, allgemeiner Erschöpfung und Belastungsintoleranz wird eine mitochondriale Erkrankung in Betracht gezogen, weshalb diesbezüglich weitere Diagnostik eingeleitet wird. Der Fahrrad-Belastungstest ergibt einen pathologischen Laktatanstieg. Die Elektromyographie zeigt myopathische Veränderungen, die Liquordiagnostik und ein MRT des Schädels werden als unauffällig gewertet. In der Muskelbiopsie lassen sich ein myopathisches Muster mit Ragged-Red-Fasern und COX-negativen Fasern feststellen, die anschließende molekulargenetische Testung ergibt die Mutation *A3243G*. Diagnosestellung: Mitochondriale Erkrankung, am ehesten im Sinne eines MELAS-Syndrom.

Der Patientin wird neben nichtmedikamentösen Verfahren (Ausdauersport zwei Mal wöchentlich für etwa 60 Minuten, progressive Muskelrelaxation drei Mal wöchentlich) eine Migräneprophylaxe mit Flunarizin 5 mg empfohlen, was zu einer Reduktion der Attacken auf ein bis zwei pro Monat führt. Zur Akutbehandlung wird Sumatriptan subkutan 3 mg empfohlen, worunter die Patienten in der Kopfschmerzattacke nach 45 Minuten Beschwerdefreiheit angibt.

13.1 Einführung

13.1.1 Kopfschmerzen und Migräne

Migräne und andere Kopfschmerzerkrankungen sind chronische Erkrankungen, die vor allem Menschen im mittleren Lebensalter betreffen und mit hohem Leidensdruck einhergehen können. Die Pathophysiologie der Migräne ist noch nicht abschließend geklärt. Im Folgenden werden wissenschaftliche Erkenntnisse zum Zusammenhang von mitochondrialen Erkrankungen, mitochondrialem Stoffwechsel und Kopfschmerzen/Migräne dargestellt und entsprechend eingeordnet.

13.1.2 Mitochondriale Erkrankungen – Übersicht, Thema und Hintergrund

Mitochondrien sind Zellorganellen, die eine essenzielle Rolle in der Synthese des Energieträgers Adenosintriphosphat (ATP) mit Produktion von Sauerstoffradikalen (reaktive Sauerstoffspezies; engl.: reactive oxygen species, ROS) spielen. Mitochondrien sind an zahlreichen weiteren Stoffwechselvorgängen, wie der Einleitung der Apoptose und der Regulation des Kalziumhaushaltes beteiligt. Sie sind die einzigen subzellulären Organellen, die eine eigene DNA besitzen (Sherratt 1991).

Unter mitochondrialen Erkrankungen (ME) versteht man eine Vielzahl an Syndromen, die durch eine Fehlfunktion der Mitochondrien verursacht werden. Da Mitochondrien in allen Organen des menschlichen Körpers vorhanden sind, ist das Spektrum an möglichen Symptomen sehr groß. Am häufigsten und schwersten betroffen sind jedoch generell Organe mit hohem Energieumsatz, darunter Gehirn, Herz, Skelettmuskulatur und Auge (Yorns und Hardison 2013).

Die Ursache der ME liegt entweder in einer Mutation der mitochondrialen DNA (mtDNA) oder in einer Mutation der nukleären DNA (nDNA) und somit in den Chromosomen der Zelle. Die nukleäre DNA kodiert für mehr als 90 % aller etwa 1.500 mitochondrialen Proteine; nur ein kleiner Anteil ist auf der mitochondrialen DNA kodiert. Insgesamt konnten bisher etwa 500 verschiedene Mutationen identifiziert werden, die mit Mitochondriopathien assoziiert sind (Stenton und Prokisch 2020).

Mutationen der mitochondrialen oder nukleären DNA

Angesichts der Heterogenität der Manifestationsformen und der hohen Variabilität in Bezug auf die Schwere der Erkrankung gestaltet sich die Differenzierung und Einteilung der ME oftmals schwierig. Der Phänotyp ein und derselben Mutation kann sich interindividuell deutlich unterscheiden. Andererseits führen unterschiedliche Genmutationen (z. B. sowohl auf der nukleären als auch auf der mitochondrialen DNA) zum gleichen Phänotyp, wobei zudem differente Vererbungsschemata (autosomal-dominant, autosomal-rezessiv oder maternal [bei Mutationen der mtDNA]) auftreten. Aufgrund dieser Komplexität erfolgt die Klassifikation der ME in der Praxis vorrangig anhand der klinischen Symptomatik und weniger anhand der genetischen Mutationen.

Einige charakteristische Symptomkomplexe sollen im Folgenden beschrieben werden:

CPEO Leitsymptome des Syndroms *Chronisch progrediente externe Ophthalmoplegie (CPEO)* sind eine progrediente Parese der äußeren Augenmuskeln mit Bewegungseinschränkungen der Bulbi in alle Richtungen sowie eine ausgeprägte Ptosis, die im Verlauf meist bilateral auftritt. Begleitend kann es zu systemischen Beschwerden im Sinne einer muskulären Belastungsintoleranz und proximal betonten Extremitätenparesen kommen. Beim sogenannten *CPEO-Plus-Syndrom* bestehen neben der CPEO noch nichtmuskuläre Zusatzsymptome wie z. B. Herzrhythmusstörungen, Polyneuropathie, Ataxie und Kleinwuchs. Das *Kearns-Sayre-Syndrom (KSS)* stellt eine besonders schwere Manifestationsform des CPEO-Plus-Syndroms dar und ist zusätzlich zur CPEO durch eine retinale Degeneration gekennzeichnet. Der Krankheitsbeginn liegt dabei per definitionem vor dem 20. Lebensjahr. Darüber hinaus kann es zu Kleinwuchs, Ataxie, kardialer Reizleitungsstörung, Endokrinopathien und Nierenschädigung kommen (Radelfahr und Klopstock 2019).

MELAS Die Befundkonstellation aus mitochondrialer **M**yopathie, **E**nzephalopathie, **L**aktatazidose und **s**chlaganfallähnlichen Episoden (»stroke like episodes«) wird als *MELAS-Syndrom* zusammengefasst und ist eine häufige ME bei Erwachsenen. Es kommt zu epileptischen Anfällen, Attacken von migräneartigen Kopfschmerzen mit Übelkeit und Erbrechen sowie teils schweren kognitiven Funktionseinschränkungen. Vor allem die schlaganfallähnlichen Episoden mit kortikaler Blindheit oder Hemianopsie, die typischerweise vor dem 40. Lebensjahr auftreten, machen eine Abgrenzung zu zerebrovaskulären Ereignissen schwierig (Radelfahr und Klopstock 2019).

MERRF Das Syndrom *Myoklonusepilepsie mit Ragged-Red-Fasern (MERRF)* ist charakterisiert durch fokale und generalisierte epileptische Anfälle, häufig einhergehend mit einer zerebellären Ataxie, einer proximalen Myopathie, Polyneuropathie und Innenohrschwerhörigkeit. Als typischen Befund in der Muskelbiopsie lassen sich reichlich die namensgebenden »Ragged-Red-Fasern« nachweisen, die jedoch auch bei anderen ME vorkommen und nicht beweisend für das Syndrom sind.

LHON Ein weiteres klassisches Syndrom ist die *Hereditäre Leber-Optikus-Neuropathie (LHON)*. Dabei tritt meist im Kindes- oder jungen Erwachsenenalter eine unilaterale, im Verlauf bilaterale Visusminderung auf. Weitere neurologische Symptome (Tremor, Dystonie oder Ataxie) kommen im Vergleich zu anderen charakteristischen ME eher selten vor. Abhängig von der zugrundeliegenden Mutation kann es auch zu einer Remission der Erkrankung mit Besserung des Sehvermögens kommen.

Diagnosestellung Die Diagnose aller ME wird – neben der wegweisenden Anamnese und klinischen Untersuchung – mithilfe von Laboruntersuchungen gestützt. Bei den meisten Patienten mit ME ergeben sich Auffälligkeiten bei der

Untersuchung des Laktats, da dieses als Folge der Störung in der mitochondrialen Atmungskette vermehrt anfällt. So kann der Ruhelaktatwert oder der Laktat-Pyruvat-Quotient im Serum der Patienten erhöht sein. Vor allem bei Patienten mit Enzephalomyopathie (im Sinne einer zerebralen Beteiligung) kann häufig auch ein erhöhter Liquorlaktatwert detektiert werden.

Weiteren Aufschluss geben die Elektromyographie, welche in der Regel ein myopathisches – selten auch neuropathisches – Muster zeigt, und die Muskelbiopsie, in der sich typischerweise »Ragged-Red-Fasern« als Korrelat von abnorm vermehrten und akkumulierten Mitochondrien finden lassen. Darüber hinaus ergibt die histochemische Untersuchung COX-negative Muskelfasern als Hinweis auf einen Mangel an dem Atmungskettenenzym Cytochrom-c-Oxidase. Gesichert wird die Diagnose mit einer molekulargenetischen Untersuchung, bei autosomaler Vererbung durch Standard-Molekulargenetik aus dem peripheren Blut, bei Verdacht auf eine Mutation der mtDNA ist (aufgrund eines unterschiedlichen Heteroplasmiegrads [d. h. Koexistenz mutierter und nichtmutierter mtDNA] unterschiedlicher Gewebe) im Zweifel die molekulargenetische Untersuchung von Muskelgewebe notwendig (Deschauer 2012).

Tab. 13.1: Genetik der klassischen ME (Auswahl; modifiziert nach Radelfahr und Klopstock 2019)

Krankheitsbild	Kardinalsymptome	Art der Mutation	Mutationsort
CPEO	externe Ophthalmoplegie	Deletion	variabel (sowohl mtDNA als auch nDNA)
Kearns-Sayre-Syndrom	externe Ophthalmoplegie, Retinopathia pigmentosa, gestörtes Herzleitungssystem (Beginn vor dem 20. Lebensjahr)	Deletion	variabel (mtDNA, sehr selten Mutation der nDNA)
MELAS	Myopathie, Enzephalopathie, Laktatazidose und schlaganfallähnliche Episoden	Punktmutation	*A3243G* (80 %), *T3271C* (ca. 15 %) (mtDNA)
MERRF	Myoklonusepilepsie mit Ragged-Red-Fasern	Punktmutation	*A8344G* (80 % der Fälle); *8356T>C*, *8363G>A* und *8361G>A* (zusammen ca. 15 %) (mtNDA)
LHON	bilaterale Visusminderung	Punktmutation	*G11778A*, *G3460A* und *T14484C* (mtDNA)

> **Merke**
>
> Mitochondriale Erkrankungen sind Multisystemerkrankungen, die auf einer Störung in der mitochondrialen Atmungskette der Zelle beruhen und vorrangig die Muskulatur und das Nervensystem betreffen. Eine Klassifikation erfolgt zumeist anhand der klinischen Symptomatik.

13.2 Migräne und mitochondriale Erkrankungen – welche Gemeinsamkeiten gibt es?

Zwischen Migräne und mitochondrialen Erkrankungen besteht in vielfacher Hinsicht ein Zusammenhang (u. a. strukturell/morphologisch, biochemisch, genetisch, therapeutisch).

Kopfschmerzen bei mitochondrialen Erkrankungen

Mitochondriale Erkrankungen gehen überproportional häufig mit Kopfschmerzen einher, insbesondere bei zerebraler Beteiligung mit Enzephalopathien. Beim Symptomkomplex MELAS gehört die Feststellung migräneartiger Kopfschmerzepisoden mit Übelkeit und Erbrechen zu den krankheitsspezifischen Symptomen. Dies fand auch Einzug in die Diagnosekriterien der Internationalen Klassifikation von Kopfschmerzerkrankungen (ICHD-3) (IHS 2018).

> **Diagnosekriterien nach ICHD-3 für MELAS**
>
> A. Immer wiederkehrende Kopfschmerzattacken, die Kriterium C erfüllen
> B. Es konnte der Nachweis einer in Begleitung einer mitochondrialen Enzephalopathie, Laktatazidose und Schlaganfall-ähnlichen Episoden (MELAS) auftretenden mitochondrialen genetischen Anomalie erbracht werden
> C. Einer oder beide der folgenden Punkte sind erfüllt:
>   1. Wiederkehrende Migräneattacken mit oder ohne Aura
>   2. Akuter Kopfschmerz im Vorfeld oder in Begleitung fokaler neurologischer Defizite und/oder epileptischer Anfälle
> D. Nicht besser erklärt durch eine andere ICHD-3-Diagnose

Bei etwa 50 % aller Patienten mit der Diagnose MELAS stellen migräneartige Kopfschmerzen das Hauptsymptom zu Beginn der Erkrankung dar (Montagna et al. 1988), aber auch bei MERRF lassen sich halbseitige Kopfschmerzattacken bei einem Großteil der Patienten beobachten. In den vergangenen Jahrzehnten wurde zunehmend die These gestützt, dass ein beeinträchtigter mitochondrialer Stoffwechsel generell zur Pathogenese der Migräne beiträgt (Sparaco et al. 2006).

Im Folgenden sollen die biochemischen, morphologischen und genetischen Zusammenhänge zwischen ME und Migräne beleuchtet werden.

13.2.1 Strukturell-morphologische Zusammenhänge

Morphologische Veränderungen der Mitochondrien gelten als wichtiger diagnostischer Marker bei sämtlichen ME. Diese Veränderungen können sich einerseits numerisch, also im Sinne einer exzessiven Proliferation der Mitochondrien, und andererseits strukturell, wie beispielsweise durch abnorme intramitochondriale Einschlusskörperchen, darstellen und werden als kompensatorische Reaktion der Mitochondrien auf eine dysfunktionale Energiegewinnung an der mitochondrialen Atmungskette interpretiert (DiMauro und Moraes 1993). Verschiedene morphologische Studien ergaben jedoch auch bei Migränepatienten Hinweise auf einen beeinträchtigten (zerebralen) Energiestoffwechsel. So wurden Ragged-Red-Fasern und COX-negative Muskelfasern als Korrelat von abnormen Mitochondrien in Skelettmuskel-Biopsien sowohl bei einigen Patienten mit Migräne und prolongierter Aura (Montagna et al. 1988; Bresolin et al. 1991) als auch bei einem Patienten mit familiärer hemiplegischer Migräne (Uncini et al. 1995) ohne Nachweis einer Mitochondriopathie-typischen Mutation nachgewiesen.

13.2.2 Biochemische Zusammenhänge

Auch biochemische Studien stützen die These einer Beteiligung von mitochondrialer Dysfunktion an der Pathogenese der Migräne. Bereits im Jahr 1973 konnte Skinhøj erhöhte Laktatwerte im Liquor während akuter Kopfschmerzattacken bei sechs Migränepatienten demonstrieren (Skinhoj 1973). Ein weiterer interessanter Aspekt wurde von Sangiorgi und Kollegen untersucht: Bei jeweils 40 Migränepatienten mit und ohne Aura konnte im Vergleich zu Kontrollprobanden eine signifikante Aktivitätsminderung von Enzymen der mitochondrialen Atmungskette in Thrombozyten gezeigt werden, darunter NADH-Dehydrogenase, Citratsynthetase und Cytochrom-c-Oxidase (Sangiorgi et al. 1994). Als weiteren Faktor eines dysfunktionalen zerebralen Energiehaushalts wiesen Welch und Kollegen eine persistierende Störung des Eisenhaushaltes bei episodischer und chronischer Migräne sowie eine Akkumulation von Eisenionen im Bereich des Hirnstammes nach (Welch et al. 2001).

Mit dem nichtinvasiven bildgebenden Verfahren der Phosphor-Magnetresonanz-Spektroskopie können die Effektivität der Adenosintriphosphat-(ATP-)Produktion und folglich der zerebrale Energiestoffwechsel *in vivo* untersucht werden. Unter anaeroben Bedingungen wird der Energieträger ATP durch anaerobe Glykolyse oder durch die Übertragung von

Phosphor-Magnetresonanz-Spektroskopie

anorganischem Phosphat (engl.: inorganic phosphate, Pi) auf Adenosindiphosphat (ADP), das von Phosphorcreatinin (PCr) abgespalten wird, bereitgestellt. Bei der Phosphor-Magnetresonanz-Spektroskopie können die jeweiligen Konzentrationen von PCr, Pi oder ADP und die Verhältnisse zueinander dargestellt und berechnet werden, was eine Beurteilung der mitochondrialen Funktionalität zulässt (Montagna et al. 1994). Die Studien ergaben konsistent ein erniedrigtes Phosphorylierungspotenzial bei Migräne mit Aura und – mit geringerer Effektstärke – auch bei Migräne ohne Aura, selbst im attackenfreien Intervall. Es zeigte sich zudem, dass die Patienten, die besonders stark von Migräne betroffen sind (hohe Attackenfrequenz), die ausgeprägtesten Veränderungen der untersuchten Parameter aufweisen (Reyngoudt et al. 2011). Interessanterweise war die Stoffwechselstörung nicht auf das Gehirn beschränkt, sondern konnte auch im Skelettmuskel nachgewiesen werden (Lodi et al. 1997). Die Ergebnisse wurden als biochemisches Korrelat verminderter mitochondrialer Funktionalität und erhöhter Anfälligkeit für Migräneattacken gewertet (Montagna et al. 1994; Lodi et al. 1997; Younis et al. 2017). In Übereinstimmung damit zeigten verschiedene Studien in einem ähnlichen Untersuchungsverfahren, der Protonen-Magnetresonanz-Spektroskopie, ein vermindertes N-Acetylaspartat-Signal. N-Acetylaspartat ist ebenfalls ein etablierter Marker für reduzierte neuronale Integrität und für mitochondriale Dysfunktion (Clark 1998; Russo et al. 2017).

Protonen-Magnetresonanz-Spektroskopie

> **Merke**
>
> In den vergangenen Jahrzehnten kamen zahlreiche biochemische Studien zu der Erkenntnis, dass in der Pathogenese der Migräne ein dysfunktionaler Energiemetabolismus mit nachweisbarer mitochondrialer Schädigung eine entscheidende Rolle spielt.

13.2.3 Genetische Zusammenhänge

Genetische Komponente der Migräne

Die familiäre Häufung von Migräne wurde erstmals im Jahr 1873 von Edward Liveing beschrieben (Liveing 1873). Bei etwa der Hälfte der Migränepatienten findet sich unter erstgradig Verwandten eine weitere betroffene Person (Bille 1997). Obwohl der Einfluss von genetischen Faktoren in der Ätiologie der Migräne unumstritten ist, wird von einem komplexen multifaktoriellen Vererbungsmodus ausgegangen. Ob eine Migräneerkrankung auftritt, wird vermutlich aus einem Zusammentreffen von verschiedenen Suszeptilitätsgenen, also Genen, die die Empfänglichkeit für eine genetische Schädigung erhöhen, mit jeweils eher schwachem isoliertem Einfluss und Umweltfaktoren bestimmt (Russell et al. 1995). Genomweite Assoziationsstudien haben mehr als 100 Genorte auf der nukleären DNA ausfindig gemacht, die mit Migräne assoziiert sind (▶ Kap. 14). Tatsächlich lässt sich über diese Genloci nur ein kleiner

Bruchteil der Gesamtheritabilität belegen – der (ursächlich relevante) Rest ist bis dato unbekannt (Gormley et al. 2016; Børte et al. 2020).

Bei seltenen Migräneformen wie der *familiären hemiplegischen Migräne (FHM)* (▶ Kap. 14), von der mittlerweile drei genetische Subtypen unterschieden werden, lässt sich jedoch ein monogenetischer autosomal-dominanter Erbgang beobachten. Die Kartierung der verantwortlichen Gene hilft einerseits bei der Suche nach Genloci, die auch bei der sporadischen Migräne mit und ohne Aura betroffen sein könnten, und trägt andererseits zum besseren Verständnis der Pathogenese der Migräne bei.

Genetik der FHM

Im Jahr 1996 entdeckten Ophoff und Kollegen eine die FHM1 auslösende Mutation in einem für einen neuronalen spannungsgesteuerten Calziumkanal kodierenden Gen namens *CACNA1A* auf Chromosom 19p13 (Ophoff et al. 1996).

Etwas später wurden Mutationen für die FHM2 im Gen *ATP1A2* (Fusco et al. 2003) und für die FHM3 im Gen *SCN1A* identifiziert (Dichgans et al. 2005). Bei der FHM2 kommt es zu einem Funktionsverlust der Na^+/K^+-Pumpe, bei der FHM3 zu einer Mutation von axonal exprimierten Natrium-Kanälen. Allen Formen der FHM gemein sind ein dysfunktionaler Ionentransport und eine gesteigerte neuronale Erregbarkeit. Da eine zentrale Aufgabe der Mitochondrien in einer Aufrechterhaltung des metabolischen Gleichgewichts auf Zellebene mit Regulation von Ionengradienten darstellt, ist die Hypothese von genetischen Assoziationen zwischen Migräne und dysfunktionalen Mitochondrien naheliegend.

In mehreren Studien mit allerdings jeweils kleinen Fallzahlen wurden bekannte Mutationen der mitochondrialen DNA, die zur Ausprägung von mitochondrialen Enzephalopathien führen, bei Patienten mit Migräne untersucht. Dazu zählen typische Mutationen für das MELAS-Syndrom (*A3243G* und *T3271C*), das MERRF-Syndrom (*G8344A*), das Kern-Sayre-Syndrom (die sogenannte ›4977-bp common deletion‹) und die Lebersche Optikusatrophie (*m.14484T>C, m.11778G>A, m.3460G>A*). Es konnten jedoch keine Übereinstimmungen gefunden werden (Sparaco et al. 2006). Eine Untersuchung zum Zusammenhang der Wirksamkeit von Riboflavin als Prophylaxe bei Migränepatienten und spezifischen mitochondrialen Haplotypen (Haplotyp H und U) konnte eine signifikantere Wirksamkeit bei Patienten mit Non-H-Haplotypen finden. Als Ursache wurde von den Autoren diskutiert, dass eine Assoziation der Haplogruppe H mit erhöhter Aktivität im Komplex I besteht, wobei Komplex I ein wichtiges Ziel für Riboflavin ist (Di Lorenzo et al. 2009). In einer ersten Assoziationsstudie des gesamten mitochondrialen Genoms zu Migräne mit mehr als 18.000 Probanden ließen sich keine Variablen statistisch signifikant mit dem Auftreten von Migräne assoziieren (Børte et al. 2020). Falls jedoch Veränderungen auf mitochondrialer Ebene eine Rolle in der Pathogenese der Migräne spielen, kommen als Genorte für Mutationen bei Migräne nicht nur die mitochondriale DNA in Frage, sondern auch die Teile der nukleären DNA, die für mitochondriale Proteine (engl.: nuclear encoded mitochondrial protein, NEMP) kodieren (Fila et al. 2019). Eine 2016 publizierte Studie an einer genetisch isolierten Population der Norfolk-Inseln

Genetische Befunde zu Migräne und mitochondrialen Veränderungen

im pazifischen Ozean zeigt fünf verschiedene Genloci auf nukleärer DNA, die für mitochondriale Proteine kodieren und deren Mutation mit erhöhter Anfälligkeit für Migräne assoziiert sind (Stuart et al. 2017). Einen exzellenten Überblick über weitere mögliche epigenetische Assoziationen geben Fila und Kollegen (Fila et al. 2019).

13.2.4 Mitochondriale Marker bei Migräne

Mitokine als Biomarker

Fibroblast Growth Factor 21 (FGF-21) und Growth Differentiation Factor 15 (GDF-15) sind neben Humanin (HN) mitochondriale Peptide (sogenannte Mitokine), deren Rolle als Marker von metabolischem Stress und Migräne Gegenstand aktueller Forschung ist. FGF-21 und GDF-15 werden als Biomarker in der Diagnostik von ME eingesetzt. Erste Analysen konnten signifikant erhöhte Werte von FGF-21 und GDF-15 bei Patienten mit episodischer und chronischer Migräne im Vergleich zu Kontrollpatienten nachweisen (He et al. 2023; Scholle et al. 2018). Eigene Daten zeigten hier relevante Einflussfaktoren (Alter, vaskuläre Begleiterkrankungen), sodass der Effekt hier nicht mehr nachweisbar war (Burow et al. 2021a). In der Routinediagnostik spielen diese Biomarker aktuell keine Rolle.

13.2.5 Therapeutische Studien und pathophysiologische Schlussfolgerungen

Nahrungsergänzungsmittel

Eine weitere Strategie, um die metabolischen Aspekte in der Pathogenese der Migräne besser zu verstehen, wird durch Studien verfolgt, die die Wirkung von Nahrungsergänzungsmitteln bei Migränepatienten untersuchen.

Hochdosiertes Riboflavin (200–400 mg/d) und Coenzym Q10 (400 mg/d) sind effektiv in der Prävention der Migräne und zeigen nur geringe unerwünschte Arzneimittelnebenwirkungen. Die Wirkung auf Kopfschmerzsymptome ist zwar geringer als die von etablierten Arzneimitteln wie Anfallssuppressiva und neuartigen Calcitonin Gene-Related Peptide- (CGRP-)Antikörpern, allerdings kann eine pathophysiologische Verbindung dieser Nahrungsergänzungsmittel mit dem zellulären Energiestoffwechsel und der Mitochondrienfunktion hergestellt werden. Riboflavin weist neuroprotektive Eigenschaften auf, reduziert oxidativen Stress und mindert mitochondriale Dysfunktion (Thompson und Saluja 2017; Lisicki und Schoenen 2020). Es zeigt sich zudem wirksam bei mitochondrialen Myopathien, bei denen ein Defekt der NADH-Dehydrogenase, einem Enzym der mitochondrialen Atmungskette, vorliegt (Bernsen et al. 1993). Auch Coenzym Q10 spielt eine relevante Rolle als Antioxidans.

Magnesium hat eine entscheidende Rolle im Energiestoffwechsel und ist als Kofaktor an zahlreichen Enzymreaktionen beteiligt. Bei Migränepatienten lassen sich erniedrigte Magnesiumspiegel im Blut nachweisen. Im Umkehrschluss wirken 500 mg Magnesium täglich im Vergleich mit

400 mg Valproinsäure ähnlich effektiv in der Prophylaxe der Migräne, wie eine 2019 publizierte Studie zeigte (Karimi et al. 2019; Gross et al. 2019).

Darüber hinaus konnte für eine ketogene Diät, bei der radikal auf Kohlenhydrate verzichtet wird und der zerebrale Energiebedarf überwiegend aus dem Fettstoffwechsel und daraus entstehenden Ketonkörpern gedeckt wird, eine Wirksamkeit sowohl bei Migräne als auch bei ME nachgewiesen werden. Dabei scheinen einerseits das Angebot an Ketonkörpern und freien Fettsäuren und andererseits das Absinken von Laktat und Pyruvat eine neuroprotektive Rolle mit verbesserter mitochondrialer Funktion und antioxidativer Kapazität eine Rolle zu spielen (Gross et al. 2019; Storoni et al. 2019). Fallberichte von Patienten mit einem MELAS-Syndrom (*A3243G*) oder einer CPEO konnten die Wirksamkeit und Sicherheit des Antikörpers gegen den Calcitonin Gene-Related Peptide-(CGRP-)Rezeptor (Erenumab) zeigen, was als weiteres Indiz für eine gemeinsame Pathophysiologie zwischen dem MELAS-Syndrom und der Migräne gewertet werden kann (Naegel et al. 2021; Primiano et al. 2022).

Ketogene Diät

Smeitink und Kollegen stellen in einem Übersichtspapier folgende These zur pathophysiologischen Entstehung von Migräne bei ME (mit Mutation *A3243G*) auf: Durch die dysfunktionale oxidative Phosphorylierung in glatten Muskel- und Endothelzellen, Neuronen und Astrozyten entstehen reaktive Sauerstoffspezies, deren Akkumulation im Laufe der Zeit einerseits zu Zellödemen und verringerten Gefäßlumina führt und andererseits über veränderten Glutamatstoffwechsel und Fehlfunktion diverser Ionenkanäle sogenannte »kortikale Streudepolarisierung« (engl.: cortical spreading depression, CSD) (▶ Kap. 3) hervorruft. Letztere spielt eine wichtige Rolle in der Auraentstehung und als Aktivator des trigeminovaskulären Systems möglicherweise auch in der Schmerzentstehung der Migräne (Smeitink et al. 2019). Ein besseres Verständnis von gemeinsamen pathogenetischen Pfaden von Mitochondriopathie und Migräne dürfte großes Potenzial bei der Entwicklung von neuen Migränetherapeutika bergen.

Pathophysiologischer Erklärungsansatz

> **Merke**
>
> Nahrungsergänzungsmittel wie Riboflavin, Coenzym Q10 und Magnesium zeigen bei der Migräne sowie auch bei ME eine protektive sowie therapeutische Wirksamkeit und lassen auf Störungen des Energiestoffwechsels als Teil eines gemeinsamen zugrundeliegenden Pathomechanismus schließen.

13.2.6 Mitochondriale Erkrankungen und Migräne – zwei Erkrankungen oder gemeinsame Ursache?

In den vergangenen Jahrzehnten wurden einige Meilensteine auf dem Weg zum Verständnis um die Pathogenese der Migräne erreicht. Dass *ein*

Primäre Dysfunktion oder sekundäre Schädigung?

wichtiger Faktor die Störung des (zerebralen) Stoffwechsels mit mitochondrialer Dysfunktion darstellt, scheint mittlerweile unumstritten. Allerdings lässt sich durch all die erwähnten Forschungsergebnisse, die die Zusammenhänge von Mitochondrien mit Migräne auf biochemischer, morphologischer und genetischer Ebene untersuchen, ein zentraler Punkt bisher nicht klären: Ist die beeinträchtigte Mitochondrienfunktion ein ursächlicher Aspekt in der Entstehung von Migräne und damit die Migräne die phänotypische »Minimalausprägung« einer mitochondrialen Enzephalopathie? Oder aber handelt es sich bei der Migräne um eine völlig differente Erkrankung, in deren Verlauf es zur Schädigung von Mitochondrien kommt?

Sicherlich bleiben viele Fragen in der genauen Entstehung von Migräne und anderen Kopfschmerzerkrankungen bei Mitochondriopathien derzeit noch ungeklärt. Aus einer Vielzahl von Studien lässt sich jedoch ableiten, dass dysfunktionale Mitochondrien und damit einhergehender gestörter Energiestoffwechsel in vaskulären und neuronalen Zellen am Anfang einer Kaskade stehen, die zu migränetypischen Symptomen führt.

13.3 Prävalenz und Charakteristika von Kopfschmerzen bei mitochondrialen Erkrankungen

13.3.1 Häufigkeit und Charakteristika von Kopfschmerzen im Allgemeinen bei mitochondrialen Erkrankungen

Patienten mit mitochondrialen Erkrankungen haben eine überproportional hohe Prävalenz von Kopfschmerzen und insbesondere Migräne. Eine Studie in den Niederlanden, bei der 62 Patienten mit bestätigter Diagnose einer ME befragt wurden, ergab, dass 55 % an Kopfschmerzen litten. Interessanterweise berichteten 34 % der Patienten von Kopfschmerzen als einem der am meisten belastenden Symptome ihrer Erkrankung (Tiehuis et al. 2020).

Noch höher war die Rate an Kopfschmerzen in einer Untersuchung mit 85 Patienten mit ME, deren Antworten in einem standardisierten Interview nach den Kriterien der International Classification of Headache Disorders (ICHD-II) ausgewertet wurden. 70 % litten unter Kopfschmerzen, dabei waren Kopfschmerzen vom Spannungstyp am häufigsten (38 %), gefolgt von Migräne bzw. wahrscheinlicher Migräne (29 %). Die Ergebnisse der Befragung wurden im Anschluss mit den der ME zu Grunde liegenden Genmutationen korreliert. Die Gruppe der Patienten mit einer mitochondrialen DNA-Mutation *A3243G* und der Diagnose MELAS wiesen die höchste Kopfschmerzprävalenz auf (88 % und 86 %) (Kraya et al. 2018).

Eine weitere Studie befasste sich neben der Kopfschmerzprävalenz bei ME mit der Frage nach der Beeinträchtigung der Lebensqualität sowie Symptomen, die auf eine begleitende Depression oder Angststörung schließen lassen. Die Analysen wurden mit 61 Patienten mit genetisch gesicherter ME anhand von standardisierten Fragebögen durchgeführt. Der HIT-6-Wert (Headache Impact Test-6) war in der Subgruppe der Patienten mit Migräne signifikant erhöht, wohingegen diejenigen, die die Kriterien für Kopfschmerzen vom Spannungstyp erfüllten, keine erhöhten Werte zeigten. Da keine signifikanten Auffälligkeiten im HADS-(Hospital Anxiety and Depression Scale-)Test detektiert wurden, scheinen die Subgruppen-Unterschiede des HIT-6 nicht auf Begleiterkrankungen wie Depression oder Angststörungen zurückzuführen sein. Die Studienergebnisse weisen darauf hin, dass vor allem Migräne als Teil von ME einen nicht zu unterschätzenden Faktor für die Beeinträchtigung der Lebensqualität darstellt und Kopfschmerzsymptome standardmäßig und differenziert bei jeder wahrscheinlichen oder gesicherten ME erfasst werden sollten (Burow et al. 2021b).

13.3.2 Häufigkeit von Migräne bei mitochondrialen Erkrankungen

Von einer Migräne, die die diagnostischen Kriterien der International Classification of Headache Disorders erfüllt, sind in Deutschland 14,8 % der Frauen und 6,0 % der Männer betroffen (Porst et al. 2020). Vor allem bei Frauen im jungen und mittleren Erwachsenenalter stellt die Migräne eine der häufigsten Ursachen für gesundheitliche Beeinträchtigung (years lived with disability, YLD) dar (Stovner et al. 2018). Trotz der bereits hohen Migräneprävalenz in der Allgemeinbevölkerung finden sich in der Subgruppe der von ME Betroffenen weitaus höhere Prävalenzen. In einer Querschnittsstudie mit 85 Patienten mit ME erfüllten 29 % die Kriterien einer Migränediagnose (Kraya et al. 2018). Guo und Kollegen fanden bei einer Studie in Dänemark, die 57 Träger der Mutation *A3243G*, was sich phänotypisch als MELAS-Syndrom manifestieren kann, untersuchte, einen noch höheren Anteil: 58 % litten an einer Migräne, während von den Kontrollprobanden nur 18 % die Kriterien erfüllten. Der statistisch signifikante Effekt zeigte sich auch in Bezug auf die Unterformen der Migräne (mit und ohne Aura) und unabhängig vom Geschlecht der Probanden (Guo et al. 2016). Eine Untersuchung von Trägern der Mutation *Ala8344-Gly* im mitochondrialen Genom, die ursächlich für die Ausprägung des Myoklonusepilepsie-Syndroms mit Ragged-Red-Fasern (MERRF) ist, ergab eine Migräneprävalenz von 52 % (Vollono et al. 2018).

Eine weitere Prävalenzstudie wurde in den Niederlanden an 62 Patienten mit einer gesicherten Mitochondriopathie-Diagnose durchgeführt. Bei knapp der Hälfte (48 %) konnte eine Migränediagnose gestellt werden, wiederum 41 % dieser Patienten litten an Migräne mit Aura. Nur 17 % der befragten Patienten berichteten über ein gutes Ansprechen auf die Migränetherapie (Tiehuis et al. 2020).

Vor dem Hintergrund dieser Daten ist es sinnvoll, in der 4. Auflage der Internationalen Klassifikation von Kopfschmerzerkrankungen das Auftreten von Kopfschmerzen und speziell der Migräne bei Patienten mit mitochondrialen Erkrankungen unter dem Kapitel 2 »Sekundäre Kopfschmerzen« unter dem Label »Kopfschmerzen bei Mitochondrialen Erkrankungen« entsprechend zu berücksichtigen. Eine alleinige Fokussierung auf das MELAS-Syndrom greift hier zu kurz.

13.4 Zusammenfassung

- Mitochondriale Erkrankungen sind hereditäre Stoffwechselerkrankungen, deren Ursache in einer Genmutation mit dysfunktionaler Energiegewinnung in der Atmungskette der Mitochondrien liegt.
- Es existieren zahlreiche überzeugende Hinweise auf eine metabolische und mitochondriale Komponente in der Pathogenese der Migräne, und zwar biochemischer, morphologischer und genetischer Natur. Diese Hinweise werden gestützt durch therapeutische Studien mit Nahrungsergänzungsmitteln, die den zerebralen Energiestoffwechsel beeinflussen.
- Ob jedoch bei der Migräne eine primäre mitochondriale Dysfunktion vorliegt oder eine sekundäre Schädigung der Mitochondrien durch beispielsweise veränderte neuronale Erregbarkeit, bleibt offen und Gegenstand künftiger Forschung.
- Fakt ist: Prävalenzen von Kopfschmerzen im Allgemeinen und von Migräne im Speziellen bei Patienten mit mitochondrialen Erkrankungen sind überproportional hoch, gleichzeitig scheint der Leidensdruck hoch und die therapeutische Kontrolle ungenügend zu sein. Diesbezüglich braucht es weitere Studien und Verbesserungsansätze in der klinischen Praxis.

Literatur

Bernsen PL, Gabreëls FJ, Ruitenbeek W, Hamburger HL (1993) Treatment of complex I deficiency with riboflavin. Journal of the neurological sciences 118(2), 181–187. DOI: 10.1016/0022-510x(93)90108-b.

Bille B (1997) A 40-year follow-up of school children with migraine. Cephalalgia 17(4), 488–91; discussion: 487. DOI: 10.1046/j.1468-2982.1997.1704488.x.

Børte S, Zwart JA, Skogholt AH, et al. (2020) Mitochondrial genome-wide association study of migraine – the HUNT Study. Cephalalgia 40(6), 625–634. DOI: 10.1177/0333102420906835.

Bresolin N, Martinelli P, Barbiroli B, et al. (1991) Muscle mitochondrial DNA deletion and 31P-NMR spectroscopy alterations in a migraine patient. J Neurol Sci 104, 182–9.

Burow P, Haselier M, Naegel S, et al. (2021a) The mitochondrial biomarkers FGF-21 and GDF-15 in patients with episodic and chronic migraine. Cells 10(9): 2471. DOI: 10.3390/cells10092471.

Burow P, Meyer A, Naegel S, et al. (2021b) Headache and migraine in mitochondrial disease and its impact on life-results from a cross-sectional, questionnaire-based study. Acta neurologica Belgica. DOI: 10.1007/s13760-021-01630-4.

Clark JB (1998) N-acetyl aspartate: a marker for neuronal loss or mitochondrial dysfunction. Developmental neuroscience 20(4–5), 271–276. DOI: 10.1159/000017321.

Deschauer M (2012) Mitochondriale Erkrankungen im Erwachsenenalter. Medgen 24(3), 169–175. DOI: 10.1007/s11825-012-0344-x.

Di Lorenzo C, Pierelli F, Coppola G, et al. (2009) Mitochondrial DNA haplogroups influence the therapeutic response to riboflavin in migraineurs. Neurology 72(18), 1588–1594. DOI: 10.1212/WNL.0b013e3181a41269.

Dichgans M, Freilinger T, Eckstein G, et al. (2005) Mutation in the neuronal voltage-gated sodium channel SCN1A in familial hemiplegic migraine. The Lancet 366(9483), 371–377. DOI: 10.1016/s0140-6736(05)66786-4.

DiMauro S, Moraes CT (1993) Mitochondrial encephalomyopathies. Archives of neurology 50(11), 1197–1208. DOI: 10.1001/archneur.1993.00540110075008.

Fila M, Pawłowska E, Blasiak J (2019) Mitochondria in migraine pathophysiology – does epigenetics play a role? Archives of medical science 15(4), 944–956. DOI: 10.5114/aoms.2019.86061.

Fusco M, Marconi R, Silvestri L, et al. (2003) Haploinsufficiency of ATP1A2 encoding the Na+/K+ pump alpha2 subunit associated with familial hemiplegic migraine type 2. Nature genetics, 192–196. DOI: 10.1038/ng1081.

Gormley P, Anttila V, Winsvold BS, et al. (2016) Meta-analysis of 375,000 individuals identifies 38 susceptibility loci for migraine. Nature genetics, 856–866. DOI: 10.1038/ng.3598.

Gross EC, Lisicki M, Fischer D, et al. (2019) The metabolic face of migraine – from pathophysiology to treatment. Nature reviews. Neurology 627–643. DOI: 10.1038/s41582-019-0255-4.

Guo S, Esserlind AL, Andersson Z, et al. (2016) Prevalence of migraine in persons with the 3243AG mutation in mitochondrial DNA. European journal of neurology 23(1), 175–181. DOI: 10.1111/ene.12832.

He J, Zhou M, Zhao F, et al. (2023) FGF-21 and GDF-15 are increased in migraine and associated with the severity of migraine-related disability. J Headache Pain 24: 28. DOI: 10.1186/s10194-023-01563-8.

IHS – Headache Classification Committee of the International Headache Society (2018) The International Classification of Headache Disorders, 3rd edition. Cephalalgia 38(1), 1–211. DOI: 10.1177/0333102417738202.

Karimi N, Razian A, Heidari M (2019) The efficacy of magnesium oxide and sodium valproate in prevention of migraine headache: a randomized, controlled, double-blind, crossover study. Acta neurologica Belgica. DOI: 10.1007/s13760-019-01101-x.

Kraya T, Deschauer M, Joshi PR, et al. (2018) Prevalence of Headache in Patients With Mitochondrial Disease: A Cross-Sectional Study. Headache 58(1), 45–52. DOI: 10.1111/head.13219.

Lisicki M, Schoenen J (2020) Metabolic treatments of migraine. Expert review of neurotherapeutics, 295–302. DOI: 10.1080/14737175.2020.1729130.

Liveing E (1873) On megrim, sick-headache, and some allied disorders: a contribution to the pathology of nerve-storms: Churchill.

Lodi R, Montagna P, Soriani S, et al. (1997) Deficit of brain and skeletal muscle bioenergetics and low brain magnesium in juvenile migraine: an in vivo 31P magnetic resonance spectroscopy interictal study. Pediatric research 42(6), 866–871. DOI: 10.1203/00006450-199712000-00024.

Montagna P, Cortelli P, Barbiroli B (1994) Magnetic resonance spectroscopy studies in migraine. Cephalalgia 14(3), 184–193. DOI: 10.1046/j.1468-2982.1994.014003184.x.

Montagna P, Gallassi R, Medori R, et al. (1988) MELAS syndrome: characteristic migrainous and epileptic features and maternal transmission. Neurology 38(5), 751–754. DOI: 10.1212/wnl.38.5.751.

Naegel S, Burow P, Holle D, et al. (2021) Erenumab for migraine prevention in a patient with mitochondrial encephalopathy, lactate acidosis, and stroke-like episodes syndrome: A case report. Headache 61(4), 694–696. DOI: 10.1111/head.14101.

Ophoff RA, Terwindt GM, Vergouwe MN, et al. (1996) Familial Hemiplegic Migraine and Episodic Ataxia Type-2 Are Caused by Mutations in the Ca2+ Channel Gene CACNL1 A4. Cell 87(3), 543–552. DOI: 10.1016/s0092-8674(00)81373-2.

Porst M, Wengler A, Leddin J, et al. (2020) Migräne und Spannungskopfschmerz in Deutschland. Prävalenz und Erkrankungsschwere im Rahmen der Krankheitslast-Studie BURDEN 2020. DOI: 10.25646/6988.2.

Primiano G, Rollo E, Romozzi M, et al. (2022) Preventive migraine treatment in mitochondrial diseases: a case report of erenumab efficacy and literature review. Neurol Sci 43: 6955–6959. DOI: 10.1007/s10072-022-06391-3.

Radelfahr F, Klopstock T (2019) Mitochondriale Erkrankungen. Der Nervenarzt 90(2), 121–130. DOI: 10.1007/s00115-018-0666-2.

Reyngoudt H, Paemeleire K, Descamps B, et al. (2011) 31P-MRS demonstrates a reduction in high-energy phosphates in the occipital lobe of migraine without aura patients. Cephalalgia, 1243–1253. DOI: 10.1177/0333102410394675.

Russell MB, Iselius L, Olesen J (1995) Inheritance of migraine investigated by complex segregation analysis. Human genetics 96(6), 726–730. DOI: 10.1007/BF00210307.

Russo A, Silvestro M, Tedeschi G, Tessitore A (2017) Physiopathology of Migraine: What Have We Learned from Functional Imaging? Current neurology and neuroscience reports, 95. DOI: 10.1007/s11910-017-0803-5.

Sangiorgi S, Mochi M, Riva R, et al. (1994) Abnormal platelet mitochondrial function in patients affected by migraine with and without aura. Cephalalgia 14(1), 21–23. DOI: 10.1046/j.1468-2982.1994.1401021.x.

Scholle LM, Lehmann D, Deschauer M, et al. (2018) FGF-21 as a Potential Biomarker for Mitochondrial Diseases. Current medicinal chemistry 25(18), 2070–2081. DOI: 10.2174/0929867325666180111094336.

Sherratt HS (1991) Mitochondria: structure and function. Revue neurologique 147(6-7), 417–430.

Skinhoj E (1973) Hemodynamic studies within the brain during migraine. Archives of neurology 29(2), 95–98. DOI: 10.1001/archneur.1973.00490260039007.

Smeitink J, Koene S, Beyrath J, et al. (2019) Mitochondrial Migraine: Disentangling the angiopathy paradigm in m.3243AG patients. JIMD reports 46(1), 52–62. DOI: 10.1002/jmd2.12017.

Sparaco M, Feleppa M, Lipton RB, et al. (2006) Mitochondrial dysfunction and migraine: evidence and hypotheses. Cephalalgia 26(4), 361–372. DOI: 10.1111/j.1468-2982.2005.01059.x.

Stenton SL, Prokisch H (2020) Genetics of mitochondrial diseases: Identifying mutations to help diagnosis. EBioMedicine 56, 102784. DOI: 10.1016/j.ebiom.2020.102784.

Storoni M, Robert MP, Plant GT (2019) The therapeutic potential of a calorie-restricted ketogenic diet for the management of Leber hereditary optic neuropathy. Nutritional neuroscience 22(3), 156–164. DOI: 10.1080/1028415X.2017.1368170.

Stovner LJ, Nichols E, Steiner TJ, Abd-Allah F, et al. (2018) Global, regional, and national burden of migraine and tension-type headache, 1990–2016: a systematic analysis for the Global Burden of Disease Study 2016. The Lancet Neurology 17(11), 954–976. DOI: 10.1016/S1474-4422(18)30322-3.

Stuart S, Benton MC, Eccles DA, et al. (2017) Gene-centric analysis implicates nuclear encoded mitochondrial protein gene variants in migraine susceptibility. Molecular genetics & genomic medicine, 157–163. DOI: 10.1002/mgg3.270.

Thompson DF, Saluja HS (2017) Prophylaxis of migraine headaches with riboflavin: A systematic review. Journal of clinical pharmacy and therapeutics, 394–403. DOI: 10.1111/jcpt.12548.

Tiehuis LH, Koene S, Saris CG, Janssen MC (2020) Mitochondrial migraine, a prevalence, impact and treatment efficacy cohort study. Mitochondrion (53), 128–132. DOI: 10.1093/mnras/staa638.

Uncini A, Lodi R, Di Muzio A, et al. (1995) Abnormal brain and muscle energy metabolism shown by 31P-MRS in familial hemiplegic migraine. Journal of the neurological sciences 129(2). DOI: 10.1016/0022-510x(94)00283-t.

Vollono C, Primiano G, Della Marca G, et al. (2018) Migraine in mitochondrial disorders: Prevalence and characteristics. Cephalalgia 38(6), 1093–1106. DOI: 10.1177/0333102417723568.

Welch KM, Nagesh V, Aurora SK, Gelman N (2001) Periaqueductal gray matter dysfunction in migraine: cause or the burden of illness? Headache 41(7), 629–637. DOI: 10.1046/j.1526-4610.2001.041007629.x.

Yorns WR, Hardison H, Huntley H (2013) Mitochondrial dysfunction in migraine. Seminars in pediatric neurology 20(3), 188–193. DOI: 10.1016/j.spen.2013.09.002.

Younis S, Hougaard A, Vestergaard MB, et al. (2017) Migraine and magnetic resonance spectroscopy: a systematic review. Current opinion in neurology 30(3). DOI: 10.1097/WCO.0000000000000436.

14 Kopfschmerzen und Genetik

Victoria Ruschil und Tobias Freilinger

> **Fallbeispiel**
>
> Eine 39-jährige Patientin stellt sich erstmals zur Beratung in einer überregionalen Kopfschmerzambulanz vor. Sie leide seit etwa dem 11. Lebensjahr unter Attacken einer Migräne mit Aura, wobei die Aura neben anderen Symptomen eine halbseitige motorische Schwäche umfasse. Die derzeitige Attackenfrequenz betrage etwa einmal wöchentlich. Eine typische Attacke würde mit der Wahrnehmung von im Gesichtsfeld von zentral nach peripher »wandernden Punkten und Linien« für die Dauer von etwa einer Stunde beginnen. Anschließend würde sich eine ausbreitende Lähmung und Gefühlsstörung einer Körperseite einstellen, die typischerweise an der Hand anfange und sich nach proximal über den Arm ausbreite. Im Verlauf seien ihr Fuß, dann das Bein und zuletzt das Gesicht betroffen. Die Dauer dieser Halbseitensymptome würde typischerweise ca. 30 Minuten betragen, wobei sich die Sequenz der Symptome im äußersten Fall 5- bis 6-mal in Folge wiederholen könne. Schwere Attacken hätten schon einmal bis zu 8 Stunden, im äußersten Fall auch bis zu 4 Tagen, angehalten. Neben den Sensibilitätsstörungen handle es sich bei den halbseitigen Symptomen auch ausdrücklich um eine relevante motorische Beeinträchtigung. Die Patientin berichtet, den Arm nur mit Mühe gegen die Schwerkraft anheben zu können. Die Greiffunktion sei schwer beeinträchtigt, regelmäßig würden ihr Dinge aus der Hand fallen, und sie könne nur noch hinkend gehen.
>
> Im Anschluss oder noch während dieser Symptome bekäme sie starke, stechende Kopfschmerzen, die stets halbseitig und meist kontralateral zur Seite der Lähmung seien. Typische Begleitsymptome seien Übelkeit, Erbrechen, Licht- und Geräuschempfindlichkeit. Weder während der Attacken noch interiktal sei es jemals zu epileptischen Anfällen, Gleichgewichts- oder Bewusstseinsstörungen gekommen. Selten käme es auch zu Attacken, die als Aura-Symptome lediglich Sehstörungen umfassten. Attacken einer Migräne ohne Aura wurden nicht berichtet.
>
> Die Familienanamnese für derartige Attacken ist nach Bericht der Patientin positiv. Ebenfalls betroffen seien ihre Mutter, darüber hinaus die Großmutter mütterlicherseits, deren Schwester sowie weitere Verwandte.

> In der molekulargenetischen Diagnostik konnte bei der Patientin und mehreren betroffenen Verwandten eine pathogene Mutation des *SCN1A*-Gens nachgewiesen werden.

14.1 Einführung

Bei Patienten mit positiver Familienanamnese für Kopfschmerzerkrankungen stellt sich häufig die Frage nach einer möglichen genetischen Grundlage. Insbesondere Migränepatienten berichten sehr oft von einer familiären Häufung ihrer Erkrankung (Bille 1997). Bereits seit längerem war aus großen epidemiologischen Studien bekannt, dass die Migräne eine erhebliche genetische Komponente aufweist (siehe ▶ Kap. 14.3.1). Auch für den Clusterkopfschmerz und, weniger ausgeprägt, den Spannungskopfschmerz existieren Hinweise in diese Richtung (siehe ▶ Kap. 14.4).

Heredität

In den vergangenen Jahrzehnten hat sich die Erforschung der genetischen Grundlagen v. a. der Migräne zu einem sehr dynamischen und erfolgreichem Forschungsfeld entwickelt, das zunehmend Aufmerksamkeit erhält. Bei der seltenen und schweren familiären hemiplegischen Migräne (FHM), die monogenetisch nach einem autosomal-dominantem Erbgang vererbt wird, wurden mittels positioneller Klonierung einzelne ursächliche Gene identifiziert. Funktionelle Untersuchungen in transgenen Tiermodellen haben das Verständnis der molekularen Pathophysiologie, v. a. mit Blick auf die Aura-Phase, ganz entscheidend vorangebracht. Demgegenüber war die Erforschung der häufigen, genetisch komplexen Migräneformen zunächst lange Zeit weniger erfolgreich. Seit Ende der Nullerjahre ist es aber durch eine Serie genomweiter Assoziationsstudien (GWAS) gelungen, robuste Risiko-Loci zu identifizieren. Mittlerweile kennt man mehr als 100 solcher genomweit signifikanter Risikovarianten, die im Zusammenspiel mit Umwelteinflüssen die individuelle Suszeptibilität des Nervensystems für Migräne bestimmen. Die gefundenen Signale weisen auf verschiedene bei der Migräne involvierte pathophysiologische Motive und Mechanismen hin, lassen sich aber, ähnlich wie bei anderen großen Volkskrankheiten, nicht ohne Weiteres in ein übergreifendes Gesamtmodell der Erkrankung integrieren. Jüngst wurden auch für den Clusterkopfschmerz erste positive Befunde aus GWAS berichtet.

Genetische Forschung

14.2 Monogene Formen von Migräne

14.2.1 Hemiplegische Migräne

Das klassische Beispiel für einen monogenen Subtyp der Migräne (mit Aura) ist die sog. hemiplegische Migräne (HM). Sie ist, wie im obigen Fallbeispiel gut erkennbar, definiert durch das Auftreten einer transienten Hemiparese unterschiedlichen Schweregrades zusätzlich zu anderen neurologischen Aura-Symptomen (visuell, sensibel, aphasisch). Da die betroffenen Patienten typischerweise erst nach der Attacke evaluiert werden, beruht die Diagnosestellung auf der Anamnese/Fremdanamnese. Eine wesentliche Herausforderung ist dabei, zwischen dem Vorliegen einer diagnostisch obligaten halbseitigen motorischen Schwäche vs. einer rein sensiblen Hemisymptomatik zu differenzieren. Hier gilt es möglichst sorgfältig zu anamnestizieren und dabei die Betroffenen beispielsweise dezidiert nach Schwierigkeiten bei alltäglichen motorischen Aufgaben (z. B. Glas anheben, Gehfähigkeit) zu befragen (siehe Fallbeispiel).

Die HM ist eine seltene Erkrankung mit einer geschätzten Prävalenz von ca. 0,01 % (Lykke Thomsen et al. 2002; Russell und Ducros 2011). Sie kommt vor in einer familiären Form (FHM) mit autosomal-dominanter Vererbung (siehe Fallbeispiel) und einer sporadischen Form (SHM), bei der es per definitionem keine weiteren betroffenen Individuen unter den Verwandten 1. und 2. Grades gibt. Bis heute wurden drei etablierte ursächliche Gene für die Erkrankung beschrieben (FHM1–3), neuere Untersuchungen weisen auf mögliche weitere Gene hin (Kovermann et al. 2017; Riant et al. 2022). Obwohl die einzelnen genetischen Subtypen in der internationalen Kopfschmerzklassifikation (ICHD-3) berücksichtigt werden, orientieren sich die Diagnosekriterien der HM ausschließlich an klinischen Kriterien (IHS 2018a).

> **Diagnosekriterien nach ICHD-3 für die hemiplegische Migräne (IHS 2018b)**
>
> A. Attacken erfüllen die Kriterien für eine Migräne mit Aura und Kriterium B unten
> B. Aura, bei der die beiden untenstehenden Punkte erfüllt sind:
>   1. Vollständig reversible motorische Schwäche
>   2. Vollständig reversible visuelle, sensible und/oder sprech-/sprachbezogene Symptome
>
> Anmerkungen:
>
> 1. Der Begriff plegisch bezeichnet in den meisten Sprachen eine (vollständige) Lähmung, die meisten Attacken sind jedoch von motorischer Schwäche unterschiedlichen Schweregrades gekennzeichnet.

2. Die motorischen Symptome halten im Allgemeinen weniger als 72 Stunden an, bei manchen Patienten kann die motorische Schwäche jedoch über Wochen fortbestehen.

Klinische Präsentation

Die hemiplegische Migräne ist meist durch ein frühes Erstmanifestationsalter (Kindheit/Jugend) gekennzeichnet und betrifft damit durchschnittlich jüngere Patienten als die häufigeren Migräneformen (Ducros et al. 2001). HM-Attacken können durch ein mildes Schädel-Hirn-Trauma, sportliche Aktivität und Exposition gegenüber Kontrastmittel (z. B. im Rahmen einer zerebralen Angiographie) ausgelöst werden. Dauer und Schwere der Attacken sind sehr variabel. Die Aura-Symptome halten im Vergleich zu einer nicht-hemiplegischen Aura meist deutlich länger an und können Stunden, Tage oder in seltenen Fällen sogar Wochen persistieren. Zudem können die Auren durch Zusatzsymptome wie Fieber, Verwirrtheit, Koma oder epileptische Anfälle kompliziert werden (Ducros et al. 2001; Thomsen et al. 2002). Auch Hirnstamm- (»basiläre«) Symptome wie bilaterale motorische oder sensible Defizite, Dysarthrie und Schwindel wurden in 30 % als Teil der Aura beschrieben (Haan et al. 1995). Die durchschnittliche Attackenfrequenz wird in der Literatur als eher niedrig (ca. drei pro Jahr) angegeben, es findet sich jedoch auch hier eine hohe interindividuelle Variabilität (eine Attacke täglich bis vier Attacken im Leben) (Russell und Ducros 2011).

Symptome

Bei manchen Patienten sind neben den Migräneattacken auch anhaltende neurologische Symptome zu finden, gerade in der deutschsprachigen Literatur wir hier oft von einer sog. FHM plus gesprochen. Typisch sind hier v. a. zerebelläre Symptome (Blickrichtungsnystagmus, Gangataxie), passend hierzu kann sich bildgebend eine zerebelläre Atrophie v. a. des Kleinhirnwurms (Vermis) zeigen. Auch permanente oder progrediente kognitive Störungen wurden bei manchen FHM-Patienten beschrieben (Freilinger et al. 2008; Freilinger et al. 2011).

Merke

Es gibt seltene, monogene Formen der Migräne mit Aura, die durch einen besonders schweren Phänotyp gekennzeichnet sind.

Genetische Basis

Die FHM ist eine genetisch heterogene Erkrankung, für die bislang drei kausale Gene bekannt sind: *CACNA1A* (FHM1), *ATP1A2* (FHM2) und *SCN1A* (FHM3). Alle drei Gene haben gemeinsam, dass sie für transmembranäre Proteine kodieren, die am Transport von Ionen über die neuronale Zellmembran beteiligt sind. Es ist davon auszugehen, dass neben diesen drei etablierten Befunden (FHM1–3) weitere kausale Gene existieren, die jüngere Literatur berichtet v. a. über *SLC1A3* und *PRTT2* (siehe Abschnitt Potenzielle neue FHM-Gene in ▸ Kap. 14.2.1) (Kovermann et al. 2017; Riant et al. 2022).

Tab. 14.1: Genetik der familiären hemiplegischen Migräne (FHM)

	FHM1	FHM2	FHM3
Betroffenes Gen	*CACNA1A*	*ATP1A2*	*SCN1A*
Chromosom	19p13	1q21–23	2q24
Funktion	Ca^{2+}-Kanal	Na^+/K^+-Pumpe	Na^+-Kanal
Expression	präsynaptische Neurone	Astrozyten	inhibitorische Interneurone
Mutationstyp	*missense*	*v. a. missense*	*missense*
Funktioneller Effekt[1]	*gain of function*	*loss of function*	*gain of function*
Anteil der FHM-Patienten[2]	50 %	20 %	>10 Familien[3]
Allelische Erkrankungen[4]	EA2 SCA6	AHC	GEFS+ SMEI

[1] Funktionelle Studien in heterologen Systemen lieferten v. a. für die FHM1 und die FHM3 initial widersprüchliche Ergebnisse. Die hier angegebenen funktionellen Effekte stammen aus tierexperimentellen Studien in transgenen Mausmodellen.
[2] Diese Häufigkeitsverteilung beruht auf Angaben in der Literatur und bezieht sich auf Klinik-basierte Kollektive. Die Mutations-Ausbeute in populationsbasierten FHM-Kollektiven ist hingegen meist eher niedrig.
[3] Nach Grangeon et al. 2023.
[4] Weitere Details siehe Abschnitt Allelische Erkrankungen in Kap. ▸ 14.2.1.

FHM1

CACNA1A Die häufigste FHM-Form wird durch *missense*-Mutationen des Gens *CACNA1A* auf Chromosom 19p13 verursacht.

Das Gen wurde 1996 als ursächlich für die FHM identifiziert, ist mit 47 Exons (2.250 Aminosäuren) eher groß und kodiert für die α1A–Untereinheit des spannungsabhängigen neuronalen P/Q-Typ-Kalziumkanals (Ophoff et al. 1996). Diese Untereinheit besteht aus vier homologen Domänen (DI–DIV), von denen jede wiederum aus sechs transmembranären Segmenten (S1–S6) und einer so genannten P-Schleife zwischen S5 und S6 besteht. Zusammen bilden die P-Schleifen aller vier Domänen die Pore des Kanals. Positiv geladene S4-Segmente fungieren als Sensor für geladene passierende Moleküle. CACNA1A-Kanäle werden von prä- und postsynaptischen Neuronen in allen für Migräne relevanten zerebralen Regionen exprimiert (Kortex, Trigeminusnerv, Hirnstamm) und können ferner auch im Bereich der neuromuskulären Endplatte, d.h. im peripheren Nervensystem, gefunden werden.

Alle Mutationen, die im Zusammenhang mit FHM1 beschrieben wurden, sind *missense*-Mutationen hochkonservierter Aminosäuren funktionell relevanter Domänen (Ducros et al. 2001). Die am weitesten verbreiteten Mutationen sind T666M, R385Q und D715E, die allesamt einen FHM-plus-Phänotyp verursachen. Im Übrigen scheint ganz allgemein ein klarer und beinahe eindeutiger Zusammenhang zwischen dem Vorliegen einer FHM plus und dem genetischen Nachweis einer FHM1 zu bestehen. Träger einer T666M-Mutation scheinen eine eher hohe Frequenz und Komplikationsrate der Migräneattacken aufzuweisen (Kors et al. 2003). Manche Patienten erleben sogar epileptische Anfälle während oder zwischen den Migräneattacken. Für Patienten mit S218L-Mutationen wurde als Besonderheit das Auftreten maligner Hirnödeme, ausgelöst durch leichte Schädeltraumata, beschrieben (Tottene et al. 2005).

Mutationsspektrum, Genotyp-Phänotyp-Korrelationen

> **Merke**
>
> Bei Vorliegen einer FHM mit einem permanentem zerebellären Syndrom (FHM plus) ist am ehesten von einer FHM1 auszugehen.

Während frühe Untersuchungen der funktionellen Effekte von FHM1-Mutationen in heterologen Systemen uneinheitliche Befunde lieferten, weisen Experimente in transgenen Tiermodellen auf einen klaren *gain-of-function*-Effekt hin (d.h. vermehrter Kalzium-Einstrom) (van den Maagdenberg et al. 2004). Dies begünstigt die Entstehung einer *cortical spreading depression* (CSD, siehe ▶ Kap. 3), vgl. Abschnitt Molekulare Pathophysiologie der hemiplegischen Migräne in ▶ Kap. 14.2.1).

Funktionelle Untersuchungen

FHM2

Bei 10–20% der FHM-Familien wurde eine Mutation im Gen *ATP1A2* auf Chromosom 1q21–23 identifiziert und erstmals 2003 als FHM2 beschrieben (De Fusco et al. 2003).

ATP1A2

ATP1A2 kodiert für die α2–Einheit einer auf Astrozyten exprimierten Natrium-Kalium-Pumpe, die an der Aufrechterhaltung des Natriumgradienten über die Zellmembran beteiligt ist. Sie besteht aus 10 transmembranären Domänen (M1–M10), die durch 5 extra- und 4 intrazelluläre Schleifen verbunden sind. Die größte intrazelluläre Schleife enthält die ATP-Bindungsstelle. *ATP1A2* wird in Muskeln, Fettgewebe und dem zentralen Nervensystem exprimiert.

In der Vergangenheit wurden über 50 verschiedene Mutationen identifiziert, die zu einem Funktionsverlust der ATPase *(loss of function)* führen (Tavraz et al. 2008). Obwohl es sich dabei größtenteils um *missense*-Muta-

Mutationsspektrum, Genotyp-Phänotyp-Korrelationen

tionen handelt, wurden auch andere Mutationstypen beschrieben (*nonsense*-Mutationen, Deletionen) (Jurkat-Rott et al. 2004; Riant et al. 2005).

Patienten mit FHM2 weisen meist keine zerebellären Zeichen auf (mit einer beschriebenen Ausnahme, siehe Spadaro et al. 2004), allerdings sind epileptische Anfälle außerhalb der Migräneattacken häufig (Vanmolkot et al. 2003; Jurkat-Rott et al. 2004). Kognitive Störungen wurden ebenfalls im Zusammenhang mit FHM2 berichtet (Vanmolkot et al. 2006).

Funktionelle Untersuchungen

Funktionsverluste durch Mutationen der ATPase führen zu einer Störung der Aufrechterhaltung des transmembranären Natriumgradienten in Astrozyten, welcher für die Wiederaufnahme von Glutamat aus dem synaptischen Spalt benötigt wird. Durch den verzögerten Rücktransport von Glutamat nach intrazellulär wird die Entstehung einer *cortical spreading depression* (CSD, siehe ▶ Kap. 3) begünstigt (vgl. Abschnitt Molekulare Pathophysiologie der hemiplegischen Migräne in ▶ Kap. 14.2.1) (Leo et al. 2011).

FHM3

SCN1A

2005 wurde durch genomweite Kopplungsanalysen zweier deutscher Familien mit *SCN1A* erstmals ein drittes Gen, das für den seltensten Subtyp der hemiplegischen Migräne FHM3 verantwortlich ist, entdeckt (Dichgans et al. 2005).

Das *SCN1A*-Gen kodiert mit der α1-Untereinheit einen zentralen Baustein für die Kanalpore eines neuronalen spannungsgesteuerten Natriumkanals ($Na_v1.1$), der aus 4 homologen Domänen mit jeweils 6 transmembranären Segmenten besteht. *SCN1A* wird hauptsächlich auf inhibitorischen Interneuronen exprimiert. Vor der Entdeckung als FHM3-Gen war *SCN1A* mit zwei schweren kindlichen Epilepsiesyndromen (GEFS+, SMEI, Details siehe Abschnitt Allelische Erkrankungen in Kap. ▶ 14.2.1) assoziiert worden, mit vielen hunderten Mutationen über das gesamte Kanalprotein verteilt.

Mutationsspektrum, Genotyp-Phänotyp-Korrelationen

Bis heute wurden 11 pathogene *SCN1A*-Mutationen (alle *missense*) identifiziert (zwei Mutationen davon betreffen die identische Aminosäure) (Stand gemäß Übersicht in Brunklaus et al. 2022).

Wie für FHM1 und FHM2 wurden auch für die FHM3 epileptische Anfälle beschrieben. Darüber hinaus wurde bei zwei Familien mit den *SCN1A*-Mutationen p.Q1489H und p.F1499L ein Phänomen von transientem ausbreitendem Sehverlust als »elicited repetitive daily blindness« beschrieben und im Sinne eines möglichen klinischen Korrelats für retinale ausbreitende Depolarisationswellen (»retinal spreading depression«) diskutiert (Le Fort et al. 2004; Vahedi et al. 2009). Allerdings konnte das Phänomen in einer anderen Familie mit der identischen Mutation (p.F1499L) nicht bestätigt werden (Schubert et al. 2017).

Funktionelle Untersuchungen

Funktionelle Daten in heterologen Systemen zeigten uneinheitliche Effekte, die teils mit einem Funktionsverlust, teils mit einer Funktionszunahme des Natriumkanals verbunden waren (Kahlig et al. 2008; Cestele et al. 2013). Mittlerweile sind Daten aus einem transgenen Tiermodell vorhanden, die eindeutig auf einen *gain of function* hinweisen (reduzierte Na⁺-Kanal-Inaktivierung mit der Folge einer Überaktivität der inhibitorischen Interneurone) (Auffenberg et al. 2021). Diese Effekte sind interessanterweise genau entgegengesetzt zu den Veränderungen, die in einem transgenen Tiermodell für *SCN1A*-assoziierte Epilepsie gefunden wurden (Nachweis eines *loss of function*, reduzierte Aktionspotenzialfrequenz in inhibitorischen Interneuronen) (Hedrich et al. 2014).

Potenzielle neue FHM-Gene

Die Mutationsausbeute in den bekannten FHM1–3 Genen ist nach großen populationsbasierten Studien aus Finnland und Dänemark sehr niedrig, hier konnte nur in 7 bzw. 14% der FHM-Familien eine Mutation nachgewiesen werden (Thomsen et al. 2007; Hiekkala et al. 2018). Diese niedrige Zahl an positiven genetischen Befunden könnte zumindest teilweise darauf zurückgeführt werden, dass bei populationsbasierten Ansätzen immer das Risiko einer falschen Zuordnung von schweren Fällen einer *de facto* nichthemiplegischen Migräne zu einer HM bleibt. Gleichzeitig zeigt diese insgesamt niedrige Ausbeute, dass von der Existenz weiterer kausaler Gene auszugehen ist. Die Suche nach weiteren Genen hat sich bislang als schwierig erwiesen. So hat beispielsweise eine Analyse von 47 in FHM1–3 mutationsnegativen HM-Patienten (davon n = 33 mit einer FHM) mittels *whole exome sequencing* keine neuen Gene etabliert (Pelzer et al. 2018).

Bereits seit längerem gibt es Hinweise auf eine mögliche Rolle des Gens *PRRT2* (Pelzer et al. 2014; Ebrahimi-Fakhari et al. 2015), die in einer großen aktuellen Serie der Gruppe um A. Ducros erneut bekräftigt wurden (Riant et al. 2022). Dabei ist zu beachten, dass Mutationen in diesem Gen mit einem breiten Spektrum paroxysmaler neurologischer Phänotypen assoziiert sind.

PRRT2

Pathophysiologisch sehr interessant sind auch Daten zum Gen *SLC1A3*, das den glialen Glutamattransporter hEAAT1 kodiert. In einem (sporadischen) HM-Fall wurde eine Mutation in diesem Gen beschrieben, funktionelle Analysen zeigten einen Funktionsverlust (Kovermann et al. 2017), was sich gut in die Konzepte zur FHM-Pathophysiologie einfügt (Details siehe Abschnitt Molekulare Pathophysiologie der hemiplegischen Migräne in ▶ Kap. 14.2.1).

SLC1A3

Sporadische hemiplegische Migräne

Die Diagnosestellung einer sporadischen hemiplegischen Migräne (SHM) ist anspruchsvoll. Aus mehreren Serien ist bekannt, dass die Mutationsausbeute in den bekannten Genen FHM1–3 eher gering ist (Terwindt et al. 2002; de Vries et al. 2007). Patienten mit positivem Mutationsnachweis scheinen sich eher durch interiktale/permanente neurologische Defizite und ein früheres Erstmanifestationsalter auszuzeichnen (Riant et al. 2010).

Anspruchsvolle klinische Diagnosestellung

Diese Befunde bedeuten im Umkehrschluss: Die Diagnosestellung einer SHM erfolgt in erster Linie klinisch, ein positiver genetischer Befund ist lediglich supportiv (bzw. eine »genetische Ausschlussdiagnostik« ist nicht sinnvoll möglich). Patienten mit der Verdachtsdiagnose einer SHM sollten daher klinisch besonders gründlich untersucht werden, um relevante Differenzialdiagnosen zu erfassen. In der Literatur gibt es verschiedene Beispiele für eine symptomatische Genese einer SHM (z. B. auf dem Boden eines Sturge-Weber-Syndroms) (Freilinger et al. 2009). Insbesondere bei der Erstmanifestation ist eine bildgebende Diagnostik (bevorzugt mittels MRT) obligat. Bei Untersuchung während einer Attacke empfiehlt es sich, nach Möglichkeit auch Perfusions-basierte Sequenzen zu akquirieren, hier kann mitunter eine nicht vaskulär begrenzte Perfusionsminderung nachgewiesen werden. Neben der umfassenden Charakterisierung des Indexpatienten ist auch eine gründliche (klinische und genetische) Erfassung der Familienangehörigen erforderlich, dies klinisch idealerweise auch im längerfristigen Verlauf, um eine spätere Erstmanifestation bei initial noch nicht betroffenen Familienmitgliedern zu erkennen. Bei der Interpretation der genetischen Befunde in Stammbäumen ist zu berücksichtigen, dass wegen der inkompletten Penetranz der Mutationen nicht alle Genträger zwingend einen HM-Phänotyp aufweisen müssen; Mutationsträger können entweder symptomfrei sein oder Attacken von Migräne mit (nicht-hemiplegischer) Aura oder Migräne ohne Aura aufweisen (Thomsen et al. 2003).

Allelische Erkrankungen

Andere neurologische Erkrankungen

Mutationen von *CACNA1A* können auch zu anderen neurologischen Erkrankungen führen, welche sich phänotypisch teilweise mit der FHM überlappen. Die episodische Ataxie Typ 2 (EA2), die klinisch durch attackenartigen Schwindel (siehe ▶ Kap. 4) und Ataxie gekennzeichnet ist, wird typischerweise durch *frameshift*- oder *nonsense*-Mutationen, die zu einem prämaturen Stopp-Codon führen, verursacht; selten finden sich *missense*-Mutationen (Ophoff et al. 1996). Eine Expansion des CAG-Repeats von *CACNA1A* führt zur spinozerebellären Ataxie Typ 6 (SCA6), einer späten Manifestationsform mit zerebellärer Ataxie (Zhuchenko et al. 1997).

Wegen ähnlicher klinischer Charakteristika von FHM und alternierender Hemiplegie des Kindesalters (AHC) mit hemiplegischen Episoden von Minuten bis Tagen schien ein pathophysiologischer Zusammenhang zwischen beiden Erkrankungen ebenfalls denkbar. Allerdings fand sich nur in einer Familie eine Mutation in ATP1A2 (Swoboda et al. 2004). Mittlerweile weiß man, dass sich bei AHC meist Mutationen in ATP1A3 finden (Heinzen et al. 2012; Rosewich et al. 2012).

Vor der Identifikation von *SCN1A* als FHM3-Gen wurde es als eines der wichtigsten krankheitsverursachenden Gene für monogene Epilepsieformen beschrieben. (*Missense-* und *nonsense-*)Mutationen in *SCN1A* sind für die generalisierte Epilepsie mit Fieberkrämpfen plus (GEFS+) und für die schwere frühkindliche myoklonische Epilepsie (SMEI; Dravet Syndrom) verantwortlich (Escayg et al. 2000; Claes et al. 2001; Landrum et al. 2018).

Molekulare Pathophysiologie der hemiplegischen Migräne

Das pathophysiologische Korrelat der Migräne-Aura ist die sog. *cortical spreading depression* bzw. *depolarization* (CSD) (▶ Kap. 3). Ein bekannter Trigger für die Auslösung einer CSD ist die exzitatorische Aminosäure Glutamat. Vor diesem Hintergrund orientiert sich ein gut etabliertes Modell zur Pathophysiologie der HM an einer glutamatergen Synapse im ZNS (▶ Abb. 14.1) (Moskowitz et al. 2004).

Cortical spreading depression

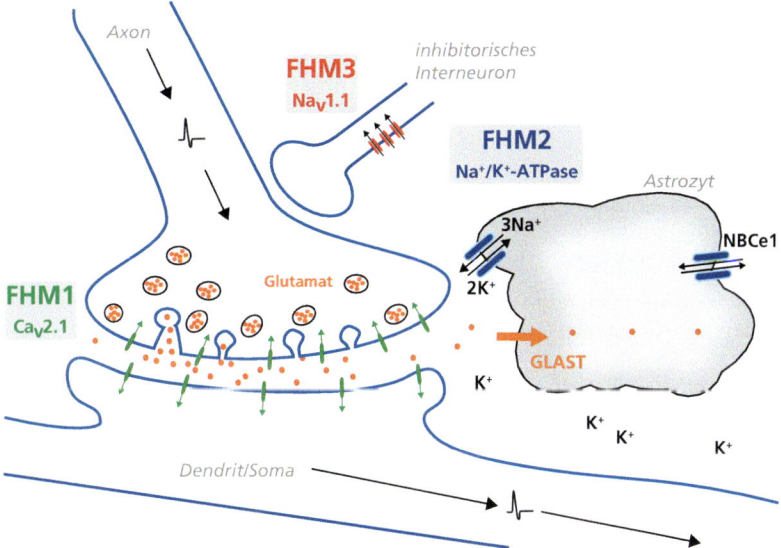

Abb. 14.1:
Pathophysiologisches Modell der (familiären) hemiplegischen Migräne, (F)HM (nach Freilinger und Dichgans 2013, S. 444)

Bildbeschreibung: Dargestellt ist eine zentrale glutamaterge Synapse (prä- und postsynaptisches Neuron, inhibitorisches Interneuron, benachbarter Astrozyt) mit den Genprodukten von FHM1 (grün), FHM2 (blau) und FHM3 (rot). In oranger Farbe ist der Neurotransmitter Glutamat gekennzeichnet, der astrozytäre Glutamattransporter GLAST (orange) ist ebenfalls dargestellt.

FHM1 und FHM2

Mutationen in den FHM1- bzw. FHM2-Genen führen mittels unterschiedlicher molekularer Mechanismen und Angriffspunkte als gemeinsame Endstrecke zu einer gesteigerten glutamatergen Neurotransmission, was die Suszeptibilität für die Entstehung einer CSD erhöht (Freilinger 2014): Im Falle der FHM1 kommt es durch einen *gain of function* der präsynaptisch lokalisierten CACNA1A-Kanäle direkt zu einer gesteigerten Glutamatfreisetzung. Bei der FHM2 kommt der umgekehrte Mechanismus zum Tragen: Durch den Funktionsverlust der von *ATP1A2* kodierten astrozytären Na/K-Pumpe kommt es zu einer reduzierten Aktivität des astrozytären Glutamattransporters, es folgt eine reduzierte Glutamat-Clearance aus dem synaptischen Spalt, mit dem analogen Netto-Effekt wie bei FHM1.

FHM3

Die pathophysiologische Situation bei der FHM3 ist komplexer. Die von *SCN1A* kodierten spannungsgesteuerten Natriumkanäle sind auf inhibitorischen Interneuronen lokalisiert. Mittels eines kürzlich veröffentlichten transgenen Tiermodells konnte eine gesteigerte Aktivität dieser Interneurone (*gain of function*) nachgewiesen werden (Auffenberg et al. 2021). Wie sich dieser zunächst überraschende Befund, der übrigens genau entgegengesetzt zu den Effekten bei einer Epilepsie-assoziierten *SCN1A*-Mutation ist (Hedrich et al. 2014), in das pathophysiologische Modell der FHM einfügen lässt, wird nachfolgend dargestellt (s. Untersuchung von FHM3-Mausmodellen im nächsten Abschnitt).

Transgene Tiermodelle für FHM

2004 wurde ein erstes transgenes Mausmodell für die FHM1 veröffentlicht (van den Maagdenberg et al. 2004), welches in den FHM-Tieren eine erhöhte CSD-Suszeptibilität nachweisen konnte und somit die Vorhersagen des dargestellten pathophysiologischen Modells bestätigte. Analoge Befunde wurden später auch in einem FHM2-Tiermodell erhoben (Leo et al. 2011).

Bei der FHM3 konnten in einem kürzlich veröffentlichten Mausmodell für die *SCN1A*-Mutation L1649Q interessante neue pathophysiologische Einblicke gewonnen werden (Auffenberg et al. 2021). Auch in den FHM3-Tieren fand sich erneut eine im Vergleich zum Wildtyp erhöhte CSD-Suszeptibilität. Mittels Untersuchungen in akuten Hirnschnitten konnte gezeigt werden, dass es in der Frühphase der CSD zu einem Anstieg des extrazellulären Kaliums kam. Dieser (durch die Interneuron-Hyperaktivität verursachte) Kaliumanstieg begünstigt die CSD-Entstehung, denn Kalium ist ein bekannter CSD-Trigger. Es handelt sich hier um einen potenziell neuen (d.h. von der glutamatergen Achse unabhängigen) CSD-Auslösemechanismus bei der FHM (Chever et al. 2021).

14.2.2 Migräne als Teil des Phänotyps anderer monogener neurologischer Erkrankungen

Einige monogene, primär vaskuläre Syndrome umfassen Migräne als Teil ihres Phänotyps.

Eines der bekanntesten Beispiele ist die erbliche zerebrale Mikroangiopathie CADASIL (cerebral autosomal-dominant arteriopathy with subcortical infarcts and leucencephalopathy), die durch Mutationen des Gens *NOTCH3* verursacht wird. Über 40% der CADASIL-Patienten entwickeln eine Migräne (typischerweise Migräne mit Aura) als frühes Krankheitssymptom. Andere Symptome wie Schlaganfälle und Demenz kommen eher später im Leben hinzu. Die Migräne-Aura verläuft bei diesen Patienten häufig kompliziert (z. B. durch prolongierten Verlauf, Fieber, Verwirrtheit) oder kann als isolierte Aura vorkommen (Vahedi et al. 2004; Guey et al. 2016).

CADASIL

Ein anderes Beispiel für eine monogene Erkrankung mit Migräne-assoziiertem Phänotyp ist die retinale Vaskulopathie mit zerebraler Leukenzephalopathie (RVCL) durch Mutationen in *TREX1* (Richards et al. 2007; Stam et al. 2016), die klinisch durch einen progressiv verlaufenden Sehverlust und Migräne (typischerweise ohne Aura) gekennzeichnet ist. Zusätzlich können raumfordernde zerebrale Läsionen, eine Leukenzephalopathie, Nieren- oder Leberfunktionsstörungen Teil des Phänotyps sein.

RVCL

Darüber hinaus ist die Migräne ein häufiger Bestandteil des Phänotyps mitochondrialer Erkrankungen (siehe ▶ Kap. 13).

Mitochondriale Erkrankungen

14.2.3 Monogenetische Befunde bei Migräne mit bzw. ohne Aura

Bei der Migräne mit bzw. ohne Aura geht man von einem komplex-genetischen Erbmodus aus (siehe ▶ Kap. 14.3.1). Nur in ausgewählten Hochrisiko-Stammbäumen konnten monogenetische Befunde erhoben werden, so etwa der Nachweis einer Mutation in *ATP1A2* bei einzelnen Familien mit Migräne, v. a. mit Aura (Todt et al. 2005). In einer Familie mit Migräne mit Aura wurde eine *frameshift*-Mutation in *KCNK18* nachgewiesen. Dieses Gen kodiert für das Kanalprotein TRESK (TWIK-related spinal cord potassium channel) und wies in der mutierten Form einen Funktionsverlust auf (Lafreniere et al. 2010). Allerdings wurden von den gleichen Autoren auch in asymptomatischen Patienten Mutationen in dem gleichen Gen mit vollständigem Funktionsverlust beschrieben, was die klinische Relevanz dieses Gens relativierte.

14.3 Genetik der häufigen Formen von Migräne

14.3.1 Epidemiologische Daten

Heredität

Migräne-Patienten berichten regelmäßig eine positive Familienanamnese – ein erster Hinweis, dass es sich um eine »erbliche« Krankheit handelt bzw. dass genetische Faktoren eine Rolle spielen. Dieser klinische Eindruck wird untermauert von Daten aus großen epidemiologischen Studien: Etwa 50 % der Migränepatienten haben mindestens einen erstgradigen Verwandten, der ebenfalls unter Migräne leidet (Bille 1997). Das Risiko, im Falle eines Migräne-Falls unter den erstgradigen Verwandten selbst auch an Migräne erkrankt zu sein, unterscheidet sich interessanterweise für Migräne mit bzw. ohne Aura: In einer populationsbasierten Familienstudie war das Risiko für die Migräne ohne Aura um den Faktor 1,9 erhöht, für die Migräne mit Aura lag der Faktor sogar bei 3,8 (Russell und Olesen 1995). Auch Zwillingsstudien legten durch eine höhere Konkordanz von Migräne bei monozygoten im Vergleich zu dizygoten Zwillingen einen starken genetischen Einfluss nahe und zeigten ebenfalls einen stärkeren Effekt für die Migräne mit Aura im Vergleich zur Migräne ohne Aura (Gervil et al. 1999; Ulrich et al. 1999).

Genetisch komplexe, multifaktorielle Migräne

In Zusammenschau dieser und anderer Befunde ist von einer erheblichen genetischen Komponente bei der Migräne auszugehen. Daneben spielen Umwelteinflüsse eine wichtige Rolle. Insgesamt müssen die häufigen Formen der Migräne, analog übrigens zu anderen großen Volkskrankheiten, als »genetisch komplexe« oder multifaktorielle Erkrankung aufgefasst werden (Russell et al. 1995). Ausgehend von diesem Konzept, treten Migräneattacken erst als Folge eines Zusammenspiels aus einer vorliegenden genetischen Prädisposition, verschiedenen Umwelteinflüssen und individuellen Triggern (z. B. Menstruation, Stress) auf, die in der Summe die Schwelle für die Entstehung einer Attacke herabsetzen.

> **Merke**
>
> Epidemiologische Studien zeigen eine hohe genetische Komponente bei der Migräne (ausgeprägter bei der Migräne mit Aura). Insgesamt handelt es sich bei den häufigen Formen von Migräne um genetisch komplexe Erkrankungen.

14.3.2 Frühe genetische Studien (prä-GWAS-Ära)

Kaum aussagekräftige Befunde

Trotz dieser Ausgangslage blieben genetische Analysen bei den häufigen Formen der Migräne lange Zeit wenig ergiebig. Meist wurden sog. Fall-Kontroll-Studien (= genetische Assoziationsstudien) durchgeführt, welche die Häufigkeit ausgewählter genetischer Polymorphismen (meist sog. *single nucleotide polymorphisms*, SNPs) in einer Gruppe von Patienten vs. Kontrollprobanden untersuchten; die Auswahl der untersuchten Varianten orientierte sich typischerweise an aus pathophysiologischer Sicht attraktiven Kandidatengenen. Selbst größere solcher Studien zeigten keine überzeugenden Ergebnisse. Vor dem Hintergrund der Befunde zur HM als Modellerkrankung der Migräne (siehe ▶ Kap. 14.2.1) wurden etwa insgesamt 155 Ionentransportgene (inkl. der FHM1–3-Gene) ohne signifikante Befunde untersucht (Nyholt et al. 2008).

14.3.3 Genomweite Assoziationsstudien (GWAS)

Die Einführung von genomweiten Assoziationsstudien (GWAS) führte zu einem entscheidenden Durchbruch in der Erforschung genetisch komplexer Erkrankungen wie der Migräne. Im Gegensatz zu den vorhergehenden Studien konnten nun nicht mehr nur einzelne Kandidatengene oder ausgewählte SNPs, sondern mehr als 500.000 über das gesamte Genom verteilte Marker gleichzeitig analysiert und so die gesamte genetische Variabilität abgegriffen werden. Im Rahmen einer weltweiten Kooperation in Form des Internationalen Headache Genetics Consortium (IHGC; www.headachegenetics.org) wurden seit 2010 in einer Serie von großen GWAS erstmals robuste genetische Risikofaktoren für die häufigen Migräneformen identifiziert (Anttila et al. 2010; Chasman et al. 2011; Freilinger et al. 2012; Anttila et al. 2013). In 2016 konnte eine große Metaanalyse von 22 GWAS mit insgesamt 375.000 Individuen (davon beinahe 60.000 Patienten) insgesamt 38 genetische Risiko-Loci für Migräne detektieren (Gormley et al. 2016). In einer Subgruppenanalyse des Datensatzes fanden sich überraschenderweise bei den Patienten mit einer Migräne mit Aura keine positiven Signale. Dieser Befund, der gerade vor dem Hintergrund der bei der Migräne mit Aura vermuteten höheren genetischen Belastung überrascht, war bislang nicht schlüssig zu erklären.

Eine Einbettung der gefundenen Genorte in ein pathophysiologisches Gesamtmodell der Migräne ist nicht ohne weiteres möglich, aber es werden doch bestimmte pathophysiologische Muster erkennbar: Die meisten der identifizierten Risiko-Gene werden in vielen unterschiedlichen Gewebsarten exprimiert, manche jedoch zeigen eine überwiegende Expression im Gehirn *(GPR149, CFDP1, DOCK4, MPPED2)* bzw. in Gefäßen *(PRDM16, MEF2D, FHL5, C7orf10, YAP1, LRP1, ZCCHC14, JAG1)*. Zwei Risiko-Loci wurden außerdem in Genen von Ionenkanalproteinen *(KCNK5* und *TRPM8)* gefunden, drei andere sind an der Ionen-Homöostase beteiligt *(SLC24A3, ITPK1* und *GJA1)*. Mehrere der detektierten Gene weisen eine Assoziation mit vaskulären Erkrankungen auf *(PHACTR1, TGFBR2, LRP1, PRDM16, RNF213, JAG1, HEY2, GJA1, ARMS2)* oder betreffen Gene, die für die Kontraktilität der glatten Muskulatur, z.B. bei Regulation des Gefäßwandtonus, eine Rolle spielen *(MRVI1, GJA1, SLC24A3, NRP1)*.

Durchbruch mit GWAS

Vaskuläre Komponente

In Summe wird somit aus genetischer Sicht neben anderen Aspekten u. a. eine wichtige Rolle einer vaskulären Komponente bei der Migräne erkennbar (siehe Exkurs in diesem Kapitel).

PHACTR1

In diesem Zusammenhang von besonderem Interesse ist das Migräne-Risiko-Gen *PHACTR1*, das auch mit anderen vaskulären Phänotypen assoziiert ist, nämlich koronarer Herzerkrankung, Hypertonus, fibromuskulärer Dysplasie und Dissektionen der hirnversorgenden Gefäße (Coronary Artery Disease Genetics 2011; Debette et al. 2015; Kiando et al. 2016; Surendran et al. 2016). Insbesondere der Befund zu Dissektionen hirnversorgender Gefäße ist klinisch bemerkenswert, da ein etablierter epidemiologischer Zusammenhang zwischen Migräne (ohne Aura) und Dissektionen besteht (Metso et al. 2012). Tiefergreifende Analysen konnten den SNP rs9349379 des *PHACTR1*-Gens als mutmaßlich für die Assoziation zu Gefäßerkrankungen kausale Variante eruieren; dieser scheint regulatorische Wirkung auf die Expression von Endothelin 1 (und dessen Effekte auf die Gefäße) auszuüben (Gupta et al. 2017).

123 Risiko-Loci

2022 wurde als vorläufiger Höhepunkt der Entwicklung eine weitere GWAS mit mehr als 100.000 Patienten veröffentlicht und konnte die Zahl der Risiko-Loci substanziell auf nun insgesamt n = 123 erhöhen (Hautakangas et al. 2022). Beachtung verdient neben dieser großen Zahl der nun bekannten Risiko-Loci v. a. auch die Tatsache, dass sich in dieser Arbeit im Gegensatz zu den bisherigen GWAS nun erstmals auch Signale (n = 3) spezifisch für Migräne mit Aura identifizieren ließen. Bemerkenswert: Eines dieser drei MA-spezifischen Gene ist *CACNA1A*, entsprechend dem FHM1-Gen (vgl. ▶ Kap. 14.2.1) Einige der neuen Risiko-Gene kodieren interessanterweise für Ziel-Strukturen von spezifischen Migräne-Medikamenten, nämlich für CGRP (Gene *CALCA/CALCB*) bzw. für den Serotonin-1F-Rezeptor (Gen *HTR1F*) (siehe ▶ Kap. 1.2.5). Dieser Befund darf als *proof of principle* interpretiert werden, dass der genetische Ansatz in Zukunft potenziell therapeutisch relevante Angriffspunkte ans Licht bringen könnte. Ansonsten bestätigten sich die Befunde der früheren Arbeiten hinsichtlich einer sowohl neuronalen als auch vaskulären Komponente bei der Migräne.

> **Exkurs: Migräne und zerebrovaskuläre Erkrankungen aus Sicht der Genetik**
>
> Die primäre Kopfschmerzerkrankung Migräne weist zahlreiche Komorbiditäten auf (Überblick z. B. in Pelzer et al. 2023). Insbesondere mit (zerebro-)vaskulären Erkrankungen ist seit vielen Jahren ein komplexer Zusammenhang etabliert (Freilinger und Dichgans 2011; Freilinger et al. 2016; Øie et al. 2020). Dieser Exkurs wird sich auf das Thema »Migräne und ischämischer Schlaganfall« konzentrieren (Überblick zum Zusammenhang mit kardiovaskulären Erkrankungen, z. B. Myokardinfarkt oder Vorhofflimmern, bei Kalkman et al. 2023), soll schlaglichtartig die wichtigsten Aspekte zusammenfassen und darstellen, welche

möglichen pathophysiologischen Erklärungsansätze (Mawet et al. 2014) sich anbieten, insbesondere mit Blick auf die aktuell verfügbaren genetischen Befunde (Malik et al. 2016).

Migränöser Infarkt

In der Literatur existiert der Begriff des sog. migränösen Infarkts (Féré 1883), der auch im klinischen Alltag immer wieder verwendet wird. Davon spricht man nach den offiziellen IHS-Kriterien, wenn bei einem Patienten mit der Diagnose einer Migräne mit Aura (MA) aus einer typischen MA-Attacke heraus anhaltende (d.h. Dauer > 60 min) Aura-Symptome auftreten, die bildgebend mit einer erklärenden ischämischen Läsion korrelieren (IHS 2018a). Es handelt sich um eine Ausschlussdiagnose. Nach allem, was man weiß, ist der migränöse Infarkt sehr selten (Laurell et al. 2011), betroffen zu sein scheint überwiegend die hintere Zirkulation (Laurell et al. 2011; Wolf et al. 2011), die Prognose ist überwiegend gut. Insgesamt ist das Konzept des migränösen Infarkts umstritten. Es gilt zu berücksichtigen, dass zerebrale Ischämien ihrerseits, zumal bei suszeptiblen Individuen mit der bestehenden Diagnose einer Migräne, symptomatische Migräne-Attacken triggern können (Olesen et al. 1993; Santos et al. 2012; Hebant et al. 2019).

Für den klinischen Alltag gilt es zwei Punkte festzuhalten: Erst einmal kann es in der Akutsituation durchaus anspruchsvoll sein, (vermeintliche) Aura-Symptome sicher von Schlaganfallsymptomen abzugrenzen, wie eine aktuelle Arbeit vom Inselspital Bern zeigt (Scutelnic et al. 2022). Ferner sollte bei (jungen) MA-Patienten mit dem Auftreten eines Schlaganfalls im zeitlichen Kontext mit einer Migräne-Attacke nicht ›leichtfertig‹ die Diagnose eine migränösen Schlaganfalls gestellt werden. Es gilt vielmehr, wie in jedem anderen Fall auch, die erforderliche ätiologische Differenzialdiagnostik (inkl. ggf. Zusatzuntersuchungen bei juvenilem Schlafanfall) sorgfältig zu komplettieren.

Migräne als Risikofaktor für ischämischen Schlaganfall

Eine umfangreiche Datenbasis inkl. mehrerer Metaanalysen (Etminan et al. 2005; Schürks et al. 2009; Spector et al. 2010; Hu et al. 2017; Mahmoud et al. 2018) hat die Migräne – v. a. die MA – als epidemiologischen Risikofaktor für zerebrale Ischämien etabliert (Überblick u. a. in Freilinger et al. 2016 oder Øie et al. 2020). Für die MA liegt das relative Risiko (RR) bei etwa 2. Die Risikoerhöhung ist besonders ausgeprägt für das weibliche Geschlecht, insbesondere bei einem Alter < 45 Jahre, gleichzeitiger Einnahme der Pille bzw. gleichzeitigem Nikotinabsus (nach Øie et al. 2020). Zudem scheint die Migräne-Aktivität (d. h. Auftreten von Migräne-Attacken im letzten Jahr) und -Frequenz eine Rolle zu spielen, nicht jedoch die Schwere der Attacken (MacClellan et al. 2007; Kurth et al. 2006; Kurth et al. 2009).

Aus den letzten Jahren gibt es einige interessante neue Befunde: Androulakis und Kollegen haben sich z. B. in einer *post hoc*-Analyse der ARIC-Studie (Atherosclerosis Risk in Communities) mit der Bedeutung des Erstmanifestations-Alters der Migräne (MA) für das Schlaganfall-Risiko beschäftigt. Interessanterweise zeigte sich in ihrem Kollektiv ein erhöhtes Schlaganfall-Risiko nur bei einem age at onset für MA > 50 Jahre (Androulakis et al. 2019). Beachtung verdient auch eine Arbeit von Martinez-Majander et al. (2021), die ebenfalls Alters-Aspekte beleuchtete: Sie konzentrieren sich im Rahmen der sog. SECRETO-Studie spezifisch auf juvenile (< 50 Jahre) Patienten mit kryptogenem Schlaganfall. In diesem Kollektiv fand sich für beide Geschlechter ein klarer Zusammenhang zwischen Migräne/MA und Schlaganfall, wobei die Effektstärken, womöglich aufgrund des selektionierten Kollektivs, noch deutlich höher lagen als aus den bisherigen Studien bekannt (Odds ratio für MA-Betroffene vs. keine Migräne: OR = 3,50).

Migräne und bildgebende zerebrovaskuläre Veränderungen

Neben klinisch manifesten Infarkten ist die Migräne auch mit bildgebenden vaskulären Veränderungen assoziiert. Große Aufmerksamkeit erzielte in den 2000er-Jahren insbesondere die niederländische CAMERA-Studie (Cerebral Abnormalities in Migraine – An Epidemiological Risk Analysis), eine populationsbasierte Querschnittsstudie mit 295 Migräne-Patienten vs. 140 Kontrollen (Kruit et al. 2004): Hier hatten Migräne-Patienten ein erhöhtes Risiko für tiefe Marklagerläsionen (white matter lesions, WML). Zudem zeigten Migräne-Patienten vermehrt sog. hyperintense Hirnstammläsionen. Ferner fanden sich, dies v. a. bei Patienten mit einer Migräne mit Aura, klinisch stumme T2-hyperintense Läsionen mit Prädilektion der hinteren Strombahn (sog. infarct-like lesions). Eine Verlaufs-Studie der CAMERA-Studie aus 2012 (CAMERA-2; Palm-Meinders et al. 2012) zeigte hinsichtlich der WML bei Migränikern eine ausgeprägtere longitudinale Zunahme, bezüglich aller anderen Befunde zeigten sich keine relevanten Unterschiede in der Progression, was als »beruhigend« interpretiert wurde. Eine Vielzahl weiterer Studien adressiert das Thema stummer/subklinischer bildgebender Veränderungen bei Migräne-Patienten (Übersicht in z. B. Bashir et al. 2013, Tabellen 1–3 und Øie et al. 2020, Tabelle 2).

Pathophysiologische Erklärungsansätze aus Sicht der Genetik

Die Grundlage des dargestellten komplexen Zusammenhangs zwischen Migräne und zerebrovaskulären Erkrankungen, v. a. mit dem ischämischen Schlaganfall, ist nicht vollständig verstanden, es gibt aber eine ganze Reihe von pathophysiologischen Erklärungsansätzen. Hier werden exemplarisch Befunde dargestellt, die sich aus der Genetik ableiten lassen. Für eine Übersicht über weitere pathophysiologische Hypothesen, z. B. zur Rolle einer endothelialen Dysfunktion (Liman et al. 2015), einer Hyperkoagubilität, zur pathophysiologischen Relevanz eines offenen Foramen ovale (PFO) (Nozari et al. 2010; West et al. 2018) oder zur Rolle von Kardioembolien (Androulakis et al. 2016) sei z. B. auf Mawet et al. 2015b verwiesen.

Monogene vaskuläre Syndrome

Es gibt einige monogene vaskuläre Syndrome, bei denen die Migräne ein wichtiger Teil des klinischen Phänotyps ist. Wichtigster Vertreter ist die erbliche zerebrale Mikroangiopathie CADASIL, bei der eine Migräne mit Aura ein typisches Frühsymptom ist (siehe ▶ Kap. 14.2.2; für eine Übersicht weiterer Syndrome siehe Mawet et al. 2015b; Malik et al. 2016).

Gemeinsame genetische Basis von Migräne und Schlaganfall

Die Fortschritte in der Entschlüsselung der genetischen Architektur der Migräne sind auch mit Blick auf den epidemiologischen Zusammenhang zwischen Migräne und Schlaganfall relevant. Die Ergebnisse der großen Migräne-GWAS (▶ Kap. 14.3.3) weisen als ein wesentliches pathophysiologisches Motiv auf eine wichtige vaskuläre Komponente bei der Migräne hin. Viele der mittlerweile bekannten Risiko-Gene wurden z. B. mit anderen vaskulären Erkrankungen assoziiert bzw. spielen eine Rolle bei der Regulierung des Gefäßtonus. Gezielte Analysen anhand großer konsortialer Datensätze für Migräne bzw. Schlaganfall konnten eine geteilte genetische Basis für Migräne und Schlaganfall finden (Malik et al. 2015), analog übrigens auch für Migräne und koronare Herzerkrankung (Winsvold et al. 2015). Aus den Daten von Malik und Kollegen geht eine stärkere Überlappung zwischen Schlaganfall und Migräne ohne Aura (MO) im Vergleich zur MA hervor, wobei der Effekt v. a. für makroangiopathischen und kardioembolischen Schlaganfall besonders ausgeprägt war. Interessant sind auch neuere Daten von Frid et al. (2022), die auf einen genetischen Zusammenhang zwischen MO und Schlaganfällen in der hinteren Zirkulation hinweisen – prinzipiell passend zu der Lokalisation migränöser Infarkte (s. oben) oder auch klinisch stummer MR-tomografischer Veränderungen (s. oben). Auffallend ist natürlich, dass sich auf Basis der GWAS-Daten ein Zusammenhang zwischen MO und Schlaganfall darstellt und nicht so sehr, wie in den epidemiologischen Daten, zwischen MA und Schlaganfall. Eine Erklärung mag sein, dass bis zur aktuellsten Generation der konsortialen Migräne-GWAS ausschließlich Risiko-Gene für MO identifiziert worden waren.

Befunde zum Zusammenhang Migräne und Dissektionen hirnversorgender Gefäße

Die Migräne (ohne Aura, MO) ist ein seit langem etablierter Risikofaktor für das Auftreten von Dissektionen hirnversorgender Gefäße (CeAD) (Metso et al. 2012), dies belegen u. a. auch neuere Daten eines italienischen Projekts (Italian Project on Stroke in Young Adults – Cervical Artery Dissection, IPSYS CeAD; De Giuli et al. 2017; Del Zotto et al. 2023) sowie eine aktuelle Metaanalyse (Sun et al. 2023). Zur Erklärung dieses – übrigens auch in der klinischen Praxis relevanten – epidemiologischen Zusammenhangs MO – CeAD gibt es mittlerweile interessante genetische Befunde: Das Gen *PHACTR1* war bereits in einer der ersten Migräne-GWAS als MO-Risikogen identifiziert worden (Freilinger et al. 2012). Ein Zusammenhang mit Myokardinfarkt war schon früher bekannt gewesen (Myocardial Infarction Genetics Consortium et al. 2009). Mittlerweile weiß man, dass *PHACTR1* auch mit anderen einigen anderen (neuro-)vaskulären Erkrankungen assoziiert ist, nämlich mit fibromuskulärer Dysplasie (Kiando et al. 2016), Hypertonus (Surendran et al. 2016) und eben auch mit CeAD (Debette et al. 2015). In Summe ergibt sich also das Szenario eines Zusammenhangs der genetischen Variabilität im Risiko-Gen *PHACTR1* mit insgesamt fünf verschiedenen vaskulären Phänotypen. Gupta et al. (2017) konnten einen Polymorphismus (rs9349379) im dritten Intron des *PHACTR1*-Gens als die wahrscheinlich kausale Variante identifizieren. Diese scheint offenbar regulatorische Funktion auszuüben auf die Expression des Gens Endothelin 1 (*EDN1*); das Genprodukt von *EDN1*, ein Peptid aus 21 Aminosäuren, wiederum wirkt im Körper als potenter Vasokostriktor, was eine plausible mechanistische Verbindung zu vaskulären Phänotypen herstellt. Neuere Daten, die anhand der größten verfügbaren genomweiten Datensätze für Schlaganfall, Migräne und CeAD generiert wurden, erhärten den engen genetischen Zusammenhang zwischen Migräne und CeAD weiter (Daghals et al. 2022).

Cortical spreading depression bzw. peri-infarct depolarisation als Bindeglied zwischen Migräne und Schlaganfall

Ein plausibles mechanistisches Bindeglied zwischen MA und dem Risiko für ischämischen Schlaganfall ist die sog. cortical spreading depression (CSD) (▶ Kap. 3), welche das pathophysiologische Korrelat der Migräne-Aura darstellt. Interessanterweise kommt es in der Randzone zerebraler Ischämien zu einem mit der CSD verwandten elektrophysiologischen Phänomen, man spricht von der sog. peri-infarct depolarisation (PID). Das Auftreten von PID führt zu einer Zunahme des Gewebeschadens und der Infarktgröße (Strong et al. 2007).

In transgenen Tiermodellen für die familiäre hemiplegische Migräne (FHM) konnte, wie dargestellt, experimentell eine erhöhte Suszeptibilität für CSDs nachgewiesen werden (u.a. van den Maagdenberg et al. 2004) (▶ Kap. 14.2.1). Um die Auswirkungen dieses Phänomens auf die Schlaganfallvulnerabilität zu untersuchen, wurden FHM1-knock-in-Mäuse einem experimentellen Schlaganfall-Paradigma unterworfen. Dabei fand sich in den transgenen Tieren interessanterweise eine erhöhte Frequenz von PID und parallel dazu kam es z. B. zu einem rascheren Infarktwachstum und einer größeren Infarktgröße (Eikermann-Haerter et al. 2012). Diese Effekte ließen sich durch eine Behandlung mit Migräne-prophylaktischen Substanzen wie Topiramat oder Lamotrigin rückgängig machen (Eikermann-Haerter et al. 2015). Analoge Daten aus FHM2- bzw. FHM-3 Mausmodellen sind gegenwärtig nicht verfügbar. Die in FHM1-Mäusen erhobenen Befunde jedenfalls weisen, passend zum Zusammenhang Migräne mit Aura – Schlaganfall, auf die CSD/PID als ein mögliches pathophysiologisches Bindeglied hin. Ähnliche Befunde wurden übrigens anhand von CADASIL-Mäusen erhoben: Zunächst einmal konnte auch hier, ähnlich wie bei FHM-Tieren, eine erhöhte CSD-Suszeptibilität gefunden werden (Eikermann-Haerter et al. 2011), und in einem experimentellen Schlaganfall-Modell fand sich eine erhöhte Suszeptibilität für PID und eine damit verbundene verringerte Ischämie-Toleranz (Oka et al. 2022). Ausgehend von den dargestellten tierexperimentellen Daten stellt sich natürlich die Frage, inwieweit Migräne-Patienten, die von einem Schlaganfall betroffen sind, eine verringerte Ischämietoleranz haben. Tatsächlich gibt es in dieser Richtung erste klinische Daten, z. B. aus einer retrospektiven Arbeit (Mawet et al. 2015a; Tietjen et al. 2015), aus einer multizentrischen Kohortenstudie (Pezzini et al. 2018), aus dem Italian Project on Stroke at Young Age (IPSYS) (De Giuli et al. 2019), aber auch ganz aktuell aus einer Arbeit, die auf den Zusammenhang zwischen genetischer Suszeptibilität für Migräne und dem Outcome nach ischämischem Schlaganfall abzielte (Wang et al. 2023).

14.3.4 Zukünftige Perspektiven

Trotz des erheblichen wissenschaftlichen Fortschritts im Bereich der Migräne-Genetik hat eine genetische Untersuchung bei den häufigen Formen der Migräne aktuell keinen Stellenwert in der klinischen Routine. Insbesondere eine »genetische Diagnostik« ist nicht sinnvoll möglich, u. a. weil die bekannten Risiko-Loci jeweils für sich betrachtet nur mit einer sehr moderaten Risikoerhöhung (ca. Faktor 1,1) vergesellschaftet sind.

Genetische Diagnostik bei den häufigen Migräneformen nicht sinnvoll möglich

Im Gegensatz dazu können molekulargenetische Untersuchungen bei Patienten mit HM hilfreich sein und sollten erwogen werden. Insbesondere bei sporadischen Fällen einer HM ist der Stellenwert einer genetischen Sicherung der Diagnose hoch. Eine genetische Ausschlussdiagnostik ist jedoch sowohl bei der FHM als auch der SHM nicht möglich.

Molekulargenetische Untersuchung bei HM

Die aktuell verfügbaren Informationen über die genetische Architektur der Migräne sind auch hilfreich, um genauere Einblicke in die genetische

Basis häufiger und klinisch relevanter Komorbiditäten der Migräne zu erlangen (z. B. zerebrovaskuläre Erkrankungen (Winsvold et al. 2015; Malik et al. 2016) oder Depression (Yang et al. 2018) (siehe ▶ Exkurs in diesem Kapitel).

Für die Zukunft wäre es im Sinne des Konzepts der individualisierten Medizin gut vorstellbar, dass auch bei den häufigen Migräneformen der individuelle genetische Befund mit Blick auf Diagnosestellung, Beratung, Prognose und Therapie eine zunehmende Rolle spielen könnte. Bislang gibt es hierzu jedoch allenfalls erste Pilotstudien (Cargnin et al. 2019).

14.4 Genetik bei anderen primären Kopfschmerzerkrankungen

Spannungskopfschmerz

Für den Spannungskopfschmerz als die am weitesten verbreitete primäre Kopfschmerzentität gab es in der Vergangenheit ebenfalls Untersuchungen in Hinblick auf mögliche genetische Aspekte. Durch die hohe Prävalenz der Erkrankung laufen epidemiologische Studien zu familiärer Häufung von Spannungskopfschmerz jedoch Gefahr, eine genetische Komponente zu überschätzen. Hinzu kommt, dass sich der Spannungskopfschmerz phänotypisch mit dem Auftreten von Migräne überlagern kann, da gerade Migränepatienten eine erhöhte Prävalenz für Spannungskopfschmerz aufweisen. Zwillingsstudien kamen zu dem Ergebnis, dass Umwelteinflüsse einen wesentlich größeren Einfluss auf das Auftreten von episodischem Spannungskopfschmerz haben als genetische Faktoren, während bei der chronischen Verlaufsform die genetischen Faktoren eine etwas größere Rolle spielen könnten (Russell 2007). GWAS-Daten zum Spannungskopfschmerz liegen nicht vor.

Clusterkopfschmerz

Für den Clusterkopfschmerz war eine familiäre Häufung (mit einem 14-fach erhöhten Erkrankungsrisiko bei Vorliegen eines betroffenen erstgradigen Verwandten) bereits seit langem bekannt (Russell et al. 1995). Zwillingsstudien waren für den Clusterkopfschmerz weniger zielführend, da die Entität insgesamt deutlich seltener ist als Migräne und Spannungskopfschmerz. Eine erste GWAS aus 2016 scheiterte ebenfalls aufgrund der zu geringen Patientenzahl (Bacchelli et al. 2016). Erst kürzlich gelang durch Arbeiten des International Consortium for Cluster Headache Genetics (https://www.clusterheadachegenetics.org) ein Durchbruch: In zwei head-to-head veröffentlichten Studien konnten in 2021 erstmals unabhängig voneinander die identischen vier genomweit signifikanten Risiko-Loci identifiziert werden (Harder et al. 2021; O'Connor et al. 2021). Eine Arbeit in einem asiatischen Kollektiv konnte zwei dieser Loci bestätigen und einen weiteren neuen Risiko-Locus finden (Chen et al. 2022). Mittlerweile liegt auch eine große Metaanalyse vor, welche die Datensätze aller bisher dargestellten Arbeiten und genomweite Daten weiterer europäischer Kolletive umfasste (Winsvold et al. 2023). Eine Metaanalyse der europäischen Kollektive lieferte insgesamt 7 unabhängige Risiko-Loci, wovon 3 neu waren; wenn das o.g. asiatische Kollektiv (Chen et al. 2022) in die Metaanalyse eingeschlossen wurde, fand sich ein weiterer genomweit signifikanter Locus, der dem der ursprünglichen asiatischen Studie entsprach. Nach diesem Durchbruch wird es interessant sein, die weitere Entwicklung in diesem Bereich zu verfolgen.

14.5 Zusammenfassung

- In den vergangenen Jahrzehnten war die Erforschung der Genetik primärer Kopfschmerzerkrankungen, v. a. der Migräne, sehr erfolgreich und hat zu einem besseren Verständnis der zugrundeliegenden pathophysiologischen Basis beigetragen.
- Genetische Aspekte sind gerade bei Migräne von hohem wissenschaftlichem Interesse, da eine deutliche erbliche Komponente schon seit langem aus epidemiologischen Studien bekannt ist.
- Als monogener Subtyp der Migräne stellt die FHM eine Modellerkrankung für das pathophysiologische Verständnis der Migräne mit Aura dar.
- Die Einführung von GWAS eröffnete zuletzt neue Horizonte in der genetischen Kopfschmerzforschung. Hierdurch konnte eine Vielzahl von genetischen Risiko-Loci für Migräne und zuletzt auch für Clusterkopfschmerz gefunden werden.

Literatur

Androulakis XM, Kodumuri N, Giamberardino LD, et al. (2016) Ischemic stroke subtypes and migraine with visual aura in the ARIC study. Neurology 87(24): 2527–2532. doi: 10.1212/WNL.0000000000003428.

Androulakis XM, Sen S, Kodumuri N, et al. (2019) Migraine Age of Onset and Association With Ischemic Stroke in Late Life: 20 Years Follow-Up in ARIC. Headache 59(4): 556–566. doi: 10.1111/head.13468.

Anttila V, Stefansson H, Kallela M, et al. (2010) Genome-wide association study of migraine implicates a common susceptibility variant on 8q22.1. Nat Genet 42(10): 869–873.

Anttila V, Winsvold BS, Gormley P, et al. (2013) Genome-wide meta-analysis identifies new susceptibility loci for migraine. Nat Genet 45(8): 912–917.

Auffenberg E, Hedrich UB, Barbieri R, et al. (2021) Hyperexcitable interneurons trigger cortical spreading depression in an SCN1A migraine model. J Clin Invest 131(21): e142202.

Bacchelli E, Cainazzo MM, Cameli C, et al. (2016) A genome-wide analysis in cluster headache points to neprilysin and PACAP receptor gene variants. J Headache Pain 17(1): 114.

Bashir A, Lipton RB, Ashina S, Ashina M (2013) Migraine and structural changes in the brain: a systematic review and meta-analysis. Neurology 81(14): 1260–8. doi: 10.1212/WNL.0b013e3182a6cb32.

Bille B (1997) A 40-year follow-up of school children with migraine. Cephalalgia 17(4): 488–491; discussion 487.

Brunklaus A, Brunger T, Feng T, et al. (2022) The gain of function SCN1A disorder spectrum: novel epilepsy phenotypes and therapeutic implications. Brain 145(11): 3816–3831.

Cargnin S, Viana M, Sances G, et al. (2019) Using a Genetic Risk Score Approach to Predict Headache Response to Triptans in Migraine Without Aura. J Clin Pharmacol 59(2): 288–294.

Cestele S, Schiavon E, Rusconi R, et al. (2013) Nonfunctional NaV1.1 familial hemiplegic migraine mutant transformed into gain of function by partial rescue of folding defects. Proc Natl Acad Sci U S A 110(43): 17546–17551.

Chasman DI, Schurks M, Anttila V, et al. (2011) Genome-wide association study reveals three susceptibility loci for common migraine in the general population. Nat Genet 43(7): 695–698.

Chen SP, Hsu CL, Wang YF, et al. (2022) Genome-wide analyses identify novel risk loci for cluster headache in Han Chinese residing in Taiwan. J Headache Pain 23(1): 147.

Chever O, Zerimech S, Scalmani P, et al. (2021) Initiation of migraine-related cortical spreading depolarization by hyperactivity of GABAergic neurons and NaV1.1 channels. J Clin Invest 131(21): e142203.

Claes L, Del-Favero J, Ceulemans B, et al. (2001) De novo mutations in the sodium-channel gene SCN1A cause severe myoclonic epilepsy of infancy. Am J Hum Genet 68(6): 1327–1332.

Coronary Artery Disease Genetics (2011) A genome-wide association study in Europeans and South Asians identifies five new loci for coronary artery disease. Nat Genet 43(4): 339–344.

Daghals I, Sargurupremraj M, Danning R, et al. (2022) Migraine, Stroke, and Cervical Arterial Dissection: Shared Genetics for a Triad of Brain Disorders With Vascular Involvement. Neurol Genet 8(1): e653. doi: 10.1212/NXG.0000000000000653.

De Fusco M, Marconi R, Silvestri L, et al. (2003) Haploinsufficiency of ATP1A2 encoding the Na+/K+ pump alpha2 subunit associated with familial hemiplegic migraine type 2. Nat Genet 33(2): 192–196.

De Giuli V, Besana M, Grassi M, et al.; Italian Project on Stroke in Young Adults Investigators (2019) History of Migraine and Volume of Brain Infarcts: The Italian Project on Stroke at Young Age (IPSYS). J Stroke 21(3): 324–331. doi: 10.5853/jos.2019.00332.

De Giuli V, Grassi M, Lodigiani C, et al.; Italian Project on Stroke in Young Adults Investigators (2017) Association Between Migraine and Cervical Artery Dissection: The Italian Project on Stroke in Young Adults. JAMA Neurol 74(5): 512–518. doi: 10.1001/jamaneurol.2016.5704.

de Vries B, Freilinger T, Vanmolkot KR, et al. (2007) Systematic analysis of three FHM genes in 39 sporadic patients with hemiplegic migraine. Neurology 69(23): 2170–2176.

Debette S, Kamatani Y, Metso TM, et al.; CADISP Group (2015) Common variation in PHACTR1 is associated with susceptibility to cervical artery dissection. Nat Genet 47(1): 78–83. doi: 10.1038/ng.3154.

Del Zotto E, Grassi M, Zedde M, et al.; Italian Project on Stroke in Young Adults-Cervical Artery Dissection, (IPSYS CeAD) Research Group (2023) Risk Profile of Patients with Spontaneous Cervical Artery Dissection. Ann Neurol. doi: 10.1002/ana.26717.

Dichgans M, Freilinger T, Eckstein G, et al. (2005) Mutation in the neuronal voltage-gated sodium channel SCN1A in familial hemiplegic migraine. Lancet 366(9483): 371–377.

Ducros A, Denier C, Joutel A, et al. (2001) The clinical spectrum of familial hemiplegic migraine associated with mutations in a neuronal calcium channel. N Engl J Med 345(1): 17–24.

Ebrahimi-Fakhari D, Saffari A, Westenberger A, et al. (2015) The evolving spectrum of PRRT2-associated paroxysmal diseases. Brain 138(Pt 12): 3476–3495.

Eikermann-Haerter K, Lee JH, Yalcin N, et al. (2015) Migraine prophylaxis, ischemic depolarizations, and stroke outcomes in mice. Stroke 46(1): 229–36. doi: 10.1161/STROKEAHA.114.006982.

Eikermann-Haerter K, Lee JH, Yuzawa I, et al. (2012) Migraine mutations increase stroke vulnerability by facilitating ischemic depolarizations. Circulation 125(2): 335–45. doi: 10.1161/CIRCULATIONAHA.111.045096.

Eikermann-Haerter K, Yuzawa I, Dilekoz E, et al. (2011) Cerebral autosomal dominant arteriopathy with subcortical infarcts and leukoencephalopathy syndrome mutations increase susceptibility to spreading depression. Ann Neurol 69(2): 413–8. doi: 10.1002/ana.22281.

Escayg A, MacDonald BT, Meisler MH, et al. (2000) Mutations of SCN1A, encoding a neuronal sodium channel, in two families with GEFS+2. Nat Genet 24(4): 343–345.

Etminan M, Takkouche B, Isorna FC, et al. (2005) Risk of ischaemic stroke in people with migraine: systematic review and meta-analysis of observational studies. BMJ 330: 63.

Féré C (1883) Note sur un cas de migraine ophtalmique à accès répétés suivis de mort. Rev Med (Paris) 3: 194–201.

Freilinger C, Schubert V, Auffenberg E, Freilinger T (2016) Migräne und vaskuläre Erkrankungen. Der Neurologe & Psychiater 17(5): 38–46.

Freilinger T (2014) Genetik primärer Kopfschmerzen. Bundesgesundheitsblatt Gesundheitsforschung Gesundheitsschutz 57(8): 919–927.

Freilinger T, Ackl N, Ebert A, et al. (2011) A novel mutation in CACNA1A associated with hemiplegic migraine, cerebellar dysfunction and late-onset cognitive decline. J Neurol Sci 300(1–2): 160–163.

Freilinger T, Anttila V, de Vries B, et al. (2012) Genome-wide association analysis identifies susceptibility loci for migraine without aura. Nat Genet 44(7): 777–782.

Freilinger T, Anttila V, de Vries B, et al.; International Headache Genetics Consortium (2012) Genome-wide association analysis identifies susceptibility loci for migraine without aura. Nat Genet 44(7): 777–82. doi: 10.1038/ng.2307.

Freilinger T, Bohe M, Wegener B, et al. (2008) Expansion of the phenotypic spectrum of the CACNA1A T666M mutation: a family with familial hemiplegic migraine type 1, cerebellar atrophy and mental retardation. Cephalalgia 28(4): 403–407.

Freilinger T, Dichgans M (2011) Migräne, Schlaganfall und »white matter lesions«. Aktuelle Neurologie 38(8): 436–441.

Freilinger T, Dichgans M (2013) Ionenkanalerkrankungen des Gehirns – monogene Migräneformen. Medizinische Genetik 25(4): 440–447.

Freilinger T, Peters N, Remi J, et al. (2009) A case of Sturge-Weber syndrome with symptomatic hemiplegic migraine: clinical and multimodality imaging data during a prolonged attack. J Neurol Sci 287(1–2): 271–274.

Frid P, Xu H, Mitchell BD, et al. (2022) Migraine-Associated Common Genetic Variants Confer Greater Risk of Posterior vs. Anterior Circulation Ischemic Stroke. J Stroke Cerebrovasc Dis 31(8): 106546. doi: 10.1016/j.jstrokecerebrovasdis.2022.106546.

Grangeon L, Lange KS, Waliszewska-Prosół M, et al.; European Headache Federation School of Advanced Studies (EHF-SAS) (2023) Genetics of migraine: where are we now? J Headache Pain 24(1): 12. doi: 10.1186/s10194-023-01547-8.

Gervil M, Ulrich V, Kyvik KO, et al. (1999) Migraine without aura: a population-based twin study. Ann Neurol 46(4): 606–611.

Gormley P, Anttila V, Winsvold BS, et al. (2016) Meta-analysis of 375,000 individuals identifies 38 susceptibility loci for migraine. Nat Genet 48(8): 856–866.

Guey S, Mawet J, Herve D, et al. (2016) Prevalence and characteristics of migraine in CADASIL. Cephalalgia 36(11): 1038–1047.

Gupta RM, Hadaya J, Trehan A, et al. (2017) A Genetic Variant Associated with Five Vascular Diseases Is a Distal Regulator of Endothelin-1 Gene Expression. Cell 170(3): 522–533.e15. doi: 10.1016/j.cell.2017.06.049.

Haan J, Terwindt GM, Ophoff RA, et al. (1995) Is familial hemiplegic migraine a hereditary form of basilar migraine? Cephalalgia 15(6): 477–481.

Harder AVE, Winsvold BS, Noordam R, et al. (2021) Genetic Susceptibility Loci in Genomewide Association Study of Cluster Headache. Ann Neurol 90(2): 203–216.

Hautakangas H, Winsvold BS, Ruotsalainen SE, et al. (2022) Genome-wide analysis of 102,084 migraine cases identifies 123 risk loci and subtype-specific risk alleles. Nat Genet 54(2): 152–160.

Hebant B, Simmonet L, Moal JL, Guegan-Massardier E (2019) Solving the conundrum. A migrainous infarction or an infarct-induced migrainous attack? J Postgrad Med 65(3): 181–183. doi: 10.4103/jpgm.JPGM_21_19.

Hedrich UB, Liautard C, Kirschenbaum D, et al. (2014) Impaired action potential initiation in GABAergic interneurons causes hyperexcitable networks in an epileptic mouse model carrying a human Na(V)1.1 mutation. J Neurosci 34(45): 14874–14889.

Heinzen EL, Swoboda KJ, Hitomi Y, et al. (2012) De novo mutations in ATP1A3 cause alternating hemiplegia of childhood. Nat Genet 44(9): 1030–1034.

Hiekkala ME, Vuola P, Artto V, et al. (2018) The contribution of CACNA1A, ATP1A2 and SCN1A mutations in hemiplegic migraine: A clinical and genetic study in Finnish migraine families. Cephalalgia 38(12): 1849–1863.

Hu X, Zhou Y, Zhao H, et al. (2017) Migraine and the risk of stroke: an updated meta-analysis of prospective cohort studies. Neurol Sci 38:33–40.

IHS – Headache Classification Committee of the International Headache Society (2018a) The International Classification of Headache Disorders, 3rd edition. Cephalalgia 38(1): 1–211.

IHS – Headache Classification Committee of the International Headache Society (2018b) Internationale Klassifikation von Kopfschmerzerkrankungen, 3. Auflage. https://ihs-headache.org/wp-content/uploads/2020/05/3385_ichd-3-german.pdf

Jurkat-Rott K, Freilinger T, Dreier JP, et al. (2004) Variability of familial hemiplegic migraine with novel A1 A2 Na+/K+-ATPase variants. Neurology 62(10): 1857–1861.

Kahlig KM, Rhodes TH, Pusch M, et al. (2008) Divergent sodium channel defects in familial hemiplegic migraine. Proc Natl Acad Sci U S A 105(28): 9799–9804.

Kalkman DN, Couturier EGM, El Bouziani A, et al. (2023) Migraine and cardiovascular disease: what cardiologists should know. Eur Heart J: ehad363. doi: 10.1093/eurheartj/ehad363.

Kiando SR, Tucker NR, Castro-Vega LJ, et al. (2016) PHACTR1 Is a Genetic Susceptibility Locus for Fibromuscular Dysplasia Supporting Its Complex Genetic Pattern of Inheritance. PLoS Genet 12(10): e1006367.

Kiando SR, Tucker NR, Castro-Vega LJ, et al. (2016) PHACTR1 Is a Genetic Susceptibility Locus for Fibromuscular Dysplasia Supporting Its Complex Genetic Pattern of Inheritance. PLoS Genet 12(10): e1006367. doi: 10.1371/journal.pgen.1006367.

Kors EE, Haan J, Giffin NJ, et al. (2003) Expanding the phenotypic spectrum of the CACNA1A gene T666M mutation: a description of 5 families with familial hemiplegic migraine. Arch Neurol 60(5): 684–688.

Kovermann P, Hessel M, Kortzak D, et al. (2017) Impaired K(+) binding to glial glutamate transporter EAAT1 in migraine. Sci Rep 7(1): 13913.

Kruit MC, van Buchem MA, Hofman PA, et al. (2004) Migraine as a risk factor for subclinical brain lesions. JAMA 291(4): 427–34. doi: 10.1001/jama.291.4.427.

Kurth T, Gaziano JM, Cook NR, et al. (2006) Migraine and risk of cardiovascular disease in women. JAMA 296:283–91.

Kurth T, Schürks M, Logroscino G, et al. (2009) Migraine frequency and risk of cardiovascular disease in women. Neurology 73: 581–8.

Lafreniere RG, Cader MZ, Poulin JF, et al. (2010) A dominant-negative mutation in the TRESK potassium channel is linked to familial migraine with aura. Nat Med 16(10): 1157–1160.

Landrum MJ, Lee JM, Benson M, et al. (2018) ClinVar: improving access to variant interpretations and supporting evidence. Nucleic Acids Res 46(D1): D1062–D1067.

Laurell K, Artto V, Bendtsen L, et al. (2011) Migrainous infarction: a Nordic multicenter study. Eur J Neurol 18(10): 1220–6. doi: 10.1111/j.1468-1331.2011.03364.x.

Le Fort D, Safran AB, Picard F, et al. (2004) Elicited repetitive daily blindness: a new familial disorder related to migraine and epilepsy. Neurology 63(2): 348–350.

Leo L, Gherardini L, Barone V, et al. (2011) Increased susceptibility to cortical spreading depression in the mouse model of familial hemiplegic migraine type 2. PLoS Genet 7(6): e1002129.

Liman TG, Bachelier-Walenta K, Neeb L, et al. (2015) Circulating endothelial microparticles in female migraineurs with aura. Cephalalgia 35(2): 88–94. doi: 10.1177/0333102414529671.

Lykke Thomsen L, Kirchmann Eriksen M, Faerch Romer S, et al. (2002) An epidemiological survey of hemiplegic migraine. Cephalalgia 22(5): 361–375.

MacClellan LR, Giles W, Cole J, et al. (2007) Probable migraine with visual aura and risk of ischemic stroke: the stroke prevention in young women study. Stroke 38: 2438–45.

Mahmoud AN, Mentias A, Elgendy AY, et al. (2018) Migraine and the risk of cardiovascular and cerebrovascular events: a meta-analysis of 16 cohort studies including 1 152 407 subjects. BMJ Open 8: e020498.

Malik R, Freilinger T, Winsvold BS, et al.; International Headache Genetics Consortium; Dichgans M; METASTROKE Collaboration of the International Stroke Genetics Consortium (2015) Shared genetic basis for migraine and ischemic stroke: A genome-wide analysis of common variants. Neurology 84(21): 2132–45. doi: 10.1212/WNL.0000000000001606.

Malik R, Winsvold B, Auffenberg E, et al. (2016) The migraine-stroke connection: A genetic perspective. Cephalalgia 36(7): 658–68. doi: 10.1177/0333102415621055.

Martinez-Majander N, Artto V, Ylikotila P, et al.; SECRETO Study Group (2021) Association between Migraine and Cryptogenic Ischemic Stroke in Young Adults. Ann Neurol 89(2): 242–253. doi: 10.1002/ana.25937.

Mawet J, Eikermann-Haerter K, Park KY, et al. (2015a) Sensitivity to acute cerebral ische- mic injury in migraineurs: A retrospective case-control study. Neurology 85(22): 1945–9.

Mawet J, Kurth T, Ayata C (2015b) Migraine and stroke: in search of shared mechanisms. Cephalalgia 35(2): 165–81. doi: 10.1177/0333102414550106.

Metso TM, Tatlisumak T, Debette S, et al.; CADISP group (2012) Migraine in cervical artery dissection and ischemic stroke patients. Neurology 78(16): 1221–8. doi: 10.1212/WNL.0b013e318251595f.

Moskowitz MA, Bolay H, Dalkara T (2004) Deciphering migraine mechanisms: clues from familial hemiplegic migraine genotypes. Ann Neurol 55(2): 276–280.

Myocardial Infarction Genetics Consortium; Kathiresan S, Voight BF, Purcell S, et al. (2009) Genome-wide association of early-onset myocardial infarction with single nucleotide polymorphisms and copy number variants. Nat Genet 41(3): 334–41. doi: 10.1038/ng.327.

Nozari A, Dilekoz E, Sukhotinsky I, et al. (2010) Microemboli may link spreading depression, migraine aura, and patent foramen ovale. Ann Neurol 67: 221–229.

Nyholt DR, LaForge KS, Kallela M, et al. (2008) A high-density association screen of 155 ion transport genes for involvement with common migraine. Hum Mol Genet 17(21): 3318–3331.

O'Connor E, Fourier C, Ran C, et al. (2021) Genome-Wide Association Study Identifies Risk Loci for Cluster Headache. Ann Neurol 90(2): 193–202.

Øie LR, Kurth T, Gulati S, Dodick DW (2020) Migraine and risk of stroke. J Neurol Neurosurg Psychiatry 91(6): 593–604. doi: 10.1136/jnnp-2018-318254.

Oka F, Lee JH, Yuzawa I, et al. (2022) CADASIL mutations sensitize the brain to ischemia via spreading depolarizations and abnormal extracellular potassium homeostasis. J Clin Invest 132(8): e149759. doi: 10.1172/JCI149759.

Olesen J, Friberg L, Olsen TS, et al. (1993) Ischaemia-induced (symptomatic) migraine attacks may be more frequent than migraine-induced ischaemic insults. Brain 116(1): 187–202. doi: 10.1093/brain/116.1.187.

Ophoff RA, Terwindt GM, Vergouwe MN, et al. (1996) Familial hemiplegic migraine and episodic ataxia type-2 are caused by mutations in the Ca2+ channel gene CACNL1 A4. Cell 87(3): 543–552.

Palm-Meinders IH, Koppen H, Terwindt GM, et al. (2012) Structural brain changes in migraine. JAMA 308(18): 1889–97. doi: 10.1001/jama.2012.14276.

Pelzer N, de Boer I, van den Maagdenberg AMJM, Terwindt GM (2023) Neurological and psychiatric comorbidities of migraine: Concepts and future perspectives. Cephalalgia 43(6): 3331024231180564. doi: 10.1177/03331024231180564.

Pelzer N, de Vries B, Kamphorst JT, et al. (2014) PRRT2 and hemiplegic migraine: a complex association. Neurology 83(3): 288–290.

Pelzer N, Haan J, Stam AH, et al. (2018) Clinical spectrum of hemiplegic migraine and chances of finding a pathogenic mutation. Neurology 90(7): e575–e582.

Pezzini A, Busto G, Zedde M, et al. (2018) Vulnerability to Infarction During Cerebral Ischemia in Migraine Sufferers. Stroke 49(3): 573–578. doi: 10.1161/STROKEAHA.118.020554.

Riant F, De Fusco M, Aridon P, et al. (2005) ATP1A2 mutations in 11 families with familial hemiplegic migraine. Hum Mutat 26(3): 281.

Riant F, Ducros A, Ploton C, et al. (2010) De novo mutations in ATP1A2 and CACNA1A are frequent in early-onset sporadic hemiplegic migraine. Neurology 75(11): 967–972.

Riant F, Roos C, Roubertie A, et al. (2022) Hemiplegic Migraine Associated With PRRT2 Variations: A Clinical and Genetic Study. Neurology 98(1): e51–e61.

Richards A, van den Maagdenberg AM, Jen JC, et al. (2007) C-terminal truncations in human 3›-5‹ DNA exonuclease TREX1 cause autosomal dominant retinal vasculopathy with cerebral leukodystrophy. Nat Genet 39(9): 1068–1070.

Rosewich H, Thiele H, Ohlenbusch A, et al. (2012) Heterozygous de-novo mutations in ATP1A3 in patients with alternating hemiplegia of childhood: a whole-exome sequencing gene-identification study. Lancet Neurol 11(9): 764–773.

Russell MB (2007) Genetics of tension-type headache. J Headache Pain 8(2): 71–76.

Russell MB, Andersson PG, Thomsen LL (1995) Familial occurrence of cluster headache. J Neurol Neurosurg Psychiatry 58(3): 341–343.

Russell MB, Ducros A (2011) Sporadic and familial hemiplegic migraine: pathophysiological mechanisms, clinical characteristics, diagnosis, and management. Lancet Neurol 10(5): 457–470.

Russell MB, Iselius L, Olesen J (1995) Inheritance of migraine investigated by complex segregation analysis. Hum Genet 96(6): 726–730.

Russell MB, Olesen J (1995) Increased familial risk and evidence of genetic factor in migraine. BMJ 311(7004): 541–544.

Santos E, Sánchez-Porras R, Dohmen C, et al. (2012) Spreading depolarizations in a case of migraine-related stroke. Cephalalgia 32(5): 433–6. doi: 10.1177/0333102412441414.

Schubert V, Auffenberg E, Biskup S, et al. (2017) Two novel families with hemiplegic migraine caused by recurrent SCN1A mutation p.F1499 L. Cephalalgia 38(8): 1503–1508.

Schürks M, Rist PM, Bigal Me, et al. (2009) Migraine and cardiovascular disease: systematic review and meta-analysis. BMJ 339: b3914.

Scutelnic A, Kreis LA, Beyeler M, et al. (2022) Migraine aura-like symptoms at onset of stroke and stroke-like symptoms in migraine with aura. Front Neurol 13: 1004058. doi: 10.3389/fneur.2022.1004058.

Spadaro M, Ursu S, Lehmann-Horn F, et al. (2004) A G301R Na+/K+ -ATPase mutation causes familial hemiplegic migraine type 2 with cerebellar signs. Neurogenetics 5(3): 177–185.

Spector JT, Kahn SR, Jones MR, et al. (2010) Migraine headache and ischemic stroke risk: an updated meta-analysis. Am J Med 123: 612–24.

Stam AH, Kothari PH, Shaikh A, et al. (2016) Retinal vasculopathy with cerebral leukoencephalopathy and systemic manifestations. Brain 139(11): 2909–2922.

Strong AJ, Anderson PJ, Watts HR, et al. (2007) Peri-infarct depolarizations lead to loss of perfusion in ischaemic gyrencephalic cerebral cortex. Brain 130(4): 995–1008. doi: 10.1093/brain/awl392.

Sun Z, Kleine-Borgmann J, Suh J, et al. (2023) Migraine and the risk of cervical artery dissection: A systematic review and meta-analysis. Eur Stroke J: 23969873231191860. doi: 10.1177/23969873231191860.

Surendran P, Drenos F, Young R, et al. (2016) Trans-ancestry meta-analyses identify rare and common variants associated with blood pressure and hypertension. Nat Genet 48(10): 1151–1161. doi: 10.1038/ng.3654.

Swoboda KJ, Kanavakis E, Xaidara A, et al. (2004) Alternating hemiplegia of childhood or familial hemiplegic migraine? A novel ATP1A2 mutation. Ann Neurol 55(6): 884–887.

Tavraz NN, Friedrich T, Durr KL, et al. (2008) Diverse functional consequences of mutations in the Na+/K+-ATPase alpha2-subunit causing familial hemiplegic migraine type 2. J Biol Chem 283(45): 31097–31106.

Terwindt G, Kors E, Haan J, et al. (2002) Mutation analysis of the CACNA1A calcium channel subunit gene in 27 patients with sporadic hemiplegic migraine. Arch Neurol 59(6): 1016–1018.

Thomsen LL, Eriksen MK, Roemer SF, et al. (2002) A population-based study of familial hemiplegic migraine suggests revised diagnostic criteria. Brain 125(Pt 6): 1379–1391.

Thomsen LL, Kirchmann M, Bjornsson A, et al. (2007) The genetic spectrum of a population-based sample of familial hemiplegic migraine. Brain 130(Pt 2): 346–356.

Thomsen LL, Olesen J, Russell MB (2003) Increased risk of migraine with typical aura in probands with familial hemiplegic migraine and their relatives. Eur J Neurol 10(4): 421–427.

Tietjen GE, Sacco S (2015) Migraine makes the stroke grow faster? Neurology 85(22): 1920–1.

Todt U, Dichgans M, Jurkat-Rott K, et al. (2005) Rare missense variants in ATP1A2 in families with clustering of common forms of migraine. Hum Mutat 26(4): 315–321.

Tottene A, Pivotto F, Fellin T, et al. (2005) Specific kinetic alterations of human CaV2.1 calcium channels produced by mutation S218 L causing familial hemiplegic migraine and delayed cerebral edema and coma after minor head trauma. J Biol Chem 280(18): 17678–17686.

Ulrich V, Gervil M, Kyvik KO, et al. (1999) Evidence of a genetic factor in migraine with aura: a population-based Danish twin study. Ann Neurol 45(2): 242–246.

Vahedi K, Chabriat H, Levy C, et al. (2004) Migraine with aura and brain magnetic resonance imaging abnormalities in patients with CADASIL. Arch Neurol 61(8): 1237–1240.

Vahedi K, Depienne C, Le Fort D, et al. (2009) Elicited repetitive daily blindness: a new phenotype associated with hemiplegic migraine and SCN1A mutations. Neurology 72(13): 1178–1183.

van den Maagdenberg AM, Pietrobon D, Pizzorusso T, et al. (2004) A CACNA1A knockin migraine mouse model with increased susceptibility to cortical spreading depression. Neuron 41(5): 701–10. doi: 10.1016/s0896-6273(04)00085-6.

Vanmolkot KR, Kors EE, Hottenga JJ, et al. (2003) Novel mutations in the Na+, K+-ATPase pump gene ATP1A2 associated with familial hemiplegic migraine and benign familial infantile convulsions. Ann Neurol 54(3): 360–366.

Vanmolkot KR, Stroink H, Koenderink JB, et al. (2006) Severe episodic neurological deficits and permanent mental retardation in a child with a novel FHM2 ATP1A2 mutation. Ann Neurol 59(2): 310–314.

Wang M, Daghlas I, Zhang Z, et al. (2023) Genetic liability to migraine and functional outcome after ischemic stroke. Eur Stroke J 8(2): 517–521. doi: 10.1177/23969873231164728.

West BH, Noureddin N, Mamzhi Y, et al. (2018) Frequency of Patent Foramen Ovale and Migraine in Patients With Cryptogenic Stroke. Stroke 49(5): 1123–1128. doi: 10.1161/STROKEAHA.117.020160.

Winsvold BS, Harder AVE, Ran C, et al. (2023) Cluster Headache Genomewide Association Study and Meta-Analysis Identifies Eight Loci and Implicates Smoking as Causal Risk Factor. Ann Neurol 94(4): 713–726.

Winsvold BS, Nelson CP, Malik R, et al.; CARDIoGRAM Consortium and the International Headache Genetics Consortium (2015) Genetic analysis for a shared biological basis between migraine and coronary artery disease. Neurol Genet 1(1): e10. doi: 10.1212/NXG.0000000000000010.

Wolf ME, Szabo K, Griebe M, et al. (2011) Clinical and MRI characteristics of acute migrainous infarction. Neurology 76(22): 1911–7. doi: 10.1212/WNL.0b013e31821d74d5. PMID: 21624990.

Yang Y, Zhao H, Boomsma DI, et al. (2018) Molecular genetic overlap between migraine and major depressive disorder. Eur J Hum Genet 26(8): 1202–1216.

Zhuchenko O, Bailey J, Bonnen P, et al. (1997) Autosomal dominant cerebellar ataxia (SCA6) associated with small polyglutamine expansions in the alpha 1 A-voltage-dependent calcium channel. Nat Genet 15(1): 62–69.

15 Neuromodulation bei primären Kopfschmerzen

Florian Rimmele und Tim P. Jürgens

> **Fallbeispiel**
>
> Eine 26-jährige Patientin leidet seit ihrer Jugend an einer Migräne ohne Aura. Seit einem Jahr wird sie mit ihrer nunmehr chronischen Migräne und einer komorbiden Depression in unserer Sprechstunde behandelt. An klassischen Migräneprophylaktika hatte die Patientin bereits Betablocker, Amitriptylin, Topiramat und auch Opipramol erhalten, worunter es zu keiner ausreichenden Besserung der Migräne und/oder deutlich einschränkenden Nebenwirkungen gekommen war. Wir begannen bei der Patientin eine prophylaktische Behandlung mit OnabotulinumtoxinA-Injektionen. Nach drei Injektionszyklen kam es bei der Patientin zu einer deutlichen Besserung der Migräne mit Reduktion der Kopfschmerzintensität, Reduktion der Schmerzmitteleinnahme und auch der Kopfschmerzhäufigkeit von zuvor durchschnittlich 16 Kopfschmerztagen/Monat auf 8 Kopfschmerztage.
>
> Im Verlauf blieb die Migräneaktivität, auch unter Fortsetzung der OnabotulinumtoxinA-Injektionstherapie, auf diesem Niveau (etwa 8 Kopfschmerztage/Monat) stabil und war für die Patientin weiterhin einschränkend. Eine Umstellung auf eine prophylaktische Behandlung mit CGRP-(Rezeptor-)Antikörper wurde von ihr nicht gewünscht. Versuchsweise begannen wir daher zusätzlich zur OnabotulinumtoxinA-Injektionstherapie eine Neuromodulation mit einer Stimulation des Nervus supraorbitalis (tSNS) sowohl zur akuten als auch prophylaktischen Behandlung. Nach einer dreimonatigen Anwendung berichtete die Patientin eine weitere Besserung der Migräne mit Reduktion der durchschnittlichen monatlichen Kopfschmerztage auf 5 und Reduktion der Akutschmerzmitteleinnahme, auch da sie teilweise auf eine Triptaneinnahme verzichten konnte und die Migräneattacke mit der Stimulation kupierte.

15.1 Hintergrund

Geschichte der Neuromodulation bei Kopfschmerz

Neuromodulierende Verfahren stellen keine neuen Therapien dar. Schon im alten Griechenland und in Rom wurden von Dioskurides, Galen und Scribonus Largus Zitteraale bzw. Zitterrochen zur Behandlung von Kopfschmerzen eingesetzt (Fraunberger 2013). Seit dem 19. Jahrhundert erlebte die externe Anwendung von elektrischem Strom bei Kopfschmerzen eine Renaissance, wobei die Berichte aus dieser Zeit rein kasuistischer Natur sind. Das Electreat stellte ab 1919 eines der ersten kommerziell verfügbaren und batteriebetriebenen Geräte zur transkutanen elektrischen Stimulation (TENS) dar. Ende der 1960er Jahre begann der Neurochirurg C. Norman Shealy Neurostimulatoren zur invasiven Schmerztherapie zu implantieren. Seit den späten 1990er Jahren wurde mit der okzipitalen Nervenstimulation bei okzipitalen Kopfschmerzen (Weiner und Reed 1999) und ab 2001 mit der tiefen Hirnstimulation des Hypothalamus bei chronischem Clusterkopfschmerz begonnen (Leone et al. 2001). Da neue medikamentöse Behandlungsansätze primärer Kopfschmerzen rar blieben, stellten die neuromodulierenden Verfahren rasch eine Erweiterung des therapeutischen Arsenals insbesondere für schwer betroffene Patienten mit medikamentös refraktären und stark behindernden chronischen Kopfschmerzen, wie der chronischen Migräne und dem chronischen Clusterkopfschmerz, dar.

Verschiedene Stimulationsverfahren und Wirkorte

Es kann zwischen invasiven und nichtinvasiven Verfahren einerseits sowie – bezogen auf den Ort der Stimulation – peripheren und zentralen Verfahren unterschieden werden (▶ Abb. 15.1, ▶ Tab. 15.1). Differenziert werden muss zudem zwischen akuter und prophylaktischer sowie intermittierender und dauerhafter Stimulation. Für die dauerhafte Stimulation eignen sich die invasiven Verfahren naturgemäß besser. Der Ort der Stimulation steht meist im Kontext der Pathophysiologie des jeweiligen Kopfschmerzes, wie der posteriore Hypothalamus bei Clusterkopfschmerz. Der Stimulationsort muss aber nicht zwangsläufig mit dem Wirkort übereinstimmen, wie bei der okzipitalen Nervenstimulation deutlich wird, die vermutlich über zentrale neuroplastische Effekte u. a. auf die deszendierende Hemmung wirkt. Diese Konzepte werden zudem durch die erfolgreiche Stimulation von Strukturen ohne erkennbaren Bezug zur Pathophysiologie in Frage gestellt, wie die extratrigeminale kutane Stimulation am Oberarm zur Migräneprophylaxe (Yarnitsky et al. 2017).

> **Merke**
>
> Es ist ein klarer Trend zu nichtinvasiven Verfahren zu erkennen. Sie bieten gerade für multimorbide Patienten mit Polypharmazie gegenüber pharmakologischen Ansätzen die Vorteile, dass auf problematische Interaktionen und Nebenwirkungen verzichtet werden kann.

15.1 Hintergrund

Tab. 15.1: Überblick über neuromodulierende Verfahren

	nichtinvasiv	invasiv
peripher	• tSNS • tVNS • REN • TENS (weitere Varianten)	• ONS • SPGS[1]
zentral	• (r)TMS • tDCS	• THS • SCS

Abkürzungen: THS = Tiefe Hirnstimulation; REN = Remote elektrische Stimulation; (r)TMS = (repetitive) transkranielle Magnetstimulation; SCS = Stimulation des Rückenmarks; SPGS = Stimulation des Ganglion sphenopalatinum; tDCS = transkranielle Gleichstromstimulation; TENS = transkutane elektrische Nervenstimulation; tSNS = transkutane Stimulation des Nervus supraorbitalis und supratrochlearis; tVNS = transkutane Vagusnervstimulation

[1] Es ist derzeit kein zugelassenes Stimulationssystem verfügbar.

Abb. 15.1: Invasive und nichtinvasive sowie periphere und zentrale Verfahren der Neuromodulation mit ihren Wirkorten

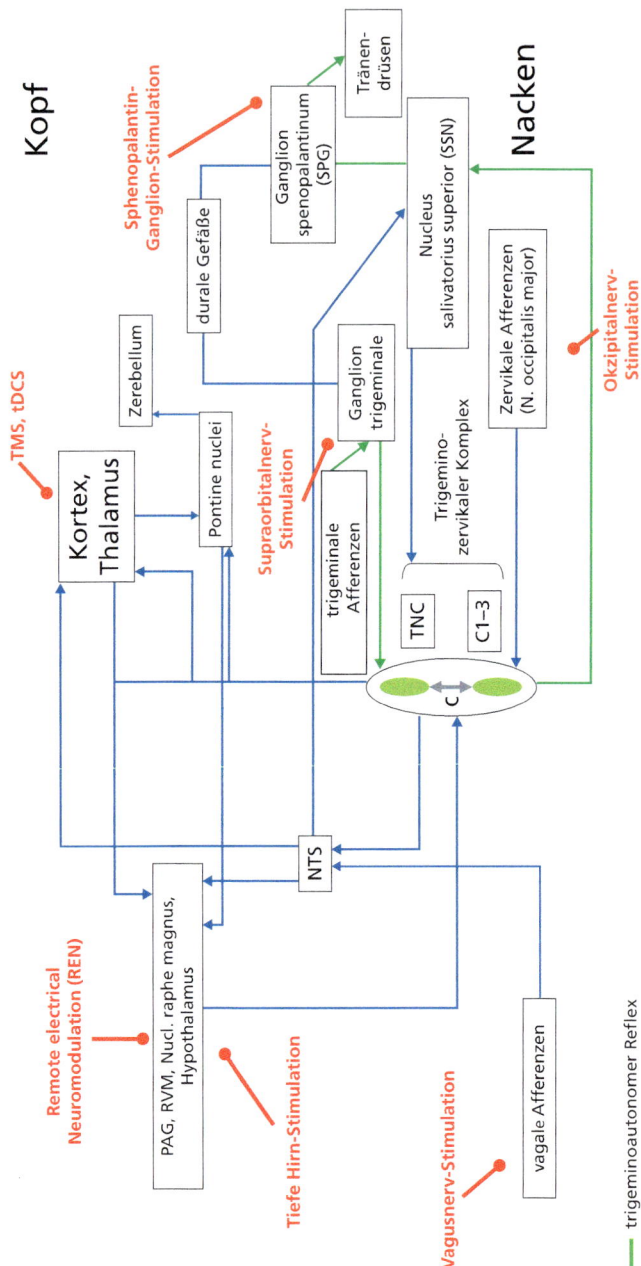

Abkürzungen: PAG = Periaqueduktales Grau; RVM = Rostrale ventrale Medulla; TMS = Transkranielle Magnetstimulation; tDCS = Transkranielle Gleichstromstimulation; TNC = Trigeminaler Nucleus caudalis

Im Folgenden wird ein Überblick über die aktuellen Studien zu den gängigen Verfahren, unterteilt nach Invasivität und Stimulationsort, sowie zu den häufigsten Indikationen Migräne und Clusterkopfschmerz gegeben. Während die letzten Therapieempfehlungen der DMKG zur Neuromodulation bei Kopfschmerzen aus dem Jahr 2011 ihren Fokus noch auf invasiven Verfahren haben (Jürgens et al. 2011), liegt der Schwerpunkt dieses Kapitels in Anlehnung an jüngere Übersichtsarbeiten (Rimmele und Jürgens 2020) auf randomisierten kontrollierten Studien gerade zu den nichtinvasiven Verfahren. Einen schematischen Überblick über die nichtinvasiven Stimulatoren gibt ▶ Abb. 15.2.

Nichtinvasive periphere und zentral wirksame Stimulationsverfahren

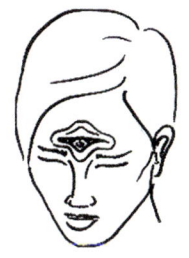
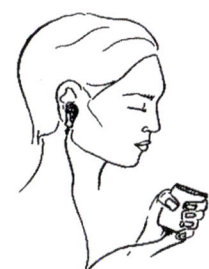
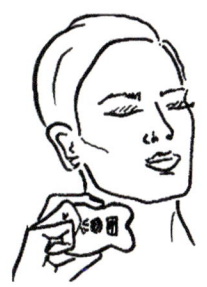

1. Externe Trigeminusstimulation Stimulation des N. supraorbitalis und N. supratrochlearis

2a. Transkutane Vagusnervstimulation des aurikulären Astes

2b. Transkutane Vagusnervstimulation am rechten Hals

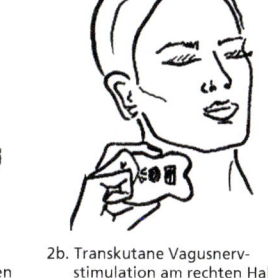
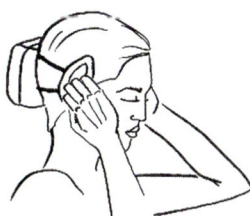
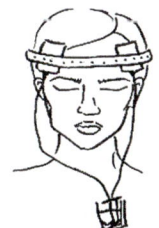

3. REN (Remote electrical neuromodulation)

4. Single-Puls transkranielle Magnetstimulation des visuellen Kortex

5. Transkranielle Gleichstromstimulation mit einer Anode und einer Kathode

Abb. 15.2: Übersicht über nichtinvasive Stimulationsverfahren (Zeichnung: J. Prahl)

15.2 Nichtinvasive periphere Therapieverfahren

15.2.1 Transkutane Stimulation des N. supraorbitalis (tSNS)

Für die Stimulation des N. supraorbitalis zur Behandlung primärer Kopfschmerzen werden sowohl periphere als auch zentrale Effekte diskutiert,

Pathophysiologische Überlegungen

wobei über den trigemino-zervikalen Komplex vermittelte modulierende Effekte auf die absteigenden inhibitorischen Systeme eine besondere Rolle zu spielen scheinen (Lauritsen und Silberstein 2019). Neuere bildgebende Studien deuten zudem auf eine relevante Modulation des anterioren zingulären Kortex hin (Russo et al. 2017) (▶ Abb. 15.1).

Migräne Die Effekte einer transkutanen Stimulation des N. supraorbitalis (tSNS) in der akuten Migräneattacke wurden in der randomisierten kontrollierten trizentrischen ACME-Studie bei 109 Teilnehmern untersucht (Chou et al. 2018). Nach Stimulation über 60 min kam es zu einer signifikanten Reduktion der Schmerzintensität (–59 %) verglichen mit der Gruppe mit Scheinstimulation (–30 %, p < 0,001). Der Anteil der 50-%-Responder betrug 63 % in der Gruppe mit Verumstimulation und 31 % in der Gruppe mit Scheinstimulation (p < 0,01). Es traten keine schweren Nebenwirkungen (SAE) sowie keine gerätebezogenen Nebenwirkungen auf, während unangenehme Parästhesien die häufigste Nebenwirkung waren.

Die prophylaktische Wirkung der tSNS konnte bei Patienten mit einer episodischen Migräne bereits 2013 im Rahmen der randomisierten multizentrischen PREMICE-Studie gezeigt werden (Schoenen et al. 2013b), in der 67 Patienten die Stimulation über drei Monate für 20 min täglich nutzten. Ausgehend von 6,94 vs. 6,54 Kopfschmerztagen pro Monat kam es in der Verumgruppe zu einer Abnahme um 2,06 Kopfschmerztage (p = 0,023), vergleichen mit einer Abnahme von nur 0,32 Kopfschmerztagen (p = 0,608) in der Gruppe mit Scheinstimulation, wobei im direkten Vergleich beider Gruppen nach drei Monaten das Signifikanzniveau knapp verfehlt wurde (p = 0,054). Die Rate der 50-%-Responder lag in der Verumgruppe bei 38 %, während sie in der Gruppe der Scheinstimulation nur bei 12 % lag (p = 0,014). Auch die Zahl der monatlichen Migräneattacken und Kopfschmerztage nahm in der Stimulationsgruppe signifikant ab. Es traten keine relevanten Nebenwirkungen auf.

Clusterkopfschmerz Auch wenn es Hinweise auf eine vorbeugende Wirkung der bilateralen supraorbitalen Nervenstimulation aus einer kleinen Fallserie gibt (Haane und Koehler 2014), wurden bislang keine kontrollierten Studien zur Anwendung der tSNS in der akuten oder vorbeugenden Behandlung von Clusterkopfschmerzen veröffentlicht.

Kopfschmerz vom Spannungstyp Bei Anwendung zusammen mit standardisierter Physiotherapie konnte bei Patienten mit chronischem Kopfschmerz vom Spannungstyp kein zusätzlicher Nutzen der tSNS auf die kopfschmerzspezifische Beeinträchtigung und Schmerzhaftigkeit gezeigt werden (Hamed 2018).

15.2.2 Transkutane Stimulation des N. vagus (tVNS)

Pathophysiologische Überlegungen Die Stimulation der zervikalen und aurikulären Vagusäste scheint ebenfalls über eine Modulation des trigemino-zervikalen Komplexes einen Effekt auf primäre Kopfschmerzen zu haben. Im funktionellen MRT zeigt sich eine veränderte Aktivität in Pons und Gyrus parahippocampalis sowie eine veränderte funktionelle Konnektivität zwischen den beiden spinalen Trigeminuskernen und dem Gyrus parahippocampalis sowie Pons und Hypothalamus (Möller et al. 2020) (▶ Abb. 15.1).

Akuttherapie: Die Effekte einer zervikalen transkutanen Stimulation des N. vagus (tVNS) bei Migräneattacken wurden in der multizentrischen randomisierten, kontrollierten PRESTO-Studie an 248 Teilnehmern mit einer episodischen Migräne mit und ohne Aura untersucht (Tassorelli et al. 2018). Nach beidseitiger zervikaler Stimulation während der ersten Attacke über jeweils 120 s zeigten sich in der Analyse des primären Endpunkts keine signifikanten Unterschiede. In der Gruppe mit aktiver Stimulation waren allerdings nach 120 min mehr Teilnehmer schmerzfrei (30,4 %) als in der Kontrollgruppe (19,7 %, p = 0,067). Für die sekundären Endpunkte Schmerzfreiheit 30 und 60 min nach Stimulation zeigten sich in der Verumgruppe ebenfalls signifikant höhere Raten als in der Kontrollgruppe (12,7 % vs. 4,2 %, p = 0,012 und 21,0 % vs. 10,0 %, p = 0,023). Für die erste Stimulation zeigten sich keine signifikanten Unterschiede in der Verblindung der Teilnehmer, wohl aber zum Ende der experimentellen Phase. Es traten keine schweren Nebenwirkungen sowie keine gerätebezogenen Nebenwirkungen auf, während unangenehme Parästhesien die häufigste Nebenwirkung waren.

Migräne

Prophylaxe: In der multizentrischen randomisierten und kontrollierten EVENT-Studie bei Patienten mit chronischer Migräne (Silberstein et al. 2016a) erhielten 30 Patienten nach einer Baseline von vier Wochen über zwei Monate eine aktive Stimulation sowie 29 Patienten eine aktive Kontrolle, anschließend alle Teilnehmer über sechs Monate eine aktive Stimulation.

In der experimentellen Phase kam es unter aktiver Stimulation zu einer Abnahme der monatlichen Kopfschmerztage von 20,8 um 1,4 sowie von 22,3 um 0,2 (p = 0,56). Erst nach sechs Monaten war in der offenen Phase eine signifikante Abnahme der Kopfschmerztage von der Baseline zum Monat 8 in der Verumgruppe zu beobachten (–3,6 Tage, p = 0,02), während dies bei den Teilnehmern in der Sham-Gruppe (die nach den ersten beiden Monaten ebenfalls eine aktive Stimulation erhielten) nicht zu beobachten war (–2,5 Tage, p = 0,06). Kritisch ist die große Zahl an Studienabbrechern zu bewerten (n = 11 in experimenteller, n = 21 in offener Phase). Die Nebenwirkungen waren meist transient sowie gering bis moderat ausgeprägt, am häufigsten traten Schmerzen und Missempfindungen im Gesicht, gastrointestinale Symptome und Pharyngitis auf.

46 Patienten mit chronischer Migräne erhielten bei erlaubtem Schmerzmittelübergebrauch sowie einer stabilen medikamentösen Prophylaxe entweder 4 h/Tag aktive prophylaktische aurikuläre tVNS (25 Hz) im äußeren Gehörgang oder eine aktive Kontrolle (1 Hz) (Straube et al. 2015). Unerwartet kam es in der Kontrollgruppe zu einer stärkeren Abnahme um (–6,9 Tage) als unter vermeintlich aktiver Stimulation (–3,3 Tage) (p = 0,035) Die Rate an Nebenwirkungen war in der 25-Hz-Gruppe deutlich höher (71 %) als in der 1-Hz-Gruppe (50 %). Die meist leichten bis mittelstarken Nebenwirkungen umfassten u. a. leichte lokale Schmerzen, Parästhesie, Pruritus und lokale Ulzerationen.

Clusterkopfschmerz

Akuttherapie: Die Wirkung der zervikalen tVNS in der Akuttherapie des Clusterkopfschmerzes wurde in zwei großen Studien untersucht (Silberstein et al. 2016b). In der multizentrischen randomisierten und Sham-kontrollierten ACT1-Studie erhielt eine Gruppe (n = 60, 38 mit episodischem Clusterkopfschmerz (ECK), 22 mit chronischem Clusterkopfschmerz (CCK)) für 3 × 120 min aktive Stimulation (25 Hz) rechts zervikal oder in der Kontrollgruppe (n = 73, 47 mit ECK, 26 mit CCK) eine vergleichbare Stimulation bei 0,1 Hz. Der primäre Endpunkt (Anteil der Patienten mit Besserung von mittelschweren bis schweren Schmerzen zu leichten oder keinen Schmerzen 15 min nach Stimulationsbeginn) wurde für die gesamte Kohorte bei einer Responderrate für alle Teilnehmer von 26,7 % nach aktiver Stimulation und 15,1 % nach Scheinstimulation verfehlt (p = 0,1). Aufgeteilt nach Subtyp zeigten sich signifikante Responderraten bei Patienten mit ECK von 34,2 % vs. 10,6 % (p = 0,008), während dies bei Patienten mit CCK nicht signifikant war (13,6 vs. 23,1, p = 0,48). 48 % der Studienteilnehmer hatten mindestens eine Nebenwirkung, darunter am häufigsten lokale Irritationen der Stimulationsstelle (wie Brennen und Stechen), Hautirritationen (Rötung), Dysgeusie (metallischer Geschmack) sowie muskuloskelettale Nebenwirkungen (Zucken oder Verziehen der Gesichtsmuskeln).

In der ACT2-Studie wurden 48 Patienten mit aktiver Stimulation (14 mit ECK, 34 mit CCK) für 3 × 120 min zervikal ipsilateral zum Schmerz sowie 44 mit Scheinstimulation (13 mit ECK und 31 mit CCK) behandelt (Goadsby et al. 2018a). Ähnlich wie in der ACT1-Studie wurde der primäre Endpunkt, hier Schmerzfreiheit 15 min nach Stimulationsbeginn, bei 13,5 % in der Verum- und 11,5 % in der Sham-Gruppe nicht erreicht (p = 0,71). Bei ECK erreichten 47,5 % der Patienten mit aktiver Stimulation Schmerzfreiheit vs. 6,2 % mit Sham (p < 0,01), bei CCK 4,8 % vs. 12,9 % (p = 0,13). 40 % hatten mindestens eine Nebenwirkung mit ähnlichem Profil wie in der ACT1-Studie.

Prophylaxe mit zervikaler tVNS zusätzlich zur Standardtherapie: Die vorbeugenden Effekte der zervikalen tVNS zusätzlich zur Standardtherapie wurden bei CCK in der offenen randomisierten und prospektiven PREVA-Studie an 48 mit tVNS (3 ×120 s pro Tag bei 25 Hz am rechten Hals) plus Standardtherapie bzw. 49 Patienten mit Standardtherapie alleine über je vier Wochen untersucht (Gaul et al. 2016). Es zeigte sich eine größere Abnahme der mittleren Anzahl an Clusterattacken pro Woche in der Gruppe mit tVNS verglichen mit Standardtherapie alleine (−5,9 vs. −2,1, p = 0,02). 52 % bzw. 49 % berichteten Nebenwirkungen wie Benommenheit, Kopfschmerz, Nasopharyngitis sowie Schmerzen im Oropharynx und Nacken.

15.2.3 Elektrische Fern-Neuromodulation (REN)

Pathophysiologische Überlegungen

Es wird angenommen, dass die REN (remote electrical neuromodulation) mit extratrigeminaler Stimulation am Oberarm ihre Wirkung auf primäre Kopfschmerzen durch inhibitorische Effekte im Sinne einer »conditioned pain modulation« über die Aktivierung absteigender Schmerzbahnen vermittelt (▶ Abb. 15.1).

Akuttherapie: In einer Crossover-Pilotstudie wurden 71 Patienten eingeschlossen, die innerhalb von 20 min nach Beginn 299 Migräneattacken für 20 min mit unterschiedlichen Pulsbreiten (100, 150 und 200 ms) behandelten. 64% der Teilnehmer berichteten über eine Schmerzreduktion von mindestens 50% mit aktiver Stimulation im Vergleich zu 26% (p = 0,005) mit Scheinstimulation (Yarnitsky et al. 2017), v. a. bei früher Stimulation. In einer konfirmatorischen Multicenter-Studie (n = 202) führte eine frühe aktive Stimulation für 30–45 min am Oberarm zu einer Schmerzlinderung bei 66,7% gegenüber 38,8% unter aktiver Scheinstimulation (p < 0,0001) innerhalb von 2 h (Yarnitsky et al. 2019). Die Verträglichkeit unterschied sich nicht zwischen beiden Gruppen (p = 0,499).

Migräne

15.3 Nichtinvasive zentrale Therapieverfahren

Neuere systematische Übersichten und Metaanalysen deuten auf günstige Effekte der transkraniellen Magnetstimulation (TMS) gegenüber der transkraniellen Gleichstromstimulation (tDCS) hinsichtlich verschiedener Endpunkte (wie Kopfschmerzhäufigkeit, -dauer und -intensität) hin (Stilling et al. 2019), wobei die exzitatorische Stimulation des primären motorischen Kortex (M1) als am effektivsten angesehen wird (Feng et al. 2019).

Pathophysiologische Überlegungen

Die TMS und die tDCS vermitteln ihre Effekte durch eine Aktivierung einer Top-down-Kaskade, die über Teile der »Schmerzmatrix« und andere Strukturen höherer Ordnung wie M1 nachgeschaltete Ziele, die an der Pathophysiologie des Kopfschmerzes beteiligt sind, direkt moduliert (▶ Abb. 15.1).

15.3.1 Transkranielle Magnetstimulation (TMS)

Akuttherapie: Im Rahmen einer randomisierten, kontrollierten Studie erhielten Migränepatienten mit Aura, die bei mindestens 30% ihrer Attacken eine visuelle Aura hatten und auf deren Aura in mindestens 90% der Fälle mittlere bis starke Kopfschmerzen folgten, innerhalb von 1 h nach Beginn der visuellen Aura zwei Einzelpulse einer transkraniellen Magnetstimulation (TMS) mittels eines tragbaren Magnetstimulators über dem okzipitalen Kortex (Lipton et al. 2010). Nach 2 h berichteten 39% der Teilnehmer aus der Verumgruppe (n = 82) über Schmerzfreiheit im Vergleich zu 22% aus der Sham-Gruppe (p = 0,0179). 9 bzw. 14% der Teilnehmer beklagten mindestens eine Nebenwirkung (Kopfschmerz, Sinusitis, Parästhesie). Da nur Patienten mit einer Aura untersucht wurden, erlaubt diese Studie keine Aussagen zur Wirksamkeit bei den 70–90% Patienten ohne Migräneaura.

Migräne

Prophylaxe mit Einzelpulsen: Die vorbeugende Wirkung von wiederholten Einzelpulsen wurde in der multizentrischen prospektiven, offenen ES-POUSE-Studie an 132 Patienten mit Migräne mit und ohne Aura (»full analysis set«) untersucht, die zwischen 4 und 25 Kopfschmerztage hatten. Nach einer Baseline-Phase von vier Wochen wurden für drei Monate zweimal täglich je vier Einzelpulse über dem Okziput verabreicht. Bei akuten Attacken durften zusätzlich bis zu drei Einzelpulse verabreicht werden, bei fehlendem Ansprechen nach 15 min konnten zwei weitere Dosen verabreicht werden (Starling et al. 2018). Primärer Endpunkt war die mittlere Reduktion der Kopfschmerztage zwischen Woche 9 und 12 verglichen mit der Baseline. Ausgehend von 9,06 Kopfschmerztagen kam es in den Wochen 9–12 zu einer Abnahme um 2,75 Tage. Dies war im Vergleich mit einem »statistischen Placebo« – basierend auf den beiden randomisierten, kontrollierten Zulassungsstudien zur Wirksamkeit von Topiramat bei Migräne sowie der PREMICE-Studie zur Wirksamkeit der tSNS bei Migräne – statistisch signifikant ($p < 0{,}001$).

Prophylaxe mit repetitiven Pulsen: Die Effekte der repetitiven TMS (rTMS) stellen sich deutlich heterogener dar. In einer Sham-kontrollierten, randomisierten Studie erhielten 11 Patienten mit chronischer Migräne für vier Wochen alle 2 Tage über dem dorsolateralen präfrontalen Kortex eine hochfrequente rTMS mit 20 Hz (Brighina et al. 2004). Aktive Stimulation bewirkte im Vergleich zur Gruppe mit Scheinstimulation eine signifikant stärkere Abnahme der Attackenfrequenz.

Eine einfach verblindete, randomisierte, Sham-kontrollierte Studie (n = 27) untersuchte den Effekt eines Stimulationsparadigmas von je zwei Serien mit 500 Pulsen bei 1 Hz über dem Vertex für 5 Tage (Teepker et al. 2010). Nach zwei Monaten fanden sich keine signifikanten Unterschiede zwischen aktiver Stimulation und Scheinstimulation hinsichtlich einer Reduktion der Migräneattacken.

In einer randomisierten Studie aus Indien erhielten 47 Patienten mit mehr als vier Migräneattacken pro Monat eine hochfrequente rTMS (600 Pulse bei 10 Hz in 10 Serien mit insgesamt drei Sitzungen getrennt durch einen Tag) bzw. 48 Patienten eine Scheinstimulation über dem Handareal des linken Motorkortex (Misra et al. 2013). Nach einem Monat zeigten sich für die primären Endpunkte, die Reduktion der Kopfschmerzhäufigkeit und -intensität um mehr als 50 %, signifikante Unterschiede mit Responderraten von 78,7 % vs. 33,3 % bzw. 76,6 % vs. 27,1 % (für beide $p < 0{,}001$).

In einer Studie derselben Arbeitsgruppe erhielten Patienten mit einem vergleichbaren Design entweder an allen drei Tagen eine aktive rTMS oder nur an einem Tag eine aktive rTMS gefolgt von zwei Sitzungen mit Scheinstimulation (Kalita et al. 2016). Es wurden allerdings Patienten mit chronischer Migräne, chronischem Spannungskopfschmerz oder beidem eingeschlossen. Von den 82 Patienten mit chronischer Migräne wurden 48 in die erste, 34 in die zweite Gruppe eingeschlossen. In einer Subgruppenanalyse zeigte sich in der Gruppe mit ausschließlich aktiver Stimulation nach zwei Monaten eine signifikant höhere 50-%-Responderrate (bezogen auf eine > 50-%ige Abnahme der Häufigkeit) (62,5 % vs. 35,3 %, $p < 0{,}01$). In einer Folgestudie führte der Einsatz dieses Stimulationsparadigmas zur Normalisierung von auffälligen somatosensibel evozierten Potenzialen des N. medianus, die bei Patienten mit Migräne eine Habituation anzeigten (Kalita et al. 2017).

Metaanalysen: Eine Metaanalyse aus dem Jahr 2016 konnte keine signifikanten Effekte der TMS auf die Endpunkte Schmerzintensität, Anzahl der Migräneattacken und Einnahme von Analgetika bei Migränepatienten nachweisen (Shirahige et al. 2016). Eine weitere Metaanalyse von fünf Studien kommt zu der Schlussfolgerung, dass die akute Einzelpuls-TMS statistisch signifikante Effekte bei Migräne hat, während keine spezifischen Effekte bei chronischer Migräne zu beobachten sind (Lan et al. 2017). Eine aktuelle Metaanalyse basierend auf 19 Studien zur Migräne kommt zu dem Schluss, dass nur für Studien zur rTMS moderate Evidenz bezüglich einer Reduktion von Kopfschmerzhäufigkeit, -dauer und -intensität besteht, bei einem hohen Placeboeffekt (Stilling et al. 2019). Problematisch bleibt für die rTMS-Ansätze eine starke methodische Variabilität, die die Vergleichbarkeit der einzelnen Studien deutlich erschwert. So unterscheiden sich die verwendeten Spulen, die Stimulationsfrequenzen und -intensitäten sowie weitere Parameter. Unter Berücksichtigung der fehlenden Verfügbarkeit eines portablen rTMS-Geräts bleibt der Einsatz im klinischen Alltag schwierig.

Die bislang einzige Studie zu Clusterkopfschmerzen ist eine »naturalistische« Studie an 19 Patienten mit Clusterkopfschmerz gemäß den ICHD-3-beta-Kriterien, die über zwei Wochen an insgesamt 10 Tagen Behandlungen über 10–20 min mit 2.000 Pulsen bei 10 Hz erhielten (Hodaj et al. 2015). An Tag 15 kam es zu einer signifikanten Abnahme der Attackenanzahl sowie der Stärke des paroxysmalen Schmerzes, nicht jedoch für dauerhaften Schmerz.

Clusterkopfschmerz

15.3.2 Transkranielle Gleichstromstimulation (tDCS)

Eine Metaanalyse aus dem Jahr 2016 untersuchte die Wirksamkeit von TMS und transkranieller Gleichstromstimulation (transcranial direct current stimulation – tDCS) bei Migräne. Die Studie konnte für die Endpunkte Schmerzintensität, Migräneattacken, Schmerzmitteleinnahme und Nebenwirkungen keine signifikanten Effekte nachweisen (Shirahige et al. 2016). Eine Subgruppenanalyse zur tDCS ergab jedoch Hinweise auf eine mögliche Wirksamkeit bei statistisch signifikanter Abnahme der Schmerzintensität (p = 0,04), Attackenzahl (p = 0,004) und Schmerzmitteleinnahme (p = 0,03).

In einer doppelblinden Studie erhielten 13 Patienten mit einer medikamentös refraktären chronischen Migräne für vier Wochen dreimal pro Woche eine aktive Stimulation über dem linken primären Motorkortex (M1) bzw. dem dorsolateralen präfrontalen Kortex (DLPFC) mit 2 mA für 20 min oder eine Scheinstimulation (Andrade et al. 2017). Hinsichtlich des primären Endpunkts zeigten sich größte Effekte für eine Reduktion des

Migräne

HIT-6-Werts nach Stimulation über dem DLPFC (Abnahme um mehr als 15 Punkte) verglichen mit einer Stimulation über M1 (Abnahme um etwa 10 Punkte) sowie nach »sham« (keine Abnahme). Hinsichtlich der Schmerzintensität zeigte sich ein ähnliches Muster mit stärksten Effekten über dem DLPFC. Problematisch bleiben die kleinen Gruppengrößen (3–6 Teilnehmer pro Gruppe).

Die Arbeitsgruppe von Antal et al. untersuchte die Wirkung der kathodischen tDCS bei 16 Patientinnen mit menstrueller Migräne, die in den 5 Tagen vor der erwarteten Menstruation jeweils fünf Sitzungen über dem okzipitalen Kortex von 20 min Dauer mit einer Intensität von 2 mA oder Scheinstimulation erhielten (Wickmann et al. 2015). Während es für den primären Endpunkt, die Anzahl der Migräneattacken, im Behandlungszeitraum keinen signifikanten Unterschied zur Gruppe mit Scheinstimulation gab, konnte eine signifikante Abnahme der Attacken von der Baseline-Phase nur für die Gruppe mit aktiver Stimulation gefunden werden. Häufigste Nebenwirkung waren kribbelnd-prickelnde und juckende Missempfindungen. Auch hier ist die kleine Gruppengröße kritisch anzumerken.

Eine weitere kleine randomisierte Studie bei Patienten mit Migräne verglich den Effekt von je drei Sitzungen mit kathodischer tDCS pro Woche über insgesamt vier Wochen (20 min bei 2 mA über dem okzipitalen Kortex) mit Scheinstimulation (Rocha et al. 2015). Bei 10 Patienten mit aktiver Stimulation zeigte sich im Vergleich zur Scheinstimulation eine signifikante Abnahme der monatlichen Attackendauer und der monatlichen Schmerzmitteleinnahme von der Baseline zu den mit Stimulation und vier Wochen Nachbeobachtungszeit. Signifikante Unterschiede zwischen den Gruppen ergaben sich nur für die monatliche Schmerzmitteleinnahme während der Stimulationsphase. Eine kleine randomisierte Studie untersuchte die Wirkung von 10 tDCS-Sitzungen für 20 min mit 2 mA über vier Wochen bei chronischer Migräne (8 Patienten mit aktiver vs. 5 Patienten mit Scheinstimulation) auf die Schmerzintensität in den folgenden vier Monaten (Dasilva et al. 2012). Es zeigte sich nur für den letzten Monat eine signifikante Abnahme der Schmerzhaftigkeit mit einem Gruppenunterschied ($p = 0{,}03$).

In einer weiteren Studie von Antal et al. (Antal et al. 2011) wurde der Effekt einer kathodischen tDCS auf 13 Patienten mit episodischer und chronischer Migräne untersucht, 13 weitere Patienten erhielten eine Scheinstimulation. Über drei Wochen erhielten alle Teilnehmer zunächst nur eine Scheinstimulation, danach entweder eine aktive oder eine Scheinstimulation. Nach zwei Monaten konnte nur für den Endpunkt Schmerzintensität ein signifikanter Gruppenunterschied gefunden werden, während Attackenfrequenz und -dauer sowie die Anzahl der Migränetage keine signifikanten Unterschiede aufwiesen.

Clusterkopfschmerz

In einer offenen unkontrollierten Studie erhielten 31 Patienten mit einem refraktären, chronischen Clusterkopfschmerz über vier bzw. acht Wochen täglich aktive tDCS über dem anterioren zingulären Kortex für je 20 min bei 2 mA (Magis et al. 2018). Für den primären Endpunkt, Veränderung der wöchentlichen Attackenfrequenz zwischen Baseline und der letzten Stimulationswoche, zeigte sich in der ITT-Analyse bei 23 Patienten eine Abnahme der Attackenfrequenz um 35 % ($p < 0{,}001$) bei einer ≥-50-%-Responderrate von 41 %. Prädiktiv für ein positives Ansprechen waren hohe thermale Schmerzschwellen, die vor Beginn der Stimulation über der Stirn gemessen wurden.

15.4 Invasive periphere Therapieverfahren

15.4.1 Okzipitale Nervenstimulation (ONS)

Zur Wirkweise der okzipitalen Nervenstimulation (ONS) werden sowohl periphere (z. B. frequenzabhängige Modulation der Leitungsgeschwindigkeit, segmentales Gating des nozizeptiven Inputs, Modulation der trigemino-zervikalen Konnektivität) als auch zentrale Effekte (z. B. Modulation absteigender inhibitorischer Netzwerke und anderer Teile der »Schmerzmatrix« durch Aktivierung aufsteigender Neuronen 2. Ordnung) diskutiert (siehe (Jürgens und Leone 2013) für weitere Details). Neuere Studien bestätigten die Modulation der mechanisch induzierten Aktivität zentraler thalamischer Neuronen (neuronale Spikefrequenz und Burstaktivität) durch ONS in einem Rattenmodell der chronischen Migräne (Walling et al. 2017) (▶ Abb. 15.1).

Pathophysiologische Überlegungen

Eine Metaanalyse aus dem Jahr 2018 (Cadalso et al. 2018), die auf der ONSTIM-Studie von Saper et al. (Saper et al. 2011) und einer weiteren Studie von Silberstein et al. (Silberstein et al. 2012) basiert, konnte für die Endpunkte Responderrate (bezogen auf eine Reduktion der Kopfschmerztage um ≥ 50 %) und Kopfschmerzintensität keine signifikanten Effekte finden, während die Reduktion der Kopfschmerztage pro Monat sowie eine Reduktion des Migraine-Disability-Assessment-(MIDAS-)Werts unter aktiver ONS im Vergleich zur Kontrollbedingung signifikant ausgeprägter war. Bei als hoch eingeschätzter Gefahr für systematische Fehler wurde die Qualität der wissenschaftlichen Evidenz als niedrig eingeschätzt.

Migräne

Zu ähnlichen Erkenntnissen gelangten Chen et al. (Chen et al. 2015) in einer Metaanalyse aus dem Jahr 2015. Sie fanden einen signifikanten Unterschied zwischen aktiver ONS und Scheinstimulation bezüglich der Anzahl der Tage mit prolongierten Kopfschmerzen (≥ 4 h) mit mittlerer bis starker Intensität, während die Responderrate (definiert als Verbesserung um ≥ 50 %) keine signifikanten Unterschiede aufwies. Hinsichtlich der zusätzlichen Endpunkte Reduktion der Anzahl an Kopfschmerztagen, Schmerzintensität sowie MIDAS-Werte nach drei Monaten zeigten sich ebenfalls signifikante Unterschiede, während die Analyse der Nutzung einer Akutmedikation keine signifikanten Differenzen ergab. Während die Qualität der wissenschaftlichen Evidenz auch hier als niedrig bis moderat eingestuft wird, werden v. a. kurzfristige moderate Verbesserungen bei Patienten mit refraktärer chronischer Migräne als möglicherweise klinisch relevant eingestuft. Bezüglich der Verträglichkeit der ONS werden insbesondere Elektrodendislokationen, weitere technische Probleme wie Batterieerschöpfung, Infektionen und Hauterosionen, lokale Schmerzen, Taubheit und Muskelkrämpfe genannt.

In der Studie von Silberstein (Silberstein et al. 2012) waren 27 % der unerwünschten Ereignisse (SAE) gerätebezogen-technisch, 39 % biologisch, 22 % stimulationsbedingt und 12 % nicht stimulationsbedingt. Ein Anteil von 9 % erforderte einen Krankenhausaufenthalt und 41 % erforderten einen erneuten operativen Eingriff. Auch basierend auf diesen Nebenwirkungen wurde nach CE-Zertifizierung im Jahr 2011 die Indikation refraktäre chronische Migräne für das einzige dafür zugelassene System zurückgezogen. Im Jahr 2018 wurde dann ein neues System für die Indikation refraktärer chronischer Clusterkopfschmerzen zertifiziert.

Eine weitere prospektive Langzeitstudie über ein mittleres Follow-up von 9,4 Jahren (Rodrigo et al. 2017) schloss zunächst 37 Patienten ein, die alle im Vorfeld positiv auf eine okzipitale Nervenblockade angesprochen hatten. Davon zeigten 35 ein positives Ansprechen auf eine externalisierte Teststimulation des N. occipitalis major und erhielten ein komplett implantiertes System. Die Schmerzintensität nahm um 4,9 Punkte ab, 5 Patienten waren schmerzfrei. In 7 Fällen kam es zu einer Explantation des Systems (bei 2 Patienten aufgrund eines fehlenden Therapieeffekts, bei 5 Patienten wegen einer kompletten Remission, davon 2 mit einer zusätzlichen Infektion).

In einer offenen, prospektiven Studie aus Großbritannien wurden 53 Patienten mit einer refraktären chronischen Migräne nach Implantation eines Systems zur ONS über 42 Monate verfolgt (Miller et al. 2016). Im letzten Follow-up war die Anzahl der Kopfschmerztage um 8,51 Tage pro Monat (p < 0,001) geringer als vor Beginn der ONS. Als Besonderheit wurden auch Patienten eingeschlossen, die neben einer chronischen Migräne noch an einem anderen Kopfschmerz aus der Familie der trigeminoautonomen Kopfschmerzen litten. Bei diesen Patienten war eine noch ausgeprägtere Abnahme zu beobachten (12,16 Tage, p < 0,001), während die isoliert an chronischer Migräne leidenden Patienten einen geringeren Nutzen hatten (5,80 Tage, p < 0,010). Passend dazu lag die Responderrate (≥ 30 % bezogen auf die obige Definition der Kopfschmerztage) bei 45,3 % für alle Patienten, 34,3 % für die Patienten mit reiner Migräne sowie 66,7 % für die kombinierten Kopfschmerzen. Unerwünschte Ereignisse führten zur Revision bei 18,9 % der Patienten, davon 5 wegen mangelnder Wirkung, 4 wegen verfrühter Batterieerschöpfung und 3 wegen Elektrodenerosion.

Während in den meisten Studien Schmerzreduktion und Verbesserung der funktionellen Endpunkte korrelieren, wurden in einer prospektiven Beobachtungsstudie mit kombinierter invasiver Stimulation des N. occipitalis major sowie des N. supraorbitalis in den ersten zwei postoperativen Monaten 12 von 16 Patienten als Responder klassifiziert, beim letzten Follow-up noch 8 von 16 Patienten (Clark et al. 2016). Die funktionellen

Verbesserungen im MIDAS und dem Beck-Depressions-Inventar (BDI) waren allerdings nur während des 3. bis 6. perioperativen Monats signifikant. Aufgrund der geringen Patientenzahl und einer fehlenden Kontrollgruppe sollten diese an sich interessanten Ergebnisse mit Vorsicht interpretiert werden.

In der kontrollierten randomisierten multizentrischen ICON-Studie wurden Patienten mit refraktärem chronischem Clusterkopfschmerz (CCK) nach einer Beobachtungszeit von drei Monaten mit einer okzipitalen Nervenstimulation versorgt. In der Kontrollgruppe (n = 65) erfolgte eine verblindete dauerhafte Stimulation mit 30 % der Wahrnehmungsschwelle von Parästhesien, in der aktiven Gruppe (n = 65) mit 100 % über 24 Wochen mit anschließender individuell optimierter entblindeter Stimulation über weitere 24 Wochen. In den Woche 21–24 war eine mediane Abnahme der wöchentlichen Attackenfrequenz von –4,08 bei 100-%iger und – 6,5 bei 30-%iger Stimulation zu beobachten, die sich nicht signifikant unterschied und bis zum Ende der anschließenden offenen individuell optimierten Phase stabil blieb. Die Rate an gerätebezogenen SAEs lag bei 6–12 % in der experimentellen und 16 % in der offenen Phase, die der biologischen SAEs bei 3–6 % respektive 6 % (Wilbrink et al. 2021). Auch wenn eine formale Beurteilung der Wirksamkeit aufgrund der anzunehmenden therapeutischen Effekte der vermeintlichen Kontrollbedingung und Fehlen einer echten Placebobedingung nicht möglich ist, legen die anhaltende Besserung bis zum Ende der offenen Phase über 48 Wochen eine biologische Wirksamkeit auch unterschwelliger Stimulationsintensitäten nahe.

Ein systematischer Review aus 2018 (Cadalso et al. 2018) analysiert acht ältere Fallserien (Burns et al. 2007, 2009; Magis et al. 2007, 2011; Mueller et al. 2011, 2013; Fontaine et al. 2011; Strand et al. 2011). Die mittlere Follow-up-Dauer lag bei 18,5 Monaten. Die Responderraten reichten von 20 % bis 92 % bei einer Reduktion der Attacken um 40 % bis 95 %. Die Abnahme der Schmerzintensität lag bei 17 % bis 60 % bei einer Abnahme der Triptandosis zwischen 38 % und 75 %. Die Empfehlungsrate an andere Patienten betrug 66 % bis 100 %. Die Autoren mahnten daher zur zurückhaltenden Interpretation ihrer Daten.

Es wurden weitere Fallserien und offene Studien zur Wirksamkeit der ONS bei Patienten mit refraktärem und chronischem Verlauf publiziert.

Miller und Kollegen (Miller et al. 2017) berichten über eine Kohorte von 51 Patienten mit refraktärem CCK, die zwischen 2007 und 2014 ein System zur ONS erhielten und über eine mittlere Zeit von 39,2 Monaten weiterverfolgt wurden. Hinsichtlich des primären Endpunktes, der Reduktion der täglichen Attackenfrequenz, ergab sich eine Verbesserung um 46,1 % (p < 0,001). Die Responderrate (≥ 50 % Reduktion der Attackenfrequenz) lag bei 52,9 %, zudem kam es zu einer signifikanten Besserung der Attackendauer und -schwere sowie des Triptankonsums. Unerwünschte Ereignisse umfassten Migration, Dislokation oder Erosion der Elektroden oder Kabel, Batterieerschöpfung, lokale Schmerzen, Infektionen und Nackensteife.

Magis und Kollegen berichten einen Langzeitverlauf von 15 refraktären CCK-Patienten, die zwischen 2005 und 2009 ein System zur ONS erhielten

(Magis et al. 2016). Bei 6 Patienten wurde das System aufgrund von Infektionen (n = 4) sowie intolerablen Parästhesien unter Stimulation explantiert, wobei bei einem Patienten das System im Verlauf reimplantiert wurde, da es zu einer massiven Attackenzunahme kam. Bei den verbleibenden 10 Patienten mit einem Follow-up von 71 Monaten berichteten 4 Patienten einen Wechsel zu einem episodischen Verlauf, die übrigen 6 Patienten über eine Reduktion der Attackenfrequenz um 70,8 %. Operative Eingriffe waren bei allen 10 Patienten bei Batteriedepletion nötig, zudem bei 2 Patienten zusätzliche Eingriffe bei Elektrodendislokation.

Aus der Mailänder Arbeitsgruppe um Massimo Leone wurden Langzeitdaten von 35 Patienten (30 Patienten in der »per protocol«-Analyse) mit refraktärem CCK publiziert, die sich über einen medianen Follow-up von 6,7 Jahren erstreckt (Leone et al. 2017). Hinsichtlich des primären Endpunktes kam es zu einer Reduktion der täglichen Attacken von 5,7 vor Beginn der ONS auf 2,4 am letzten Tag des Follow-ups (p < 0,001). Zwei Drittel der Patienten berichteten eine Besserung der täglichen Attackenfrequenz um ≥ 50 %. Die häufigste unerwünschte Wirkung war eine Batterieerschöpfung bei zwei Drittel der Patienten, gefolgt von Elektrodenmigration, Kabelbruch und lokalem Dekubitus. Alle Patienten berichteten Parästhesien, die bei keinem zu einem Abbruch der Stimulation führten. 5 Patienten berichteten nach einem medianen Zeitraum von 14,6 Monaten nach anfangs gutem Ansprechen über ein Therapieversagen.

In einer französischen prospektiven Beobachtungsstudie berichteten 44 Patienten mit einem refraktären CCK, die nach ONS-Implantation über ein Jahr verfolgt wurden, über eine Abnahme der mittleren wöchentlichen Attackenfrequenz von 21,5 auf 10,7 Attacken (p < 0,001) (Fontaine et al. 2017). Die Responderrate (>50 %) lag bei 59 %. Unerwünschte Ereignisse wie Infektionen, Elektrodenmigration, Gerätedefekte und frühe Batterieerschöpfung traten bei 33 % der Patienten auf und erforderten bei 26 % eine operative Revision. Die stimulationsinduzierten Parästhesien wurden von allen Patienten gut vertragen.

Übrige trigeminoautonome Kopfschmerzen (TAK)

Eine unkontrollierte offene prospektive Studie erfasste die Verläufe von 31 Patienten mit refraktärem SUNCT-/SUNA-Syndrom, die mittels ONS versorgt wurden. Die tägliche Attackenfrequenz konnte bei einem mittleren Follow-up von 44,9 Monaten (Spanne 13–98) um 69 % reduziert werden, was einer 50-%-Responderrate von 77 % entspricht (Miller et al. 2018a).

Aus derselben Arbeitsgruppe stammt eine retrospektive Analyse von 100 Patienten, die bei verschiedenen chronischen Kopfschmerzen, die mit einer ONS versorgt waren (davon 35 mit chronischer Migräne, 33 mit einem chronischen Clusterkopfschmerz, 20 mit SUNCT/SUNA und 12 mit einer Hemicrania continua), eine Responderrate von 48 % (chronische Migräne: 20,8 %, chronischer Clusterkopfschmerz: 37,5 %, SUNCT/SUNA: 31,3 % und Hemicrania continua: 10,4 %) zeigen konnte. Als Prädiktor für ein positives Ansprechen auf die ONS konnte mittels multivariater binärer logistischer Regressionsanalysen ein zugrundeliegendes SUNCT/SUNA und ein positives Ansprechen auf eine okzipitale Nervenblockade identifiziert werden, als negativer Prädiktor okzipitale Schmerzen sowie eine schwere Angststörung und/oder Depression (Miller et al. 2018b).

15.4.2 Stimulation des Ganglion sphenopalatinum (SPG)

Es bleibt unklar, ob die Ganglion-sphenopalatinum-Stimulation (SPGS) seine störenden Effekte auf die trigemino-parasympathische Schleife durch die Blockierung efferenter parasympathischer Fasern oder durch eine schnelle Verarmung an Neurotransmittern ausübt (▶ Tab. 15.1).

Pathophysiologische Überlegungen

Zur Migräne liegen bis auf eine Fallserie keine Daten vor. Nach passagerer Implantation einer externen Elektrode in die Fossa pterygopalatina wurden bei Patienten mit einer Migräne (n = 10) akute Attacken mittels Stimulation behandelt, worunter 50 % der Attacken komplett durchbrochen oder substanziell gebessert werden (Tepper et al. 2009). Die Daten der Pathway-M-1-Studie bei Patienten mit vorwiegend einseitiger hochfrequenter Migräne mit temporalem bzw. okulärem Schwerpunkt wurden bislang nicht publiziert. Die CE-Zulassung wurde um diese Indikation erweitert, wenngleich diese Indikation aufgrund fehlender öffentlich zugänglicher Daten nicht empfohlen werden kann.

Migräne

Mit Datum vom 19.04.2019 wurde mitgeteilt, dass die Herstellerfirma Autonomic Technologies, Inc. insolvent ist und ihren Vertrieb und technischen Support eingestellt hat. Somit steht derzeit kein System zur Stimulation des Ganglion sphenopalatinum (SPGS) zur Verfügung.

Basierend auf langjährig praktizierten nichtinvasiven und invasiven Verfahren am Ganglion sphenopalatinum konnten in einer kleinen Pilotstudie (n = 5) durch elektrische Stimulation des Ganglions 61 % der behandelten Clusterkopfschmerz-Attacken innerhalb weniger Minuten durchbrochen werden (Ansarinia et al. 2010). In der Folge wurde ein peroral implantierbarer Mikrostimulator entwickelt, der mit einem externen Kontrollgerät über Hochfrequenzwellen programmiert und mit Energie für die intermittierende Stimulation versorgt wird (▶ Abb. 15.1). Die Elektrodenspitze mit mehreren Kontakten wird dabei in der Fossa pterygopalatina positioniert, sodass sie möglichst nah an der Zielstruktur, dem Ganglion sphenopalatinum, und möglichst weit entfernt vom Foramen rotundum als Austrittsort des N. maxillaris liegt (Jürgens et al. 2014). Die Daten der ersten 32 Patienten mit refraktärem CCK, die an einer ersten multizentrischen randomisierten, kontrollierten Studie (Pathway CH-1) teilnahmen, beziehen sich auf akute Attacken mit aktiver, unterschwelliger Stimulation (bezogen auf die Wahrnehmungsschwelle und Scheinstimulation, Schoenen et al. 2013a). Für den primären Endpunkt, eine Schmerzreduktion 15 min nach Stimulationsbeginn, zeigte sich eine statistisch signifikante Schmerzreduktion unter aktiver Stimulation (67,1 %) verglichen mit den Kontrollbedingungen (7,4 und 7,3 %, p < 0,001). Zudem kam es zu einer unerwarteten Abnahme der Attackenfrequenz um 4,9 Attacken/Woche. Der Anteil der 50-%-Responder lag hinsichtlich der akuten

Clusterkopfschmerz

Therapie bei 25%, hinsichtlich der prophylaktischen bei 36% und in Bezug auf beide bei 7%. Häufigste Nebenwirkungen waren leichte bis mittelgradige maxilläre Sensibilitätsstörungen, von denen sich 65% innerhalb von drei Monaten zurückbildeten.

Eine Analyse von 33 Studienteilnehmern, die an einer offenen Studienphase über 24 Monate nach Implantation teilnahmen, bestätigte diese Befunde mit einer 50-%-Responderrate für akute Effekte von 45%, 33% für vorbeugende Effekte und 61% für eines von beiden (Barloese et al. 2016). Patienten, die einmal auf die Therapie ansprachen, zeigten in den Monaten 12, 18 und 24 anhaltende Wirksamkeit.

Die bislang nur als Abstract verfügbaren Analysen zu Pathway CH-2 (n = 93) zeigen in der Gruppe mit aktiver Stimulation verglichen mit aktiver Kontrolle (transkutane elektrische Stimulation der Wangenhaut) bei 992 Attacken eine signifikant höhere Wahrscheinlichkeit für eine relevante Schmerzreduktion 15 min nach Stimulationsbeginn (p = 0,008) mit einer Odds Ratio von 2,62 (95-%-Konfidenzintervall 1,28–5,34). Zudem kam es zu einer signifikanten Reduktion der wöchentlichen Attackenfrequenz um 2,9 (p = 0,03). Die 75-%-Responderrate für akute Effekte lag bei 46%, für vorbeugende Effekte bei 49% (Goadsby et al. 2018b).

Die europäische Registerstudie Pathway R-1 verfolgte 85 Patienten mit Clusterkopfschmerz, davon 7 episodisch und 78 chronisch, über insgesamt 12 Monate (Barloese et al. 2018). 55% aller Patienten waren 50-%-Responder hinsichtlich der Attackenfrequenz und 32% bezüglich akuter Attacken. Von 7 Patienten mit episodischem Verlauf waren 5 Frequenzresponder, wobei das Signifikanzniveau knapp verfehlt wurde, ebenso wie für die Attackenfrequenz selbst. In diesem Zusammenhang ist zu diskutieren, ob das Studiendesign für episodische Patienten adäquat war. Nebenwirkungen traten v. a. in Form trigeminaler Sensibilitätsstörungen sowie postoperativer Schmerzen und Schwellung bei 73% der Patienten auf, waren aber nur leicht bis mittelgradig ausgeprägt und bildeten sich innerhalb von zwei bis drei Monaten zurück. Bei 8 Patienten war eine Revisionsoperation bei suboptimaler Elektrodenposition nötig.

15.5 Invasive zentrale Therapieverfahren

15.5.1 Tiefe Hirnstimulation (THS) des posterioren Hypothalamus

Pathophysiologische Überlegungen

Sowohl in klinischen und hormonellen Studien als auch in strukturellen und funktionellen bildgebenden Studien wurde festgestellt, dass der hintere Hypothalamus eine zentrale Rolle in der Pathophysiologie des Clusterkopfschmerzes spielt (Hoffmann und May 2018). Bildgebende Studien weisen auf eine funktionelle Modulation von Schmerzverarbeitungsnetzwerken hin (Hoffmann und May 2018). Neurophysiologische Studien zeigten keine kurzfristigen Veränderungen nach Tiefer Hirnstimulation (THS), aber lateralisierte neuroplastische Veränderungen nach Langzeitstimulation (Jürgens et al. 2009) (▶ Abb. 15.1).

Pathophysiologisch basiert die THS des posterioren Hypothalamus auf auffälligen Befunden in klinischen und hormonellen Studien sowie auf der strukturellen und funktionellen Bildgebung, die eine relevante Rolle des posterioren Hypothalamus nahelegen (Leone 2006). Die erste erfolgreiche Implantation bei einem medikamentös refraktären Clusterkopfschmerz-Patienten wurde 2001 berichtet (Leone et al. 2001). In der Folge wurden die Zielkoordinaten teils gering variiert, und auch wenn sich alle Autoren im Prinzip auf dieselbe Zielstruktur beziehen, so variiert diese hinsichtlich der anatomischen Einordnung zwischen dem posterioren Hypothalamus und dem mesenzephalen Tegmentum.

Clusterkopfschmerz

Die einzige randomisierte, kontrollierte Studie mit einem Überkreuzdesign bei 11 Patienten mit refraktärem CCK hatte als primären Endpunkt die Differenz der Attackenfrequenz pro Woche. Die Patienten erhielten jeweils für einen Monat eine aktive und Scheinstimulation mit einer Übergangsphase von einer Woche, worunter keine signifikanten Unterschiede hinsichtlich des primären Endpunkts auftraten, jedoch eine Reduktion der Attackenfrequenz um mindestens 50 % bei 55 % der Patienten in der anschließenden 10-wöchigen Open-label-Phase. Diese initial negativen Befunde lassen sich möglicherweise durch zu kurze experimentelle Übergangsphasen sowie vordefinierte Stimulationsparameter erklären.

Daneben wurden zahlreiche Fallserien und prospektive, offene Studien veröffentlicht. Leone et al. (Leone et al. 2013) berichteten bei 17 Patienten mit medikamentös refraktärem CCK, ipsilateraler THS des posterioren Hypothalamus und einem medianen Follow-up von 8,7 Jahren über eine anhaltende Besserung bei 70 % mit 6 nahezu schmerzfreien Patienten. In einer spanischen Kohorte von 15 Patienten mit refraktärem CCK besserte sich bei einem mittleren Follow-up von 61,3 Monaten die Attackenfrequenz von 39 auf 2 Attacken pro Woche, die Schmerzintensität nahm von 9 auf 3 ab (Skala bis 10) und die Dauer der Attacken sank von 53 auf 8 min (Seijo-Fernandez et al. 2018). Akram et al. (2017) berichteten bei einem medianen Follow-up von 18 Monaten über eine Abnahme der Attackenfrequenz um 60 % und der Kopfschmerzintensität um 30 %. Kasuistisch werden auch gute Effekte auf andere trigeminoautonome Kopfschmerzen berichtet.

Auch wenn die THS von den meisten Patienten über Jahre gut toleriert wird, ist sie aufgrund ihrer invasiven Natur mit potenziell schwersten Nebenwirkungen assoziiert. So wird ein Todesfall bedingt durch eine intrazerebrale Blutung berichtet (Schoenen et al. 2005). Weniger bedrohliche Nebenwirkungen umfassen u. a. eine asymptomatische Blutung in den dritten Ventrikel, epileptische Anfälle und Bewusstlosigkeit, Diplopie (in einem Fall persistierend), Elektrodendislokationen und Infektionen.

15.6 Einordnung in die etablierten Therapiealgorithmen

Basierend auf den regulatorischen Einschränkungen und der oben gezeigten Evidenz ist es schwierig, neuromodulatorische Ansätze in etablierte Behandlungsalgorithmen für Migräne und Clusterkopfschmerz zu integrieren.

15.6.1 Nichtinvasive Verfahren

Migräne Für die Wirksamkeit der tVNS zur akuten Behandlung von Migräneattacken gibt es einige wenige positive Daten. Die einzige kontrollierte Studie (EVENT) zur prophylaktischen Behandlung der chronischen Migräne hat hingegen ihren primären Endpunkt nicht erreicht (Silberstein et al. 2016a). Für die tSNS gibt es eine positive Studie zur Akutbehandlung, während die Studie zur präventiven Wirkung ihren Endpunkt formal nicht erreicht hat. Die Einzelimpuls-TMS hat nur bei Migräne mit Aura akute Wirksamkeit gezeigt. Für die anderen Ansätze können keine klaren Empfehlungen gegeben werden. In Ermangelung vergleichender Studien und angesichts der begrenzten Evidenz für den kombinierten Einsatz mit konventionellen Medikamenten (Jiang et al. 2019) ist die Rolle der nichtinvasiven Neuromodulation in den aktuellen Algorithmen unklar und sollte auf der Präferenz der Patienten basieren. Sie kann bei Kontraindikationen, Versagen von konventionellen Medikamenten, Polypharmazie und Schwangerschaft oder Stillen in Betracht gezogen werden.

Neuere Studien wie die REN zeigen, dass ein Verlassen der Fokussierung auf die Stimulation nur der pathophysiologisch relevanten kranialen Strukturen sinnvoll und für eine längere Stimulation im Alltag praktikabler sein kann (Yarnitsky et al. 2019; Rapoport et al. 2020).

Clusterkopfschmerz Die tVNS ist wirksam in der Akutbehandlung von episodischem Clusterkopfschmerz (ECK) (Silberstein et al. 2016b; Goadsby et al. 2018a) und als präventive Behandlung zusätzlich zur Standardbehandlung bei chronischem Clusterkopfschmerz (CCK) (Gaul et al. 2016). Für die übrigen Verfahren gibt es keine ausreichende Evidenz. tVNS sollte insbesondere bei Kontraindikationen oder Übergebrauch von Triptanen in Betracht gezogen werden.

15.6.2 Invasive Verfahren

Migräne In Ermangelung einer zugelassenen Methode und unklarer Daten aus kontrollierten Studien scheint die ONS nur in hochrefraktären Einzelfällen der Migräne akzeptabel zu sein. Zuvor sollten nichtinvasive Neuromodulation, minimalinvasive Verfahren (Okzipitalnervenblockaden), monoklonale Antikörper und multimodale Behandlungsansätze (Kropp et al. 2017) erprobt worden sein.

Da ein CE-gekennzeichnetes System zur Verfügung steht, ist die ONS die Methode der Wahl bei CCK, wenn tVNS und Okzipitalnervenblockaden versagt haben. Die Daten für die monoklonalen Antikörper Fremanezumab und Galcanezumab sind nur für Galcanezumab bei ECK mit Zulassung durch die FDA positiv (Goadsby et al. 2019; Dodick et al. 2020). Nach der Insolvenz des Herstellers ist SPGS derzeit nicht verfügbar.

Clusterkopfschmerz

15.7 Zusammenfassung

- Nichtinvasive Stimulationsverfahren ersetzen in den meisten Fällen die invasive Neuromodulation.
- Die transkutane Stimulation des Nervus supraorbitalis (tSNS) ist bei der episodischen Migräne zur Behandlung der akuten Migräneattacke und als Prophylaxe wirksam.
- Die transkutane Stimulation des Vagusnervs (tVNS) ist in der akuten Behandlung des episodischen Clusterkopfschmerzes und als Ergänzung zur Standardtherapie in der Prävention des chronischen Clusterkopfschmerzes wirksam.
- Die okzipitale Nervenstimulation (ONS) ist das invasive Verfahren der Wahl bei refraktärem chronischem Clusterkopfschmerz.
- Generell fehlen ausreichend aussagekräftige randomisierte, kontrollierte Studien und Vergleichsstudien mit konventionellen Präventionsmitteln im Bereich der Neuromodulation bei primären Kopfschmerzen.

Literatur

Akram H, Miller S, Lagrata S, et al. (2017) Optimal deep brain stimulation site and target connectivity for chronic cluster headache. Neurology 89: 2083–2091. https://doi.org/10.1212/WNL.0000000000004646

Andrade SM, de Brito Aranha REL, de Oliveira EA, et al. (2017) Transcranial direct current stimulation over the primary motor vs prefrontal cortex in refractory chronic migraine: A pilot randomized controlled trial. J Neurol Sci 378: 225–232. https://doi.org/10.1016/j.jns.2017.05.007

Ansarinia M, Rezai A, Tepper SJ, et al. (2010) Electrical Stimulation of Sphenopalatine Ganglion for Acute Treatment of Cluster Headaches. Headache 50: 1164–74.

Antal A, Kriener N, Lang N, et al. (2011) Cathodal transcranial direct current stimulation of the visual cortex in the prophylactic treatment of migraine. Cephalalgia 31: 820–828. https://doi.org/10.1177/0333102411399349

Barloese MCJ, Jürgens TP, May A, et al. (2016) Cluster headache attack remission with sphenopalatine ganglion stimulation: experiences in chronic cluster headache patients through 24 months. J Headache Pain 17: 67. https://doi.org/10.1186/s10194-016-0658-1

Barloese M, Petersen A, Stude P, et al. (2018) Sphenopalatine ganglion stimulation for cluster headache, results from a large, open-label European registry. J Headache Pain 19(1): 6. https:// doi: 10.1186/s10194-017-0828-9

Brighina F, Piazza A, Vitello G, et al. (2004) rTMS of the prefrontal cortex in the treatment of chronic migraine: a pilot study. J Neurol Sci 227: 67–71.

Burns B, Watkins L, Goadsby PJ (2007) Treatment of medically intractable cluster headache by occipital nerve stimulation: long-term follow-up of eight patients. Lancet 369: 1099–106.

Burns B, Watkins L, Goadsby PJ (2009) Treatment of intractable chronic cluster headache by occipital nerve stimulation in 14 patients. Neurology 72: 341–5.

Cadalso RT, Daugherty J, Holmes C, et al. (2018) Efficacy of Electrical Stimulation of the Occipital Nerve in Intractable Primary Headache Disorders: A Systematic Review with Meta-Analyses. J Oral Facial Pain Headache 32: 40–52. https://doi.org/10.11607/ofph.1784

Chen Y-F, Bramley G, Unwin G, et al. (2015) Occipital nerve stimulation for chronic migraine–a systematic review and meta-analysis. PLoS ONE 10: e0116786. https://doi.org/10.1371/journal.pone.0116786

Chou DE, Shnayderman Yugrakh M, Winegarner D, et al. (2018) Acute migraine therapy with external trigeminal neurostimulation (ACME): A randomized controlled trial. Cephalalgia 333102418811573. https://doi.org/10.1177/0333102418811573

Clark SW, Wu C, Boorman DW, et al. (2016) Long-Term Pain Reduction Does Not Imply Improved Functional Outcome in Patients Treated With Combined Supraorbital and Occipital Nerve Stimulation for Chronic Migraine. Neuromodulation 19: 507–514. https://doi.org/10.1111/ner.12400

Dasilva AF, Mendonca ME, Zaghi S, et al. (2012) tDCS-Induced Analgesia and Electrical Fields in Pain-Related Neural Networks in Chronic Migraine. Headache 52: 1283–1295. https://doi.org/10.1111/j.1526-4610.2012.02141.x

Dodick DW, Goadsby PJ, Lucas C, et al. (2020) Phase 3 randomized, placebo-controlled study of galcanezumab in patients with chronic cluster headache: Results from 3-month double-blind treatment. Cephalalgia 40: 935–948. https://doi.org/10.1177/0333102420905321

Feng Y, Zhang B, Zhang J, Yin Y (2019) Effects of Non-invasive Brain Stimulation on Headache Intensity and Frequency of Headache Attacks in Patients With Migraine: A Systematic Review and Meta-Analysis. Headache 59: 1436–1447. https://doi.org/10.1111/head.13645

Fontaine D, Blond S, Lucas C, et al. (2017) Occipital nerve stimulation improves the quality of life in medically-intractable chronic cluster headache: Results of an observational prospective study. Cephalalgia 37: 1173–1179. https://doi.org/10.1177/0333102416673206

Fontaine D, Christophe Sol J, Raoul S, et al. (2011) Treatment of refractory chronic cluster headache by chronic occipital nerve stimulation. Cephalalgia 31: 1101–1105. https://doi.org/10.1177/0333102411412086

Fraunberger F (2013) Das Experiment in der Physik: Ausgewählte Beispiele aus der Geschichte. Springer.

Gaul C, Diener H-C, Silver N, et al. (2016) Non-invasive vagus nerve stimulation for PREVention and Acute treatment of chronic cluster headache (PREVA): A randomised controlled study. Cephalalgia 36: 534–546. https://doi.org/10.1177/0333102415607070

Goadsby PJ, de Coo IF, Silver N, et al. (2018a) Non-invasive vagus nerve stimulation for the acute treatment of episodic and chronic cluster headache: A randomized, double-blind, sham-controlled ACT2 study. Cephalalgia 38: 959–969. https://doi.org/10.1177/0333102417744362

Goadsby PJ, Dodick DW, Leone M, et al. (2019) Trial of Galcanezumab in Prevention of Episodic Cluster Headache. N Engl J Med 381: 132–141. https://doi.org/10.1056/NEJMoa1813440

Goadsby PJ, Rezai A, Dodick DW, et al. (2018b) Sphenopalatine Ganglion Stimulation Is Effective for Chronic Cluster Headache – A Sham-controlled Study. Headache: The Journal of Head and Face Pain 58: 1316–1317.

Haane DYP, Koehler PJ (2014) Nociception specific supraorbital nerve stimulation may prevent cluster headache attacks: serendipity in a blink reflex study. Cephalalgia 34: 920–926. https://doi.org/10.1177/0333102414526055

Hamed NS (2018) Supraorbital electrical stimulation in management of chronic type tension headache: A randomized controlled study. Physiother Theory Pract 34: 101–110. https://doi.org/10.1080/09593985.2017.1370751

Hodaj H, Alibeu J-P, Payen J-F, Lefaucheur J-P (2015) Treatment of Chronic Facial Pain Including Cluster Headache by Repetitive Transcranial Magnetic Stimulation of the Motor Cortex With Maintenance Sessions: A Naturalistic Study. Brain Stimul 8: 801–807. https://doi.org/10.1016/j.brs.2015.01.416

Hoffmann J, May A (2018) Diagnosis, pathophysiology, and management of cluster headache. Lancet Neurol 17: 75–83. https://doi.org/10.1016/S1474-4422(17)30405-2

Jiang L, Yuan DL, Li M, et al. (2019) Combination of flunarizine and transcutaneous supraorbital neurostimulation improves migraine prophylaxis. Acta Neurol Scand 139: 276–283. https://doi.org/10.1111/ane.13050

Jürgens TP, Leone M (2013) Pearls and pitfalls: Neurostimulation in headache. Cephalalgia 33: 512–525. https://doi.org/10.1177/0333102413483933

Jürgens TP, Leone M, Proietti-Cecchini A, et al. (2009) Hypothalamic deep-brain stimulation modulates thermal sensitivity and pain thresholds in cluster headache. Pain 146: 84–90. https://doi.org/10.1016/j.pain.2009.07.006

Jürgens TP, Paulus W, Tronnier V, et al. (2011) Einsatz neuromodulierender Verfahren bei primären Kopfschmerzen – Therapieempfehlungen der Deutschen Migräne und Kopfschmerzgesellschaft. Nervenheilkunde 30: 47–58.

Jürgens TP, Schoenen J, Rostgaard J, et al. (2014) Stimulation of the sphenopalatine ganglion in intractable cluster headache: expert consensus on patient selection and standards of care. Cephalalgia 34: 1100–1110. https://doi.org/10.1177/0333102414530524

Kalita J, Bhoi SK, Misra UK (2017) Effect of high rate rTMS on somatosensory evoked potential in migraine. Cephalalgia 37: 1222–1230. https://doi.org/10.1177/0333102416675619

Kalita J, Laskar S, Bhoi SK, Misra UK (2016) Efficacy of single versus three sessions of high rate repetitive transcranial magnetic stimulation in chronic migraine and tension-type headache. J Neurol 263: 2238–2246. https://doi.org/10.1007/s00415-016-8257-2.

Kropp P, Meyer B, Dresler T, et al. (2017) [Relaxation techniques and behavioural therapy for the treatment of migraine : Guidelines from the German Migraine and Headache Society]. Schmerz 31: 433–447. https://doi.org/10.1007/s00482-017-0214-1

Lan L, Zhang X, Li X, et al. (2017) The efficacy of transcranial magnetic stimulation on migraine: a meta-analysis of randomized controlled trails. J Headache Pain 18: 86. https://doi.org/10.1186/s10194-017-0792-4

Lauritsen CG, Silberstein SD (2019) Rationale for electrical parameter determination in external trigeminal nerve stimulation (eTNS) for migraine: A narrative review. Cephalalgia 39: 750–760. https://doi.org/10.1177/0333102418796781

Leone M (2006) Deep brain stimulation in headache. Lancet Neurol 5: 873–7.

Leone M, Franzini A, Bussone G (2001) Stereotactic stimulation of posterior hypothalamic gray matter in a patient with intractable cluster headache. N Engl J Med 345: 1428–9.

Leone M, Franzini A, Proietti Cecchini A, Bussone G (2013) Success, failure, and putative mechanisms in hypothalamic stimulation for drug-resistant chronic cluster headache. Pain 154: 89–94. https://doi.org/10.1016/j.pain.2012.09.011

Leone M, Proietti Cecchini A, Messina G, Franzini A (2017) Long-term occipital nerve stimulation for drug-resistant chronic cluster headache. Cephalalgia 37: 756–763. https://doi.org/10.1177/0333102416652623

Lipton RB, Dodick DW, Silberstein SD, et al. (2010) Single-pulse transcranial magnetic stimulation for acute treatment of migraine with aura: a randomised, double-blind, parallel-group, sham-controlled trial. Lancet Neurol 9: 373–380. https://doi.org/10.1016/S1474-4422(10)70054-5

Magis D, Allena M, Bolla M, et al. (2007) Occipital nerve stimulation for drug-resistant chronic cluster headache: a prospective pilot study. Lancet Neurol 6: 314–21.

Magis D, D'Ostilio K, Lisicki M, et al. (2018) Anodal frontal tDCS for chronic cluster headache treatment: a proof-of-concept trial targeting the anterior cingulate cortex and searching for nociceptive correlates. J Headache Pain 19: 72. https://doi.org/10.1186/s10194-018-0904-9

Magis D, Gérard P, Schoenen J (2016) Invasive occipital nerve stimulation for refractory chronic cluster headache: what evolution at long-term? Strengths and weaknesses of the method. J Headache Pain 17: 8. https://doi.org/10.1186/s10194-016-0598-9

Magis D, Gerardy PY, Remacle JM, Schoenen J (2011) Sustained effectiveness of occipital nerve stimulation in drug-resistant chronic cluster headache. Headache 51: 1191–201. https://doi.org/10.1111/j.1526-4610.2011.01973.x

Miller S, Watkins L, Matharu M (2017) Treatment of intractable chronic cluster headache by occipital nerve stimulation: a cohort of 51 patients. European Journal of Neurology 24: 381–390. https://doi.org/10.1111/ene.13215

Miller S, Watkins L, Matharu M (2016) Long-term outcomes of occipital nerve stimulation for chronic migraine: a cohort of 53 patients. J Headache Pain 17: 68. https://doi.org/10.1186/s10194-016-0659-0

Miller S, Watkins L, Matharu M (2018a) Long-term follow up of intractable chronic short lasting unilateral neuralgiform headache disorders treated with occipital nerve stimulation. Cephalalgia 38: 933–942. https://doi.org/10.1177/0333102417721716

Miller S, Watkins L, Matharu M (2018b) Predictors of response to occipital nerve stimulation in refractory chronic headache. Cephalalgia 38: 1267–1275. https://doi.org/10.1177/0333102417728747

Misra UK, Kalita J, Bhoi SK (2013) High-rate repetitive transcranial magnetic stimulation in migraine prophylaxis: a randomized, placebo-controlled study. J Neurol 260: 2793–2801. https://doi.org/10.1007/s00415-013-7072-2

Möller M, Mehnert J, Schroeder CF, May A (2020) Noninvasive vagus nerve stimulation and the trigeminal autonomic reflex: An fMRI study. Neurology 94:e1085–e1093. https://doi.org/10.1212/WNL.0000000000008865

Mueller O, Diener H-C, Dammann P, et al. (2013) Occipital nerve stimulation for intractable chronic cluster headache or migraine: a critical analysis of direct treatment costs and complications. Cephalalgia 33: 1283–1291. https://doi.org/10.1177/0333102413493193

Mueller OM, Gaul C, Katsarava Z, et al. (2011) Occipital Nerve Stimulation for the Treatment of Chronic Cluster Headache – Lessons Learned from 18 Months Experience. Central European Neurosurgery 72: 84–89. https://doi.org/10.1055/s-0030-1270476

Rapoport AM, Lin T, Tepper SJ (2020) Remote Electrical Neuromodulation (REN) for the Acute Treatment of Migraine. Headache 60: 229–234. https://doi.org/10.1111/head.13669

Rimmele F, Jürgens TP (2020) Neuromodulation in primary headaches: current evidence and integration into clinical practice. Curr Opin Neurol 33: 329–337. https://doi.org/10.1097/WCO.0000000000000820

Rocha S, Melo L, Boudoux C, et al. (2015) Transcranial direct current stimulation in the prophylactic treatment of migraine based on interictal visual cortex excitability abnormalities: A pilot randomized controlled trial. J Neurol Sci 349: 33–39. https://doi.org/10.1016/j.jns.2014.12.018

Rodrigo D, Acin P, Bermejo P (2017) Occipital Nerve Stimulation for Refractory Chronic Migraine: Results of a Long-Term Prospective Study. Pain Physician 20: E151–E159.

Russo A, Tessitore A, Esposito F, et al. (2017) Functional Changes of the Perigenual Part of the Anterior Cingulate Cortex after External Trigeminal Neurostimulation in Migraine Patients. Front Neurol 8: 282. https://doi.org/10.3389/fneur.2017.00282

Saper JR, Dodick DW, Silberstein SD, et al. (2011) Occipital nerve stimulation for the treatment of intractable chronic migraine headache: ONSTIM feasibility study. Cephalalgia 31: 271–285. https://doi.org/10.1177/0333102410381142

Schoenen J, Di Clemente L, Vandenheede M, et al. (2005) Hypothalamic stimulation in chronic cluster headache: a pilot study of efficacy and mode of action. Brain 128: 940–947. https://doi.org/10.1093/brain/awh411

Schoenen J, Jensen RH, Lantéri-Minet M, et al. (2013a) Stimulation of the sphenopalatine ganglion (SPG) for cluster headache treatment. Pathway CH-1: A randomized, sham-controlled study. Cephalalgia. https://doi.org/10.1177/0333102412473667

Schoenen J, Vandersmissen B, Jeangette S, et al. (2013b) Migraine prevention with a supraorbital transcutaneous stimulator: A randomized controlled trial. Neurology. https://doi.org/10.1212/WNL.0b013e3182825055

Seijo-Fernandez F, Saiz A, Santamarta E, et al. (2018) Long-Term Results of Deep Brain Stimulation of the Mamillotegmental Fasciculus in Chronic Cluster Headache. Stereotact Funct Neurosurg 96: 215–222. https://doi.org/10.1159/000489937

Shirahige L, Melo L, Nogueira F, et al. (2016) Efficacy of Noninvasive Brain Stimulation on Pain Control in Migraine Patients: A Systematic Review and Meta-Analysis. Headache 56: 1565–1596. https://doi.org/10.1111/head.12981

Silberstein SD, Calhoun AH, Lipton RB, et al. (2016a) Chronic migraine headache prevention with noninvasive vagus nerve stimulation: The EVENT study. Neurology 87: 529–538. https://doi.org/10.1212/WNL.0000000000002918

Silberstein SD, Dodick DW, Saper J, et al. (2012) Safety and efficacy of peripheral nerve stimulation of the occipital nerves for the management of chronic migraine: Results from a randomized, multicenter, double-blinded, controlled study. Cephalalgia 32: 1165–1179. https://doi.org/10.1177/0333102412462642

Silberstein SD, Mechtler LL, Kudrow DB, et al. (2016b) Non-Invasive Vagus Nerve Stimulation for the ACute Treatment of Cluster Headache: Findings From the Randomized, Double-Blind, Sham-Controlled ACT1 Study. Headache 56: 1317–1332. https://doi.org/10.1111/head.12896

Starling AJ, Tepper SJ, Marmura MJ, et al. (2018) A multicenter, prospective, single arm, open label, observational study of sTMS for migraine prevention (ESPOUSE Study). Cephalalgia 38: 1038–1048. https://doi.org/10.1177/0333102418762525

Stilling JM, Monchi O, Amoozegar F, Debert CT (2019) Transcranial Magnetic and Direct Current Stimulation (TMS/tDCS) for the Treatment of Headache: A Systematic Review. Headache. https://doi.org/10.1111/head.13479

Strand NH, Trentman TL, Vargas BB, Dodick DW (2011) Occipital nerve stimulation with the Bion® microstimulator for the treatment of medically refractory chronic cluster headache. Pain Physician 14: 435–440.

Straube A, Ellrich J, Eren O, et al. (2015) Treatment of chronic migraine with transcutaneous stimulation of the auricular branch of the vagal nerve (auricular t-VNS): a randomized, monocentric clinical trial. J Headache Pain 16: 543. https://doi.org/10.1186/s10194-015-0543-3

Tassorelli C, Grazzi L, de Tommaso M, et al. (2018) Noninvasive vagus nerve stimulation as acute therapy for migraine: The randomized PRESTO study. Neurology 91:e364–e373. https://doi.org/10.1212/WNL.0000000000005857

Teepker M, Hötzel J, Timmesfeld N, et al. (2010) Low-frequency rTMS of the vertex in the prophylactic treatment of migraine. Cephalalgia 30: 137–144. https://doi.org/10.1111/j.1468-2982.2009.01911.x

Tepper SJ, Rezai A, Narouze S, et al. (2009) Acute treatment of intractable migraine with sphenopalatine ganglion electrical stimulation. Headache 49: 983–9.

Walling I, Smith H, Gee LE, et al. (2017) Occipital Nerve Stimulation Attenuates Neuronal Firing Response to Mechanical Stimuli in the Ventral Posteromedial Thalamus of a Rodent Model of Chronic Migraine. Neurosurgery 81: 696–701. https://doi.org/10.1093/neuros/nyx135

Weiner RL, Reed KL (1999) Peripheral neurostimulation for control of intractable occipital neuralgia. Neuromodulation 2: 217–221

Wickmann F, Stephani C, Czesnik D, et al. (2015) Prophylactic treatment in menstrual migraine: A proof-of-concept study. J Neurol Sci 354: 103–109. https://doi.org/10.1016/j.jns.2015.05.009

Wilbrink LA, de Coo IF, Doesborg PGG, et al. (2021) Safety and efficacy of occipital nerve stimulation for attack prevention in medically intractable chronic cluster headache (ICON): a randomised, double-blind, multicentre, phase 3, electrical dose-controlled trial. Lancet Neurol 20: 515–525. https://doi.org/10.1016/S1474-4422(21)00101-0

Yarnitsky D, Dodick DW, Grosberg BM, et al. (2019) Remote Electrical Neuromodulation (REN) Relieves Acute Migraine: A Randomized, Double-Blind, Placebo-Controlled, Multicenter Trial. Headache 59: 1240–1252. https://doi.org/10.1111/head.13551

Yarnitsky D, Volokh L, Ironi A, et al. (2017) Nonpainful remote electrical stimulation alleviates episodic migraine pain. Neurology 88: 1250–1255. https://doi.org/10.1212/WNL.0000000000003760

16 Multimodale Therapie primärer Kopfschmerzen

Ruth Ruscheweyh, Benjamin Schäfer und Theresa Klonowski

Fallbeispiel

Der Patient, 36 Jahre alt, verheiratet, ein Sohn (drei Jahre), angestellt im IT-Bereich, stellt sich erstmals in einer spezialisierten überregionalen Kopfschmerzambulanz vor. Er leidet unter fast täglichen Kopfschmerzen (25 Tage/Monat), davon 10–12 Mal im Monat von starker Intensität, dann auch pochend, mit Verstärkung bei körperlicher Anstrengung und begleitet von Übelkeit, Lichtscheu und Konzentrationsstörungen. Eine Aura besteht nicht. Sumatriptan 50 mg wird mit guter, aber nur wenige Stunden andauernder Wirkung an 12 Tagen/Monat eingenommen. Die Kopfschmerzen bestehen seit dem 20. Lebensjahr, mit allmählicher Zunahme, v. a. in den letzten drei Jahren. Damals hatte er auch eine depressive Episode, aktuell sind die Kriterien einer Depression nicht erfüllt. Er empfindet in letzter Zeit soziale Kontakte zunehmend als anstrengend und hat ein erhöhtes Rückzugsbedürfnis. In seiner Freizeit fuhr er früher gerne Fahrrad, ging wandern oder klettern. Dies sei jedoch wegen häufiger Kopfschmerzen kaum noch möglich. Die vorbestehenden Schmerzen im Schulter-Nacken-Bereich und Bewegungseinschränkungen in der Halswirbelsäule (HWS) haben sich zuletzt, auch in Zusammenhang mit der Bildschirmarbeit, weiter verstärkt. Im MIDAS (Migraine Disability Assessment Score) zeigt sich eine deutliche Beeinträchtigung durch die Kopfschmerzen (MIDAS-Score: 136, entsprechend einem MIDAS-Grad von IV). Auf den DASS (Depressions-Angst-Stress-Skalen) gaben die Werte der Angst- sowie Stressskala Hinweise auf eine klinisch relevante Symptomatik (DASS-A: 7; DASS-S: 11; DASS-D: 8 Punkte). Bisherige Versuche der medikamentösen Prophylaxe mit Amitriptylin, Topiramat und Erenumab waren nicht erfolgreich. Aktuell wird seit drei Monaten Flunarizin 10 mg eingenommen, mit etwas Besserung der Kopfschmerzintensität. Als nichtmedikamentöse Prophylaxe hat der Patient einige Jahre autogenes Training praktiziert.

Die neurologische Untersuchung ist unauffällig, ebenso die cMRT mit Kontrastmittel.

Es werden folgende Diagnosen gestellt und der Patient wird zur Teilnahme an einer multimodalen Behandlung eingeladen.

Diagnosen:
Chronische Migräne G43.3

Assessment bei Erstvorstellung

Sumatriptan-Übergebrauch
Chronische Schmerzstörung mit somatischen und psychischen Faktoren
F45.41

Multimodale Behandlung im tagesklinischen Setting

Medizinische Behandlung:
Mit Hilfe der medizinischen Vorträge sowie aufgrund positiver Erfahrungen der Mitpatienten kann der Patient trotz bestehender Spritzenangst schließlich zu einer Behandlung mit OnabotulinumtoxinA motiviert werden, die während der einwöchigen tagesklinischen Behandlung durchgeführt wird (155 E nach PREEMPT-Schema). Die Mechanismen des Kopfschmerzes bei Medikamentenübergebrauch werden in der Gruppe ausführlich besprochen und der Patient wird motiviert, Schmerzmittel an höchstens 9 Tagen/Monat einzunehmen. Im ärztlichen Einzelgespräch wird zur Verbesserung der Akuttherapie eine Kombination von Sumatriptan mit Naproxen 500–1.000 mg empfohlen.

Psychologische Behandlung:
Im Rahmen der Psychoedukation in der Gruppe erkennt der Patient, dass er sich in der Arbeit auch in Pausenzeiten durch gedankliche Weiterbeschäftigung keine richtige Auszeit gönnt, in der sein psychophysiologisches Aktivitätsniveau sinken kann. Das vorhandene Wissen des Patienten zu Achtsamkeit und Entspannung wird im Gruppensetting wiederaufgefrischt und mittels Progressiver Muskelrelaxation nach Jacobson (PMR) täglich trainiert. Zur Reizabschirmung im Alltag werden folgende Strategien erarbeitet: sich in der Mittagspause mehr Zeit für sich nehmen, anstatt in der überfüllten Kantine zu essen, sowie einen Tag pro Woche im Homeoffice arbeiten. Beim Thema Triggermanagement berichtet der Patient, dass er Alkohol als Trigger identifiziert hat und möglichst vermeidet. Er möchte sich jedoch bewusst wieder mit lauteren Umgebungen konfrontieren, um z. B. Konzerte in einem für ihn angenehmen Maß wieder genießen zu können. Bei der Reflexion von persönlichen Stressoren identifiziert der Patient immer wiederkehrende Konflikte in der Ehe aufgrund von Alkoholkonsum und Stimmungsschwankungen seiner Ehefrau als besonders belastend. Es wird eine Beratung für Angehörige von Suchterkrankten empfohlen.

Physiotherapie:
Nach Befunderhebung mit Fokus auf HWS und Kiefergelenke werden aufgrund von artikulär bedingten Bewegungseinschränkungen der HWS und myofaszialen Triggerpunkten mit Ausstrahlung in den Kopf individuelle Eigenübungen angeleitet und eine manuelle Therapie durchgeführt. Im Gruppensetting werden Elemente einer medizinischen Trainingstherapie an Geräten und Dehnübungen für die Schulter-Nackenmuskulatur vermittelt. Zusätzlich wird eine tägliche Ausdauersporteinheit (Nordic Walking, Schwimmen, Ergometertraining) durchgeführt. Ein in den Alltag übertragbares individuelles Programm aus

Ausdauersport sowie Kräftigungs- und Mobilisationsübungen wird erarbeitet und dem Patienten schriftlich mitgegeben.

Nach drei Monaten besteht eine subjektiv relevante Besserung der Intensität und leichte Reduktion der Häufigkeit der Kopfschmerzen (21 Tage/Monat, davon 6 stark). Die Einnahme von Schmerzmitteln konnte bei jetzt länger anhaltendem Effekt auf 7–9 Tage/Monat reduziert werden. Der MIDAS-Score ist deutlich gesunken (von 136 auf 57 Punkte). Auch die DASS-Werte sind gesunken (DASS-A: 4; DASS-D: 6, DASS-S: 7 Punkte). Der Patient berichtet, jetzt wieder zweimal pro Woche aeroben Ausdauersport und Entspannungstechniken sowie physiotherapeutische Heimübungen für die HWS zu praktizieren. Bei Stimmungsschwankungen der Partnerin gelingt es ihm häufiger, die Schuld nicht bei sich zu suchen. Es wird erneut OnabotulinumtoxinA injiziert (diesmal 195 E) und eine Wiedervorstellung in drei Monaten vereinbart.

Ergebnis nach drei Monaten

16.1 Warum multimodale Therapie?

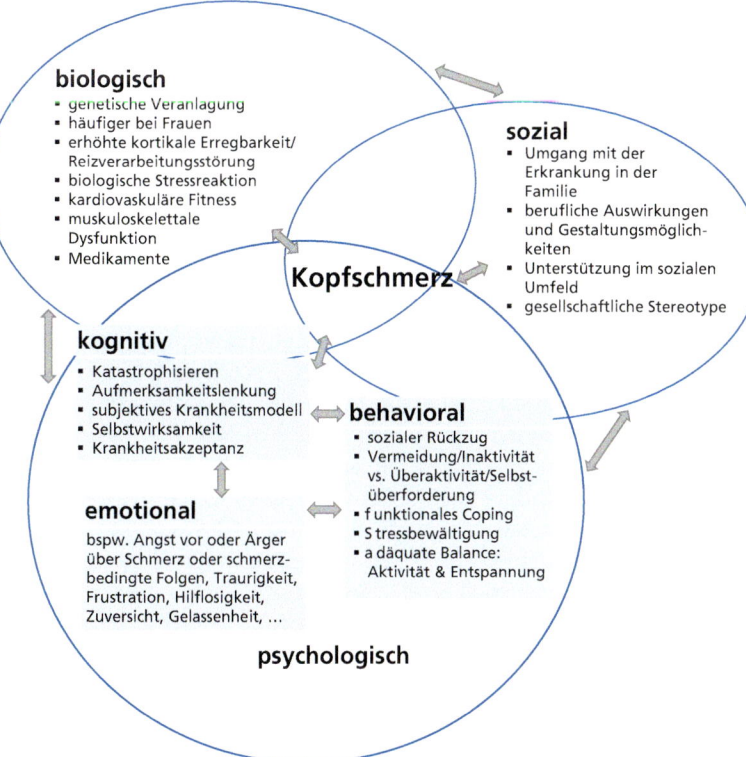

Abb. 16.1: Bio-psycho-soziale Aspekte der Entstehung, Aufrechterhaltung und Behandlung primärer Kopfschmerzen

16 Multimodale Therapie primärer Kopfschmerzen

Bio-psycho-soziales Schmerzmodell

Die multimodale Schmerztherapie dient der Vermeidung des Fortschreitens oder der Chronifizierung der Kopfschmerzerkrankung bzw. ihrer De-Chronifizierung. Als Grundlage wird das bio-psycho-soziale Schmerzmodell verwendet. Dieses bezieht – im Gegensatz zum rein bio-medizinischen Schmerzmodell – neben biologischen auch psycho-soziale Faktoren wie das emotionale Erleben, Verhaltensfaktoren, kognitive Faktoren und den sozialen Kontext sowie deren komplexe Interaktionen in das Krankheitsverständnis mit ein. Eine psychische Komorbidität ist vor allem bei chronischen Kopfschmerzen häufig (Dresler et al. 2019). Das bio-psycho-soziale Modell ist erfolgreich auf die Behandlung primärer Kopfschmerzen angewandt worden (Andrasik 2005) und bietet eine Vielzahl von Ansatzpunkten, die die Kopfschmerzbehandlung vielschichtiger, individueller und ressourcenorientierter machen (▶ Abb. 16.1). Neben psycho-sozialen Faktoren spielen bei Kopfschmerzen auch muskuloskelettale Faktoren eine Rolle (Szikszay et al. 2019). Zur Umsetzung eines an diesen Erkenntnissen orientierten Behandlungskonzepts bedarf es eines koordinierten, interdisziplinären Teams.

Interdisziplinäres Team

16.2 Was ist multimodale Kopfschmerztherapie?

Die multimodale Kopfschmerzbehandlung ist eine interdisziplinäre, koordinierte Behandlung von Kopfschmerzpatienten in Kleingruppen mit dem Ziel einer anhaltenden Reduktion der Kopfschmerzhäufigkeit und Beeinträchtigung (Gaul et al. 2016; Göbel et al. 2013). Diese kann ambulant (dann meist in Form von kurzen Sitzungen über mehrere Wochen), teilstationär (als 1- bis 4-wöchiges ganztägiges Programm) oder stationär (z. B. im Rahmen der stationären Schmerztherapie) erfolgen. Die Stärke dieser Programme liegt in der koordinierten, speziell auf Kopfschmerzpatienten abgestimmten Behandlung durch mehrere Fachdisziplinen, die durch Teamsitzungen und die Erstellung individueller Behandlungspläne auf die teilnehmenden Patienten abgestimmt wird. Ein gemeinsames pathophysiologisches Konzept des Teams mit entsprechender Kommunikation zu den Patienten ist wichtig. Typische Bausteine sind ärztliche, psychologische und physiotherapeutische Patientenedukation und Gruppen- sowie Einzelbehandlung. Zunehmende Bedeutung gewinnt die Einbindung von Pflegepersonal nach entsprechender Ausbildung (»headache nurse«) (Gaul et al. 2016). Es gibt auch spezielle Programme für Kinder und Jugendliche (z. B. Richter et al. 2018).

Indikationsstellung

Die Indikationsstellung ist je nach Programm unterschiedlich. Manche Programme erfordern den Nachweis der Unwirksamkeit der ambulanten (monodisziplinären oder nicht koordinierten) Therapie. Sinnvoller wäre wahrscheinlich die frühzeitige Behandlung von Patienten mit Risikofaktoren für einen ungünstigen Verlauf (Buse et al. 2019), z. B. einer hohen Kopfschmerzfrequenz, deutlicher Beeinträchtigung, Tendenz zum Schmerzmittel-Übergebrauch, relevanten psychischen Faktoren (z. B. ungünstigen Verhaltensmustern, ausgeprägter Attackenangst oder psycho-sozialen Belastungssituationen), Komorbiditäten (z. B. Depression, Angst, Schlafstörungen, Übergewicht, anderen Schmerzerkrankungen) und/oder körperlicher Inaktivität. Eine ausreichende Motivation von Seiten des Patienten ist Voraussetzung.

Der Zugang zu multimodalen Therapien ist üblicherweise über ein Assessment von ärztlicher und psychologischer, ggf. auch physiotherapeutischer Seite, das durch Fragebögen ergänzt wird (siehe ▶ Kap. 17), mit anschließender Teamsitzung, Stellung der Kopfschmerzdiagnose und Nebendiagnosen und Therapieempfehlungen, ggf. zur multimodalen Therapie. *Zugang und Verlaufskontrolle*

Sinnvoll ist auch eine ambulante Verlaufskontrolle z. B. 3 Monate nach Abschluss einer multimodalen Therapie sowie ggf. die Teilnahme an einem (kürzeren) Refresher-Programm, z. B. nach 12 Monaten.

Eine Qualitätskontrolle sollte in allen multimodalen Programmen durchgeführt werden und umfasst die standardisierte Erfassung von Kopfschmerzen mittels Kopfschmerzkalender, Beeinträchtigung und Kofaktoren mittels Fragebögen vor Beginn der Behandlung, eine Nacherhebung z. B. nach 6 und 12 Monaten sowie die Auswertung und Veröffentlichung dieser Daten, z. B. in jährlichen Qualitätsberichten.

Anforderungen für Kopfschmerzpraxen und -zentren, die multimodale Therapie anbieten, sind z. B. in den Richtlinien zur Zertifizierung der Deutschen Migräne- und Kopfschmerzgesellschaft formuliert (Marziniak et al. 2014).

> **Merke**
>
> Die multimodale Kopfschmerzbehandlung kann ambulant, teilstationär oder stationär erfolgen. Die interdisziplinäre Behandlung umfasst die koordinierte, abgestimmte Behandlung durch mehrere Fachdisziplinen, ergänzt durch Teamsitzungen und individuelle Behandlungspläne.

16.3 Therapie-Bausteine

16.3.1 Ärztliche Behandlung

Die ärztliche Patientenedukation basiert auf interaktiv gestalteten Vorträgen und offenen Fragerunden. Übliche Themen sind Vorkommen, typische *Edukation*

Symptome und (allgemeinverständlich erklärte) Pathophysiologie von Kopfschmerzerkrankungen sowie Prinzipien der medikamentösen Akuttherapie und Prophylaxe. Ziel ist es, die Patienten mit einem guten Basiswissen über ihre Kopfschmerzen und deren Behandlung auszustatten und so die Selbstwirksamkeit und Adhärenz zu vorbeugenden Maßnahmen zu steigern. Ein wichtiges Thema ist immer der richtige Einsatz der Akutmedikation unter Vermeidung eines Medikamentenübergebrauchs. Nach Edukation über die Ziele, Wirkungsweise und Möglichkeiten medikamentöser Prophylaxe steigt bei vielen Patienten die Bereitschaft, eine solche auszuprobieren. Eine Diskussion der kortikalen Übererregbarkeit bei Migräne erhöht die Motivation, nichtmedikamentöse Prophylaxen (z. B. Entspannungsverfahren) in den Alltag aufzunehmen. Wichtig ist, auf eine für Patienten verständliche Darstellung zu achten und genügend Zeit für Fragen und interaktive Diskussion vorzusehen.

Einzelbehandlung Mindestens ein, bei längeren Programmen mehrere Einzelgespräche mit dem Arzt dienen der individuellen Optimierung der medikamentösen Akutbehandlung und Prophylaxe. Eine zuverlässig wirksame Akuttherapie ohne Medikamentenübergebrauch ist wichtige Voraussetzung für eine gute Lebensqualität trotz Kopfschmerzerkrankung. Längere Programme bieten die Möglichkeit, verschiedene Medikamente während des Programms auszuprobieren. Nach Edukation über die medikamentöse Prophylaxe in der Gruppe bieten sich auch hier oft neue Ansatzpunkte. Da prophylaktische Maßnahmen ihre Wirkung über Wochen bis Monate entfalten, sollte eine ärztliche Verlaufskontrolle nach Ende des Programms vorgesehen werden.

16.3.2 Psychologische Behandlung

Psychoedukation Bei der Psychoedukation kommen interaktiv gestaltete Kurzvorträge, (Klein-)Gruppenarbeiten und Arbeitsblätter zum Einsatz. Ziel ist, dass die Patienten die positive Beeinflussbarkeit eigener Bewertungen, Einstellungen und Verhaltensweisen und deren Auswirkung auf die Schmerzen verstehen lernen, um so die Selbstwirksamkeitserwartung sowie Veränderungsmotivation zu stärken. Das Diathese-Stress-Modell erklärt das Manifestwerden der Kopfschmerzen durch ein Aufeinandertreffen von biologischen und psychologischen Vulnerabilitäten einerseits und aktuellen Stressfaktoren andererseits. Als Vulnerabilität ist bei Spannungskopfschmerz und der Migräne eine genetisch bedingte Suszeptibilität zu nennen, bei der Migräne zudem eine kortikale Übererregbarkeit (Kropp et al. 2015). Durch eine Kumulation relevanter Stressoren und/oder (individuell unterschiedlicher) Migräne-Trigger kommt es zu einer Überschreitung der sog. Migräneschwelle und somit zu einer Migräneattacke (Pellegrino et al. 2018). Das integrative somatopsychische Entstehungsmodell der Migräne (Klan und Liesering-Latta 2020) beinhaltet als vom Patienten beeinflussbaren Faktor die individuelle Stressverarbeitung und den Umgang mit Triggern. Der Patient kann mit Hilfe der Therapeuten ein individuelles

Störungsmodell für sich entwickeln, aus dem sich anschließend Ansatzpunkte zur nichtmedikamentösen Kopfschmerzprophylaxe und Schmerzbewältigung ableiten lassen.

Ziel des Entspannungstrainings ist eine willentliche Reduktion des allgemeinen Aktivierungsniveaus durch die Erhöhung der Parasympathikus-Aktivität. Mögliche Effekte sind eine verbesserte Körperwahrnehmung, die Verminderung von Hypervigilanz, die Reduktion von Angstzuständen und die Erhöhung der Schmerztoleranz (Fritsche et al. 2013). Der Einsatz von Entspannungsverfahren (z. B. Progressive Muskelrelaxation oder Autogenes Training) wird bei Migräne sowie bei Spannungskopfschmerz empfohlen (Neeb et al. 2024; Diener et al. 2022). Neben den genannten können Methoden wie angewandte Entspannung, Atemtechniken oder Imaginationsübungen (z. B. zur Reizabschirmung) Anwendung finden. Um die Adhärenz der Patienten zu fördern, empfiehlt es sich, verschiedene (aktive und passive) Entspannungsformen vorzustellen, denn um eine prophylaktische Wirkung zu erzielen, braucht es vor allem ein regelmäßiges Training. In multimodalen Programmen wird das Entspannungstraining von Physiotherapeuten oder Psychologen durchgeführt. Konkrete Tipps zum regelmäßigen Üben und zur Etablierung neuer Gewohnheiten sowie weiterführende Kurse (z. B. über VHS, Krankenkassen oder Apps) vereinfachen die Umsetzung im Alltag.

Entspannungsverfahren

Je nach Länge des multimodalen Programms können in der Gruppe verschiedene Schwerpunkte gesetzt und im Einzelkontakt individuell vertieft werden. Für das multimodale Setting sind neben der Gruppentherapie eine ausführliche Anamnese und mindestens eine Einzelsitzung pro Woche zu empfehlen. Der Einsatz klassischer kognitiv-verhaltenstherapeutischer Techniken soll das Erkennen von Zusammenhängen zwischen Gedanken und körperlichen Prozessen sowie einen funktionalen Umgang mit Stressereignissen und dem Schmerz fördern. Der Zeitpunkt des Beginns oder einer Verschlechterung der Kopfschmerzsymptomatik gibt oft Hinweise auf die relevanten psycho-sozialen Belastungsfaktoren. Bei Migräne sind bestimmte Stressoren (z. B. Schichtarbeit), Einstellungen (z. B. hoher Leistungsanspruch) oder Verhaltensweisen (z. B. viel »Multi-Tasking«) vor dem Hintergrund der Hyperreagibilität besonders ungünstig. Das kognitiv-verhaltenstherapeutische Migränemanagement (MIMA, Klan und Liesering-Latta 2020) integriert beispielsweise die Etablierung eines ausbalancierten Lebensstils, den Umgang mit Attackenangst, hilfreiches Verhalten in der Migräneattacke, Triggermanagement und Stressbewältigung in die Therapie. Darüber hinaus können achtsamkeits- und akzeptanzbasierte Elemente der »Akzeptanz- und Commitment-Therapie« (ACT, Hayes et al. 2001) die Krankheitsakzeptanz und werteorientiertes Handeln fördern, damit die schmerzbedingte Beeinträchtigung reduzieren und die Lebensqualität erhöhen (Polk und Smitherman 2023). Biofeedback kann sowohl im Gruppen- als auch im Einzelsetting zur Vermittlung edukativer Inhalte, dem Erlernen von Entspannungsverfahren oder Vasokonstriktionstraining eingesetzt werden. Benötigen Patienten anschließend weitere Unterstützung bei der Bewältigung der Schmerzen oder psychischen Komorbiditä-

Weitere verhaltenstherapeutische Ansätze

ten, kann eine ambulante Verhaltenstherapie indiziert sein (Fritsche et al. 2013).

16.3.3 Physiotherapeutische Behandlung

Die Behandlungsschwerpunkte der Physiotherapie im multimodalen Setting sind die Anleitung von aktiven Eigenübungen zur Prophylaxe von muskuloskelettalen Funktionsstörungen, das Heranführen an ein eigenständiges Ausdauertraining und eine syndromspezifische Edukation. Die übergreifenden Ziele sind die Verbesserung der Selbstwirksamkeitserwartung und der Einsatz günstiger Coping-Strategien. Passive Anwendungen dienen zur Ergänzung und finden weniger Anwendung als im ambulanten Bereich. Weiterführende Informationen finden sich in einem physiotherapeutischen Fachbuch zum Thema Kopfschmerzen und Migräne (Luedtke und Schäfer 2019).

Diagnostik und Einzelbehandlung
Die Rolle perikranieller Strukturen in der Pathophysiologie von Kopfschmerzen und Migräne ist noch nicht endgültig geklärt. Hinsichtlich dieser Fragestellungen scheint es jedoch Subgruppen unter Migränepatienten zu geben (Hvedstrup et al. 2020; Luedtke und May 2017). Es ist eine der wichtigsten Aufgaben der Physiotherapie, Subgruppen zu identifizieren, die von der Physiotherapie profitieren können. In der physiotherapeutischen Anamnese ist abzuklären, ob Nacken- oder Kieferbeschwerden auch außerhalb der Migräne-/Kopfschmerzattacken auftreten und diese aus Perspektive der Patienten ein Auslöser für Migräne/Kopfschmerzen sein können. Weitere wichtige zu besprechende Aspekte sind die aktuell praktizierte körperliche Aktivität, die Vermeidung von Bewegungen oder körperlicher Belastung, Erfahrungen mit Physiotherapie und Erwartungen an die Behandlung. Die anschließende körperliche Untersuchung sollte neben aktiven Funktionsprüfungen auch manualtherapeutische Tests beinhalten (Luedtke et al. 2016). Nach einem systematischen Review sind vier physiotherapeutische Tests bei Migränepatienten häufiger auffällig im Vergleich zu gesunden Kontrollen (Szikszay et al. 2019). Es ist wichtig, dass Patienten ausführlich untersucht werden, um entweder von der Anleitung verschiedener Eigenübungen zu profitieren oder um ihnen die Sicherheit geben zu können, dass ihre Halswirbelsäule (zum aktuellen Zeitpunkt) keinen Einfluss auf die Kopfschmerzerkrankung besitzt und sie den Fokus auf andere nichtmedikamentöse, prophylaktische Strategien richten können. Insbesondere bei Patienten mit ausstrahlenden Schmerzen in den Kopf, die durch manualtherapeutische Tests der Facettengelenke oder der Muskulatur (myofasziale Triggerpunkte) *interiktal* reproduziert werden können, könnte Physiotherapie erfolgsversprechender sein (Luedtke et al. 2020). Jedoch zeigen neuere Studien, dass sowohl bei Migräne als auch bei Kopfschmerzen vom Spannungstyp Kombinationen von physiotherapeutischen Verfahren den Einzelinterventionen überlegen sind (Jung et al. 2022a, 2022b).

Von Seiten der Physiotherapeuten können im multimodalen Gruppensetting spezifische Indikationsgruppen für Patienten mit Myoarthropathie des Kausystems, Rückenbeschwerden und Halswirbelsäulenbeschwerden angeboten werden, daneben aerober Ausdauersport und andere aktivierende Gruppenangebote.

Gruppentherapie

Auch Physiotherapeuten sollten in der Edukation verschiedene Möglichkeiten aufzeigen, wie sich Patienten eigenständig helfen können. Im Sinne des bio-psycho-sozialen Modells ist es wichtig, den Patienten die Rolle von Atlas- oder Schulter-/Nacken-Muskulatur zu erläutern (Trigger vs. Ursache), um eine somatische Fokussierung oder physiotherapeutische Dauerbehandlung zu vermeiden. Weitere Aspekte der Edukation sind lebensstilorientierte Tipps, der Einfluss von Kiefergelenkbeschwerden sowie die Wirkmechanismen von Entspannungstechniken und aerobem Ausdauersport.

Patientenedukation

Aerober Ausdauersport wird in der Leitlinie für die Therapie der Migräneattacke und Prophylaxe der Migräne empfohlen (Diener et al. 2022). Patienten sollten motiviert werden, zwei bis drei wöchentliche Sporteinheiten von je 30–40 Min. in ihren Alltag einzubauen. Das Gruppensetting und der damit verbundene Austausch mit anderen Patienten kann den Einstieg erleichtern und die Motivation über die multimodale Therapie hinaus erhöhen. Die Wahl der Sportart (Walking, Joggen, Wandern, Radfahren, Schwimmen etc.) richtet sich nach der Praktikabilität und den Präferenzen der Patienten. Bei Patienten, die lange keinen Sport getrieben haben, ist ein Einstieg von 10–15 Min. mit sukzessiver Steigerung und das Intervalltraining zu empfehlen. Physiotherapeut und Patient sollten gemeinsam einen Trainingsplan erstellen. Eine Pulskontrolle kann förderlich sein, um besser mit einer möglichen Kopfschmerzverstärkung oder einer belastungsbedingten Migräneattacke umzugehen.

Aerobes Ausdauertraining

Aufgrund der gewünschten Implementierung von nichtmedikamentösen Strategien in den Alltag der Patienten ist die Mitarbeit und die Umsetzungskonsequenz der Patienten (Adhärenz) von entscheidender Bedeutung für den Krankheitsverlauf. Alle Techniken zur Förderung der Veränderungsmotivation können zum Einsatz kommen: Edukation, Planung (Erstellung eines Wochenplans/Trainingsplans), einfache und alltagstaugliche Eigenübungen, verschriftlichte Anleitungen, Erstellen von Erinnerungsfunktionen (Post-its, Smartphone-Apps), Empowerment, motivierende Gesprächsführung u.v.m.

Adhärenz

16.3.4 Teambesprechungen

In einem multimodalen Kopfschmerzprogramm sollten regelmäßige (mindestens wöchentliche) Teambesprechungen stattfinden, um die Therapie zeitlich und inhaltlich (u.a. bezüglich der Therapieplanung, der Beurteilung des Behandlungsverlaufs, weiterführender Empfehlungen oder auch der Beziehungsgestaltung) aufeinander abzustimmen. So können einerseits die einzelnen Therapeuten hilfreiche Informationen über die Patienten austauschen. Andererseits vermittelt ein einheitliches Vorgehen den Patienten Sicherheit und trägt zur Motivation bei.

16.4 Wirksamkeit der multimodalen Therapie

Die Stärke der multimodalen Behandlung ist die zwischen verschiedenen Fachdisziplinen koordinierte Herangehensweise auf der Basis gemeinsamer pathophysiologischer Modelle. Man geht davon aus, dass diese wirksamer ist als die unkoordinierte Behandlung durch dieselben Fachdisziplinen im ambulanten Bereich. Es gibt jedoch nur wenige kontrollierte Studien. Eine kanadische Studie an 80 Patienten mit chronischer Migräne hat die Überlegenheit einer ambulanten multimodalen Behandlung gegenüber der Behandlung beim Hausarzt gezeigt (Lemstra et al. 2002). Ähnliche Ergebnisse fanden sich auch in Deutschland (Gunreben-Stempfle et al. 2009).

Im Unterschied zu Programmen für Patienten mit allgemeinen chronischen Schmerzerkrankungen, die typischerweise eine mehrwöchige Behandlung erfordern, kommen bei Kopfschmerzpatienten mit leichter bis mäßiger Komorbidität auch kürzere Programme zum Einsatz. Die fünftägigen multimodalen tagesklinischen Programme, die in Deutschland an mehreren Zentren innerhalb der Integrierten Versorgung (IGV) Kopfschmerz durchgeführt werden, haben mehrfach ihre Wirksamkeit bezüglich Kopfschmerzhäufigkeit, Beeinträchtigung, Depression, Angst und Häufigkeit der Einnahme der Akutmedikation belegt (Gaul et al. 2016; Rohling et al. 2018), allerdings ohne Vergleich mit einer gematchten Kontrollgruppe. Zum Beispiel zeigten 173 Patienten 6 Monate nach einem fünftägigen multimodalen tagesklinischen Programm eine signifikante Reduktion der Kopfschmerztage/Monat (von $13,8 \pm 7,6$ auf $8,2 \pm 6,2$; $p < 0.001$) und 90 % der Patienten waren zufrieden mit der Therapie. Die Adhärenz zu den empfohlenen Maßnahmen war hoch (81 % verwendeten die empfohlene Medikation, 58 % praktizierten PMR, 76 % machten regelmäßigen Ausdauersport und 70 % berichteten über eine Anpassung des Lebensstils) (Rohling et al. 2018).

Prädiktoren für den Erfolg von multimodalen Programmen sind nur wenig untersucht. Insgesamt scheint Migräne (und bei Vorliegen eines Medikamentenübergebrauchs: die hauptsächliche Einnahme von Triptanen) mit einem guten Erfolg assoziiert zu sein. Eine hohe Adhärenz zu den nichtmedikamentösen Maßnahmen (Veränderung des Lebensstils) ist ebenfalls mit besserem Erfolg assoziiert (Überblick in Gaul et al. 2016).

Die Evaluation der IGV am Westdeutschen Kopfschmerzzentrum in Essen hat eine Reduktion der Kosten im Gesundheitssystem nach Teilnahme an der IGV um ca. 30 % gezeigt, v. a. durch Reduktion der Besuche in Notaufnahmen, von stationären Krankenhausbehandlungen und von Zusatzdiagnostik (v. a. Bildgebung) (Diener et al. 2011).

> **Merke**
>
> Zusammengefasst zeigen die Daten, dass die multimodale Kopfschmerzbehandlung wirksam und kosteneffektiv ist.

16.5 Zusammenfassung

- Die Ziele der multimodalen Behandlung primärer Kopfschmerzen sind eine anhaltende Reduktion der Kopfschmerzhäufigkeit und der Beeinträchtigung bei schwer betroffenen Patienten sowie die Verhinderung eines ungünstigen Verlaufs bei Patienten mit einem hohen Chronifizierungsrisiko.
- Die Behandlung erfolgt auf der Basis des bio-psycho-sozialen Schmerzmodells. Sie erfordert eine koordinierte interdisziplinäre Behandlung, üblicherweise durch Ärzte, Psychologen und Physiotherapeuten sowie optional weitere Fachdisziplinen. Es existieren ambulante, tagesklinische und stationäre Programme.
- Wichtige Behandlungsziele sind die Patientenedukation mit Steigerung der Selbstwirksamkeit, die Stärkung funktionaler Denk- und Verhaltensmuster sowie der Entspannungsfähigkeit, die Förderung regelmäßiger körperlicher Aktivität, eine Optimierung der medikamentösen Behandlung sowie eine gute Adhärenz zu den individuell empfohlenen Maßnahmen.

Literatur

Andrasik F, Flor H, Turk DC (2005) An expanded view of psychological aspects in head pain: the biopsychosocial model. Neurological Sciences 26(2): s87–s91.

Buse DC, Greisman JD, Baigi K, Lipton RB (2019) Migraine Progression: A Systematic Review. Headache 59: 306–338.

Diener HC, Gaul C, Jensen R, et al. (2011) Integrated headache care. Cephalalgia 31: 1039–1047.

Diener HC, Förderreuther S, Kropp P et al., et al. (2022) Therapie der Migräneattacke und Prophylaxe der Migräne. S1-Leitlinie. DGN und DMKG, in: Deutsche Gesellschaft für Neurologie (Hrsg.) Leitlinien für Diagnostik und Therapie in der Neurologie. https://dgn.org/leitlinie/214

Dresler T, Caratozzolo S, Guldolf K et al. (2019) Understanding the nature of psychiatric comorbidity in migraine: a systematic review focused on interactions and treatment implications. The journal of headache and pain 20(1): 51.

Fritsche G, Kröner-Herwig B, Kropp P, et al. (2013) Psychologische Therapie der Migräne. Der Schmerz, 27(3): 263–274.

Gaul C, Liesering-Latta E, Schäfer B, et al. (2016) Integrated multidisciplinary care of headache disorders: A narrative review. Cephalalgia 36: 1181–1191.

Göbel H, Heinze-Kuhn K, Petersen I, et al. (2013) Sektorenübergreifende schmerzmedizinische Versorgung. Schmerzklinik Kiel und bundesweites Kopfschmerzbehandlungsnetz. Schmerz 27: 149–165.

Gunreben-Stempfle B, Griessinger N, Lang E, et al. (2009) Effectiveness of an intensive multidisciplinary headache treatment program. Headache 49: 990–1000.

Hayes SC, Barnes-Holmes D, Roche B (2001) Relational Frame Theory: A Post-Skinnerian account of human language and cognition. Springer.

Hvedstrup J, Kolding LT, Younis S, et al. (2020) Ictal neck pain investigated in the interictal state – a search for the origin of pain. Cephalalgia 40(6): 614–624.

Jung A, Eschke RC, Gabler T, et al. (2022a) Effektivität physiotherapeutischer Behandlungsmaßnahmen in Bezug auf die Schmerzintensität, -dauer und -frequenz sowie Lebensqualität von Patient*innen mit Migräne. Eine systematische Übersichtsarbeit. Schmerz 36(4): 272–283.

Jung A, Eschke RC, Struss J, et al. (2022b) Effectiveness of physiotherapy interventions on headache intensity, frequency, duration and quality of life of patients with tension-type headache. A systematic review and network meta-analysis. Cephalalgia 42(9): 944–965.

Kaluza G (2015) Stressbewältigung: Trainingsmanual zur psychologischen Gesundheitsförderung. Springer.

Klan T, Liesering-Latta E (2020) Kognitiv-verhaltenstherapeutisches Migränemanagement (MIMA) – ein Behandlungsmanual zur Krankheitsbewältigung und Attackenprophylaxe bei Migräne. Göttingen: Hogrefe.

Kropp P, Wallasch T, Müller B et al. (2015) Disease duration of episodic migraine correlates with modified amplitudes and habituation of contingent negative variation. J Neural Transm 122, 877–885.

Lemstra M, Stewart B, Olszynski WP (2002) Effectiveness of multidisciplinary intervention in the treatment of migraine: a randomized clinical trial. Headache 42: 845–854.

Luedtke K, Boissonnault W, Caspersen N, et al. (2016) International consensus on the most useful physical examination tests used by physiotherapists for patients with headache: A Delphi study. Man Ther, 23, 17–24.

Luedtke K, May A (2017) Stratifying migraine patients based on dynamic pain provocation over the upper cervical spine. J Headache Pain 18(1): 97.

Luedtke K, Schäfer B (2019) Physiotherapie bei Kopfschmerzen und Migräne. Stuttgart: Thieme.

Luedtke K, Starke W, Korn K v, et al. (2020) Neck treatment compared to aerobic exercise in migraine: A preference-based clinical trial. Cephalalgia Reports 3: 1–9.

Marziniak M, Malzacher V, Förderreuther S, et al. (2014) Konsensuspapier der Deutschen Migräne- und Kopfschmerzgesellschaft zur Struktur von Kopfschmerzzentren und Kopfschmerzschwerpunktpraxen in Deutschland. Schmerz 28: 128–134.

Neeb L et al. (2024) Diagnostik und Therapie des Kopfschmerzes vom Spannungstyp. S1-Leitlinie. Retrieved from: https://register.awmf.org/assets/guidelines/030-077l_S1_Diagnostik-Therapie-Kopfschmerz-Spannungstyp_2024-03.pdf

Pellegrino ABW, Davis-Martin RE, Houle TT, et al. (2018) Perceived triggers of primary headache disorders: a meta-analysis. Cephalalgia 38(6): 1188–1198.

Polk AN, Smitherman TA (2023) A meta-analytic review of acceptance-based interventions for migraine. Headache 63(9): 1271–1284.

Richter M, Gruhl E, Lautenschläger E, et al. (2018) DreKiP – ein ambulantes Therapieprogramm für Kinder und Jugendliche mit Kopfschmerzen. Schmerz 32: 17–29.

Rohling S, Funk A, Ruscheweyh R, et al. (2018) Integrated headache care at the outpatient headache center of the University Hospital of Munich: The Munich model. Clinical and Translations Neuroscience: 1–7.

Szikszay TM, Hoenick S, von Korn K, et al. (2019) Which Examination Tests Detect Differences in Cervical Musculoskeletal Impairments in People With Migraine? A Systematic Review and Meta-Analysis. Physical Therapy 99(5): 549–569.

17 Psychotherapeutische Kopfschmerzbehandlung

Anna-Lena Guth und Thomas Dresler

> **Fallbeispiel**
>
> Eine 46-jährige Lehrerin erklärt im psychotherapeutischen Erstgespräch, ihr Neurologe habe ihr wegen ihrer Migräne eine Psychotherapie empfohlen. Sie habe seit ihrer Jugend Migräne, häufig mit starker Übelkeit und Erbrechen. Seit etwa einem Jahr habe sich die Symptomatik verschlimmert, inzwischen habe sie ca. 20 Kopfschmerztage im Monat, alles in ihrem Leben drehe sich nur noch darum. Sie beschreibt sich als sehr pflichtbewusst, sie wolle ihre Schüler und Kollegen nicht durch ihr Ausfallen belasten, weswegen sie häufig trotz akuter Schmerzen zur Arbeit gehe. Sie nehme an ca. 10 Tagen im Monat ein Triptan, sei dann unkonzentriert und könne ihren Ansprüchen als gute Lehrerin nicht gerecht werden. Sie sei sehr erschöpft und müsse sich zu Hause oft hinlegen. Die Patientin mache sich deswegen Vorwürfe, ihren Ehemann und ihre zwei Töchter zu vernachlässigen. Auch im Freundeskreis sei es schwierig geworden; sie traue sich kaum noch Einladungen anzunehmen, weil sie häufig doch absagen müsse. Sie gehe auch nicht mehr zum Training ihrer Tennismannschaft, sie fände Absagen zu peinlich, wenn andere sich auf sie verlassen. Schlimm sei es vor allem, wenn sie Klassenarbeiten schreibe oder Prüfungen abnehme. Sie fürchte auszufallen, versuche deshalb, möglichst viel vorzuarbeiten, grübele viel und liege nachts lange wach. Sie habe Durchschlafstörungen, sei sehr angespannt. Ihre Stimmung habe sehr gelitten, sie fühle sich niedergeschlagen und verzweifelt. Vom Neurologen sei ihr als medikamentöse Prophylaxe Amitriptylin verschrieben worden, an der Volkshochschule habe sie einen Kurs zur Progressiven Muskelrelaxation besucht und einmal wöchentlich Entspannung durchgeführt. Aber das habe bisher nur wenig gebracht, sie könne nicht gut entspannen.
>
> Die Patientin absolviert in der Folge über 18 Monate 40 Einzelsitzungen kognitiver Verhaltenstherapie. Als Therapieziele definiert werden die Verbesserung/Stabilisierung der Stimmungslage, die Förderung von funktionalem Krankheitsbewältigungsverhalten (Abbau rigider Durchhaltestrategien im Pflichtbereich, regelmäßige Anwendung nichtmedikamentöser Prophylaxe wie Entspannung und Ausdauersport), eine verbesserte Stressbewältigung (Aufbau einer funktionalen Erholungs- und Belastungsregulation mit Aktivierung, Genuss und Regeneration), die Förderung von Krankheitsakzeptanz sowie die Reduk-

tion von kopfschmerzbezogenen Erwartungsängsten. Angestrebt wird insbesondere die Veränderung ungünstiger krankheitsrelevanter und stressverschärfender Einstellungen: Durch die Bearbeitung des vorliegenden Selbstwertproblems lernt die Patientin, ihren Selbstwert von der Meinung anderer zu entkoppeln, damit Ablehnung besser auszuhalten und ihre Abgrenzungsfähigkeit zu verbessern. Im Therapieverlauf kommt es zu einer deutlichen Stimmungsstabilisierung und Reduktion der Kopfschmerztage auf ca. 8 Tage im Monat, die Schmerzmitteleinnahme konnte ebenfalls auf unter 5 Tage reduziert werden. Die Lebensqualität wird am Therapieende von der Patientin als deutlich gebessert angegeben.

17.1 Diagnostisches Vorgehen

Im Erstkontakt geht es darum, eine tragfähige, vertrauensvolle Beziehung aufzubauen und sich einen möglichst guten Überblick über den Patienten und sein Problem zu verschaffen (Hautzinger 2011). Bei Kopfschmerzerkrankungen sind besonders das Vorliegen relevanter psychosozialer Faktoren sowie deren Bedeutung für Auslösung, Ausprägung, Aufrechterhaltung und Verlauf der Kopfschmerzsymptomatik zu prüfen. Hierfür werden eine ausführliche Anamnese durchgeführt, psychometrische Verfahren herangezogen und mit Vorbefunden (auch Schmerztagebüchern) gemeinsam eingeordnet.

Identifikation relevanter psychosozialer Faktoren

17.1.1 Anamnese

Zu Beginn sollten Ziele, Inhalte und Dauer des Erstgesprächs erläutert werden, der Fokus sollte auf den Folgen der Kopfschmerzerkrankung liegen. Geeignet sind Formulierungen hinsichtlich der gemeinsamen Betrachtung von Leid, Alltagsbeeinträchtigung und Veränderungen der Lebensqualität durch Kopfschmerz (Nilges und Diezemann 2017). Auch wenn viele Kopfschmerzpatienten bereits eine bio-psycho-soziale Sichtweise mitbringen, ist an dieser Stelle die Einbettung von auf dem bio-psycho-sozialen Schmerzmodell aufbauenden Informationen für den Patienten entlastend. Im Gesprächsverlauf ist es vorzuziehen, auf die Schilderungen des Patienten direkt einzugehen und so auch zwischen eigenen Gliederungspunkten zu springen, um den Gesprächsfluss nicht zu stören (ebd.). Es sollten Veränderungen in der Lebensqualität und Lebenszufriedenheit im Zusammenhang mit der Kopfschmerzbelastung in verschiedenen Lebensbereichen erfragt werden (▶ Tab. 17.1). Auch eine Fremdanamnese sollte erwogen werden.

Gesprächsführung im Erstgespräch

Tab. 17.1: Psychotherapeutische Anamnese bei Kopfschmerzpatienten

Bereich	Ausgewählte Inhalte
Beschwerden	Kopfschmerz und ggf. andere Schmerzen (Lokalisation, Beginn, Häufigkeit, Dauer, Intensität), Begleitsymptome, allgemeine Psychopathologie, sonstige Beschwerden und Krankheiten
Krankheitsanamnese und -verlauf	Vorbehandlungen, Medikamentenanamnese, Phasen mit geringerer/höherer Symptombelastung, frühere Erkrankungen
Einflussfaktoren	Auslöser (»Trigger«), verstärkende und lindernde Faktoren, Kommunikation, Reaktionen des Umfelds (Familie, Freunde, Arbeitsplatz), Umgangsstrategien (Medikamenteneinnahmeverhalten, nichtmedikamentöse Prophylaxe, Schonen/Vermeiden/Durchhalten), Schmerzakzeptanz, Leidtoleranz, emotionale Belastungen (Ängste, Ärger, Niedergeschlagenheit, Scham) und Funktionsbeeinträchtigung im Alltag im Zusammenhang mit Kopfschmerz und ggf. Aura, Stressbelastung/Stressbewältigungskompetenzen
Sozialanamnese und Biografie	Aktuelle Lebenssituation (familiär/sozial, beruflich, finanziell), Interessen, Work-Life-Balance, beruflicher Werdegang und private Eckdaten, belastende und prägende Erfahrungen (z. B. Trennung, Verluste), Kontakt zur Herkunftsfamilie, Familienklima, Erziehungsstil, Umgang mit Krankheit und Schmerz im Elternhaus
Krankheitsmodell	Mechanistisch/somatische oder bio-psycho-soziale Vorstellungen, Selbstwirksamkeit, Ziele, Erwartungen an die Behandlung, Veränderungsmotivation
Ressourcen/ Barrieren	Persönlichkeitsfaktoren, Attributionsstil, soziale Unterstützung, Glaube/Spiritualität, Umstellungsfähigkeit, Resilienzfaktoren

17.1.2 Testdiagnostik

Allgemeine Testverfahren

Neben den hier genannten Testverfahren (▶ Tab. 17.2) stehen weitere Verfahren zur Verfügung, die Schmerz allgemein erfassen. Sie können die Schmerzanamnese sinnvoll ergänzen. Alle hier nicht explizit genannten Quellenangaben finden sich bei Klan und Liesering-Latta (2020).

Tab. 17.2: Ausgewählte psychometrische Verfahren bei Kopfschmerz

Verfahren	Inhalt
Headache Impact Test-6 (HIT-6)	Einschränkung des Funktionsniveaus und Wohlbefindens (6 Items)
Migraine Disability Assessment (MIDAS)	Funktionelle Beeinträchtigung (5 Items)
Inventar zur Beeinträchtigung durch Kopfschmerz (IBK)	Einschränkung alltäglicher Aktivität (12 Items) und Emotionen (13 Items)

Tab. 17.2: Ausgewählte psychometrische Verfahren bei Kopfschmerz – Fortsetzung

Verfahren	Inhalt
Chronic Pain Acceptance Questionnaire (CPAQ) (Nilges et al. 2007)	Schmerzakzeptanz (20 Items)
Headache Triggers Sensitivity and Avoidance Questionnaire (HTSAQ-G)	Triggerempfindlichkeit und -vermeidung (24 Items)
Fear of Attacks in Migraine Inventory (FAMI) (Klan et al. 2022)	Erfassung der Attackenangst (29 Items)

Items = Fragen bzw. Aussagen, die von der untersuchten Person bewertet werden

Zur Erfassung psychischer Komorbiditäten und psychischer Belastung haben sich die Depressions-Angst-Stress-Skalen (DASS) und die Symptom-Checklist (SCL-90-R, Franke 2014) bewährt. Auch das Beck-Depressions-Inventar (BDI-II, Hautzinger et al. 2009) sowie die Hospital Anxiety and Depression Scale (HADS) finden häufig Anwendung. Das Ergebnis eines Fragebogens allein darf aber nie eine Diagnose begründen; dies bedarf immer eines ausführlichen diagnostischen Prozesses.

Erfassung psychischer Belastung und Komorbiditäten

Die Erfassung der Ressourcen des Patienten ist sowohl für die Behandlungsplanung als auch für die Einschätzung der Prognose relevant. Ergänzend zur Anamnese können hier Fragebogenverfahren herangezogen werden, z. B. der Fragebogen zur Erfassung von Ressourcen und Selbstmanagementfähigkeiten (FERUS, Jack 2007).

Ressourcenerfassung

Zur Abschlussevaluation können neben Prä-Post-Vergleichen der genannten Verfahren auch Zielerreichungsskalen für die individuell vereinbarten Therapieziele genutzt werden.

17.1.3 Verhaltensanalyse

Die so erhaltenen Informationen können im Sinne einer Verhaltensanalyse in ein SORKC-Modell (▶ Abb. 17.1) integriert und für die Erstellung eines individuellen Krankheitsmodells berücksichtigt werden. Dieses beinhaltet auch übergeordnete Schemata, Einstellungen, Ansprüche, Regeln und Ziele des Patienten und deren Zusammenhänge mit der aktuell vorliegenden Symptomatik.

Maladaptive Kognitionen berücksichtigen

> **Merke**
>
> Im Zusammenhang mit chronischem Kopfschmerz kommen z. B. perfektionistische Einstellungen, übertriebenes Pflichtbewusstsein, Stärkeansprüche, Verantwortungsübernahme oder eine ausgeprägte Außenorientierung häufiger vor und prägen dann auch die Krankheitsbewältigung in Richtung Durchhalten.

Abb. 17.1: Verhaltensanalyse – SORKC-Modell beim Fallbeispiel

S — Stimulus
Die Patientin unterrichtet derzeit eine Abiturklasse, es stehen mündliche Abiturprüfungen an.

Stimulus: Die Patientin packt am Vorabend ihre Tasche für die Schule.

O — Organismus
O_{org}: erhöhte Grundanspannung durch chronische Schmerzsymptomatik.

O_{plan}: Grundannahmen: Wer krank ausfällt oder seine Arbeit nicht ordentlich schafft, ist unzuverlässig, wird abgelehnt und ist weniger wert.
Regel: Ich darf keinesfalls krank ausfallen und unzuverlässig sein.

R — Reaktion
R_{kog}: Wenn ich Migräne bekomme und ausfalle, wirke ich unzuverlässig. Das darf nicht sein! Das fände ich schrecklich!

R_{phys}: Anspannung steigt, trockener Mund, Beklemmung

R_{emot}: Angst (6/10)

R_{mot}: Kontrolliert, ob sie ein Triptan in der Tasche hat, und geht erneut Prüfungsunterlagen durch.

K — Kontingenz/Kontiguität
Kontingenz: Regelmäßigkeit der Konsequenz(en)

Kontiguität: zeitliche Nähe der Konsequenz(en)

C — Konsequenzen
$C+_{kurz}$: Kontrollerleben

$C-_{kurz}$: Stress durch Selbstüberforderung, Grübeln, schlechter Schlaf, Gefahr der selbsterfüllenden Prophezeiung durch ängstliche Erwartung und Anspannung

$C-_{lang}$: Erwartungsängste werden verfestigt, verstärkte Aufmerksamkeitsfokussierung auf Migräne, weiterer Anstieg des Anspannungsniveaus

$\mathcal{C}+_{lang}$: Kontrollverlust, verringerte Krankheitsakzeptanz, Selbstwertreduktion

Abkürzungen: kog = kognitiv; phys = physiologisch; emo = emotional; mot = motivational; C = Konsequenz; $\mathcal{C}$ = ausbleibende Konsequenz; +/– = positiv/negativ; kurz/lang = kurzfristig/langfristig

17.1.4 Diagnosestellung und Differenzialdiagnose

Die Diagnosestellung als Hauptanliegen interventionsbezogener Diagnostik erfolgt nach sorgfältiger Betrachtung der gesammelten Informationen unter Anwendung des gültigen Klassifikationssystems. Für die Diagnosen berücksichtigt werden sowohl psychische Faktoren im Zusammenhang mit Schmerz (u. a. schmerzbezogene Einstellungen, Schmerzbewältigungsverhalten) als auch eine etwaig vorliegende psychische Symptomatik. Aktuell diagnostizierte psychische Komorbiditäten beeinflussen den Kopfschmerz (höheres Risiko für Schmerzchronifizierung, Schmerzmittelübergebrauch und höhere Beeinträchtigung im Alltag, häufigere stationäre Behandlungen) (Minen et al. 2016; Minen und Tanev 2014) und können damit kausal den Verlauf einer Kopfschmerzerkrankung verändern. Sie sind jedoch wiederum häufig die Folge bereits anhaltender Schmerzsymptomatik und Einschränkung der Lebensqualität (Nilges und Diezemann 2018).

Gegenseitige ungünstige Beeinflussung von Kopfschmerz und psychischer Komorbidität

> **Merke**
>
> Komorbide psychische Störungen, insbesondere Depressionen, Angst- und Schlafstörungen, sind bei Migräne häufig und zusätzlich beeinträchtigend. Mehr als die Hälfte der Migränepatienten erfüllt einmal im Leben die Kriterien einer Angststörung. Die Wahrscheinlichkeit, als Migränepatient eine Depression zu haben, ist im Vergleich zur Allgemeinbevölkerung mehr als 2,5-fach erhöht (Minen et al. 2016).

Nach ICD-10[6] sind chronische Schmerzen noch im Kapitel V (F: Psychische und Verhaltensstörungen) berücksichtigt. Abgegrenzt werden können je nach Rolle psychischer Faktoren für Ätiologie und Verlauf einer Schmerzerkrankung drei Diagnosen (▶ Tab. 17.3). Die Diagnose *Psychische und Verhaltensfaktoren bei andernorts klassifizierten Erkrankungen* (ICD-10: F54) beschreibt psychische Faktoren und Verhaltenseinflüsse, die hinsichtlich Ätiologie und Verlauf wesentlich zu einer Verstärkung des (andernorts klassifizierten) somatischen Krankheitsfaktors beitragen und mit leichteren psychischen Störungen (z. B. Sorgen, emotionale Konflikte) einhergehen. Bei Schmerzerkrankungen kann dies eine Schmerzverstärkung bei zunehmender Stressbelastung und leichterer emotionaler Belastung bedeuten. Die seit 2009 lediglich in der deutschen Version (ICD-10; DIMIDI 2016) eingeführte Diagnose *Chronische Schmerzstörung mit somatischen und psychischen Faktoren* (ICD-10: F45.41) erkennt die Wirkungen und Wechselwirkungen biologischer, psychischer und sozialer Faktoren bereits als

ICD-10: F54

ICD-10: F45.41

---

[6] Der Zeitpunkt der Einführung der ICD-11 in Deutschland stand zum Zeitpunkt der Erstellung dieses Kapitels noch nicht fest. Hier werden daher sowohl die Klassifikation nach ICD-11 als auch nach vorangegangener ICD-10 beschrieben. So ist die Einordnung nach beiden Systemen bzw. ein Vergleich der Kriterien möglich.

selbstverständliche Bestandteile des menschlichen Schmerzerlebens an und schreibt ihnen für den Verlauf der Schmerzerkrankung und für die Chronifizierung von Schmerz eine zentrale Rolle zu. Über die Kriterien der F54 hinausgehend liegen weitere wesentliche psychische Wirkfaktoren, u. a. maladaptive Kognitionen, schmerzbezogene Ängste und ungünstige Verhaltensmuster wie Passivität, Schon- und Fehlhaltungen oder Durchhalten, ausgeprägte emotionale Belastung und soziale Konsequenzen vor. Die Diagnose schließt jedoch eine ursächliche Rolle solcher psychischen Faktoren zu Beginn aus. Klar davon abzugrenzen ist die *Anhaltende somatoforme Schmerzstörung* (ICD-10: F45.40), welche dadurch gekennzeichnet ist, dass eine psychogene Verursachung körperlicher Beschwerden vorliegen muss, also kein ursächlicher körperlicher Faktor wie bei der F45.41 feststellbar ist oder wenn ein körperlicher Faktor vorliegt, so darf dieser die Symptomatik nicht ausreichend erklären.

ICD-10: F45.40

Ergänzend zu empfehlen ist die Anwendung der Multiaxialen Schmerzklassifikation: Psychosoziale Dimension (Klinger et al. 2016), welche eine differenzierte Erfassung von Schmerz ermöglicht und eine bessere Berücksichtigung psychosozialer Faktoren erlaubt (▶ Kap. 17.3).

Tab. 17.3: Klassifikation von Schmerz (Nilges und Rief 2010)

Psychische Faktoren oder Verhaltensfaktoren bei andernorts klassifizierten Krankheiten (F54)	Chronische Schmerzstörung mit somatischen und psychischen Faktoren (F45.41)	Anhaltende somatoforme Schmerzstörung (F45.40)
• psychische Faktoren und Verhaltenseinflüsse spielen eine wesentliche Rolle in der Ätiologie • psychische Störungen sind meist leicht, oft langanhaltend (z. B. Sorgen, emotionale Konflikte, ängstliche Erwartung)	• Schmerzen ≥ 6 Monate • physiologische/körperliche Ursache • für Schweregrad, Exazerbation oder Aufrechterhaltung spielen psychische Faktoren wichtige Rolle • klinisch bedeutsamer Leidensdruck und Funktionseinschränkungen • Schmerz nicht vorgetäuscht oder absichtlich erzeugt	• andauernder, quälender Schmerz • keine physiologische/körperliche Ursache keine hinreichende Erklärung • gemeinsames Auftreten mit emotionalen Konflikten oder psychosozialen Belastungen • für Beginn, Schweregrad, Exazerbation oder Aufrechterhaltung spielen psychische Faktoren die Hauptrolle

ICD-11: MG30

In der seit 2022 gültigen ICD-11 ist nun erstmals chronischer Schmerz als eigenständige Diagnose aufgeführt und wird nicht länger im Kapitel für psychische Erkrankungen, sondern im Kapitel 21 »Symptome oder klinische Befunde, anderenorts nicht klassifiziert« verortet. Als Zeitkriterium für Anhalten oder wiederholtes Auftreten der Schmerzen wird eine Dauer von ≥ 3 Monaten festgelegt. Unterschieden werden chronisch primäre und sekundäre Schmerzsyndrome, welche mit signifikanter emotionaler Belastung und Funktionseinschränkung einhergehen sollen. Chronisch primäre Schmerzsyndrome liegen vor, wenn der Schmerz ein eigenständiges Krankheitsbild darstellt (MG30.0; Chronisch primäre Kopfschmerzen oder orofaziale Schmerzen: MG30.03). Chronisch sekundäre Schmerzsyndrome sollen kodiert werden, wenn der chronische Schmerz als Folge einer Erkrankung anzusehen ist, bei der Schmerz ein Symptom ist (MG30.1–6; Chronisch sekundäre Kopfschmerzen oder orofaziale Schmerzen: MG30.6). Kopfschmerzerkrankungen und orofaziale Schmerzen können somit unter beiden Kategorien kodiert werden, je nachdem, ob es sich um einen primären oder sekundären Kopfschmerz handelt (Benoliel et al. 2019). Psychische und soziale Faktoren werden weiterhin sowohl bei chronisch primären und sekundären Schmerzsyndromen über eine optionale Zusatzkodierung berücksichtigt. Drei Dimensionen des Schweregrads (Schmerzintensität, emotionale Belastung, funktionelle Beeinträchtigung), eingeschätzt mittels numerischer Ratingskala (NRS), sind dann ebenso wie das Vorliegen spezifischer psychosozialer Faktoren zusätzlich kodierbar (Treede et al. 2019).

17.1.5 Indikation für psychotherapeutische Kopfschmerzbehandlung

Für die Indikationsentscheidung stellt das Vorliegen von psychischen Störungen mit Krankheitswert das Hauptkriterium dar (Hautzinger 2011). Es gibt Kriterien (z. B. Andrasik 2012), die spezifisch für Kopfschmerz herangezogen werden können, um die Indikation für eine nichtmedikamentöse Behandlung der Kopfschmerzsymptomatik zu klären: 1. Bevorzugung einer nichtmedikamentösen Behandlung, 2. geringe Verträglichkeit bzw. 3. fehlende Effektivität einer medikamentösen Behandlung, 4. (geplante) Schwangerschaft bzw. Stillzeit, 5. langjähriger, häufiger oder exzessiver Gebrauch von Analgetika oder anderen Medikamenten, die mit erhöhter Kopfschmerzsymptomatik bzw. geringerem Ansprechen auf eine medikamentöse Behandlung einhergehen, 6. Vorliegen von Belastungsmomenten oder Fehlen adäquater Stressbewältigung.

Kriterien für Psychotherapie

Generell sollten alle Betroffenen als psychologische Basisinterventionen Psychoedukation erhalten und ein für sie geeignetes Entspannungsverfahren erlernen. Ausdauersport sollte ebenfalls angeregt werden. Ergänzend sind psychische Komorbiditäten, ausgeprägter Leidensdruck und Funktionsbeeinträchtigung im Alltag sowie dysfunktionale Denk- und Verhaltensmuster im Umgang mit der Erkrankung in diesem Zusammenhang nützliche Kriterien für psychotherapeutische Mitbehandlung.

17.2 Therapeutisches Vorgehen

Unter Berücksichtigung der Ressourcen des Patienten und der mit ihm festgelegten Ziele wird über die Auswahl entsprechender Maßnahmen entschieden. Übergeordnete Ziele sind die Reduktion des Grundanspannungsniveaus, die Verbesserung der Selbstwirksamkeit im Umgang mit der Kopfschmerzsymptomatik und die Förderung der Krankheits- bzw. Problemakzeptanz.

Psychoedukation — Basis jeder psychotherapeutischen Kopfschmerzbehandlung ist die Psychoedukation im Sinne des bio-psycho-sozialen Schmerzmodells. Fokussiert wird dabei in der Regel die Entwicklung eines individuellen Krankheitsmodells mit der Identifikation aufrechterhaltender und schmerzverstärkender Faktoren (▶ Kap. 17.1.3). Es werden wechselseitige Zusammenhänge von Stress, emotionaler Belastung, Anspannung und Kopfschmerz sowie Auswirkungen auf die Schmerzwahrnehmung/das Schmerzerleben angesprochen und gegebenenfalls Komorbiditäten wie Schlafstörungen, Ängste oder Depression einbezogen. Ziel ist auch, das Interesse des Patienten an psychologischen Strategien zur Beeinflussung von Schmerz zu wecken. Bei einer kognitiv-verhaltenstherapeutischen Behandlung sind neben den Lernerfahrungen des Patienten besonders Kognitionen (u. a. Gedanken, Erwartungen, Einstellungen) von Relevanz. Der Patient lernt, seine für die Kopfschmerzerkrankung ungünstigen Denkmuster (z. B. Stärkeanspruch, Perfektionismus, Kontrollstreben, Selbstabwertung für Leistungsminderung, Katastrophisieren) und Verhaltensweisen (z. B. Durchhalten, Schon- und Vermeidungsverhalten, gehemmter Belastungsausdruck und -wahrnehmung) abzulegen und übt stattdessen funktionale Denk- bzw. Verhaltensmuster. Spezifisch können etwa Krankheitsakzeptanz gefördert, Erwartungs- und Attackenängste angegangen oder im Sinne des Attackenmanagements hilfreiche Strategien im Umgang mit der Attacke und günstige Kommunikationsmöglichkeiten erarbeitet werden (Klan und Liesering-Latta 2020). Beim Triggermanagement geht es darum, über gestufte Exposition (Gewöhnungstraining), Exposition unter Einsatz von Bewältigungsstrategien und Experimentieren einen differenzierten Umgang mit Triggern zu finden, bei dem die Vermeidung eines Triggers lediglich eine von mehreren Möglichkeiten darstellt. Dies dient der Verbesserung der Lebensqualität, der Angstreduktion sowie auch der Verhinderung einer progredienten Senkung der Reizschwelle und hat sich hinsichtlich der Reduktion von Schmerz- und Einnahmetagen bewährt (Martin et al. 2014).

Stressmanagement — Zur Förderung der instrumentellen, mentalen und regenerativen Stresskompetenz werden die Verbesserung der Problemlösekompetenz, die Förderung der Stresswahrnehmung, Pausenmanagement, Genuss und Selbstfürsorge im Alltag angestrebt (Dresler et al. 2019b). Dies dient letztlich der Senkung der Grundanspannung. Als Teil der nichtmedikamentösen Prophylaxe kommen in diesem Zusammenhang zudem Entspannungsverfahren (z. B. Progressive Muskelentspannung, Autogenes

Training) seit Jahrzehnten erfolgreich zum Einsatz (Diener et al. 2022; Kropp et al. 2017a). Unterstützend kann Biofeedback sowohl in der akuten Attackentherapie (Vasokonstriktionstraining) als auch im Rahmen der Prophylaxe (Handerwärmungstraining, Neurofeedback zum Aufbau kortikaler Habituation) zum Einsatz kommen (Nestoriuc und Martin 2007; Siniatchkin et al. 2000). Etwaige Bewegungs- oder Triggerängste oder die Neigung zum Überschreiten von Belastungsgrenzen sollten bei der Planung von Ausdauersport mitberücksichtigt und daher bearbeitet werden. Neuere Studien zeigen auch die Wirksamkeit achtsamkeitsbasierter Ansätze wie *Mindfulness-based Stress Reduction* (Seminowicz et al. 2020; Wells et al. 2021). Komandur et al. (2018) fanden günstige Effekte achtsamkeitsbasierter Interventionen auf schmerzbezogene Ängste und Katastrophisieren, Seng et al. (2019) auf die kopfschmerzbezogene Beeinträchtigung.

<small>Achtsamkeit</small>

Für Ausdauersport wurden ebenfalls positive Effekte auf die Kopfschmerzsymptomatik ausgewiesen (Lemmens et al. 2019). Wenn keine Kontraindikationen vorliegen, sind Betroffene im Rahmen einer psychotherapeutischen Behandlung entsprechend zu motivieren, Ausdauersportelemente in ihre wöchentliche Routine einzubauen.

Die genannten psychologischen Verfahren sind in der Migräne- und Kopfschmerzbehandlung fest etabliert und werden in den Leitlinien zur Migränebehandlung (Diener et al. 2022; Kropp et al. 2017a) berücksichtigt. Ihre Wirksamkeit konnte wiederholt belegt werden (vgl. Kropp et al. 2017b). Penzien et al. (2015) halten in ihrer Übersichtsarbeit fest, dass durch die Anwendung verhaltenstherapeutischer Verfahren eine Reduktion der Kopfschmerzaktivität bei Migräne um 35 bis 50% erzielt werden kann. Dennoch ist die Evidenzlage zur Wirksamkeit ausbaufähig und erfordert weitere hochwertige Studien (Sharpe et al. 2019; Dudeney et al. 2022), wobei besondere Herausforderungen im Vergleich mit Medikamentenstudien berücksichtigt werden müssen (Dresler et al. 2021).

<small>Wirksamkeit psychologischer Verfahren</small>

Psychologische Verfahren gelten bei Migräne als besonders wirksam, wenn Patienten unter einer hohen Stressbelastung oder komorbider depressiver Symptomatik leiden sowie eine dysfunktional ausgeprägte Leistungsorientierung mitbringen (Kropp et al. 2017a; Klan et al. 2023). Die medikamentöse und nichtmedikamentöse Migränebehandlung sollte auf das Vorliegen psychischer Komorbiditäten angepasst werden; hierbei sollten sowohl mögliche synergistische Effekte als auch Behandlungskomplikationen berücksichtigt werden (Dresler et al. 2019a).

Die Kombination verschiedener interdisziplinärer Behandlungsansätze ist der unimodalen Migränetherapie vorzuziehen (Kropp et al. 2017a). Daher ist eine interdisziplinäre Zusammenarbeit, wie sie in der interdisziplinären multimodalen Schmerztherapie fest etabliert ist (▶ Kap. 16), auch im ambulanten Bereich wünschenswert (Guth und Schäfer 2021). Diese bietet Behandelnden die Möglichkeit, die Passung von Krankheits- und Therapiemodell sicherzustellen, eine gemeinsame Behandlungsstrategie zu verfolgen und das Problem entsprechend des bio-psycho-sozialen Ansatzes von verschiedenen Seiten anzugehen.

<small>Interdisziplinäre Zusammenarbeit</small>

Für einen Überblick über verhaltenstherapeutische Ansätze bei Kopfschmerzerkrankungen verweisen wir auf die freizugängliche Veröffentlichung von Klan et al. (2024).

17.3 Hintergrundinformationen zur Multiaxialen Schmerzklassifikation – Psychosoziale Dimension (MASK-P)

Schmerzerfassung unter multimodalen Gesichtspunkten

Die Multiaxiale Schmerzklassifikation – Psychosoziale Dimension (MASK-P) wurde entwickelt, da psychosoziale Faktoren in der bisherigen Klassifikation nicht ausreichend konkretisiert werden konnten (Klinger et al. 2016). Die MASK-P ermöglicht eine differenzierte und systematische Dokumentation der Schmerzsymptomatik und eine verhaltensnahe Erfassung von Schmerz unter integrativer, bio-psycho-sozialer Perspektive. Es erfolgt eine deskriptive Erfassung psychosozialer Faktoren auf 10 Achsen (▶ Tab. 17.4) mit konkreten Operationalisierungen und ergänzenden Empfehlungen zu Testverfahren. Ein großer Vorteil der MASK-P ist, dass durch ihre Anwendung bereits konkrete therapeutische Ansatzpunkte ersichtlich werden (z. B. Achse 8 Maladaptive Stressverarbeitung: Mangelnde Wahrnehmung und Bagatellisierung von Stressfaktoren; Therapieziel: Verbesserung der Belastungs- und Körperwahrnehmung z. B. mittels Progressiver Muskelentspannung oder achtsamkeitsbasierten Verfahren).

Tab. 17.4: Beschreibungsachsen der MASK-P

Achse 1	Motorisch-verhaltensmäßige Schmerzverarbeitung
Achse 2	Emotionale Schmerzverarbeitung
Achse 3	Kognitive Schmerzverarbeitung
Achse 4	Krankheitsbezogene Metakognitionen
Achse 5	Aktuelle Stressoren
Achse 6	Traumata/Belastungen in der Lebensgeschichte
Achse 7	Habituelle Personenmerkmale
Achse 8	Maladaptive Stressverarbeitung
Achse 9	Psychophysiologische Dysregulation
Achse 10	Konfliktverarbeitungsstil

Zusätzlich wird eine Schmerzdiagnose auf Achse 11 ergänzend zu ICD-10-Diagnosen vergeben. Dies beinhaltet dann eine Beurteilung der Schmerzverarbeitung und Benennung funktionaler Zusammenhänge zwischen

Schmerz und den zuvor ermittelten psychischen Faktoren (Klinger et al. 2016).

> **MASK-P-Diagnose für das Fallbeispiel zu Beginn des Kapitels:**
>
> - Chronische Migräne ohne Aura (ICD-10: G43.3)
> - Bei depressiv-suppressiver Schmerzverarbeitung (MASK-P: 4.1112)
> - 16 Ausgeprägte Vermeidung sozialer Aktivitäten
> - 23 Ängstliche Stimmung, 21 traurig-niedergeschlagene Stimmung
> - 37 Ausgeprägter Durchhalteappell
> - 73 Selbstwertdefizite

17.4 Zusammenfassung

- Psychotherapeutische Verfahren wie Entspannungsverfahren, Biofeedback, achtsamkeitsbasierte Ansätze und kognitive Verhaltenstherapie haben sich insbesondere in der prophylaktischen, teilweise aber auch in der Akutbehandlung chronischer Kopfschmerzerkrankungen bewährt.
- Alle Betroffenen sollten Psychoedukation erhalten und ein für sie geeignetes Entspannungsverfahren erlernen. Ausdauersport sollte ergänzend empfohlen werden.
- Psychotherapeutische Kopfschmerzbehandlung ist vor allem dann indiziert, wenn eine medikamentöse Behandlung allein nicht ausreichend wirksam, möglich oder erwünscht ist und emotionale und Stressbelastungen sowie ungünstige Einstellungen, Bewältigungsstrategien und psychische Komorbidität vorliegen. Letztere kommt häufig vor und stellt unbehandelt ein Risiko für Kopfschmerzchronifizierung dar.
- Eine psychotherapeutische Anamnese beinhaltet die Exploration psychosozialer Einflussfaktoren auf die Kopfschmerzsymptomatik und das aktive Erfragen emotionaler Belastung, Einschränkungen im Alltag und Veränderungen in der Lebensqualität durch Kopfschmerz unter Einbezug relevanter Testverfahren und Schmerztagebücher.
- Diagnostik und Therapie fußen auf einem bio-psycho-sozialen Schmerzverständnis, das dem Patienten von Beginn an vermittelt wird und die wechselseitigen Wirkungen psychischer und Verhaltensfaktoren auf Schmerz als Hauptansatzpunkte in den Fokus rückt.
- Angestrebt werden die Senkung des Leidensdrucks und die Verbesserung der Lebensqualität über die Förderung von Schmerzakzeptanz, Selbstwirksamkeit im Umgang mit Schmerz und Reduktion von Grundspannung.

Literatur

Andrasik F (2012) Behavioral treatment of headaches: extending the reach. Neurol Sci 33(1): S127–130.

Benoliel R, Svensson P, Evers S et al. (2019) The IASP classification of chronic pain for ICD-11: chronic secondary headache or orofacial pain. Pain 160(1): 60–68.

Diener H-C, Förderreuther S, Kropp P et al. (2022) Therapie der Migräneattacke und Prophylaxe der Migräne, S1-Leitlinie. DGN und DMKG, in: Deutsche Gesellschaft für Neurologie (Hrsg.) Leitlinien für Diagnostik und Therapie in der Neurologie. Online: www.dgn.org/leitlinien (abgerufen am 09.01.2025).

Dresler T, Caratozzolo S, Guldolf K et al. (2019a) Understanding the nature of psychiatric comorbidity in migraine: a systematic review focused on interactions and treatment implications. J Headache Pain 20(1): 51.

Dresler T, Klan T, Guth AL et al. (2021) Psychologische Verfahren in der Kopfschmerztherapie. MMW Fortschr Med 163(1): 66–69.

Dresler T, Klan T, Liesering-Latta E et al. (2019b) Psychologische Behandlungsverfahren bei Kopfschmerz. Nervenheilkunde 38(10): 745–758.

Dudeney J, Sharpe L, McDonald S et al. (2022) Are psychological interventions efficacious for adults with migraine? A systematic review and meta-analysis. Headache 62(4): 405–419.

Franke GH (2014) Symptom-Checklist 90 Standard (SCL-90-S). Hogrefe, Göttingen.

Guth AL, Schäfer B (2021) Physiotherapie und Psychotherapie bei Migräne mehr nutzen! MMW Fortschr Med 163(4): 43–45.

Hautzinger M (2011) Diagnostik in der Verhaltenstherapie. In: Linden M, Hautzinger M (Hrsg.) Verhaltenstherapiemanual. Springer, Berlin.

Hautzinger M, Keller F, Kühner C et al. (2009) Beck Depressions-Inventar: BDI-II; Revision; Manual. Pearson, Frankfurt am Main.

Jack M (2007) Fragebogen zur Erfassung von Ressourcen und Selbstmanagementfähigkeiten (FERUS). Hogrefe, Göttingen.

Klan T, Brascher AK, Klein S et al. (2022) Assessing attack-related fear in headache disorders-Structure and psychometric properties of the Fear of Attacks in Migraine Inventory. Headache 62(3): 294–305.

Klan T, Diezemann-Prößdorf A, Guth AL et al. (2024) Verhaltenstherapeutische Diagnostik und Therapie bei Kopfschmerzerkrankungen. Psychotherapie 69: 237–247.

Klan T, Gaul C, Liesering-Latta E, Witthöft M, Hennemann S (2023) Behavioral treatment for migraine prophylaxis in adults: Moderator analysis of a randomized controlled trial. Cephalalgia 43(6): 3331024231178237.

Klan T, Liesering-Latta E (2020) Kognitiv-verhaltenstherapeutisches Migränemanagement (MIMA). Ein Behandlungsmanual zur Krankheitsbewältigung und Attackenprophylaxe bei Migräne. Hogrefe, Göttingen.

Klinger R, Hasenbring M, Pfingsten M (2016) Multiaxiale Schmerzklassifikation: Psychosoziale Dimension – MASK-P. Springer, Berlin.

Komandur B, Martin PR, Bandarian-Balooch S (2018) Mindfulness and Chronic Headache/Migraine: Mechanisms Explored Through the Fear-Avoidance Model of Chronic Pain. Clin J Pain 34(7): 638–649.

Kropp P, Meyer B, Dresler T et al. (2017a) Entspannungsverfahren und verhaltenstherapeutische Interventionen zur Behandlung der Migräne: Leitlinie der Deutschen Migräne- und Kopfschmerzgesellschaft. Schmerz 31(5): 433–447.

Kropp P, Meyer B, Meyer W et al. (2017b) An update on behavioral treatments in migraine – current knowledge and future options. Expert Rev Neurother 17(11): 1059–1068.

Lemmens J, De Pauw J, Van Soom T et al. (2019) The effect of aerobic exercise on the number of migraine days, duration and pain intensity in migraine: a systematic literature review and meta-analysis. J Headache Pain 20(1): 16.

Martin PR, Reece J, Callan M et al. (2014) Behavioral management of the triggers of recurrent headache: a randomized controlled trial. Behav Res Ther 61: 1–11.

Minen MT, Begasse De Dhaem O, et al. (2016) Migraine and its psychiatric comorbidities. J Neurol Neurosurg Psychiatry 87(7): 741–749.

Nestoriuc Y, Martin A (2007) Efficacy of biofeedback for migraine: a meta-analysis. Pain 128(1–2): 111–127.

Nilges P, Diezemann A (2017) Schmerzanamnese und Verhaltensanalyse. In: Kröner-Herwig B, Frettlöh J, Klinger R, Nilges P (Hrsg.) Schmerzpsychotherapie. Springer, Berlin.

Nilges P, Diezemann A (2018) Chronischer Schmerz – Konzepte, Diagnostik und Behandlung. Verhaltenstherapie und Verhaltensmedizin 39(2): 167–186.

Nilges P, Köster B, Schmidt CO (2007) Schmerzakzeptanz – Konzept und Überprüfung einer deutschen Fassung des Chronic Pain Acceptance Questionnaire. Schmerz 21(1): 57–67.

Nilges P, Rief W (2010) F45.41 Chronische Schmerzstörung mit somatischen und psychischen Faktoren Eine Kodierhilfe. Schmerz 24(3): 209–212.

Penzien DB, Irby MB, Smitherman TA et al. (2015) Well-Established and Empirically Supported Behavioral Treatments for Migraine. Curr Pain Headache Rep 19(7): 34.

Seminowicz DA, Burrowes SAB, Kearson A et al. (2020) Enhanced mindfulness-based stress reduction in episodic migraine: a randomized clinical trial with magnetic resonance imaging outcomes. Pain 161(8): 1837–1846.

Seng EK, Singer AB, Metts C et al. (2019) Does Mindfulness-Based Cognitive Therapy for Migraine Reduce Migraine-Related Disability in People with Episodic and Chronic Migraine? A Phase 2b Pilot Randomized Clinical Trial. Headache 59(9): 1448–1467.

Sharpe L, Dudeney J, Williams ACC et al. (2019) Psychological therapies for the prevention of migraine in adults. Cochrane Database Syst Rev 7: CD012295.

Siniatchkin M, Kropp P, Gerber WD (2000) Neurofeedback–the significance of reinforcement and the search for an appropriate strategy for the success of self-regulation. Appl Psychophysiol Biofeedback 25(3): 167–175.

Wells RE, O'Connell N, Pierce CR et al. (2021) Effectiveness of Mindfulness Meditation vs Headache Education for Adults With Migraine A Randomized Clinical Trial. Jama Intern Med 181(3): 317–328.

Verzeichnis der Autorinnen und Autoren

Chan, Calvin, BBMedSc, MB ChB.
Headache Group
Wolfson Sensory, Pain and Rehabilitation Centre
King's College London
and
NIHR King's Clinical Research Facility
King's College Hospital
London SE5 9PJ, UK
and
Department of Medicine
University of Otago
Wellington
calvin.chan@midcentraldhb.govt.nz

Diener, Hans Christoph, Prof. Dr. med.
Leiter der Abteilung für Neuroepidemiologie
Institut für Medizinische Informatik, Biometrie und Epidemiologie (IMI-BE)
Medizinische Fakultät der Universität Duisburg-Essen
Hufelandstraße 55, D-45147 Essen
hans.diener@uk-essen.de

Dreier, Jens P., Prof. Dr. med.
Leitung
Translation in Stroke Research
Centre for Stroke Research Berlin
und
Oberarzt
Klinik für Neurologie
Charité Campus Mitte
Charité – Universitätsmedizin Berlin
Charitéplatz 1, D-10117 Berlin
jens.dreier@charite.de

Dresler, Thomas, Dr. phil.
Stellvertretende Gruppenleitung, Psychophysiologie & Optische Bildgebung
Klinik für Psychiatrie und Psychotherapie
German Center for Mental Health (DZPG)
Universität Tübingen
Calwerstr. 14, D-72076 Tübingen
thomas.dresler@med.uni-tuebingen.de

Evers, Stefan, Prof. Dr. med. Dr. phil.
Chefarzt
Klinik für Neurologie
Krankenhaus Lindenbrunn
Lindenbrunn 1, D-31863 Coppenbrügge
everss@uni-muenster.de

Freilinger, Tobias, Prof. Dr. med.
Chefarzt
Klinik für Neurologie, Klinikum Passau
Innstr. 76, D-94032 Passau
tobias.freilinger@klinikum-passau.de

Gaul, Charly, Priv.-Doz. Dr. med.
Facharzt für Neurologie, Spezielle Schmerztherapie
Kopfschmerzzentrum Frankfurt GbR
Dalbergstr. 2a, D-65929 Frankfurt
c.gaul@kopfschmerz-frankfurt.de

Goadsby, Peter J., MD, PhD FRS
Headache Group
Wolfson Sensory, Pain and Rehabilitation Centre
King's College London
and
NIHR King's Clinical Research Facility
King's College Hospital
London SE5 9PJ, UK
peter.goadsby@kcl.ac.uk

Guth, Anna-Lena
Psychologische Psychotherapeutin, Spezielle Schmerzpsychotherapie
Kopfschmerzzentrum Frankfurt
Dalbergstr. 2a, D-65929 Frankfurt
a.guth@kopfschmerz-frankfurt.de

Hämmerl, Lucia
Ärztin in Weiterbildung, Neurologie
Klinikum Sankt Georg
Delitzscher Str. 141, D-04129 Leipzig
lucia.haemmerl@sanktgeorg.de

Hoffmann, Jan, Prof. Dr. med.
Institute of Psychiatry, Psychology & Neuroscience
Wolfson Sensory, Pain and Regeneration Centre
Wellcome Foundation Building
King's College London
London SE5 9PJ
Vereinigtes Königreich
jan.hoffmann@kcl.ac.uk
und
Senior Director
Research & Development, Global Clinical Development, Therapeutic Areas – Migraine and Pain
H. Lundbeck A/S, Dänemark
jaof@lundbeck.com

Hüttig, Fabian, Prof. Dr. med. dent., MHBA
Ärztlicher Direktor und Lehrstuhl für Zahnärztliche Prothetik und Zahnärztlich Implantologische Versorgung
Universitätsklinik für Zahn-, Mund- und Kieferheilkunde
Universitätsklinikum Tübingen
Osianderstr. 2–8, D-72076 Tübingen
fabian.huettig@med.uni-tuebingen.de

Jürgens, Tim P., PD Dr. med.
Chefarzt
Klinik für Neurologie, KMG Klinikum Güstrow
Friedrich-Trendelenburg-Allee 1, D-18273 Güstrow
t.juergens@kmg-kliniken.de

Klonowski, Theresa, M. Sc. Psychologie
Psychologin, Algesiologikum Tagesklinik für Schmerzmedizin
Algesiologikum GmbH
Rosenkavalierplatz 10, D-81925 München
klonowski@algesiologikum.de

Kraya, Torsten, PD Dr. med.
Chefarzt
Klinik für Neurologie
und
Leiter
Zentrum für Innere Medizin
Klinikum St. Georg
Delitzscher Str. 141, D-04129 Leipzig
torsten.kraya@sanktgeorg.de

Renton, Tara, PhD, MDSc, BDS
Professorin für Oralchirurgie
Orofacial Pain Research Group
Centre for Oral, Clinical & Translational Sciences
King's College Hospital London
Denmark Hill, UK-SE5 9RS London
tara.renton@kcl.ac.uk

Rimmele, Florian, Dr. med.
Facharzt für Neurologie
Klinik und Poliklinik für Neurologie/Kopfschmerzzentrum Nord-Ost
Universitätsmedizin Rostock
Gehlsheimer Str. 20, D-18147 Rostock
florian.rimmele@med.uni-rostock.de

Ruscheweyh, Ruth, PD Dr. med.
Stellvertretende Leitung der Kopfschmerzambulanz
Neurologische Klinik, Klinikum der LMU München
Ziemssenstr. 1, D-80336 München
ruth.ruscheweyh@med.uni-muenchen.de

Ruschil, Victoria, Dr. med.
Fachärztin für Neurologie
Abteilung Neurologie mit Schwerpunkt Epileptologie
Zentrum für Seltene Erkrankungen
Universitätsklinikum Tübingen
Hoppe-Seyler-Str. 3, D-72076 Tübingen
victoria.ruschil@med.uni-tuebingen.de

Schäfer, Benjamin, M. Sc.
Leitender Physiotherapeut
Migräne- und Kopfschmerzklinik
Ölmühlweg 31, D-61462 Königstein i. Ts.
b.schaefer@migraene-klinik.de

Schankin, Christoph J., Prof. Dr. med.
Leitender Arzt
Inselspital, Universitätsspital Bern
Universitätsklinik für Neurologie
Rosenbühlgasse 25, CH-3010 Bern
christoph.schankin@insel.ch

Straube, Andreas, Prof. Dr. med.
Ehem. Oberarzt
Neurologische Klinik und Poliklinik
Oberbayerisches Kopfschmerzzentrum
LMU Klinikum
Marchioninistr. 15, D-81377 München
andreas.straube@med.uni-muenchen.de

Van de Cruyssen, Fréderic, MD, DDS, MHM, PhD
OMFS-IMPATH Research Group
Abteilung für Mund-, Kiefer- und Gesichtschirurgie
Universitätskrankenhaus Leuven
Herestraat 49, BEL-3000 Leuven
frederic.vandercruyssen@uzleuven.be

Zwergal, Andreas, Prof. Dr. med.
Leiter
Neurologische Poliklinik
Deutsches Schwindel- und Gleichgewichtszentrum (DSGZ)
LMU Klinikum
Marchioninistr. 15, D-81377 München
andreas.zwergal@med.uni-muenchen.de

Sachwortverzeichnis

A

Abdecktest, alternierender 54
Acetazolamid 44, 197, 204
Acetylsalicylsäure 11, 16, 18, 66, 106
Achtsamkeit 282, 303
Adhärenz 28, 286, 289
Akupunktur 22, 68
Akzeptanz- und Commitment-Therapie (ACT) 287
Allodynie 120, 148, 149
Allotransplantation 156
Alltagsbeeinträchtigung 295
Almotriptan 13
Alternierende Hemiplegie des Kindesalters (AHC) 234
Amitriptylin 22, 29, 30, 32, 34, 56, 62, 68, 72, 78, 115, 143, 154, 255, 281, 294
Amitriptylinoxid 68
Atenolol 106
ATP1A2 42, 217, 229, 231, 234
ATP1A3 234
Attackenangst 285, 287, 302
Attackenmanagement 302
Aufbissschiene 167, 174
Aurakalender 41
Ausdauersport 25, 67, 210, 282, 289, 294, 303
Autogenes Training 25, 67, 178, 281, 287, 303
Autosomal-dominante Vererbung 227, 228

B

Ballonkompression 156
Beck-Depressions-Inventar (BDI) 269, 297
Behandlungsleitlinien der European Headache Federation 201
Bio-psycho-soziales Schmerzmodell 284, 289, 295, 302
Biofeedback 67, 177, 287, 303
Bisoprolol 31, 34

Blickrichtungsnystagmus 54, 229
Blinkreflextest 145
Botulinumtoxin 29, 33, 177
Bruxismus 166, 171, 177, 178
Burning-Mouth-Syndrom 137

C

CACNA1A 56, 229
CADASIL 237, 243
Calcitonin Gene-Related Peptide (CGRP) 16, 34, 35, 56, 58, 73, 92, 218, 219, 240, 255
CAMERA-Studie 242
Candesartan 31, 198
Capsaicin 155
Carbamazepin 95, 115, 126
Carboanhydrase-Hemmer 203, 204, 206
Celecoxib 96
Chemotherapie 159
Chronifizierung 284, 300
Chronisch progrediente externe Ophthalmoplegie (CPEO) 212
Chronischer Schmerz 300
– Anhaltende somatoforme Schmerzstörung 300
– Chronische Schmerzstörung mit somatischen und psychischen Faktoren 299
– Psychische und Verhaltensfaktoren bei andernorts klassifizierten Erkrankungen 299
Cisplatin 137
Citalopram 23, 24
Clusterkopfschmerz 79, 88, 109, 120, 189, 227, 246, 256, 274
– therapierefraktärer 94
Coenzym Q10 218, 219
Compliance 17, 28
Cone-Beam-CT-Scan 150
Cortical spreading depression (CSD) 38, 231, 232, 235, 244
Cortison 183

D

Depression 246
Depressions-Angst-Stress-Skalen (DASS) 23, 170, 281, 297
Dexketoprofen 23
Diabetische periphere Neuropathie 136
Diagnostic Criteria for Temporomandibular Disorders (DC/TMD) 168
Diathese-Stress-Modell 286
Diazepam 106
Diclofenac 11, 12, 106
Diclofenac-Colestyramin 176
Dihydroergotamin 89, 90
Diltiazem 107
Dissektion 244
– der hirnversorgenden Gefäße 240
Domperidon 14, 90
Donnerschlagkopfschmerz 111, 184, 191
Douleur Neuropathique 4 Questions (DN4) 135, 150, 158
Downbeat-Nystagmus 55
Doxepin 33, 34, 68
Dravet-Syndrom 235
Duloxetin 143, 154
Dysästhesie 149

E

Elektrische Fern-Neuromodulation (REN) 262
EMA401 155
Empty sella 202
Endotheliale Dysfunktion 243
Entspannungsverfahren 25, 52, 57, 67, 283, 287, 302
Epilepsie 234
Epileptische Anfälle 229
Episodische Ataxie Typ 2 (EA2) 234
Eptinezumab 34, 35
Erbrechen 14, 22, 188
Erenumab 34, 35, 206, 219, 281
Ergotamin 106
Escitalopram 143
Exenatid 203

F

Fahrrad-Belastungstest 210
Fall-Kontroll-Studien 238
Familiäre hemiplegische Migräne (FHM) 217, 227, 230, 244
Familienanamnese 227, 238
Fenestrierung 205

FHM plus 229
Fibromuskuläre Dysplasie 240, 244
Flunarizin 23, 30, 33, 44, 56, 210, 281
Fragebogen zur Erfassung von Ressourcen und Selbstmanagementfähigkeiten (FERUS) 297
Fremanezumab 34, 275
Friedman-Kriterien 199, 201
Frovatriptan 14
Furosemid 204

G

Gabapentin 95, 115, 154
Galcanezumab 25, 34, 56, 92, 275
Gangataxie 229
GEFS+ 232, 234
Genetik 226, 240
Genetische Assoziationsstudien 238
Genetische Diagnostik 245
Genetische Risikofaktoren 239
Genetische Testung 42
Genomweite Assoziationsstudien (GWAS) 216, 227, 239
Geruchsempfindlichkeit 22
Gesichtsschmerz 164, 167, 168, 180
Glasgow Coma Scale (GCS) 42
GLP-1-Rezeptoragonist 203
Glutamaterge Neurotransmission 236
Glutamattransporter 233
Glycerin 156
GON-Blockade 89, 97
Graded Chronic Pain Scale (GCPS) 170
Green Flags 191

H

Halswirbelsäulenbeschwerden 289
Handerwärmungstraining 303
Hautbiopsie 145
Headache Impact Test-6 (HIT-6) 23, 221, 296
Headache nurse 284
Hemicrania continua 79, 96, 270
Hemiparese 228
Hereditäre Leber-Optikus-Neuropathie (LHON) 212
Hirnnervenlähmung 198
Hirnödem 231
HIV 159
Hörstörung 55
Hospital Anxiety and Depression Scale (HADS) 170, 221, 297
Hyperalgesie 149
Hyperreagibilität 287

Hypertonie 27
Hyposmie 201

I

Ibuprofen 11, 12, 66, 101, 106, 152, 164, 166, 176
Idiopathische intrakranielle Hypertension (IIH) 197, 198
Individualisierte Medizin 246
Indometacin 79, 84–87, 96, 102, 106, 107, 111, 115, 204
Indometacin-Test 85
Inhibitorische Interneurone 232, 233
Integrierte Versorgung (IGV) Kopfschmerz 290
Interdisziplinäres Team 284, 303
Internationale Klassifikation orofazialer Schmerzen (ICOP) 144, 166, 172
Internationale Klassifikation vestibulärer Erkrankungen (ICVD) 53
Internationale Klassifikation von Kopfschmerzerkrankungen (ICHD-3) 64, 66, 79, 80, 104, 127, 189, 199, 214, 228, 265
Ionentransportgen 229, 239
Ischämie 55
Ischämie-Toleranz 245
Ischämischer Schlaganfall 240

K

Kandidatengen 239
Kaumuskulatur 166, 167
Kearns-Sayre-Syndrom (KSS) 212
Kiefergelenk 166, 178
Klinische Interviews 169
Koffein 11, 12, 66
Kognitiv-verhaltenstherapeutisches Migränemanagement (MIMA) 287
Kognitive Defizite 201
Kognitive Verhaltenstherapie 153, 294, 302
Koma 229
Komorbidität 246, 285, 302
– psychische 284, 297
Konvergenzhypothese 73
Kopfimpulstest 52, 54, 55
Kopfschmerz
– bei mitochondrialen Erkrankungen 220
– chronischer 256, 284, 297
– Differenzialdiagnose 115
– okzipitaler 256
– orofazialer 119
– postiktaler 43

– primärer 121, 189, 255
– sekundärer 184, 187
– trigeminoautonomer 268
– vom Spannungstyp *siehe* Spannungskopfschmerz
Kopfschmerzkalender/-tagebuch 27, 67, 85, 193, 295
Koronare Herzerkrankung 243
Kortison 23
Kraniomandibuläre Dysfunktion (CMD) 166, 168, 180
Krankheitsakzeptanz 302
Kryotherapie 156
Kryptogener Schlaganfall 242

L

Lamotrigin 32, 44, 56, 95, 245
Laser-evozierte Potenziale 145
Lasmiditan 16, 17
Lebensqualität 295
Leeds Assessment of Neuropathic Symptoms and Signs (LANSS) 135, 150, 158
Lidocain 89, 95
Lisinopril 31
Lithium 92, 93
Lorazepam 62

M

Macular ganglion cell layer (mGCL) 200
Magnesium 218
Manuelle Therapie 22, 175, 282
Marklagerläsion 242
Medikamentenübergebrauch 24, 27, 34
Medikamentenübergebrauchs-Kopfschmerz 67, 189
Melatonin 92, 93, 96
Meningismus 191
Meningitis 190, 191
Menstruation 193
Metamizol 11, 12, 66
Methylprednison 89
Metoclopramid 14
Metoprolol 29, 31, 34, 52, 56, 106, 107
Metoprololsuccinat 31
Migraine Disability Assessment Score (MIDAS) 267, 281, 296
Migräne 10, 22, 71, 109, 189, 199, 211, 227, 237, 240, 299
– Attacke 9, 10, 40, 109, 241, 274, 286

- Aura 13, 32, 38, 40, 188
- bei mitochondrialen Erkrankungen 221
- chronische 200, 206
- familiäre hemiplegische (FHM) 42, 215, 217, 227, 244
- faziale 120
- hemiplegische 42, 228, 229
- Komorbiditäten 240
- menstruelle 266
- mit Aura 56, 228, 237, 241
- ohne Aura 63, 237, 243
- Prophylaxe 22
- retinale 41
- vestibuläre 52
Migräne-Genetik 245
Migränöser Infarkt 241
Mirtazapin 69
Mitochondriale Erkrankungen 210, 211
Mitochondrien 211
Mitochondriopathie 211
Molekulargenetische Untersuchung 245
Monoklonale Antikörper gegen CGRP 34
Morbus Menière 55
Multiaxiale Schmerzklassifikation 300, 304
Multiaxiale Schmerzklassifikation – Psychosoziale Dimension (MASK-P) 304
Multimodale Schmerztherapie 283, 284, 303
Myoarthropathie des Kausystems 289
Myoklonusepilepsie mit Ragged Red Fasern (MERRF) 212
Myopathie, Enzephalopathie, Laktatazidose und schlaganfallähnlichen Episoden (MELAS) 212

N

Naproxen 11, 12, 22, 24, 25, 66, 282
Naratriptan 13, 25, 106
Natrium-Kalium-Pumpe 231
Natriumkanal 232
Nervenleitfähigkeitsuntersuchung 145
Neuralgie 150
Neurofeedback 303
Neurologische Ausfälle 40
Neuromodulation 255, 256, 258
Neuropathic Pain Questionnaire (NPQ) 135, 158
Neuropathie 145, 154
- Small fiber 146

Neuropathischer Schmerz 120
Nitroglycerin 194
Non-Spreading Depression 46
Nortriptylin 115
NOTCH3 237

O

Octreotid 204
Offenes Foramen ovale (PFO) 243
Okklusion 166
Okulomotorikstörung 52, 54
Okzipitale Nervenstimulation (ONS) 256, 267
Okzipitalnervenblockade 116, 274
OnabotulinumtoxinA 30, 33, 255, 282
Ondansetron 90
Opipramol 33, 34, 62, 255
Optische Kohärenztomografie (OCT) 200
Orofaziale Schmerzen 115, 301
Osmophobie 188
Oxaliplatin 137
Oxycodon 143

P

PainDETECT 135, 150, 158
Papillenödem 197, 200
Paracetamol 11, 12, 66, 78, 106, 152
Parodontitis 120
Paroxysmale Hemikranie 79, 80, 96, 130
Patientenedukation 284, 285, 289
Perfusionsminderung 234
Peri-infarct depolarisation (PID) 244
Persistierender idiopathischer Gesichtsschmerz 137
Pfefferminzöl 66
PHACTR1 240
Phonophobie 63, 188, 199
Photophobie 63, 188, 199
Physikalische Therapie 68, 175
Physiotherapie 283, 288
Postherpetische Neuralgie 136, 159
Posttraumatische trigeminale neuropathische Schmerzen (PTNP) 144, 152, 157
Prednisolon 152
Prednison 89
Pregabalin 115, 143, 154
Pridinol 166, 176
Procain 177

Progressive Muskelrelaxation nach Jacobson (PMR) 25, 67, 210, 282, 287, 294, 302
Prophylaxe, medikamentöse 22
Propranolol 22, 30, 34, 56, 78, 106, 107
PRRT2 233
Psychoedukation 286, 302
Psychotherapie 25, 294
Pulpanekrose 120
Pulpitis 116, 120

Q

Qi-Gong 25
Quantitative sensorische Testung (QST) 146

R

Red Flags 185–187, 189, 190
Rehabilitationstraining, vestibuläres 57
Reintonaudiometrie 55
Remote electrical neuromodulation (REN) 262
Retinal nerve fiber layer (RFNL) 200
Retinale Vaskulopathie mit zerebraler Leukenzephalopathie (RVCL) 237
Riboflavin 152, 217, 218
Riechstörung 198, 201
Rimegepant 17
Risiko-Gen 243
Risiko-Loci 227, 239
Rivoflavin 56
Rizatriptan 13, 22, 24, 25, 78
Romberg-Stehversuch 54, 55
Rückenbeschwerden 289

S

Sauerstoff, inhalativer 78, 86–88
Schädel-Hirn-Trauma 229
Schmerz
- chronisch generalisierter 138
- chronischer postoperativer 157
- kardialer heterotroper 132
- neuropathischer 133, 143
- neurovaskulärer 121
- nicht-odontogener entzündlicher 130
- noziplastischer 137
- zervikogener 132
Schmerzmatrix 263, 267
Schmerzwahrnehmung 73
Schwangerschaft 190

Schwindelsyndrom 52–54
- Benigner paroxysmaler Schwindel des Kindesalters 53
SCN1A 42, 217, 227, 229, 232, 234, 236
Sehstörung 198, 200
Selbstbeobachtung 178
Selbstwirksamkeit 286
Seltene Kopfschmerzen 101
Sexualkopfschmerz, primärer 101
Short-lasting unilateral neuralgiform headache attacks 80
Shunt 205
Sichelzellkrankheit 137
Single nucleotide polymorphism (SNPs) 239
SLC1A3 233
Smarter Medicine 191
SMEI 232, 235
SNNOOP10 186, 190
SORKC-Modell 297, 298
Spannungskopfschmerz 62, 63, 189, 227, 246
Spinozerebelläre Ataxie Typ 6 (SCA6) 234
Sporadische hemiplegische Migräne (SHM) 233
Spreading Depolarization 46, 47, 49
Spreading Depression 46, 49
Stauungspapille 190, 198
Stent 205
Stimulation des Ganglion sphenopalatinum (SPG) 271
Stressbewältigungstraining 67
Stresskompetenz 302
Stressoren 70, 286, 287
Subarachnoidalblutung 43, 48, 49, 102, 108, 190, 191
Sumatriptan 11, 72, 78, 86–88, 210, 281, 282
SUNA 79, 81, 94, 120, 270
SUNCT 79, 81, 94, 120, 270
Suszeptibilität 227, 286
Symptom-Checklist (SCL-90-R) 297

T

Telmisartan 31
Temporomandibuläre myogene Störung 133
Therapieversagen 15
Therapieziel 28
Thermokoagulation 156
Tiefe Hirnstimulation (THS) des Hypothalamus 256, 272
Tinnitus 52, 198
Tizanidin 176

Topiramat 23, 25, 29–31, 44, 56, 92, 93, 95–97, 204, 245, 255, 264, 281
Tramadol 78, 155
Transgene Tiermodelle 227
Transkranielle Gleichstromstimulation (tDCS) 265
Transkranielle Magnetstimulation, repetitive (rTMS) 264
Transkranielle Magnetstimulation (TMS) 263
Transkutane elektrische Stimulation (TENS) 256
Transkutane Stimulation des N. supraorbitalis (tSNS) 259
Transkutane Stimulation des N. vagus (tVNS) 94, 97, 260
Trigemino-autonome Kopfschmerzen (TACs) 78, 129
Trigemino-zervikaler Komplex 260
Trigeminusneuralgie 84, 120, 135, 145
– Refraktärperiode 136
Trigeminusschmerz 143
Trigeminustraktotomie-Nukleotomie, CT-gesteuerte perkutane 157
Triggerfaktoren 86, 188
Triggermanagement 302
Triggerpunkte 63, 71
Trimipramin 33, 34
Triptan 107
Triptane 11–14, 18

U

Übelkeit 14, 22, 188, 199
Übererregbarkeit, kortikale 286
Ubrogepant 17

V

Valproinsäure/Valproat 32, 44, 56, 219
VAS-Skala 143
Vaskuläre Komponente der Migräne 240
Vasokonstriktionstraining 303
Venlafaxin 69, 72
Verapamil 78, 91, 93
Verhaltensanalyse 297, 298
Verhaltenstherapie 67, 287, 288
Vestibuläre Migräne 52
Vitamin D 23

W

Warnsymptome 186
WHO-Stufenschema 193
Wurzelbehandlung 119

Y

Yoga 67

Z

Zahnmedizin 164
Zahnschmerz 115, 116, 119, 121, 157, 159
Zerebelläre Atrophie 229
Zerebelläres Syndrom 231
Zerebrovaskuläre Erkrankungen 43, 240
Zolmitriptan 13, 56, 88
Zwei-Punkt-Diskriminierung (TPD) 148